汉竹编著 • 健康爱家系列

穴位保健+对症按摩全书

任蒙强 主编

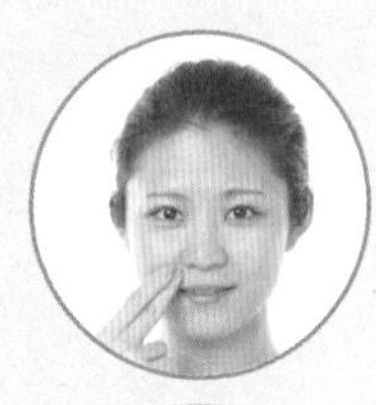
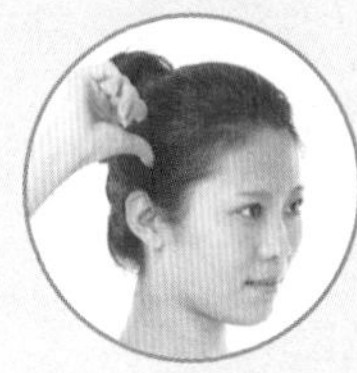
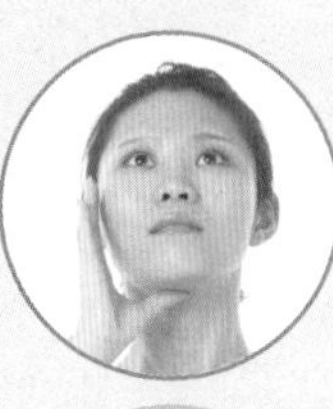
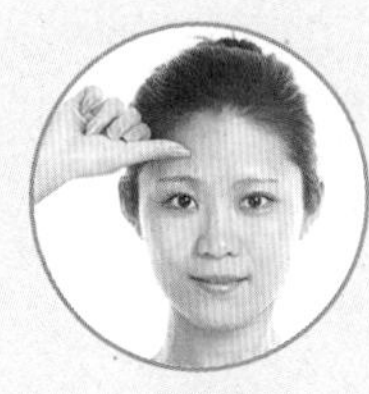
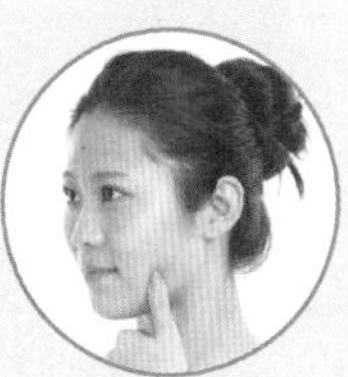

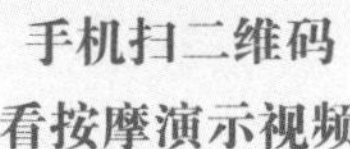

手机扫二维码

看按摩演示视频

江苏凤凰科学技术出版社

全国百佳图书出版单位

·南京·

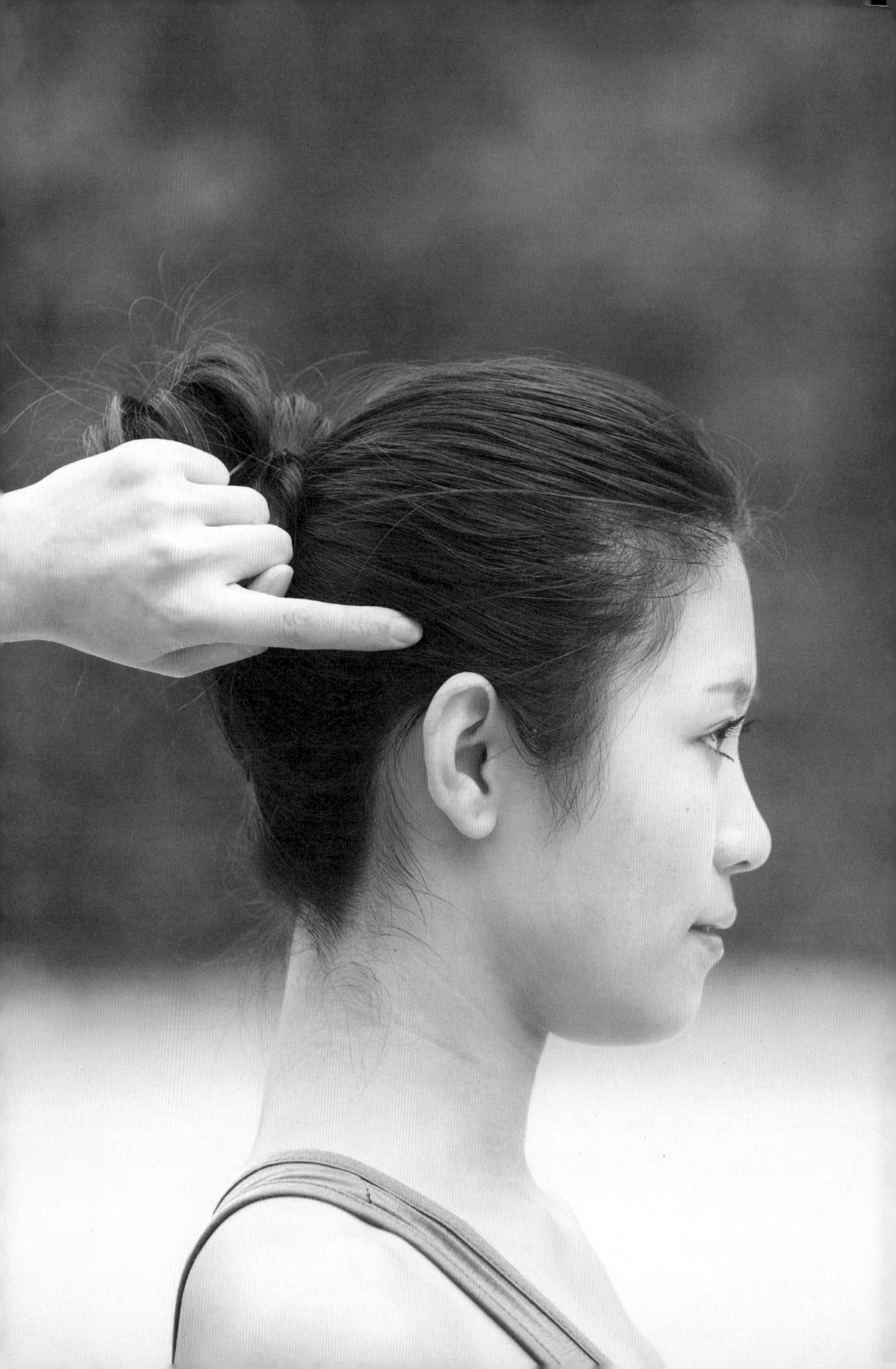

导读

按摩真的能调治疾病吗？原理是什么？

想要按摩，找不准穴位，又不懂手法怎么办？

经常觉得颈、肩、腰、腿痛，按哪些穴位才能缓解呢？

……

这些问题，从本书中可以找到答案。本书从按摩原理、按摩手法讲起，在介绍按摩入门知识的基础上，为健康人群及亚健康人群提供了从头到脚、从五脏到六腑的穴位保健按摩方；并针对多种常见病做出了分型，提供了对症按摩方。文字易懂，配图清晰，更有专家视频讲解，让零基础的初学者也能学会按摩。

无论是处于健康状态、亚健康状态还是患有常见病，无论是男人、女人、中老年人还是儿童，在有小病小痛时，都可以从中找到适合的穴位按摩方来调养。

自我按摩十八式

自我按摩是指自己对自身实施按摩手法操作的方法，主要用于养生保健。自我按摩招式是我国历代医学家们在其临床实践中总结出的操作性非常强的招式，本书从中精选了十八式实用、有效的自我按摩方法加以介绍。

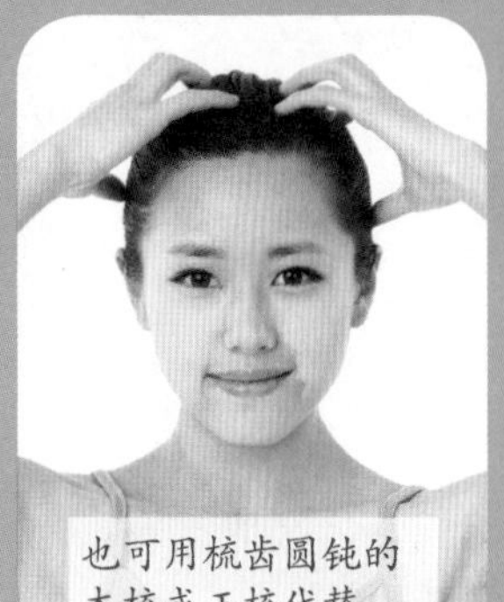

也可用梳齿圆钝的木梳或玉梳代替。

1. 梳头理经

操作方法：用双手指腹交替自前发际紧贴头皮梳向后枕部，先中间后两边，先轻后重，以舒适为度。自前向后为一拍，一次可做四个八拍。

功效：清热祛风、活血安神。

注意事项：注意修剪指甲，避免指甲过长。

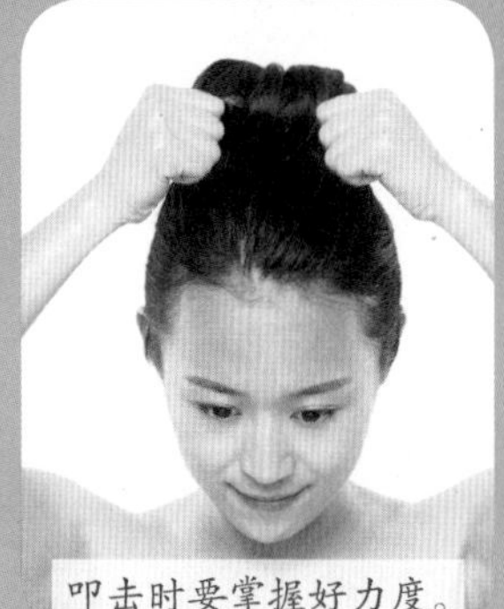

叩击时要掌握好力度。

2. 缓叩顶枕

操作方法：双手握拳，从后枕部逐渐叩向前发际，先中间后两边，先轻后重，以舒适为度。自后向前为一拍，一次可做四个八拍。

功效：疏风解表、活血养发。

注意事项：叩击力度要适中。

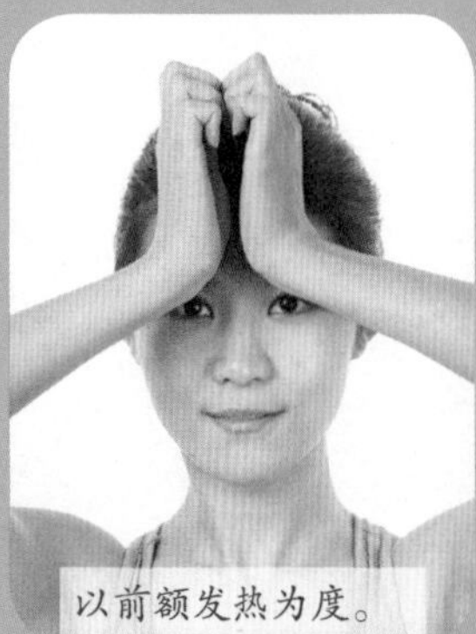

以前额发热为度。

3. 轻抹前额

操作方法：双手四指弯曲，两掌心相对，用大鱼际从印堂向上直推抹至前发际，先轻后重，以舒适为度。自下向上为一拍，一次可做四个八拍。

功效：抗皱美颜、宁心安神。

注意事项：实际操作时不可用蛮力。

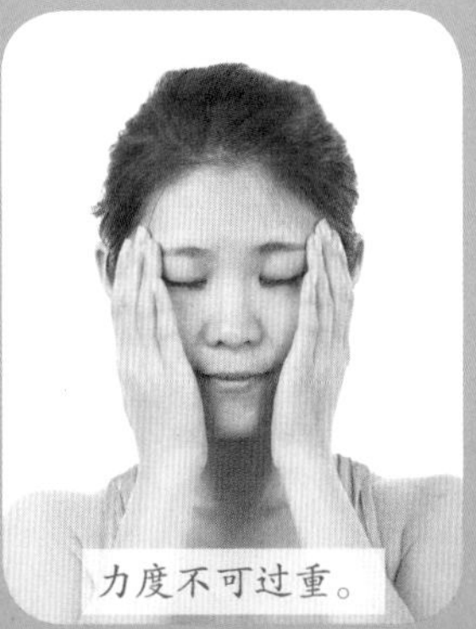
力度不可过重。

4. 搓掌摩面

操作方法：两掌相搓至热，先以双手食指紧贴鼻翼两旁，沿鼻梁两侧引导双掌向上直擦，至额部后两掌左右分开，沿耳前缓缓向下摩回，往复循环，以面部发热舒适为度。

功效：健脾祛风、养颜安神。

注意事项：操作前宜搓热双掌。

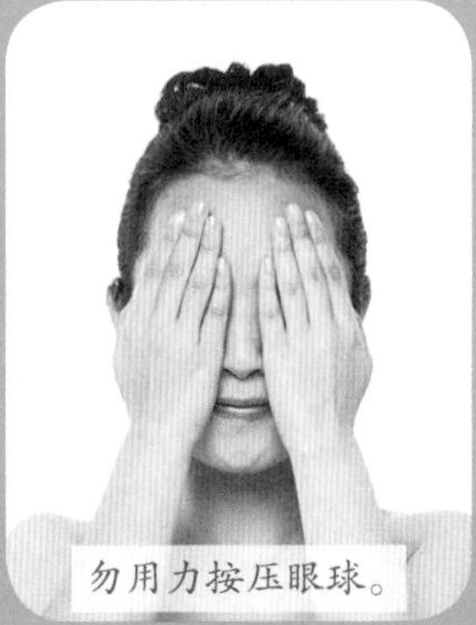
勿用力按压眼球。

5. 双掌熨眼

操作方法：两掌互搓至极热，将双手捂于眼部熨之，一搓一熨为一拍，一次可重复四个八拍。

功效：温通气血、祛风明目。

注意事项：操作时不要用力按压眼球，以免引起意外。

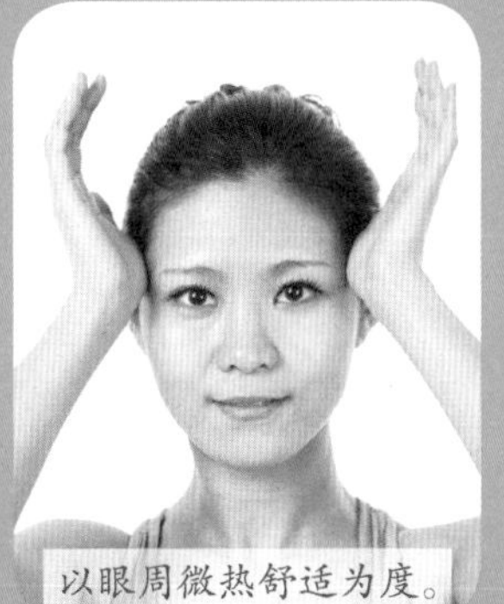
以眼周微热舒适为度。

6. 鱼际拭目

操作方法：两掌互搓至极热，用手掌小鱼际或大鱼际部自内眼角向外眼角轻拭。自内向外为一拍，可做四个八拍，以眼周微热舒适为度。

功效：祛风明目、消肿养颜。

注意事项：操作时力度不宜过重，以免引起意外。

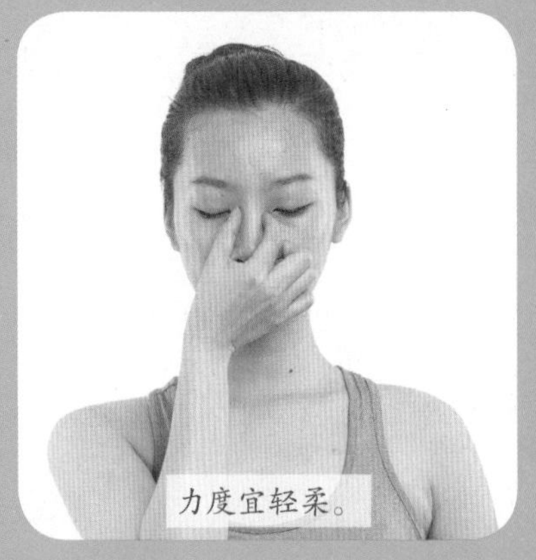
力度宜轻柔。

7. 擦鼻通窍

操作方法：擦热双手后微握拳，用一手拇指、食指于鼻梁两侧同时上下摩擦。上下一回为一拍，一次可做四个八拍，以有温热感为度。

功效：滋阴润肺、宣通鼻窍。

注意事项：操作前应修剪过长的指甲，手法力量轻重适度。

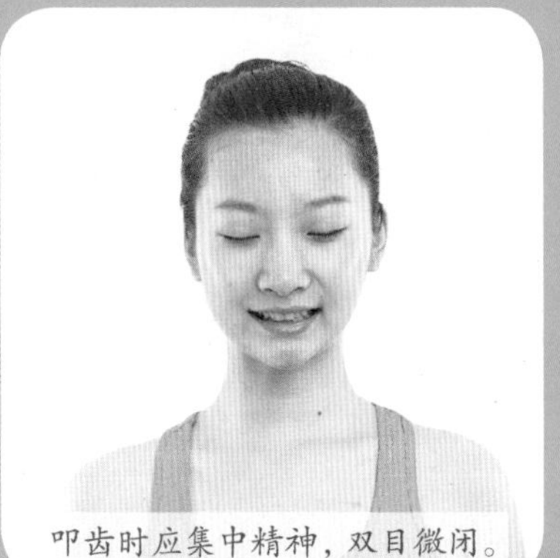
叩齿时应集中精神，双目微闭。

8. 轻叩齿间

操作方法：双目微闭，上下牙齿轻轻叩击，力度一般以自己刚刚能听到叩齿声为度。叩击一回为一拍，一次可做四个八拍。

功效：固齿防龋、补虚养颜。

注意事项：叩齿力度不宜太重，以防损伤牙齿。

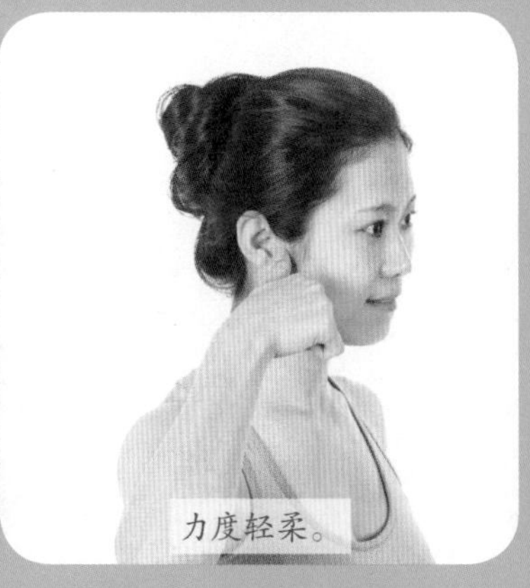
力度轻柔。

9. 轻按耳窍

操作方法：以双手拇指指端同时按于双耳耳窍中，约 3 秒钟后，双指同时向外拔出；或以双手掌心按住整个耳郭，约 3 秒钟后，双掌同时向外拔出。一按一放为一拍，可做四个八拍。

功效：聪耳祛邪、开通耳窍。

注意事项：中耳炎已化脓者不宜用本法。

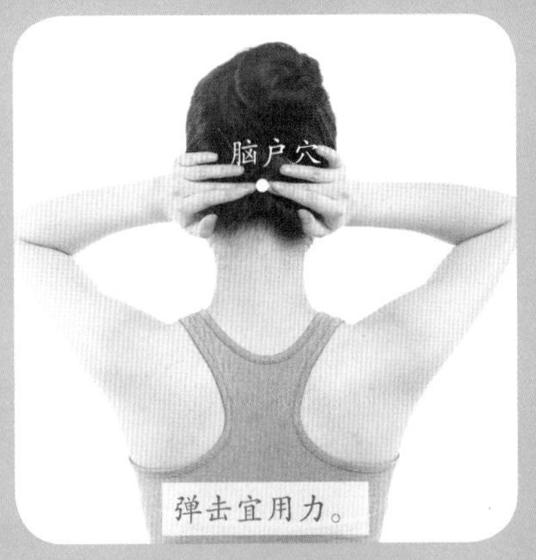

弹击宜用力。

10. 轻鸣天鼓

操作方法：用两掌掩双耳，双手十指自然伸直置于后枕部，食指叠按中指之上，以食指向下、中指向上的爆发力弹击枕部脑户穴处。双手同时弹击一次为一拍，可做四个八拍。

功效：聪耳明目、醒脑安神。

注意事项：弹击宜用力。

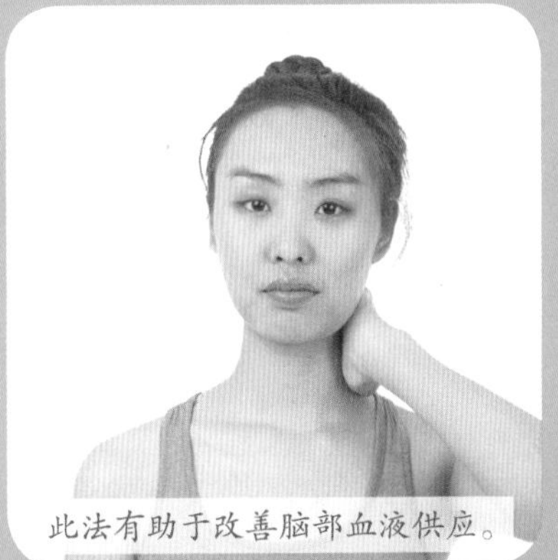
此法有助于改善脑部血液供应。

11. 掌擦颈项

操作方法：头略前倾，一手掌心置于颈项后横擦之，来回一次为一拍。可双侧互换操作，每侧做两个八拍，共做四个八拍。

功效：行气活血、通络养脑。

注意事项：颈项部有皮肤破损者不宜操作。

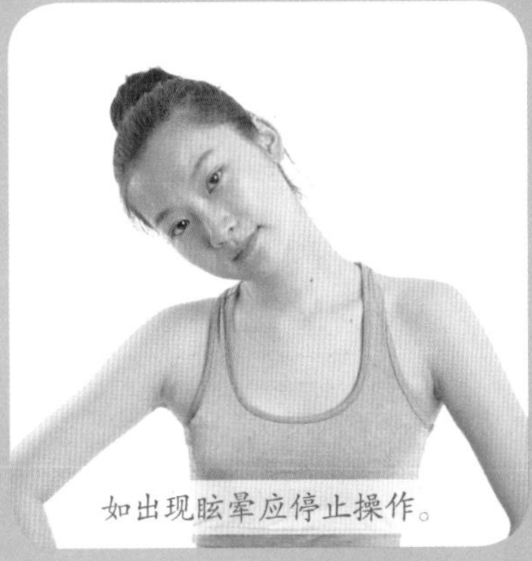
如出现眩晕应停止操作。

12. 慢摇天柱

操作方法：先做头部前倾后仰和左倾右倾动作，再做顺时针和逆时针方向的转动动作。上述每个动作都做一遍为一拍，可做四个八拍。

功效：舒筋活血、行气通络。

注意事项：运动要缓慢，幅度应由小到大。

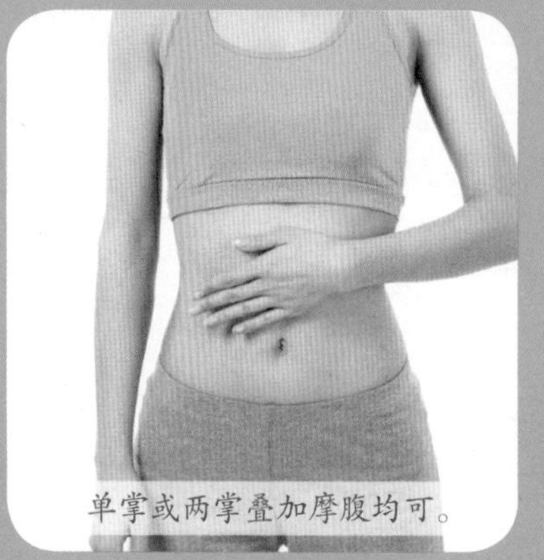
单掌或两掌叠加摩腹均可。

13. 摩揉肚腹

操作方法：站位或坐位或卧位均可，手掌置于脐下腹部上，以脐为中心在腹部先顺时针方向做缓缓摩腹动作；然后再逆时针方向做相同动作。循环一周为一拍，可做四个八拍。

功效：健脾宽中、消食导滞。

注意事项：范围由小至大，再由大至小，不宜饭后立即操作。

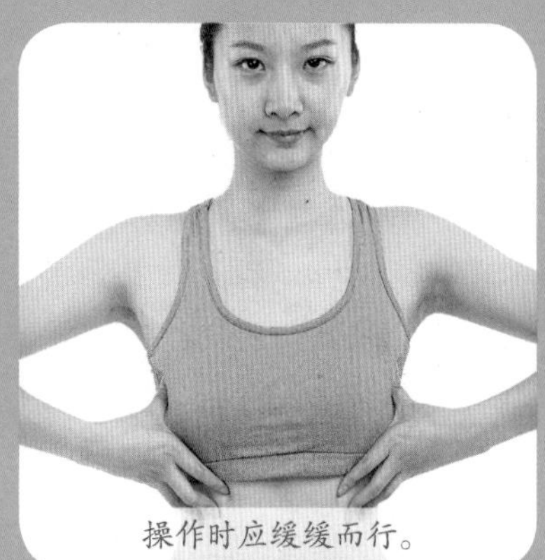
操作时应缓缓而行。

14. 环运膏肓

操作方法：头略前倾，颈略上提，竖脊拔背，双手置于两肋，提双肩向上并向前环转。环转一周为一拍，可做四个八拍，以舒适为度。

功效：宽胸行气、活血怡神。

注意事项：操作时应缓缓而行，先慢后快。

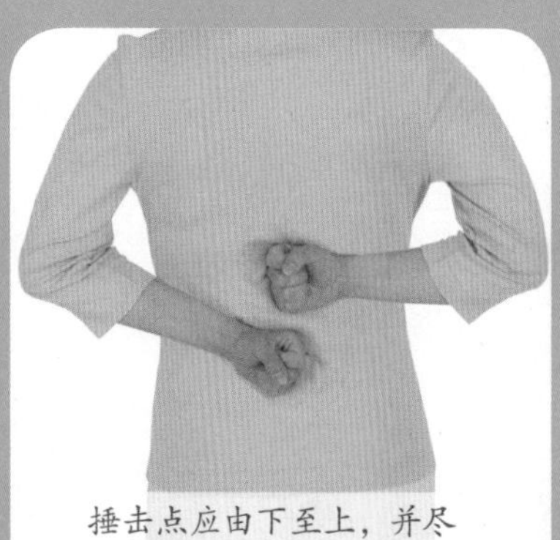
捶击点应由下至上，并尽可能地高。

15. 站捶腰背

操作方法：站立位，双手握拳，两臂交替有节奏地向后甩，用拳眼部从下向上捶击腰背部中线。每捶一下为一拍，共做四个八拍。

功效：行气活血、宣肺益肾。

注意事项：操作时力度应由轻至重，以能耐受为度。

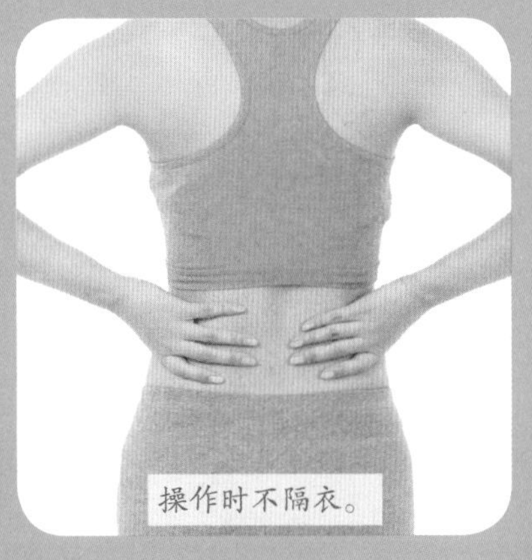
操作时不隔衣。

16. 摩擦肾堂

操作方法：去上衣或仅穿贴身内衣取坐位或站位，先搓两掌至极热，然后于腰部两侧同时做上下直擦或由外向内摩转动作。上下擦一个来回或摩转一周为一拍，可做四个八拍。

功效：补肾强腰、清热利湿。

注意事项：操作时可配合收腹提肛动作。

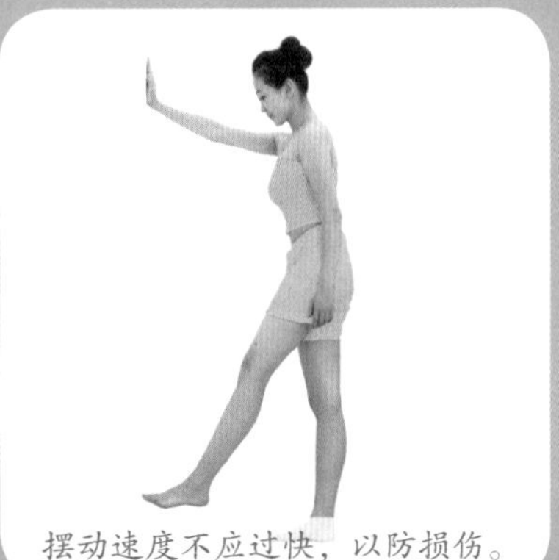
摆动速度不应过快，以防损伤。

17. 摆踢腿脚

操作方法：站立位，右手扶墙，左手自然下垂，右脚站立，左脚前踢并前后摆动，前踢时用力，后摆时放松。前后摆动一次为一拍，可做四个八拍。

功效：行气通督、健利腰脚。

注意事项：摆动幅度应由小渐大。

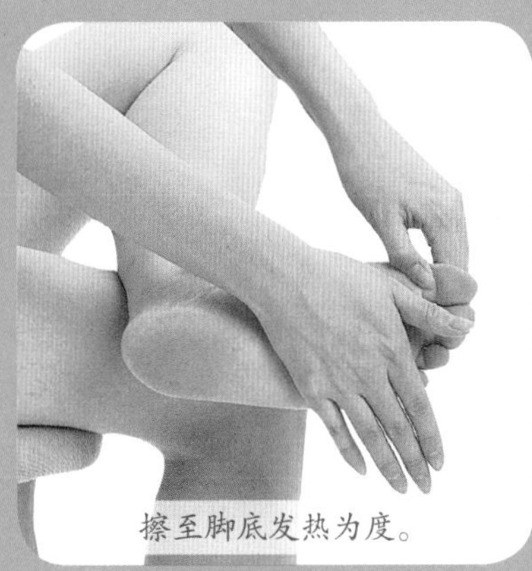
擦至脚底发热为度。

18. 对擦涌泉

操作方法：坐位，以左右手小鱼际或掌跟上下摩擦对侧足底。上下一次为一拍，可双足各做两个八拍。也可两足相擦。

功效：滋肾固精、安神助眠。

注意事项：临睡前，用热水泡脚后擦之效果更佳。

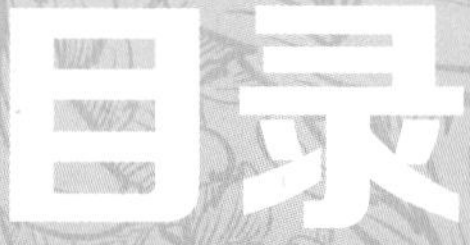

目录

第一章 按摩入门知识

第二章 保健按摩，从头到脚少生病

第三章 按摩防治常见病，全家都健康

合谷穴

认识按摩

曲池穴

按摩前的准备工作

中医原理讲按摩

足三里穴

西医原理讲按摩

太溪穴

了解经络腧穴

劳宫穴

安全按摩有保障

印堂穴

一学就会的基础按摩手法

学习按摩的基础知识

第一章
按摩入门知识

随着生活水平的提高，人们逐渐开始注重养生和保健。对于一些常见疾病，人们喜欢用中医疗法调理身体，尤其在疾病早期或较轻时喜欢用按摩疗法。中医按摩操作简单，疗效显著，适用于居家保健。

本章主要介绍了按摩的入门知识，如按摩时的一些注意事项和按摩手法等，为后面学习按摩保健、祛病打下基础。

认识按摩

按摩是通过手法作用于人体体表的经络、穴位和特定部位，以调节机体的生理、病理状况，从而达到治病的目的。那么，按摩为什么能够治病呢？ 按摩会对人体产生哪些功效呢？这些疑问可以从中医原理和西医原理两个方面来解释。

中医原理讲按摩

手法在按摩疗法中起着关键的作用。规范、熟练、恰当的手法，如操作的方向、频率的快慢、用力的轻重、手法刺激的性质与治疗的部位、穴位以及患者的病情、体质相结合进行运用，就能发挥其通调脏腑、疏通经络、调和气血等作用。

通调脏腑

疾病的发生、发展及其转归的过程是正气和邪气相互斗争、盛衰消长的结果。人体脏腑有受纳排浊、化生气血的功能，脏腑功能失调，则受纳有限，化生无源，排浊困难，从而导致正气虚弱，邪气壅盛。按摩疗法通过作用于人体体表上的相应经络腧穴，可以改善脏腑功能，使机体处于良好的状态，增强抗病能力。

疏通经络

经络是人体气血运行的道路，具有“行气血而营阴阳，濡筋骨，利关节”的作用。气血不和则外邪入侵、经络闭塞，不通则痛，就会产生疼痛、麻木等症状。按摩疗法通过对人体体表的直接刺激，产生热效应，加速了气血的运行，从而防止气滞血瘀，达到疏通经络的目的。

调和气血

营、卫、气、血是人体生命活动过程中所必需的物质和动力基础。营藏于血，为血中的能量和动力；卫藏于气，为气中的能量和动力。气血运行可贯通表里内外，渗透到脏腑肌腠，使全身成为一个协调统一的整体。营卫相通，气血调和，机体皆得其养，则内外调和，阴平阳秘。按摩结合具体情况而用不同的手法，以柔和的力量，循经络按穴位，通过经络的传导调节全身，调和营卫气血，使机体保持健康。

西医原理讲按摩

按摩疗法表面上看只是一种机械力的刺激，其实不然，熟练而高超的手法会产生“功”，一方面直接在人体起局部治疗作用，另一方面还可以转换成各种不同的能量和信息，通过神经、体液等系统，对人体的神经系统、循环系统、消化系统、内分泌系统、运动系统及镇静等机制起作用，从而治疗不同疾病。

促进血液循环

按摩疗法作用于体表，其压力传递到血管壁，使受阻的血液骤然流动，使血流旺盛，流速加快。而且，按摩疗法有节律的机械刺激还可促使血液提高流速，从而降低血液黏稠度，使血液进入良性循环状态。总之，按摩通过放松肌肉，可以改变血液高凝、黏稠状态，促进血液循环，可改善微循环和脑循环，因此被广泛地用于调节高血压、冠心病、动脉粥样硬化等疾病。

调理肠胃功能

按摩疗法的直接作用力可促使胃肠管腔发生形态改变和运动，促使其内容物运动和变化，加快胃肠蠕动速度，从而加快或延缓胃肠内容物的运动排泄过程。按摩疗法的刺激信号，通过神经、经络的传导反射作用，可促进胃肠的蠕动和消化液的分泌，加快对食物的消化吸收速度，强化消化系统的功能。

缓解肌肉疲劳

按摩疗法通过肌肉的牵张反射直接抑制肌痉挛，也可以通过消除痛源而间接解除肌紧张，从而能够有效地放松肢体，消除骨骼肌的过度紧张和僵硬状况，使肌肉组织保持正常弹性，防止肌肉过度疲劳，促进体能恢复。

镇静止痛

按摩疗法可使软组织得到放松，改善血液循环以促进外周致痛物质的分解、稀释和清除，因而有较好的止痛作用。此外，按摩疗法的刺激信号可抑制疼痛信号的传递，也可达到镇静止痛的效果，对劳损和体育锻炼等造成的肌肉疼痛以及诸多慢性疼痛，都有很好的疗效。

了解人体经络腧穴

人体经络由经脉和络脉组成，其中分布较深且纵行的主要干线，称为“经”，网络于经脉间的称为“络”。腧穴是人体脏腑经络气血输注、会聚于体表的部位。经络与腧穴的关系就像铁轨与车站的关系，如果把经络比作铁轨，穴位就是线路上的一个个车站。

经络具有沟通上下表里、联系脏腑器官与通行气血的功能。按摩疗法主要是通过刺激经络循行部位上的穴位，调整经络气血的功能，从而达到防病治病的目的。如头痛取足少阳胆经上的风池穴，胃痛取足太阳膀胱经上的胃俞穴，心悸取手厥阴心包经上的内关穴等。可见了解经络腧穴对指导按摩保健及按摩治疗疾病具有十分重要的意义。

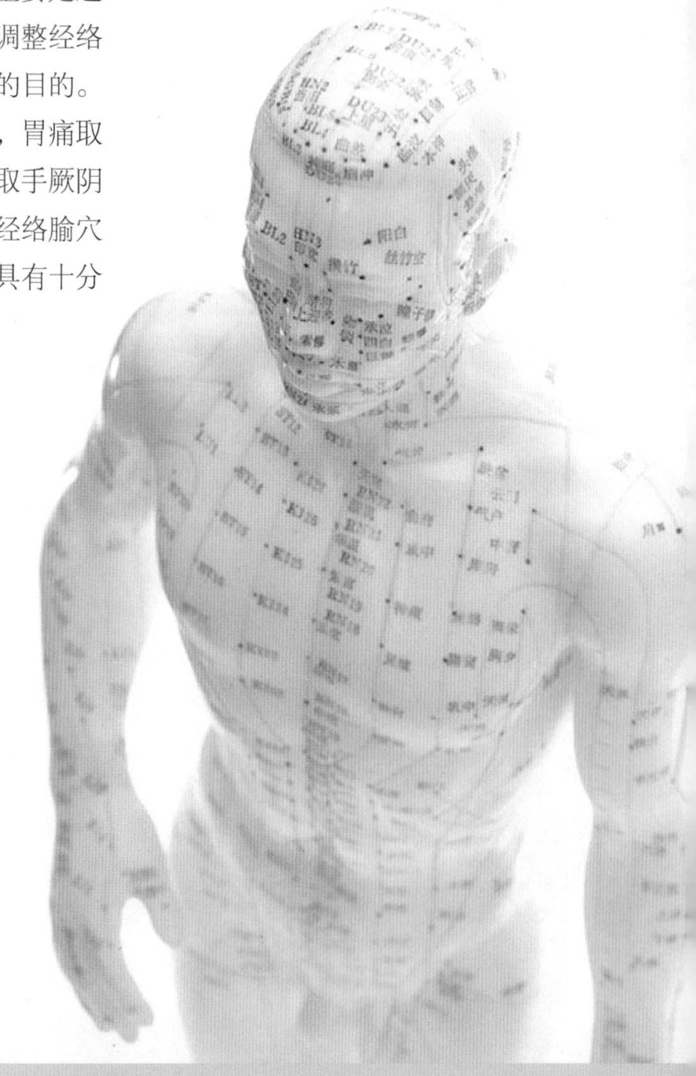

手太阴肺经

手太阴肺经是十二经脉循行的起始经脉，经脉的循行与肺相连，并向下与大肠相联络，所以，肺与大肠是相表里的脏腑。肺在五脏六腑中位置最高，呈圆锥形，其叶下垂，很像古时候马车的伞盖，因此有“五脏六腑之华盖”之称。

肺经上潜伏的疾病

肺经和肺、大肠、喉咙等器官联系密切，肺经畅通，也就保证了这些相关器官的功能正常。当肺经异常不通时，人的身体就会出现以下疾病。

经络症：沿肺经所过部位疼痛，一般出现在锁骨上窝、上臂、前臂内侧上缘。

脏腑症：咳嗽、气短等。

情志病：肺气虚时，会产生伤心、惆怅等情绪；肺气过盛时，则会产生暴躁、易怒的情绪。

皮肤病：过敏性皮炎、色斑、面色暗沉等。

保养肺经的方法

3:00~5:00（寅时）肺经当令，经脉气血循行流注至肺经，但此时人们已进入深度睡眠状态，所以该时段不宜进行保养。但可在白天刺激同名经，也就是9:00~11:00足太阴脾经当令的时段，对肺经和脾经进行拍打或按摩，以局部发热为宜，也可起到保养肺经的目的。

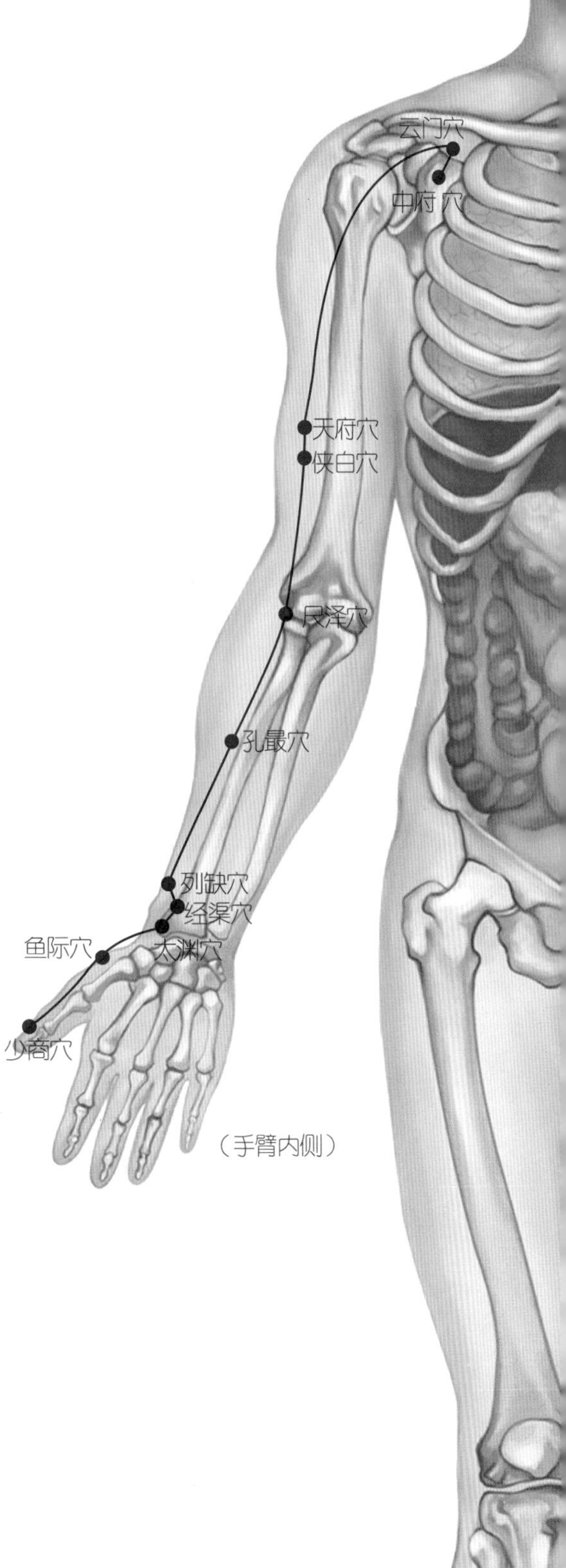

（手臂内侧）

手阳明大肠经

手阳明大肠经在食指与手太阴肺经衔接，联系的器官有口、下齿、鼻，属大肠，络肺，在鼻旁与足阳明胃经相接。大肠经对淋巴系统有自然保护功能，经常刺激可增强人体免疫力，因此可以说它是人体淋巴系统的“保护神”。

大肠经上潜伏的疾病

大肠经发生病变时，主要表现为以下疾病。

经络病：手背、上肢、后肩等经络循行部位出现疼痛、酸、胀、麻。

脏腑病：肠鸣腹痛、便秘、泄泻、脱肛等。

五官病：眼睛发黄、口干、流涕、牙龈肿痛等。

亢进热证时症状：便秘、腹胀痛、头痛、肩与前臂部疼痛、指痛、体热、口干等。

衰弱寒证时症状：大便溏稀、腹泻、腹痛、眩晕、上肢无力、手足怕冷等。

保养大肠经的方法

5:00~7:00（卯时）经脉气血循行流注至大肠经，大肠蠕动，排出毒物渣滓。清晨起床后宜先喝一杯温开水，以稀释血液，不仅有助于防止血栓形成，同时还可促进清晨排便习惯的养成。平时可沿着大肠经的循行路线进行拍打，每天拍打1次，可双手交替进行，以透热为宜。也可用刮痧、拔罐等方法对其进行刺激，以清除体内的热毒，清洁血液通道。

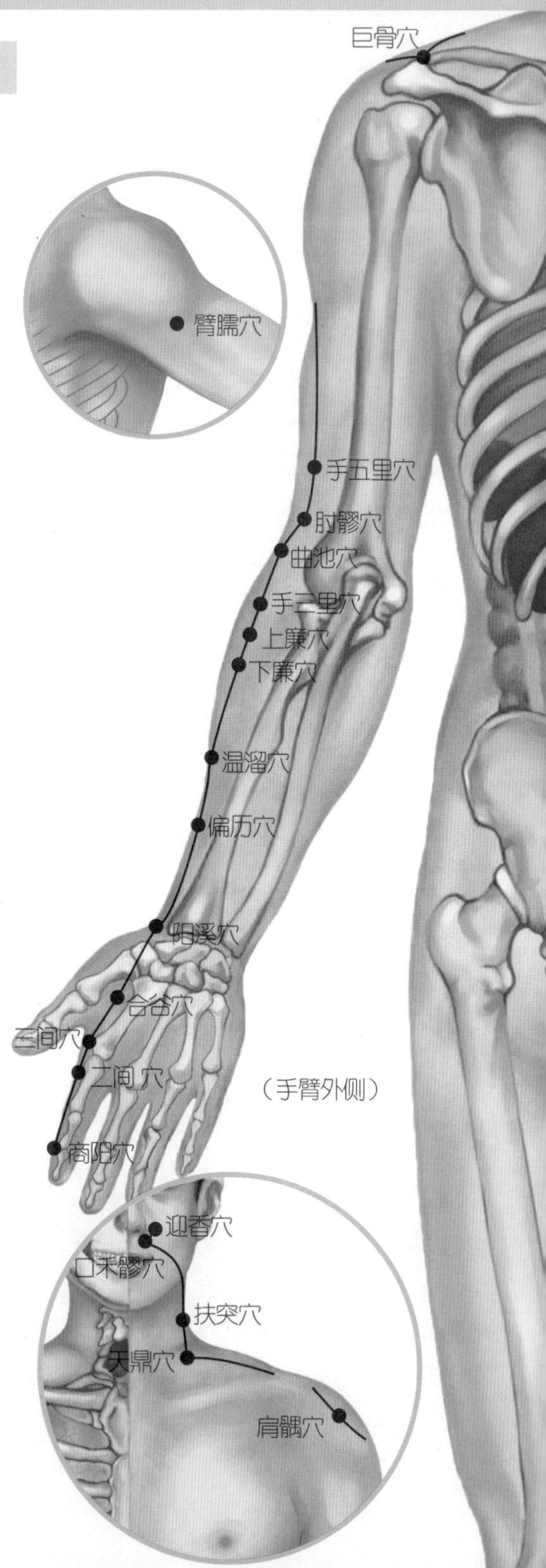

足阳明胃经

足阳明胃经在鼻旁与手阳明大肠经衔接，联系的器官有鼻、目、上齿、口唇、喉咙和乳房，属胃，络脾，在足大趾与足太阴脾经相接。胃是气血生成的地方，而气血是人体活动的基本保障，所以胃经又被称为人体的后天之本。想健康长寿、通体康泰，就不要忘了疏通胃经，让它时时保持旺盛。

胃经上潜伏的疾病

胃经不畅通，人经常会出现以下症状。

经络症：容易出现高热、出汗、咽喉痛、牙痛、流鼻涕或流鼻血。

脏腑症：会出现胃痛、胃胀、消化不良、呕吐、肠鸣腹胀等。

亢进热证时症状：腹胀、打嗝、便秘、食欲增加、胃痉挛性疼痛、胃酸过多、唇干裂等。

衰弱寒证时症状：餐后腹痛、腹泻、呕吐、消化不良、胃酸不足等。

保养胃经的方法

7:00~9:00（辰时）经脉气血循行流注至胃经，在此时段吃早餐容易消化，吸收也好。早餐可准备温和养胃的食物，如稀粥、麦片等。饭后1小时循按胃经可以帮助消化，调节人体的胃肠功能。平时可拍打胃经来梳理经络气血，注意掌握好拍打力度。

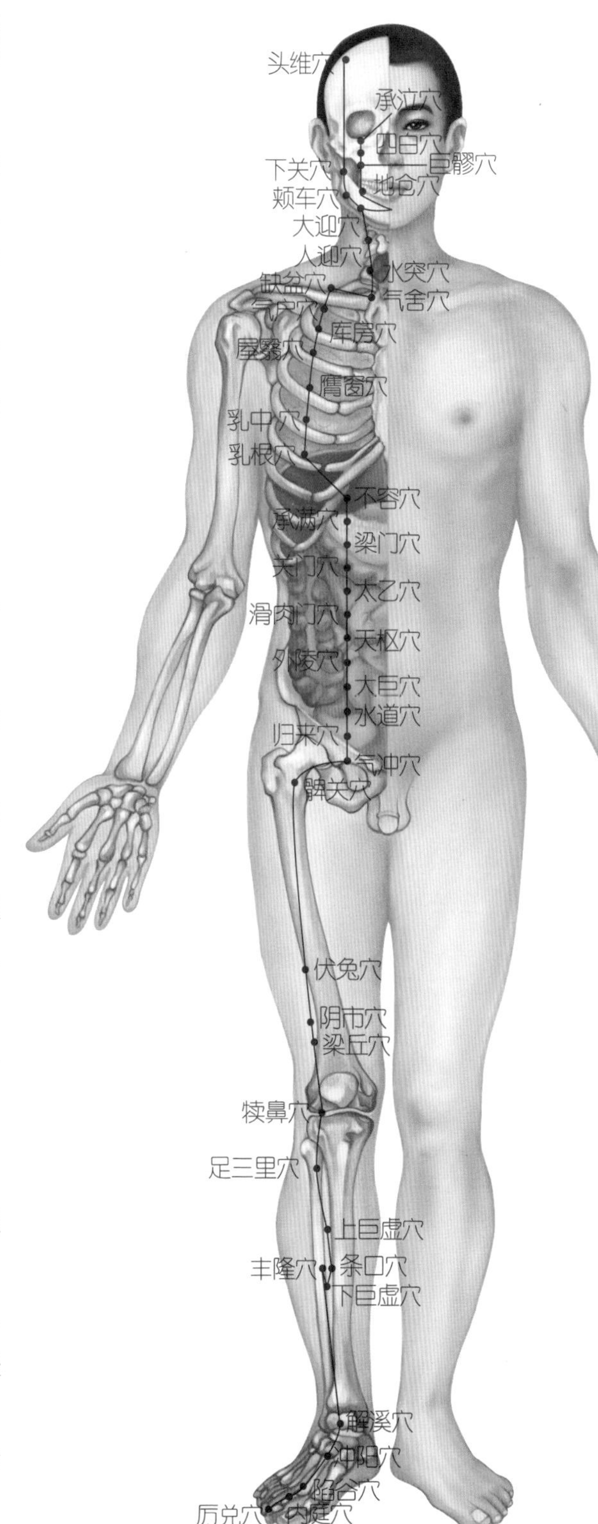

足太阴脾经

足太阴脾经在足大趾与足阳明胃经相衔接，联系的器官有咽、舌，属脾，络胃，注心中，在胸部与手少阴心经相接。络脉从本经分出，走向足阳明胃经，进入腹腔，联络肠胃。脾气旺盛的人，面色红润，肌肉丰满，精力充沛。

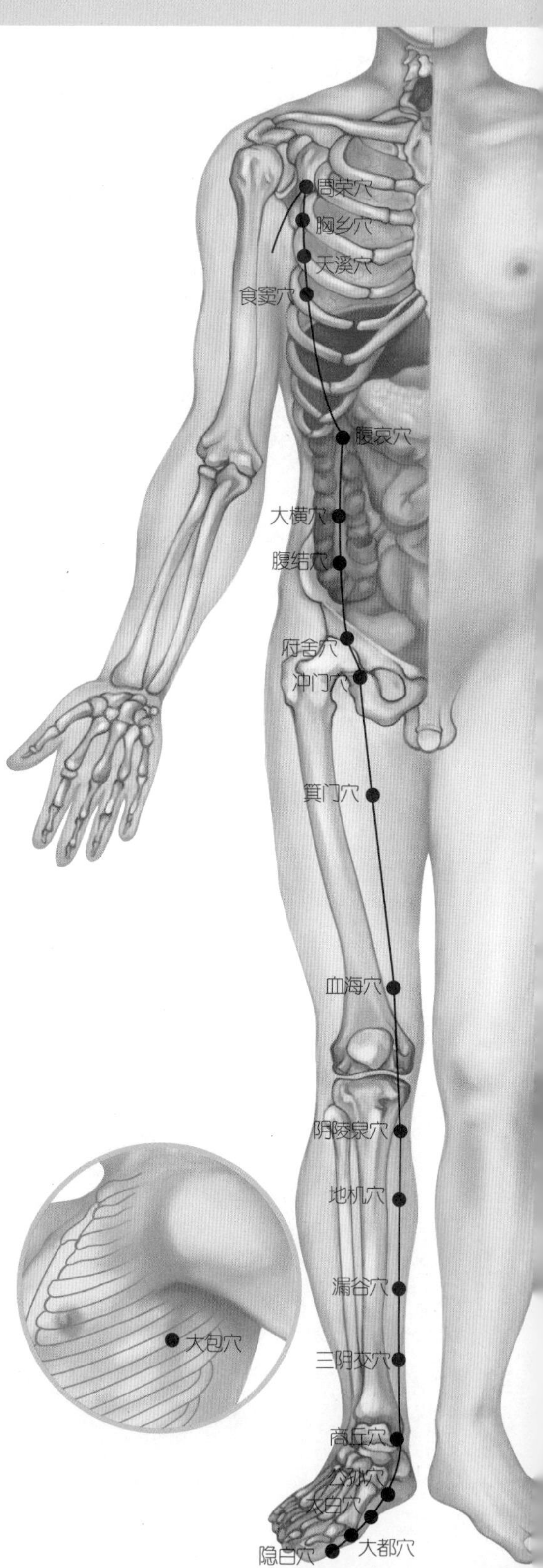

脾经上潜伏的疾病

脾经是阴经，跟脏腑联系最密切，其不通时，人的身体会出现下列病症。

经络症：大脚趾内侧、脚内缘、小腿、膝盖或者大腿内侧、腹股沟等经络循行路线上会出现发冷、酸、胀、麻、疼痛等不适感。

脏腑症：全身乏力或者全身疼痛、胃痛、腹胀、大便溏稀、心胸烦闷、心窝下急痛等。

亢进热证时症状：胁下胀痛、呕吐、足膝关节疼痛、大趾活动困难、失眠等。

衰弱寒证时症状：消化不良、胃胀气、上腹部疼痛、呕吐、肢倦乏力、麻木、腿部静脉曲张、皮肤易受损伤等。

保养脾经的方法

9:00~11:00（巳时）经脉气血循行流注至脾经，此时拍打刺激脾经可保养脾。脾是消化、吸收、排泄的总调度，不要食用燥热及辛辣、刺激性食物，以免伤胃败脾。脾又是人体血液的统领，脾的功能好，则血液质量好。脾经在人体的正面和侧面，可采用拍打的方式来保养，但拍打力度一定要适中，以上午拍打为宜，每侧 10 分钟左右。

手少阴心经

手少阴心经在心中与足太阴脾经的支脉衔接，联系的器官有心系、咽、目系，属心，络小肠，外行从心系上肺，斜走出于腋下，在手小指与手太阳小肠经相接。心经如果出现问题的话，人就会感到心烦意乱、胸痛等，故称“心为君主之官”。

心经上潜伏的疾病

心经异常，人体会出现下列病症。

经络症：失眠、多梦、易醒、健忘、痴呆，心经所过的手臂疼痛、麻木、厥冷。

脏腑症：心烦、心悸、胸闷、心痛等。

亢进热证时症状：心悸、口干；处在压力状态下，伴有压迫感；内侧肩麻木、小指痛等。

衰弱寒证时症状：胸口沉闷、呼吸困难、面色苍白、肩与前臂疼痛、四肢沉重、眩晕等。

保养心经的方法

11:00~13:00（午时）是心经当令的时间，此时心经最旺，不宜做剧烈运动。心经位于手臂内侧，可在午饭前轻拍心经上的穴位，拍打时五指并拢，微屈叩打，以感觉舒适为宜，每次 3~5 分钟即可。此外，人在午时睡一会儿，对于养心大有好处，可使下午至晚上精力充沛。即使只是静卧闭目养神，对身体也很有好处。

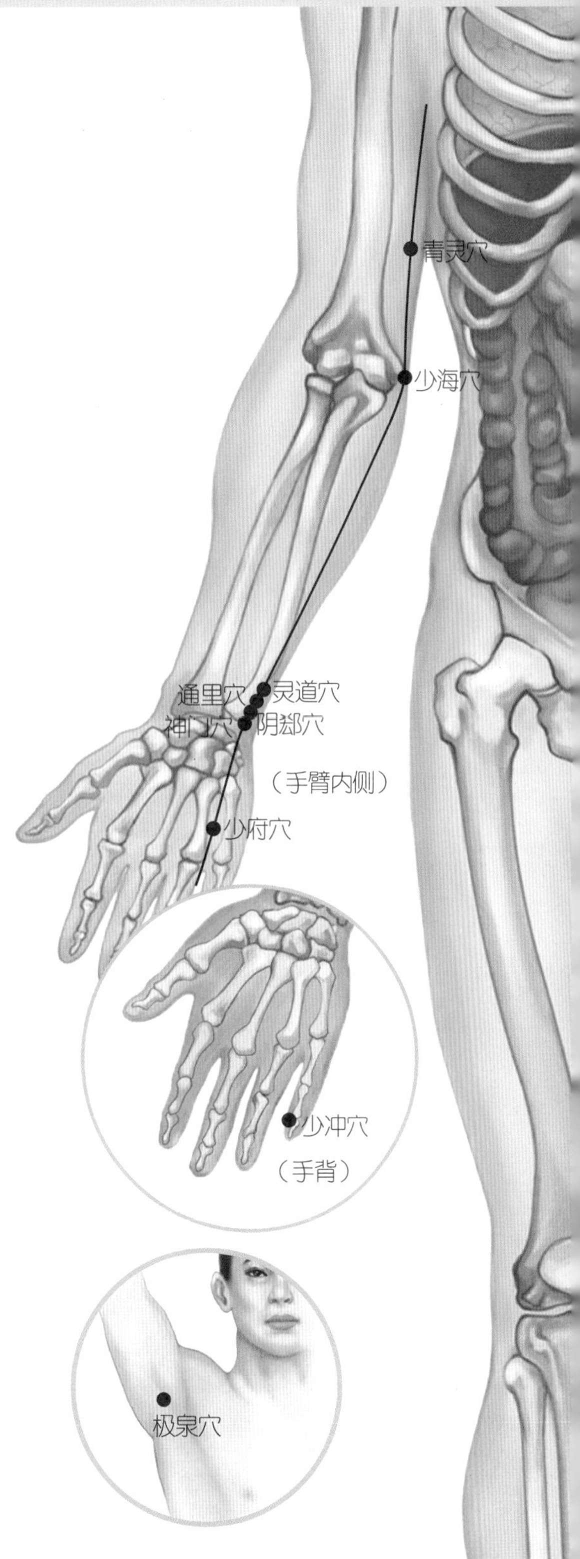

手太阳小肠经

手太阳小肠经在手小指与手少阴心经相衔接，联系的器官有咽、横膈、胃、心、小肠、耳、鼻、目内外眦，在目内眦与足太阳膀胱经相接。心与小肠相表里，小肠经是靠心经供应气血的，如果心脏有问题，小肠经就先有征兆。所以，手太阳小肠经是“反映心脏能力的镜子”。

小肠经上潜伏的疾病

小肠经发生病变时，主要表现为以下病症。

经络症：耳聋、目黄、口疮、咽痛以及经脉所过部位的手肩疼痛。

脏腑症：绕脐痛、心闷、腰脊痛引、小便赤涩、尿闭、血尿等。

亢进热证时症状：颈、后脑、太阳穴至耳疼痛，肚脐与下腹部疼痛，后肩胛至臂外后廉疼痛等。

衰弱寒证时症状：颔、颈水肿，耳鸣，呕吐，腹泻，手足怕冷等。

保养小肠经的方法

13:00~15:00（未时）是小肠经当令，小肠经气血最旺，此时是保养小肠的较佳时段。午餐后 1 小时沿着小肠经循行路线按揉所经过的穴位能起到较佳效果，注意掌握好力度。每次按揉 5~10 分钟即可，一般可每天轻柔敲按 2~3 次。

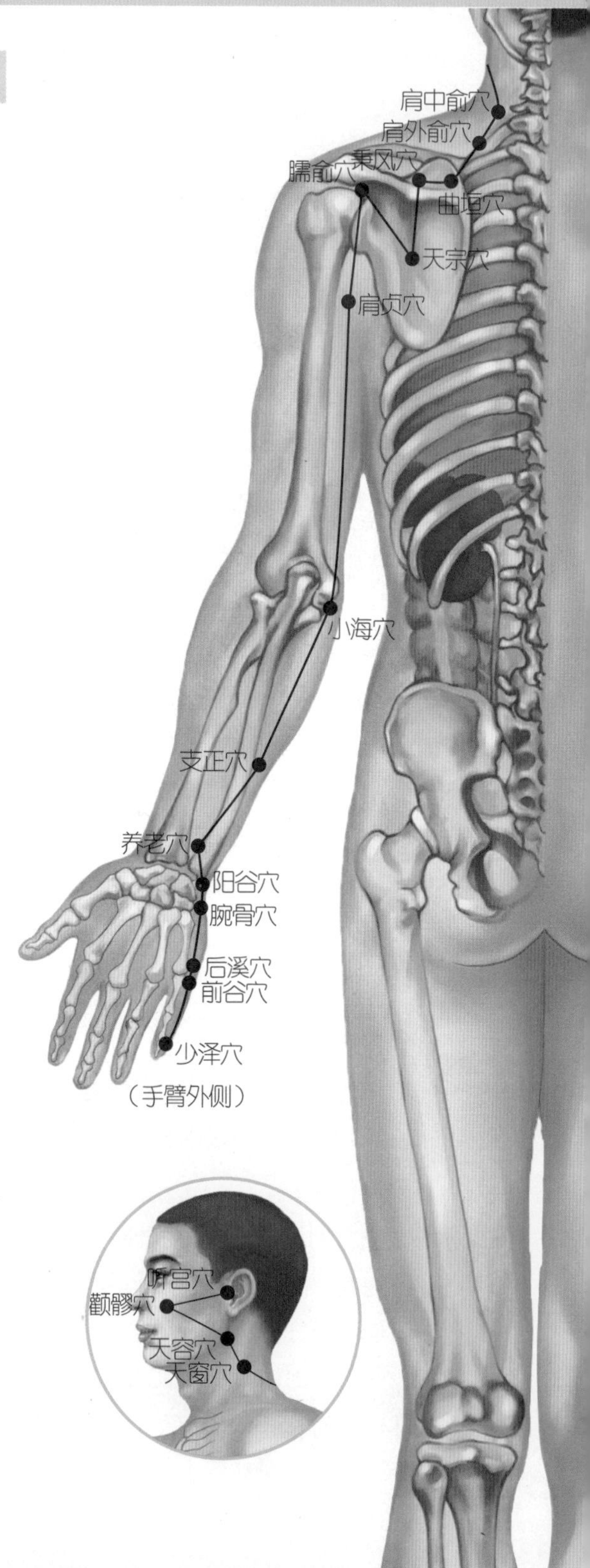

足太阳膀胱经

足太阳膀胱经在目内眦与手太阳小肠经衔接，联系的器官有目、耳、脑，属膀胱，络肾，在足小趾与足少阴肾经相接。不论是眼部疾病，还是腿部疾病，或是后背脊椎问题，都可以找膀胱经上的大穴来解决。

膀胱经上潜伏的疾病

膀胱经病变时，表现为以下症状。

经络症：膀胱经虚寒则易怕风怕冷、流鼻涕，经脉循行部位如项、背、腰、小腿疼痛及运动障碍。

脏腑症：小便不利、尿血，膀胱气绝则遗尿，目反直视（翻白眼）等。

亢进热证时症状：泌尿生殖器疾病、后背肌肉强直酸痛等。

衰弱寒证时症状：生殖器肿胀、四肢倦怠无力、腰背无力等。

保养膀胱经的方法

15:00~17:00（申时）经脉气血循行流注至膀胱经。膀胱经负责贮藏水液和津液，水液排出体外，津液循环在体内，此时适宜饮水。平时可用双手拇指和食指相对捏住脊柱两边肌肉，从颈椎一直捏到尾骨，然后十指并拢，按住脊柱向上推回到颈椎。

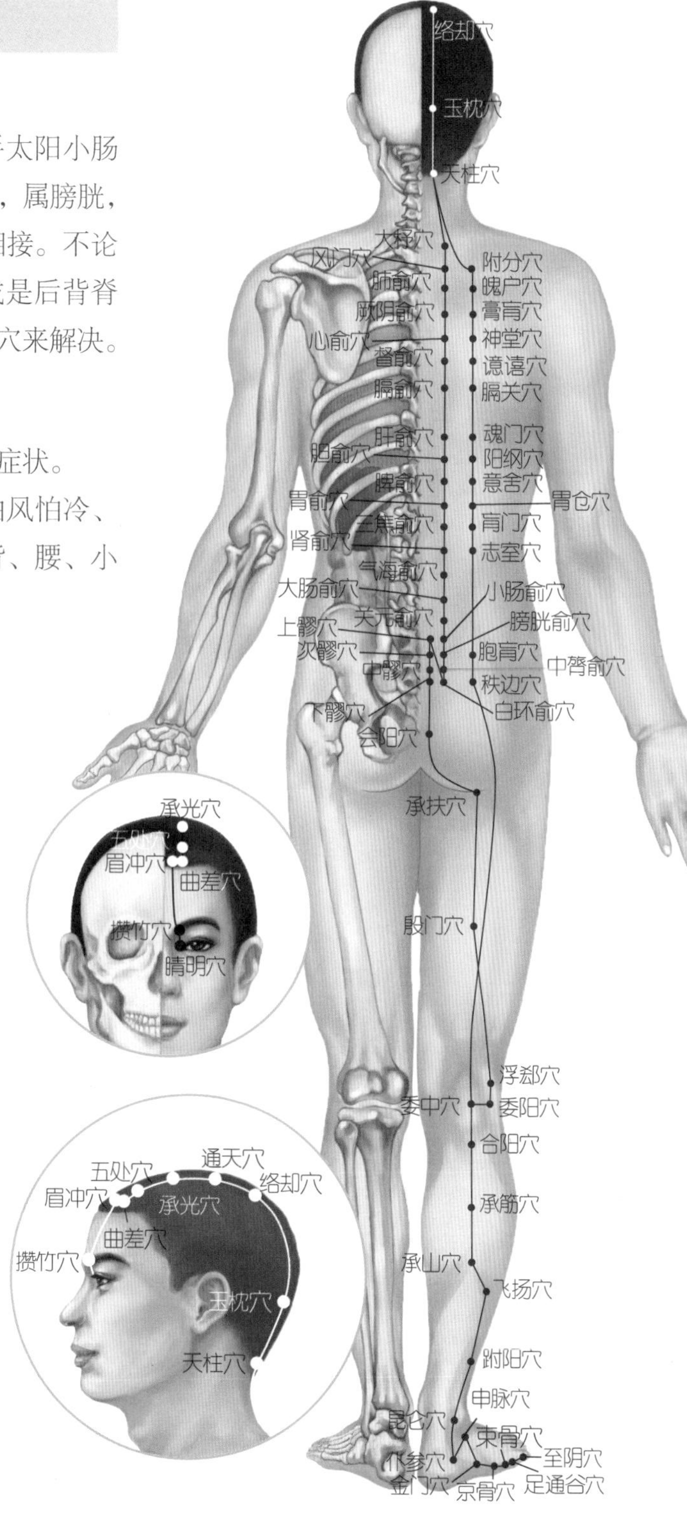

足少阴肾经

足少阴肾经在足小趾与足太阳膀胱经衔接，联系的器官有喉咙、舌，属肾，络膀胱，贯肝，入肺，络心，在胸中与手厥阴心包经相接。络脉从本经分出，走向足太阳膀胱经，通过腰脊部，上走心包下。

肾经上潜伏的疾病

肾经异常时，人就会出现下列病症。

经络症：肾阴不足，则以怕热为主；肾阳不足，则以怕冷为主；既怕冷又怕热，则说明肾阴阳两虚且正走向衰老。

脏腑症：水肿、小便不利、易惊、耳鸣、眼花等。

亢进热证时症状：尿黄、尿少、舌干、足下热、性欲增强、月经异常等。

衰弱寒证时症状：尿频、足下冷、下肢麻木、性欲减退、肠功能减弱等。

保养肾经的方法

17:00~19:00（酉时）经脉气血循行流注至肾经。肾经位于人体上身内侧以及腿部内侧和脚底，是人体协调阴阳能量的经脉，也是维持体内水液平衡的主要经络。人体经过申时泻火排毒，肾在酉时进入贮藏精华的阶段。休息时可用手掌或按摩槌等工具对肾经循行路线上的穴位进行拍打，每次5~10分钟即可。

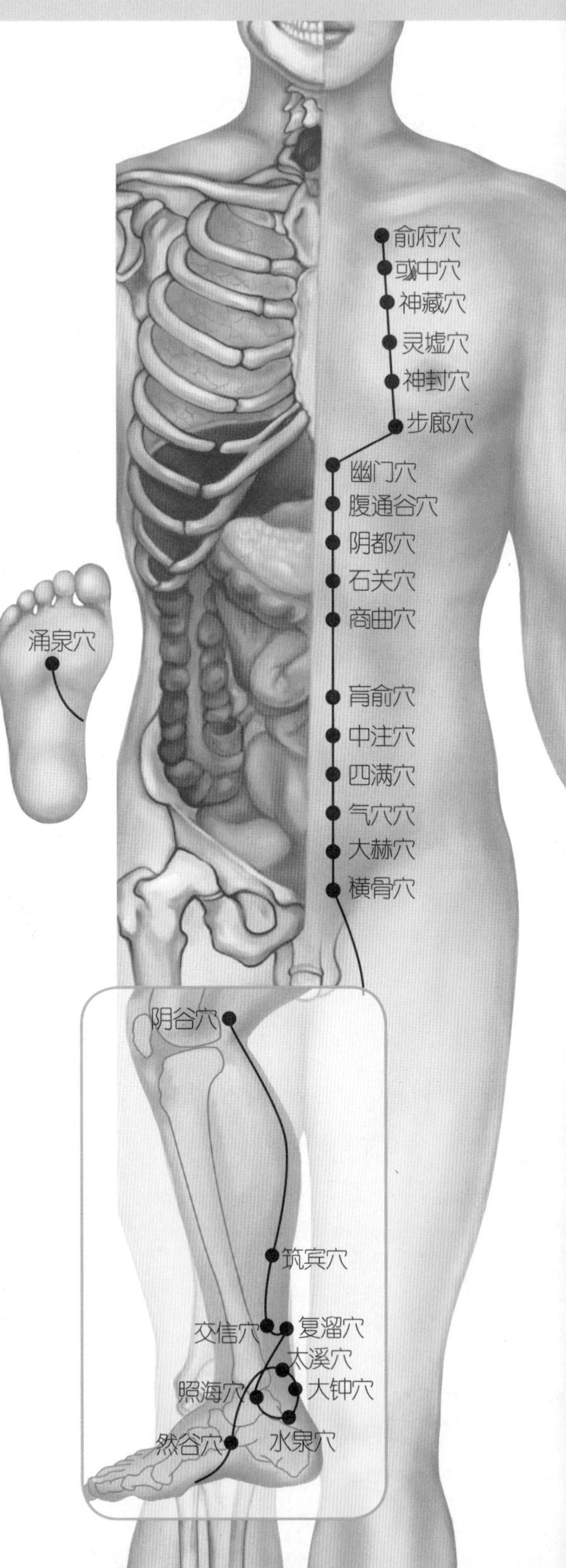

手厥阴心包经

手厥阴心包经在胸中与足少阴肾经衔接，联系的器官有心、耳，属心包，络三焦，在无名指端与手少阳三焦经相接。中医所说的心包，是心外面的一层膜,它包裹并护卫着心脏,好像君主的“内臣”，若心是君主，心包就是护卫君主的“大将军”。

心包经上潜伏的疾病

心包经发生病变时，主要表现为以下疾病。

经络症：失眠、多梦、易醒、健忘、口疮口臭、全身痛痒等。

脏腑症：心烦、心悸、心痛、心闷、神志失常等。

亢进热证时症状：心烦、易怒、失眠多梦、胸痛、头痛、上肢痛、目赤、便秘等。

衰弱寒证时症状：心悸、心动过缓、眩晕、呼吸困难、上肢无力、胸痛、目黄、难入睡、易醒等。

保养心包经的方法

19:00~21:00（戌时）经脉气血循行流注至心包经，心包是心的保护组织，又是气血通道，心脏功能不好者可以在戌时循按心包经。此时还要给自己创造安然入眠的条件，保持心情舒畅，可以看书、听音乐或打太极，放松心情，从而释放压力。

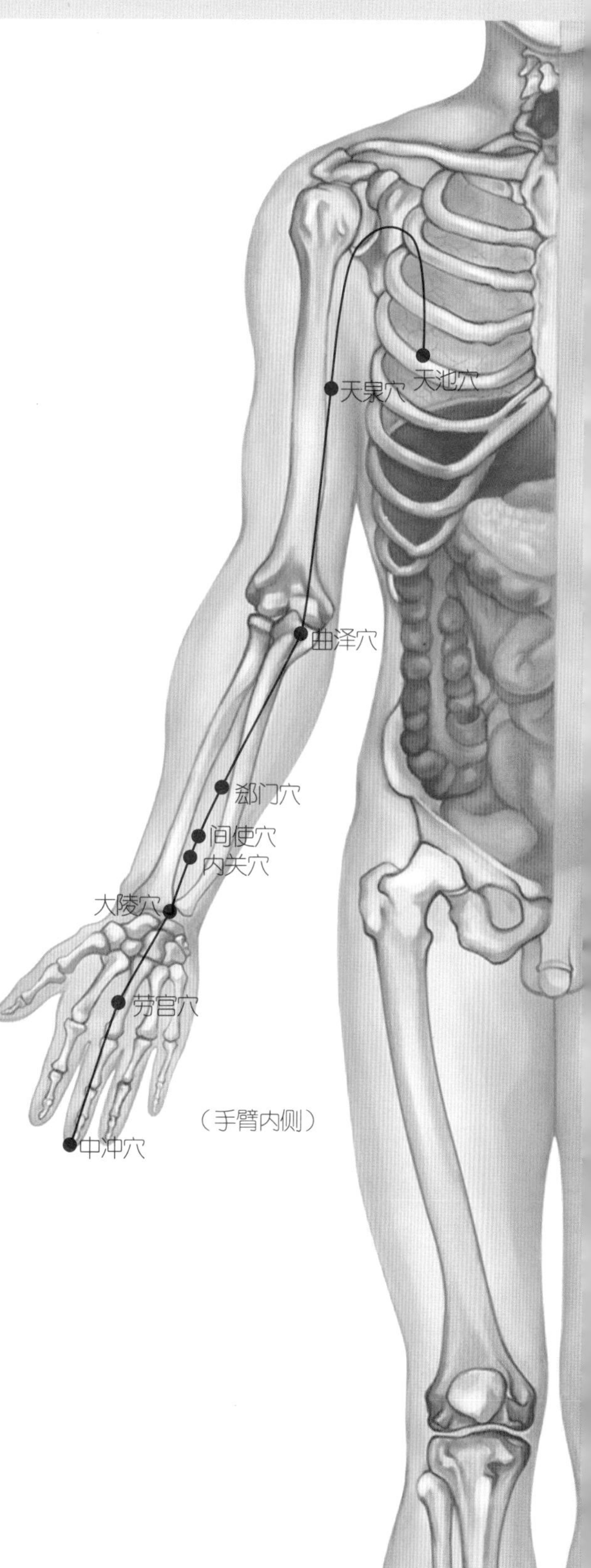

手少阳三焦经

手少阳三焦经在无名指与手厥阴心包经衔接，联系的器官有耳、目，属三焦，络心包，在目外眦与足少阳胆经相接。三焦经畅通，也就保证了这些相关器官的功能正常。

《黄帝内经》提到，三焦经主一身之气。百病从气生，所以，保养好三焦经尤为重要。此外，三焦经和心包经互为表里，人遇到急事容易着急上火，疏通三焦经可清热去火，调理情志。

三焦经上潜伏的疾病

三焦经发生病变时，会出现以下病症。

经络症：头面五官症疾，以及经络所经过部位疼痛。

脏腑症：上焦病变，易出现胸闷、心悸、咳喘；中焦病变，易出现脾胃胀痛、食欲不振；下焦病变，易出现水肿、大小便异常等。

亢进热证时症状：耳鸣、耳痛、头痛、上肢痛、食欲不振、失眠、易怒等。

衰弱寒证时症状：上肢无力麻木、呼吸表浅、发冷、尿少、肌肉松弛无力等。

保养三焦经的方法

21:00~23:00（亥时）三焦经当令，此时入睡，百脉可得到休养生息，对身体、皮肤十分有益。三焦为元气、水谷、水液运行之所，宜在亥时之前入睡。临睡前轻拍三焦经循行路线，有助于睡眠，拍打 3~5 分钟即可。注意拍打的力度，不可过重。

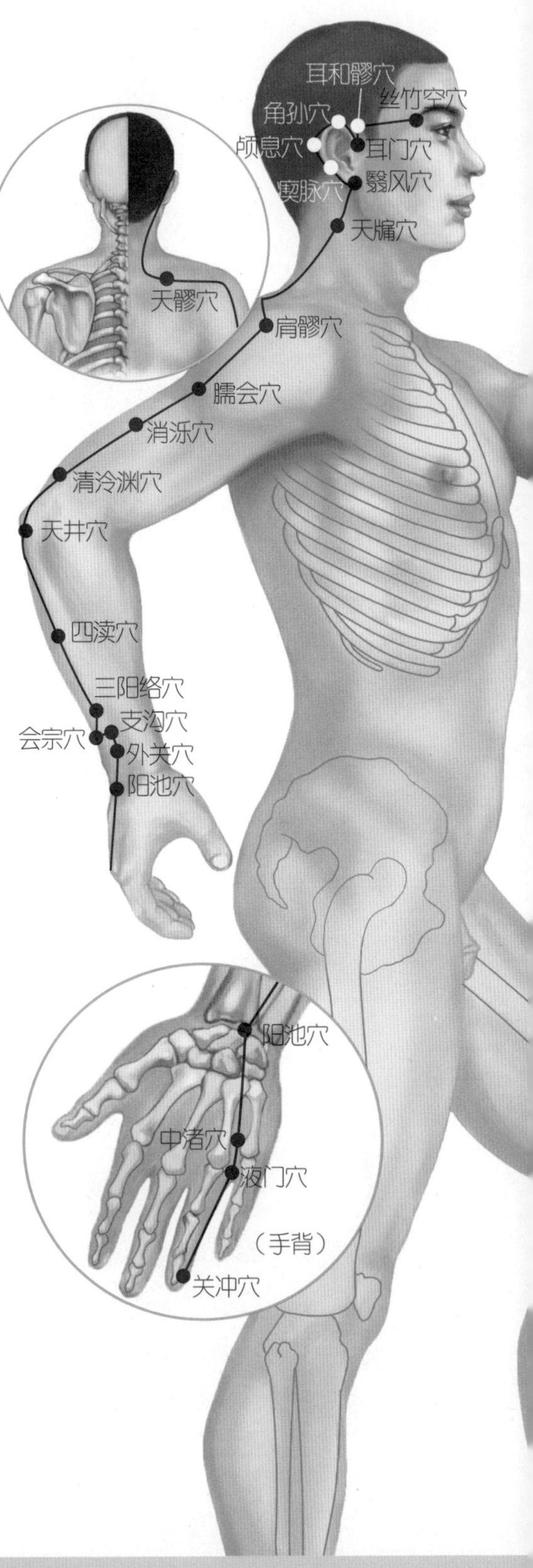

足少阳胆经

足少阳胆经在目外眦与手少阳三焦经衔接，联系的器官有目、耳，属胆，络肝，在足大趾趾甲后与足厥阴肝经相接。胆经贯穿全身上下，上至头面部，中到肩、胸、肚、腹，下至足部，因此身体的很多问题都能通过胆经来缓解。此外，肝与胆相表里，肝经上的一些疾病也可以通过疏通胆经来调治。

胆经上潜伏的疾病

胆经发生病变时，主要表现为以下疾病。

经络症：口苦口干、偏头痛、脱发、怕冷怕热，经脉所过部位疼痛。

脏腑症：胸胁苦满、食欲不振、失眠、易怒、便秘等。

亢进热证时症状：口苦、胸胁胀满、喉咙不适、头痛、便秘、足下热等。

衰弱寒证时症状：关节肿胀、下肢无力、目黄、吐苦水、嗜睡、夜间盗汗、惊悸、呼吸沉闷、大便溏稀等。

保养胆经的方法

23:00~1:00（子时）经脉气血循行流注至胆经，胆经循行路线长，从头到脚，部位多，功能广。人在子时前入睡，早晨醒后头脑清醒，面色红润，没有黑眼圈。反之，常于子时后不能入睡者，则脸色青白，眼眶昏黑，且因胆汁排毒代谢不良更容易生成结石。睡前可轻拍胆经，用手指刮拭头部，以舒适为宜，用力不可过重，否则不利于入睡，每次 3 分钟即可。

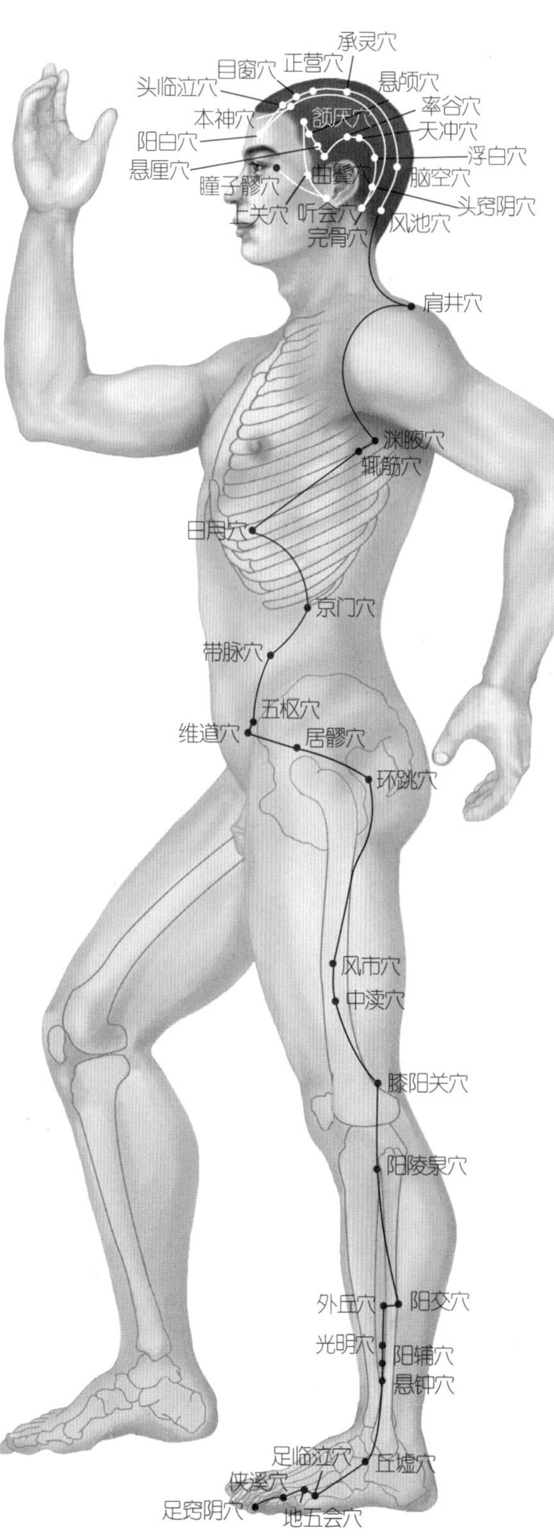

足厥阴肝经

足厥阴肝经在足大趾趾甲后与足少阳胆经衔接，联系的器官有眼、咽喉、肾、胃、肺，属肝，络胆，在肺中与手太阴肺经相接。

肝经上潜伏的疾病

肝经和肝、胆、胃、肺、眼、咽喉都有联系，肝经有病就会出现以下问题。

经络症：口苦口干、眼干、胸胁胀痛，以及经脉所过部位的疾病。

脏腑症：抑郁、脂肪肝、月经不调、乳腺增生、子宫肌瘤、前列腺肥大、疝气等。

亢进热证时症状：头痛、腰痛、小便困难、易怒、兴奋易冲动等。

衰弱寒证时症状：眩晕、性冷淡、大腿与骨盆疼痛、下肢无力、易倦、视力模糊、易惊恐等。

保养肝经的方法

1:00~3:00（丑时）经脉气血循行流注至肝经，中医认为“肝藏血”“人卧则血归于肝”，如果丑时不能入睡，肝脏还在输出能量支持人的思维和行动，就无法很好地完成新陈代谢。此时保持熟睡状态是对肝很好的保护。不必在丑时刺激肝经上的穴位，夜晚应静卧休息。

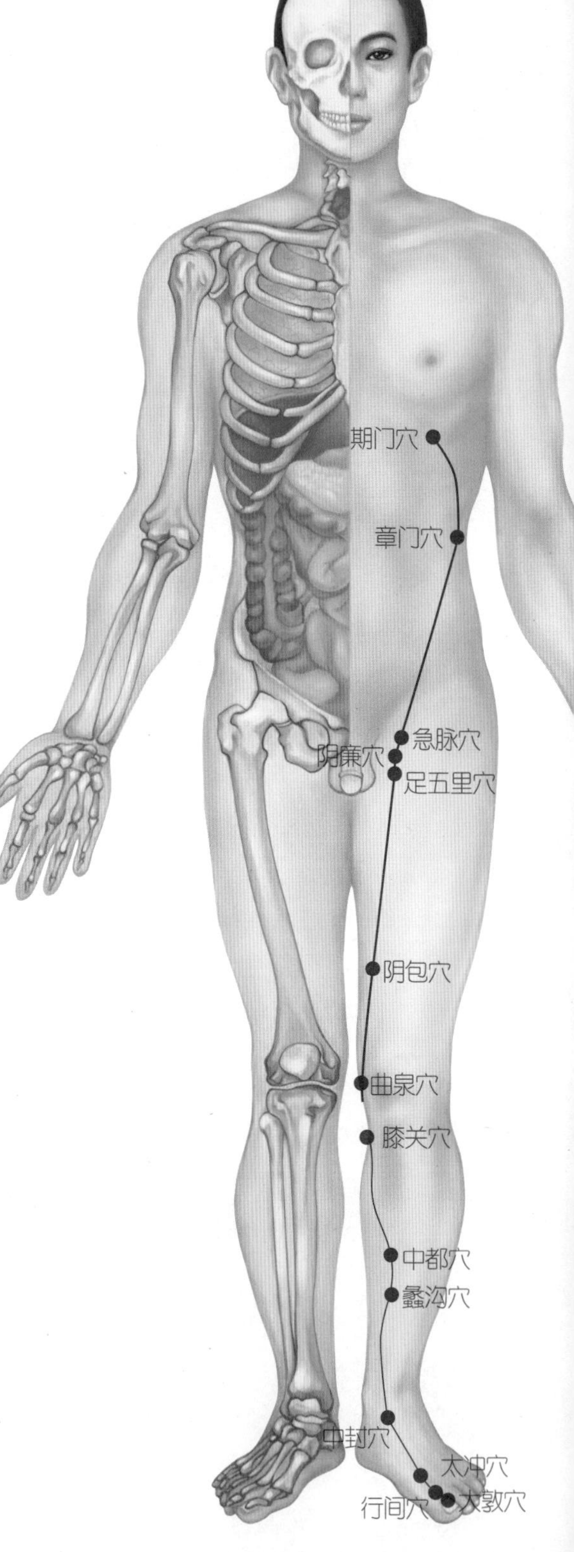

任脉

任脉起于胞中，其主干行于前正中线，按十四经流注与督脉衔接，交于手太阴肺经。联系的器官主要有胞中（包含丹田、下焦、肝、胆、肾、膀胱）、咽喉、唇口、目。

任脉运行的路线和人体的生殖系统相对应，下出会阴，沿着腹部和胸部正中线上行，与女子经、带、胎、产等关系密切，是女性一生的“保护神”。

任脉上潜伏的疾病

任脉失调，会出现以下疾病。

生殖泌尿系统疾病：月经不调、痛经、不孕不育、白带过多、小便不利、疝气、小腹皮肤瘙痒、阴部肿痛、早泄、遗精、遗尿、前列腺疾病等。

上腹部消化系统及胸部呼吸系统疾病：腹胀、呕吐、呃逆、食欲不振、慢性咽炎、哮喘等。

保养任脉的方法

选取中脘穴、气海穴、关元穴三个穴位，用中指指腹进行按摩，每次 5 分钟左右，以有微微的麻胀感为佳，对任脉可起到保养作用，对全身也具有保健作用。还可用艾条温和灸任脉上的穴位，每次 10~15 分钟，对于女性生殖系统有良好的保养作用。

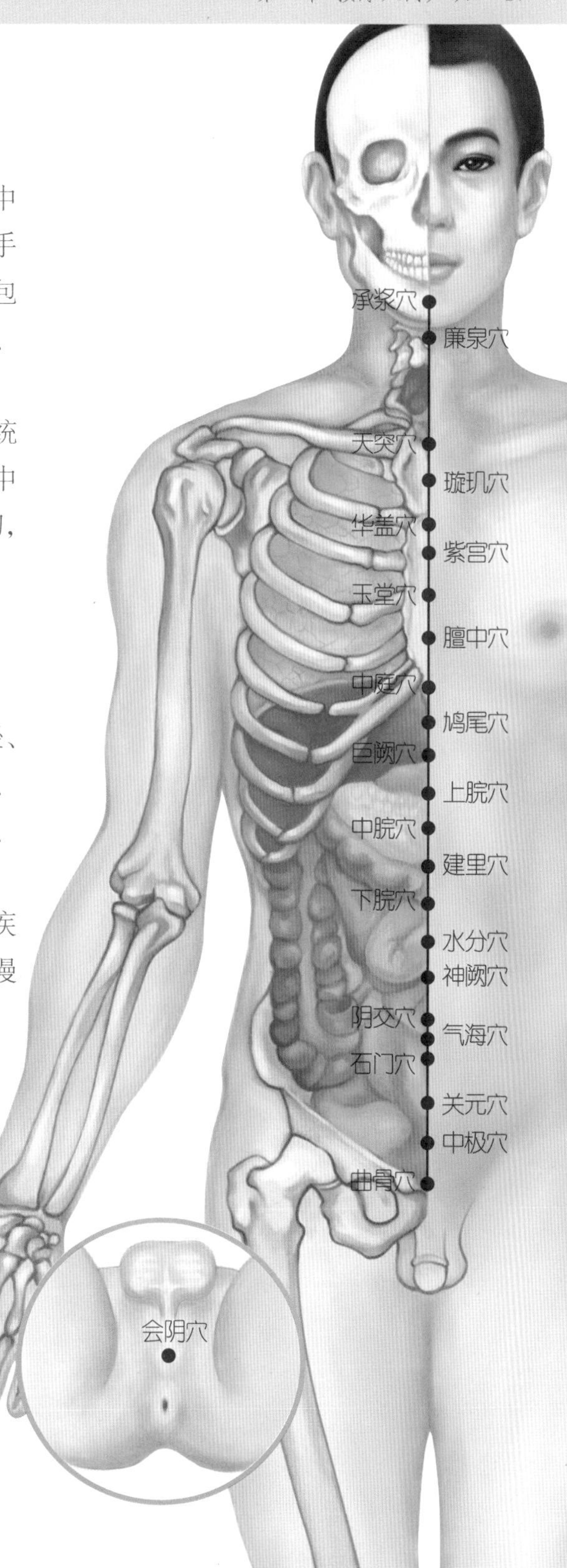

督脉

督脉主干行于身后正中线，按十四经流注与足厥阴肝经衔接，交于任脉。联系的器官主要有胞中(包含丹田、下焦、 肝、胆、肾、膀胱）、心、脑、喉、目。督脉运行于人体后背，总管一身的阳气，所以，督脉可以说是调节阳经气血的“总督”。

督脉上潜伏的疾病

督脉气血异常，人体主要发生头脑、五官、脊髓及四肢疾病。

督脉阳气过盛：颈背腰痛、颈部发硬、烦躁易怒、失眠多梦等。

督脉虚寒：畏寒肢冷、走路摇摆不定、头晕目眩、手足震颤、抽搐、麻木及中风、神经衰弱、健忘、阿尔茨海默病、精神分裂等，以及经脉所过部位疾病如痔疮、脱肛、子宫脱垂等。

保养督脉的方法

可用掌根从颈椎一直揉到尾骨，肉太厚的部位也可用肘来揉，甚至用手大把攥，只要能充分刺激督脉穴位就行。还可以艾灸督脉上的几个穴位，如大椎穴、至阳穴、命门穴、腰阳关穴等，温补阳气。

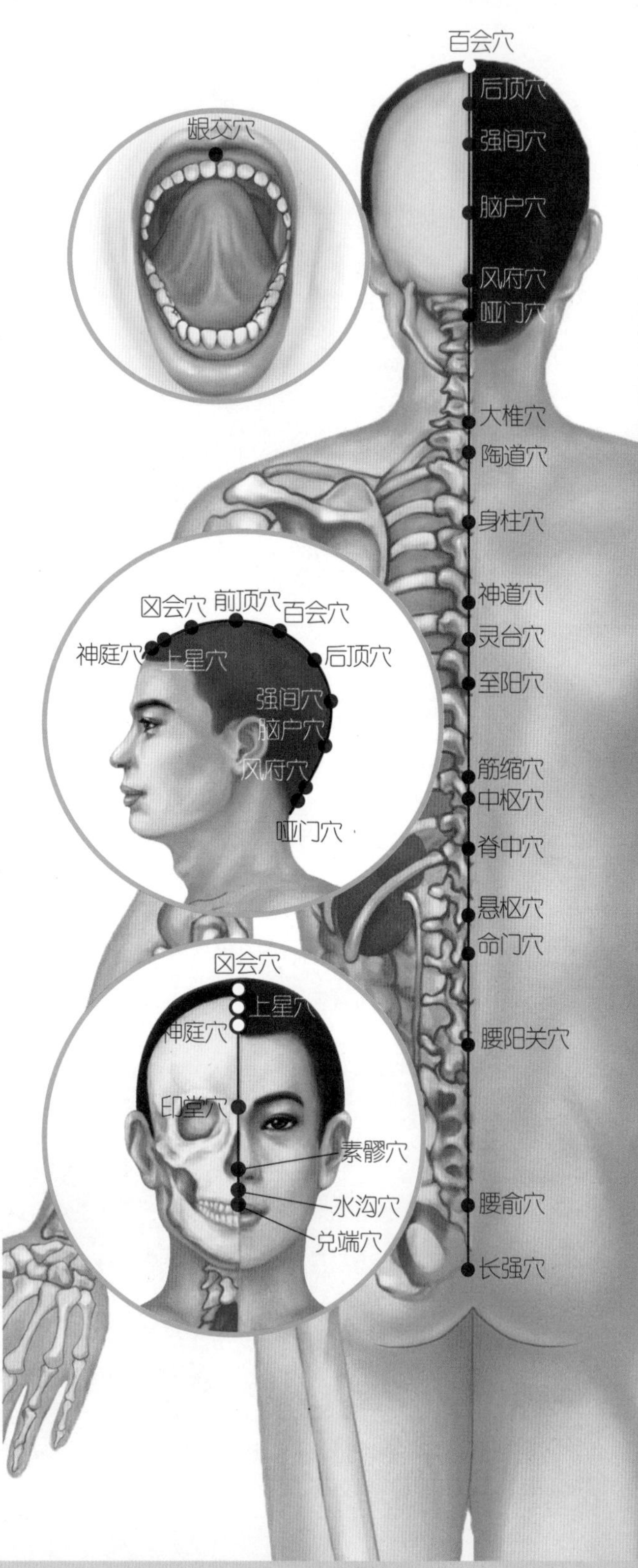

经外奇穴

经外奇穴是指十四经穴之外具有固定名称、位置和主治作用的腧穴。经外奇穴的分布比较分散，虽然大多不在十四经循行路线上，但与经络系统仍有一定关系，并有着十分特殊的功效，都是在实际治疗中取得很好疗效的穴位，是前人的实践总结，是经验效方。有的经外奇穴并不专指某一穴位，而是指一组腧穴，如四神聪穴、夹脊穴等。

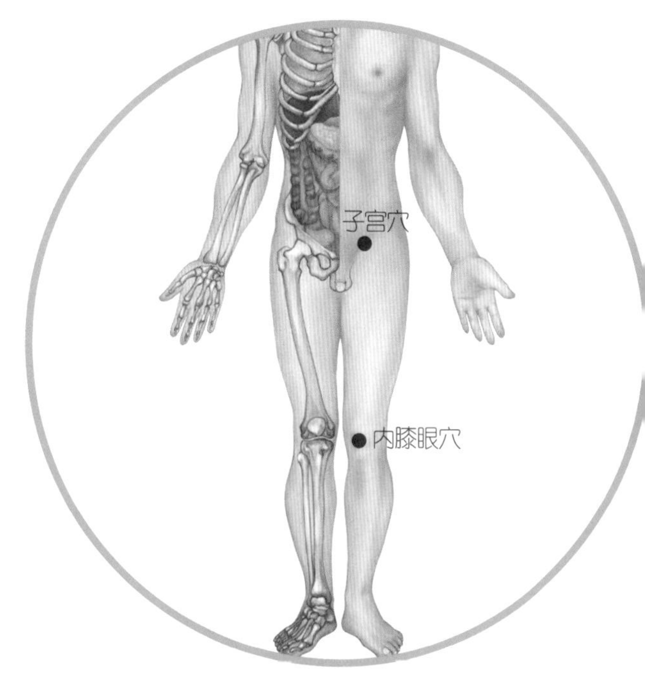

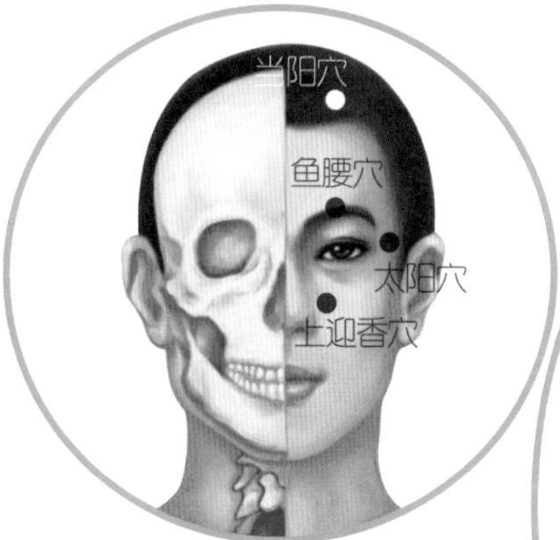

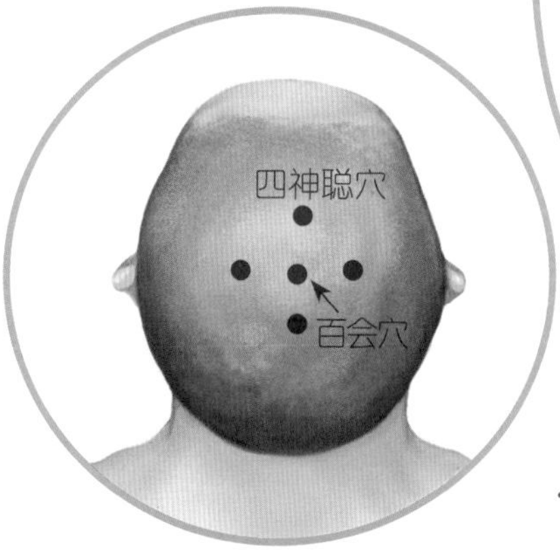

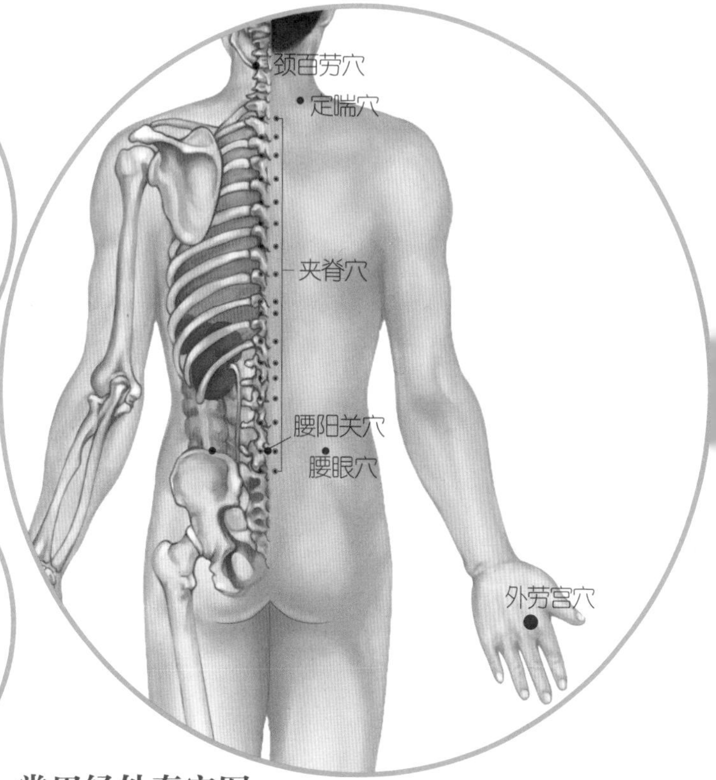

常用经外奇穴图

按摩前的准备工作

为了使按摩达到预期的疗效，按摩前需要做好准备工作，如准备按摩介质、学习按摩力度、了解按摩体位等。

按摩的介质

在按摩前，有时需要在操作部位涂一些润滑的液体、膏剂，或撒一些粉末，一是为了起到一定的润滑作用，并避免操作部位受伤害；二是使具有药效作用的介质，能通过手法操作从皮肤渗透到体内。尤其是摩擦类手法的操作，需要借助介质来润滑才能完成。

证型不同，所使用的按摩介质也不同，寒证要用有温热散寒作用的介质，如冬青膏等；热证要用具有清凉退热作用的介质，如凉水、酒精等；虚证要用具有滋补作用的介质，如药酒等；实证要用具有清、泻作用的介质，如红花油等。其他证型可用一些中性介质，如滑石粉、爽身粉等，具有润滑皮肤的作用。

按摩的力度与时间

按摩力度

在按摩中，力度大小就是指施术者所用力气的大小，按摩力度应根据治疗对象、施术部位、手法性质、病证虚实以及患者的体质而变化应用，并以此调整力度的大小。用力的基本原则是既保持治疗效果，又避免产生不良反应。

按摩时间

按摩是一种既简便又省时省力的保健方式，深受人们喜爱。那么，什么时间做按摩最好呢？其实，做按摩没有一个明确的时间点，一般只要不是在过饱或过饥的时候做按摩即可。另外，最佳时间一说也是视情况而定，比如早上起床之后做按摩能够提神醒脑，让人一天都有精气神；晚上做按摩可以舒缓神经，能很好地加快血液循环，放松身体，让白天一天都处于紧张状态的肌肉得到很好的放松。

按摩的体位

正确的体位有利于按摩者对力度、节奏和着力点进行掌握，更能使被按摩者感到舒适，并能取得更好的按摩效果。所以，按摩前选择恰当的体位非常重要。

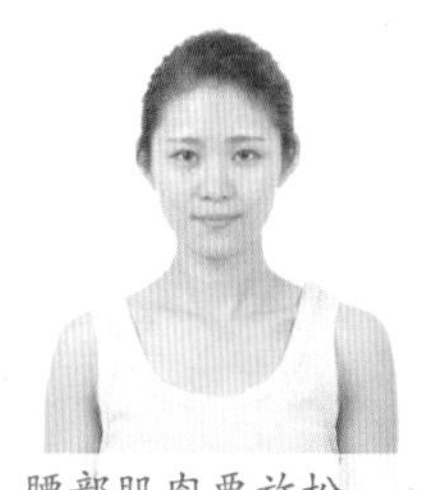
腰部肌肉要放松。

受术者（被按摩者）的体位

端坐位：正坐，屈膝、屈髋各 90°，双脚分开与肩同宽，上肢自然下垂，双手置于膝上。

适用于按摩头面部、颈项部、肩部、上肢部、胸部、背部、腰部、下肢部。

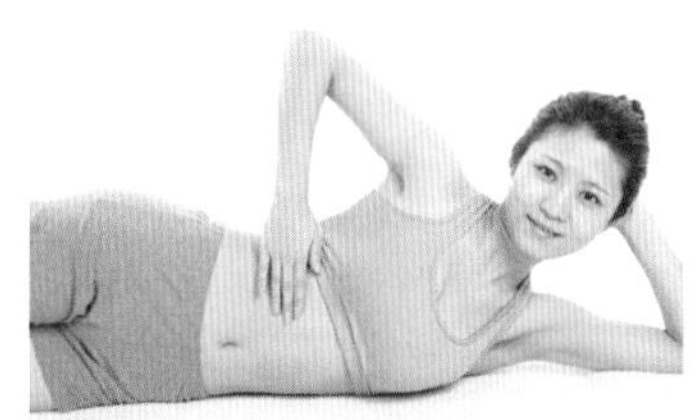
适用于按摩右侧部位。

左侧卧位：身体左侧在下，下侧腿伸直，上侧腿屈曲；下侧上肢屈肩、屈肘各 90°，上侧上肢自然垂直，置于体侧或撑于体前床面。

适用于按摩右侧的上肢部、胁部、腰部、髋部、下肢部。

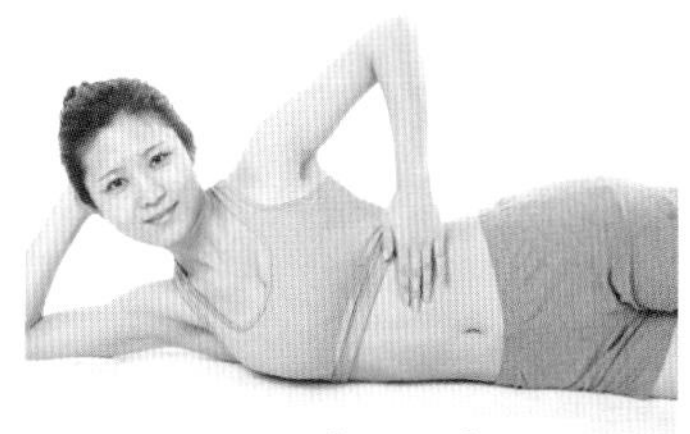
适用于按摩左侧部位。

右侧卧位：身体右侧在下，下侧腿伸直，上侧腿屈曲；下侧上肢屈肩、屈肘各 90°，上侧上肢自然垂直，置于体侧或撑于体前床面。

适用于按摩左侧的上肢部、胁部、腰部、髋部、下肢部。

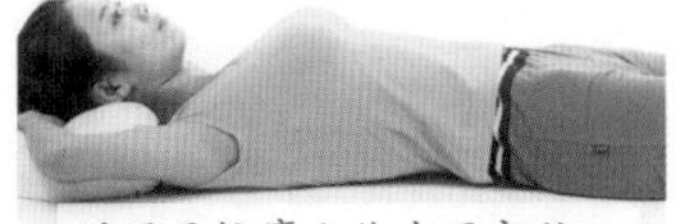
适用于按摩人体内面部位。

仰卧位：去枕或低枕，面部朝上，下肢自然伸直。根据按摩需要可随时调整上下肢的位置。

适用于按摩面部、胸部、腹部、下肢部。

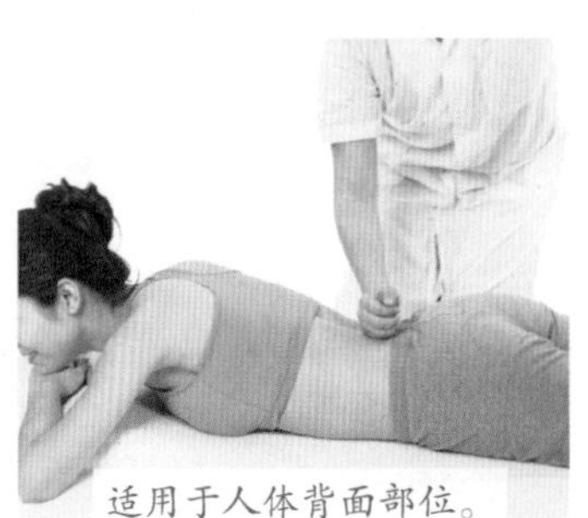
适用于人体背面部位。

俯卧位：腹部朝下，下肢自然伸直，上肢置于体侧或屈肘置于面部下方。根据按摩需要可随时调整上下肢的位置。

适用于按摩头部、颈项部、背部、腰部、髋部、臀部、下肢部。

施术者（按摩者）的体位

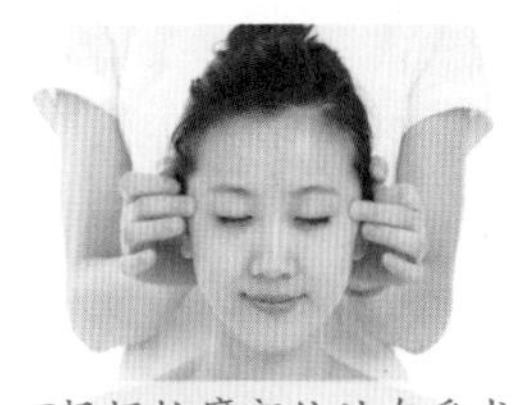
可根据按摩部位站在受术者不同方位。

站立位：自然站立，双脚左右分开或双脚前后呈弓步站立。

适用于按摩部位需结合受术者的体位而定。

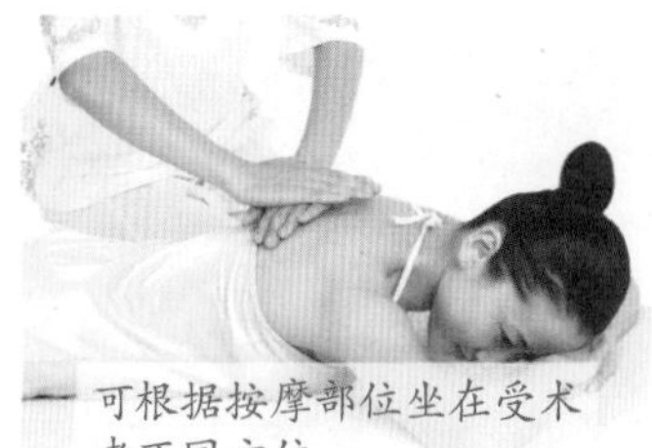
可根据按摩部位坐在受术者不同方位。

端坐位：正坐，屈膝、屈髋各 90°，双脚分开与肩同宽。

适用于按摩部位需结合受术者的体位而定。

安全按摩有保障

按摩作为一种常用的中医疗法，不需要借助太多工具就可以操作，看起来非常安全。但是作为一种保健、治病的疗法，按摩同样有其适应证、禁忌证和一些注意事项。掌握了这些，按摩才能安全有保障。

按摩的适应证

按摩是一种物理疗法，是中医外治法之一，不仅能保健强身，还有防治疾病的作用，对骨科、内科、男科、妇科、儿科、五官科等许多疾病都有较好的治疗效果。可应用按摩疗法调治的疾病主要有以下几类。

内科疾病：腹泻、便秘、中风、感冒、咳嗽等。

妇科疾病：月经不调、痛经等。

男科疾病：遗精、阳痿等。

骨科疾病：颈椎病、落枕、腰痛、类风湿性关节炎等。

五官科疾病：耳鸣等。

儿科疾病：腹泻、呕吐、腹痛、便秘、发热、咳嗽、遗尿、惊风、夜啼等。

总之，按摩疗法的应用范围非常广泛，不仅可以用来改善慢性病，也可以用来缓解一些急性病；不仅可以用于某些病症的某个治疗阶段，也可以用来辅助治疗某些病症的全过程。

按摩的禁忌证

为避免引起不良后果，下列情况下不宜进行按摩。

1. 患有急、慢性传染病，如麻疹、肺结核、脊髓灰质炎等。
2. 患有骨科疾病，如骨折、关节脱位、骨关节结核、骨肿瘤、骨髓炎等。
3. 患有严重心脏、肝脏、肾脏疾病。
4. 患有恶性肿瘤、严重贫血、久病体弱、极度虚弱。
5. 患有血小板减少性紫癜、过敏性紫癜、血友病。
6. 皮肤表面病变面积较大或患有溃疡性皮炎。
7. 女性在月经期、妊娠期时，某些特殊部位不可随意按摩。
8. 沐浴后、剧烈运动后、饮酒后、高热时不宜按摩。

按摩的注意事项

日常生活中，按摩对大家来说也是非常重要的，利用按摩的方式，可以有效地缓解疾病。但是按摩的注意事项也很多，一起来了解一下。

按摩环境的要求

按摩时要选择清洁、安静的环境，保持一定的室内温度，既不能过冷，也不能过热，以免患者感到不适，影响按摩效果。

受术者（被按摩者）注意事项

1. 较重的急性损伤早期或肿痛严重者，在 24 小时后才可进行局部按摩治疗，以免加重局部内出血。

2. 急性损伤者，在按摩治疗中不宜在局部进行热敷，以免造成局部组织间隙水肿，特别是首次治疗者。

3. 首次治疗者，在治疗后的 1~2 天，局部可能会出现症状加重的情况。这种情况一般只是暂时性的，2~3 天会自行消失，不必过多担心。

4. 妊娠期女性的腰臀部与腹部的穴位慎用，如无必要，应选其他部位的穴位代替。

5. 年老体弱、久病体虚者或极度疲劳后、剧烈运动后、过饥过饱后以及醉酒、暴怒后均不宜按摩。

6. 为了避免按摩时过度刺激施术部位暴露的皮肤，可以选用一些皮肤润滑剂，如按摩膏、凡士林油等，按摩时涂在施术部位的皮肤上，然后再进行按摩。

7. 按摩后，宜喝温开水，加速排泄体内代谢物。

8. 按摩后有出汗现象时，应注意避风，以免感冒。

施术者（按摩者）注意事项

1. 按摩前要先洗手，手上不要戴首饰，修剪好指甲，以免损伤受术者皮肤。

2. 按摩时要随时调整姿势，以便于操作，达到预期的按摩效果。

3. 按摩时要保持注意力集中，尽量在放松的状态下进行按摩。

4. 按摩时力度不宜过大，要随时观察受术者的反应，询问受术者的感受。

按摩异常情况的处理方法

按摩是一种安全、有效且一般无副作用的治疗方法，但如果手法运用不当，也可能出现些异常情况，对受术者产生不良影响。所以，了解一些异常情况的处理方法还是很有必要的。这样，在发生异常情况时，就能够做出正确判断，并予以及时而恰当的处理了。

疼痛

按摩时出现疼痛一般不需要特别处理，1~2 天症状可自行消失。若疼痛较为剧烈，可外涂扶他林软膏。在损伤早期可局部冷敷，在损伤后期可局部施行轻柔的按法、揉法、摩法等，并配合热敷。

瘀斑

对于轻度的皮下出血一般不必处理。若局部青紫严重，可先冷敷或用弹性绷带加压包扎。出血停止后，可在局部使用轻柔的按摩手法进行治疗，同时热敷，以消肿、止痛，促进局部瘀血消散和吸收。

疲乏

很少一部分人在按摩以后会感觉很累、很乏，出现这种症状的大多是气血相对比较虚的人，如肠胃吸收功能不好、体质虚弱者。在进行按摩治疗前，可喝杯生姜大枣桂圆茶，以调补气血，减轻按摩过程中的不适感。

破皮

用擦法、摩法、掐法按摩时，可能会使受术者皮肤受到损伤，遇到这种情况时，应立即停止按摩，对破损皮肤进行消毒处理，以防感染。

眩晕

在按摩过程中，受术者出现眩晕时，要立即停止按摩，并将受术者安置到通风处，喂一些白开水或糖水，通常过一会儿受术者就会好转。施术者要时刻注意观察受术者的状态，严重者应及时送医。

一学就会的基础按摩手法

中医按摩手法的种类很多，有些名同法异，有些法同名异，有的根据动作形态分类，有的根据操作要求分类，有的根据手法的方式分类。为了便于掌握，应用方便，这里介绍一些中医常用的临床按摩手法及其动作要领。

摆动类手法

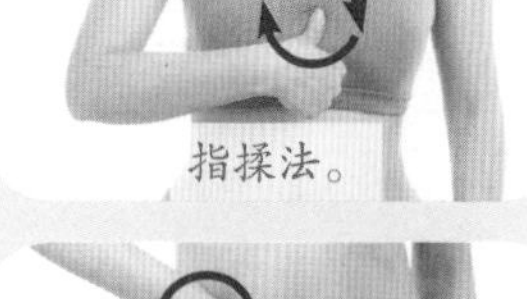
指揉法。

掌揉法。

揉法

指揉法：用手指指腹在施术部位做揉动的方法。

掌揉法：用手掌大鱼际或掌根在施术部位做揉动的方法。

动作要领：力度不要过大或过小。

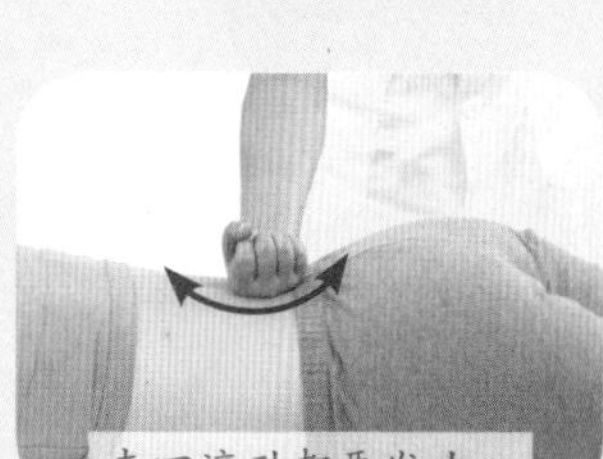
来回滚动都要发力。

㨰法

操作手法：手握空拳，以小指掌指关节为支点，用掌背在体表进行来回滚动的方法。

动作要领：频率为每分钟120~160次，动作要协调连贯。

摩擦类手法

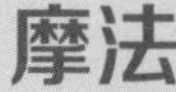

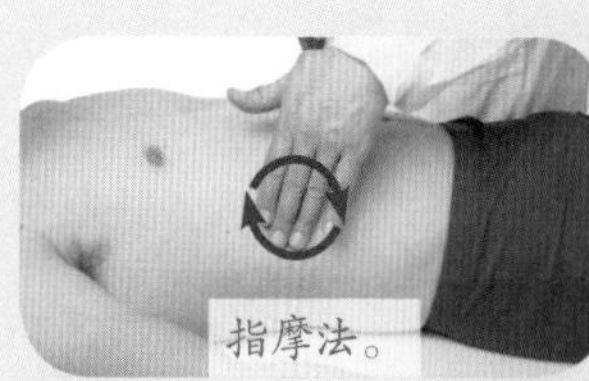
指摩法。

摩法

指摩法：三指并拢附着于一定部位，在体表做环形而有节奏的摩动的方法。

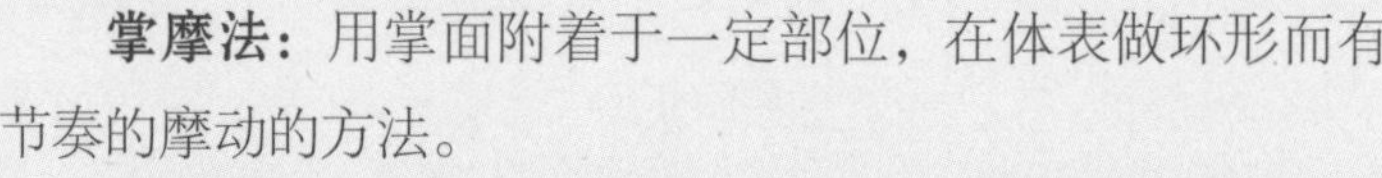

掌摩法：用掌面附着于一定部位，在体表做环形而有节奏的摩动的方法。

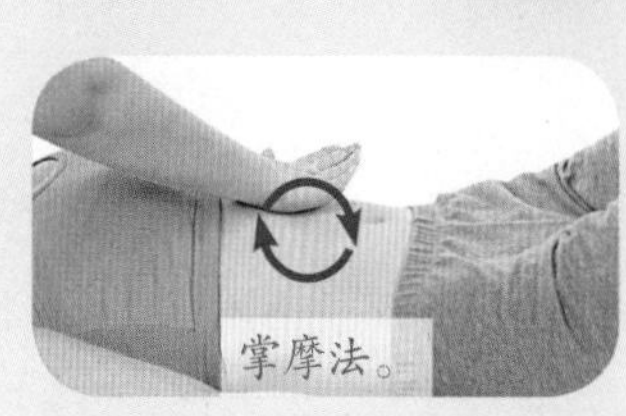
掌摩法。

动作要领：顺时针或逆时针方向均匀往返操作，不带动皮肤。

擦法

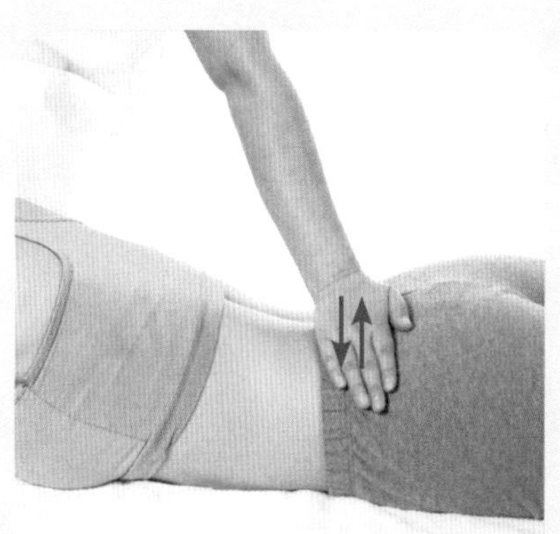

动作要连续，速度均匀且快。

操作手法：用手掌的大鱼际、掌根或小鱼际附着在施术部位，沿直线来回摩擦的方法。

动作要领：

1. 操作时腕关节伸直，使前臂与手接近相平。
2. 着力部位紧贴皮肤，压力适中。
3. 动作要连续，速度均匀且快，往返距离尽量拉长。

扫码看演示视频

推法

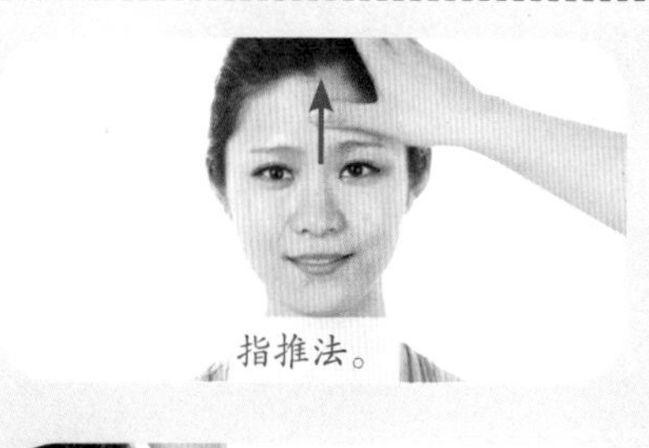

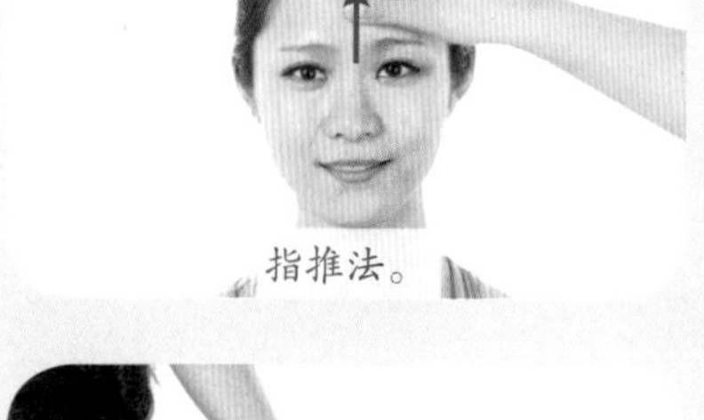

指推法。

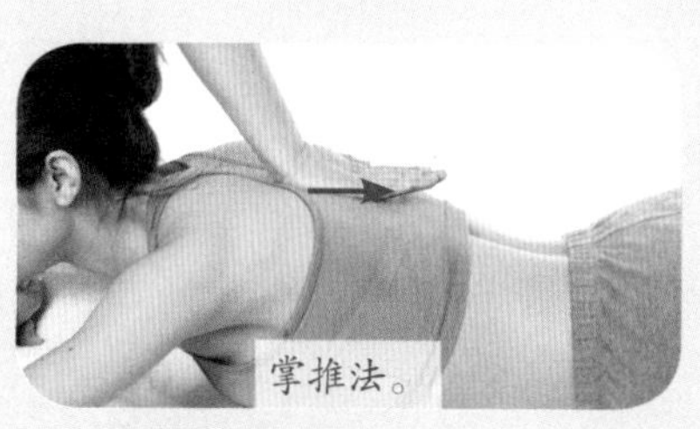

掌推法。

指推法：以手指指腹着力于施术部位上，在体表做单方向直线推动的方法。

掌推法：以手掌掌根着力于施术部位上，在体表做单方向直线推动的方法。

动作要领：着力部要紧贴体表，推进的速度宜缓慢均匀。

扫码看演示视频

搓法

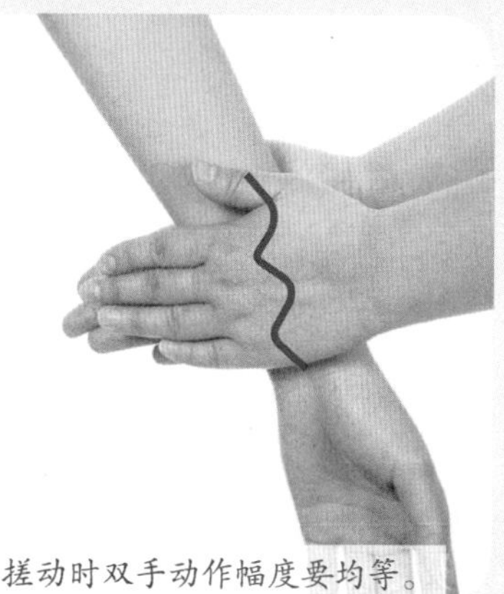

搓动时双手动作幅度要均等。

操作手法：用双手掌面挟住一定的部位，相对用力快速搓揉，同时做上下往返移动的方法。

动作要领：

1. 搓动时双手动作幅度要均等，用力要匀称。
2. 搓揉时频率可快，但在体表移动要缓慢。
3. 双手挟持肢体时力量要适中。挟持过重，搓不动；挟持过轻，搓不到。

扫码看演示视频

抹法

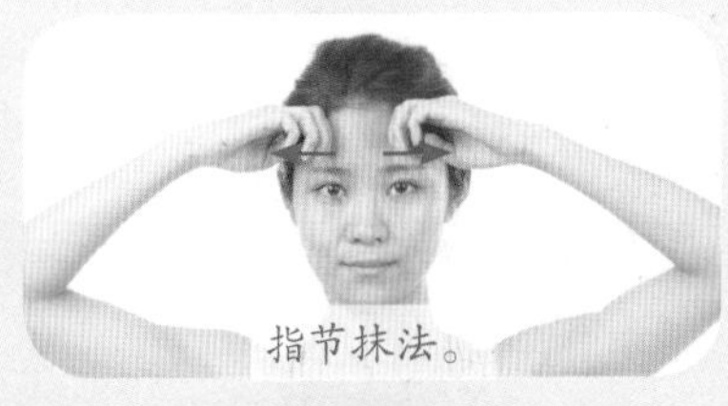

指节抹法。

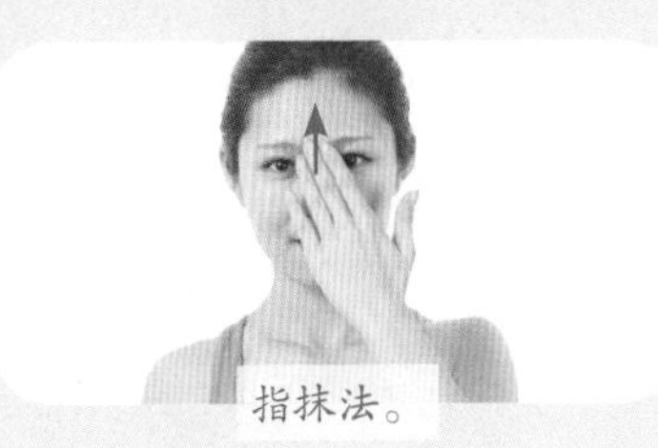

指抹法。

指节抹法：食指弯曲，用食指中节的桡侧缘做直线或弧形的往返抹动的方法。

指抹法：用手指指腹做直线或弧形的往返抹动的方法。

动作要领：双手动作要协调、灵活，力量要均匀。

扫码看演示视频

挤压类手法

按法

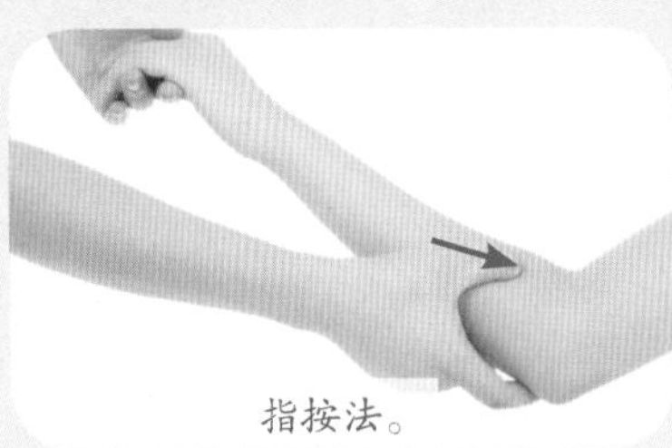

指按法。

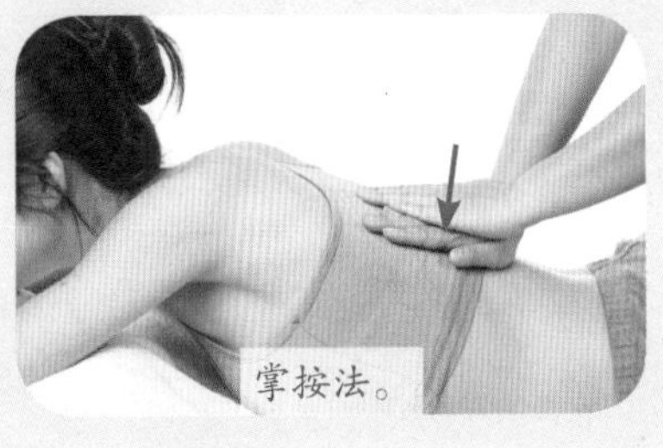

掌按法。

指按法：用手指指腹着力于施术部位或穴位上，逐渐用力下压的方法。

掌按法：用单掌、双掌或双掌叠加着力于施术部位或穴位上，逐渐用力下压的方法。

动作要领：按压力的方向为垂直向下。

屈指点法

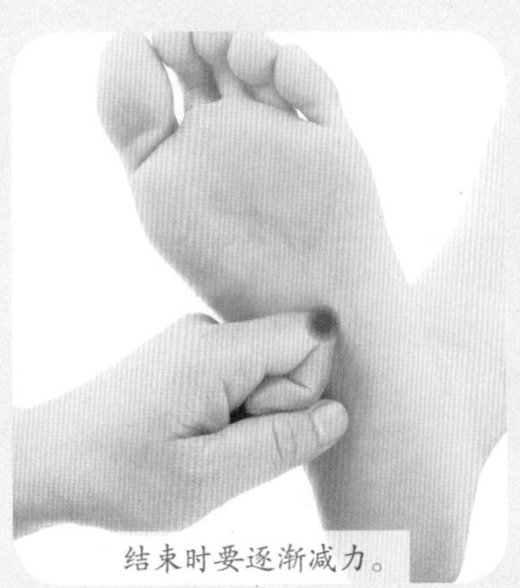

结束时要逐渐减力。

操作手法：用屈曲的指间关节突起部分于施术部位或穴位上，做按压动作的方法。

动作要领：力度要由轻而重，平稳持续地施力。

扫码看演示视频

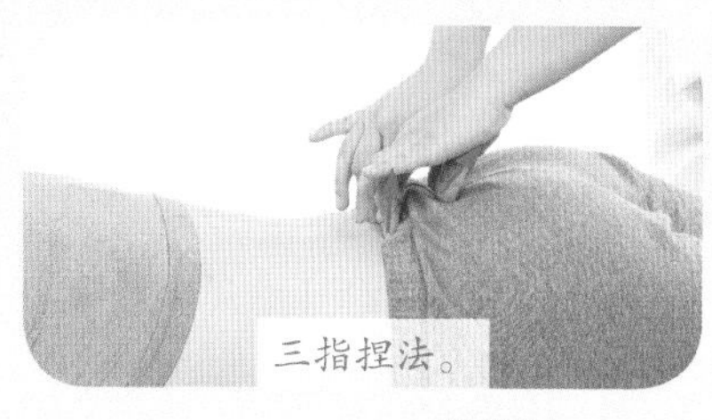
三指捏法。

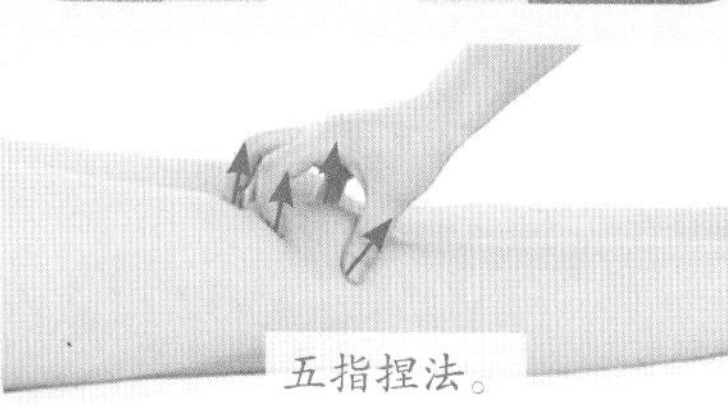
五指捏法。

捏法

三指捏法：用拇指与食指、中指相对在施术部位做挤压动作的方法。

五指捏法：用拇指与其余四指在施术部位做挤压动作的方法。

动作要领：捏肌肤时，力度要适中。

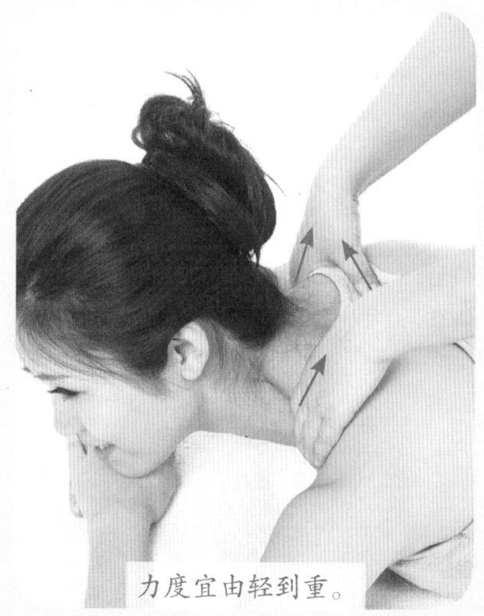
力度宜由轻到重。

拿法

三指拿法：用拇指与食指、中指相对在施术部位做提拿动作的方法。

五指拿法：用拇指与其余四指相对在施术部位做提拿动作的方法。

动作要领：

1. 施术者前臂放松。

2. 提拿时方向与肌腹垂直，以掌指关节运动为主，指间关节不动。

3. 动作要连贯，力度由轻到重。

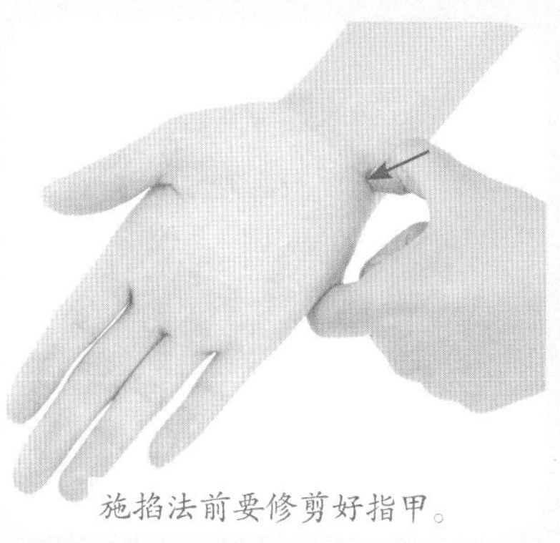
施掐法前要修剪好指甲。

掐法

操作手法：用指甲缘切按部位或穴位的手法。

动作要领：

1. 掐时要逐渐用力，注意不要掐破皮肤。

2. 掐后可轻揉局部，以缓解不适。

叩击类手法

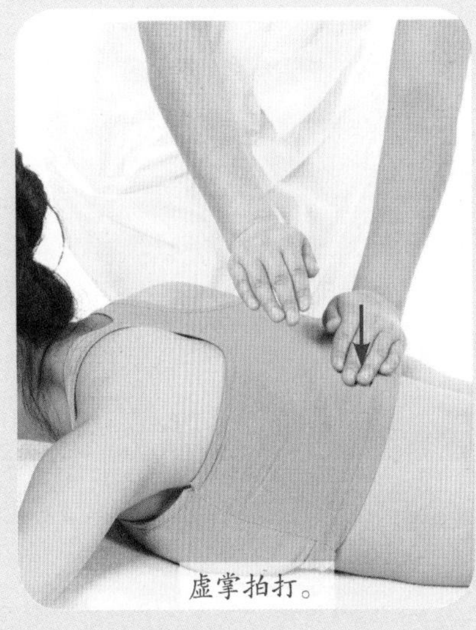
虚掌拍打。

拍法

操作手法：双手手掌着力于施术部位上，交替用虚掌拍打体表的方法。

动作要领：

1. 一定要虚掌拍打。
2. 腕关节自由摆动，肘关节自由屈伸。
3. 双手配合。

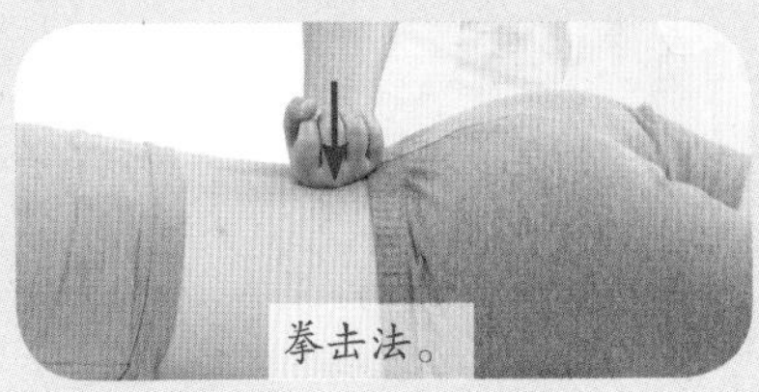
拳击法。

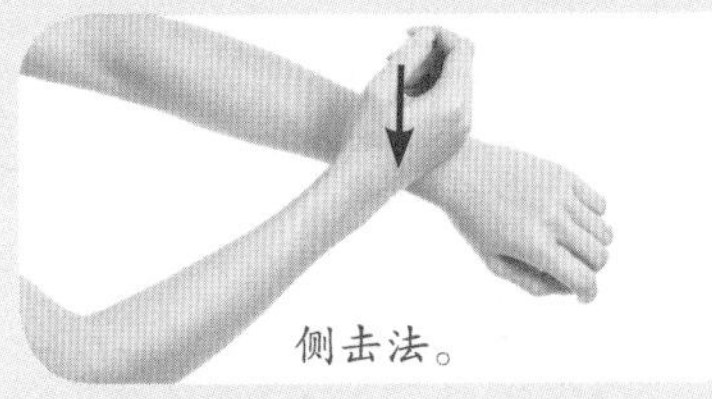
侧击法。

击法

拳击法：手握空拳，微屈腕，用拳背叩击体表的方法。

侧击法：手指自然弯曲，腕略背屈，用单手或双手小鱼际击打体表的方法。

动作要领：击打时要有弹性、有节律。

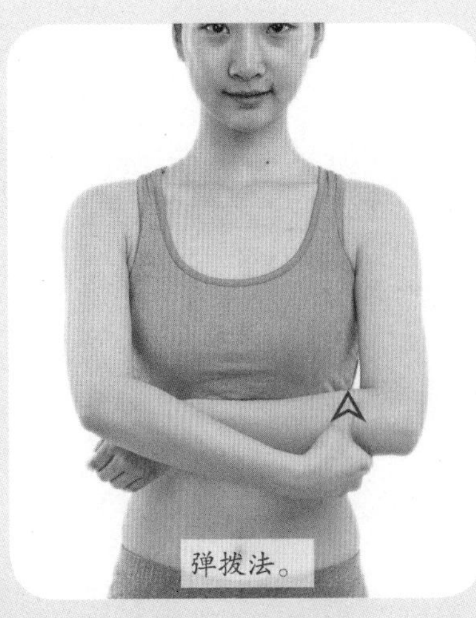
弹拨法。

弹拨法

操作手法：用手指指腹沿肌肉走行的方向做垂直的往返拨动。

动作要领：弹击力要均匀而连续。

振动类手法

振法

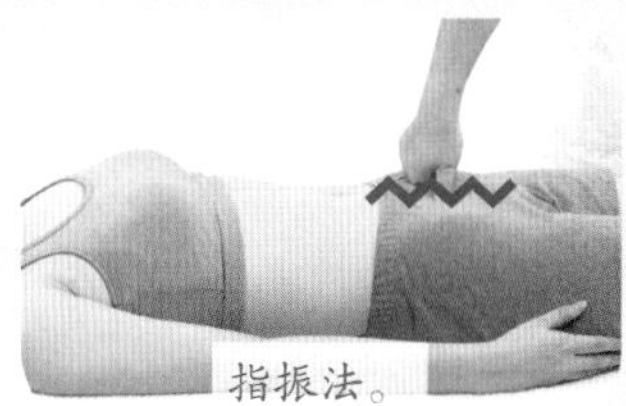
指振法。

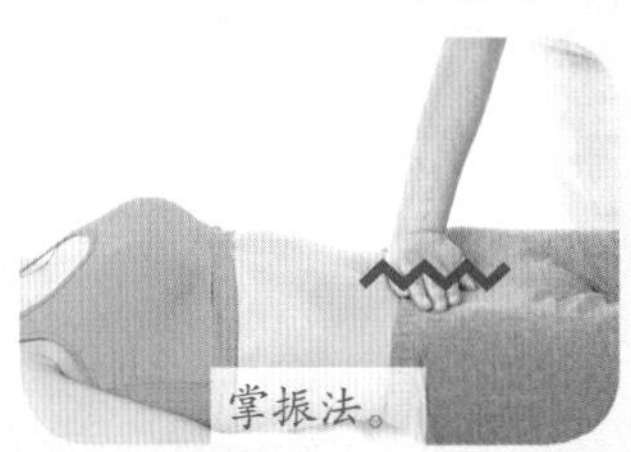
掌振法。

指振法：用手指着力于施术部位上，在体表施以振颤的方法。

掌振法：用手掌着力于施术部位上，在体表施以振颤的方法。

动作要领：着力部位要紧贴体表。

抖法

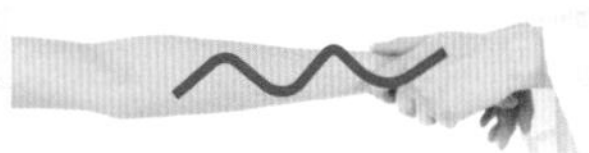
受术者一定要放松肢体。

操作手法：以双手或单手握住受术者肢体远端，做小幅度的连续抖动的方法。

动作要领：抖动幅度要小，但频率要快。

运动关节手法

摇法

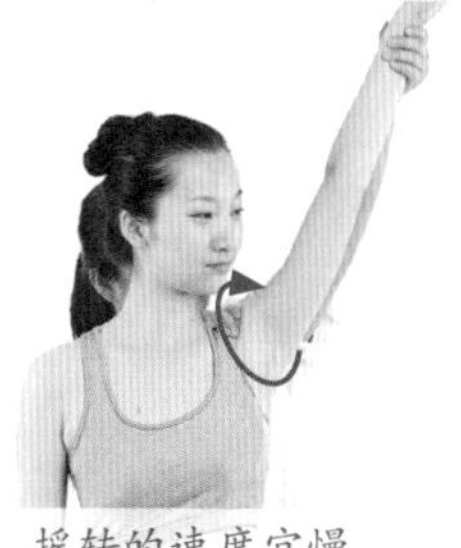
摇转的速度宜慢。

操作手法：一手固定被摇关节的近端，一手握住被摇关节的远端，做连续、平稳的环转运动的方法。

动作要领：摇转的幅度应控制在人体生理活动范围内。

拔伸法

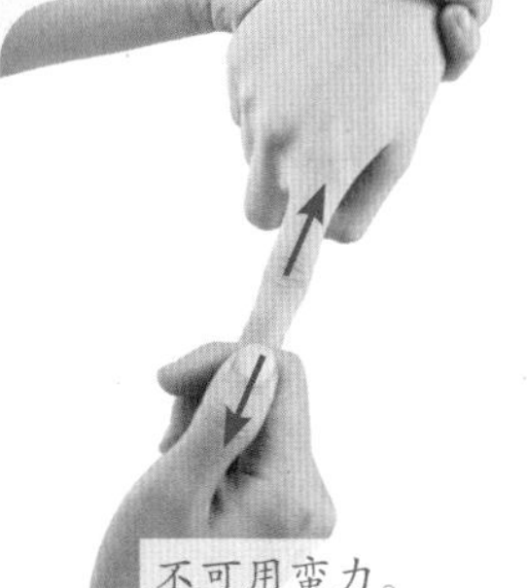
不可用蛮力。

操作手法：一手固定肢体或关节的一端，另一手向反方向牵拉另一端的方法。

动作要领：拔伸动作要稳而缓，用力均匀而持续。

配合辅助疗法效果更佳

拔罐疗法

拔罐是一种历史悠久的民间医术，以杯罐做工具，借热力排去其中的空气产生负压，使之吸着于体表，以达到通经活络、行气活血、消肿止痛、祛湿清热等作用的疗法。拔罐疗法的应用相当广泛，凡是能够用针灸、按摩、中药等方法治疗的多种疾病都可以施用拔罐疗法，尤其对各种疼痛性疾病、软组织损伤、急慢性炎症、湿热证、以及脏腑功能失调、经脉闭阻不通引起的病症均有较好的疗效。

常用的拔罐方法

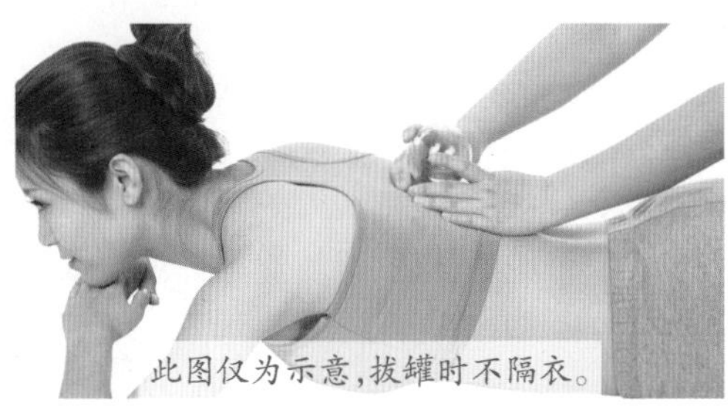

此图仅为示意，拔罐时不隔衣。

走罐法

走罐是指用罐具吸附于体表后，用手扶住罐底，用力推移罐具，扩大拔罐范围的一种方法。

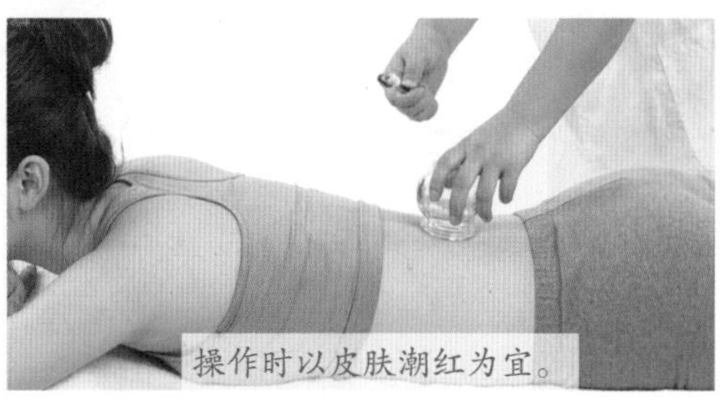

操作时以皮肤潮红为宜。

闪罐法

闪罐是指将罐具吸拔在应拔部位后随即取下，一拔一取，如此反复的一种拔罐方法。

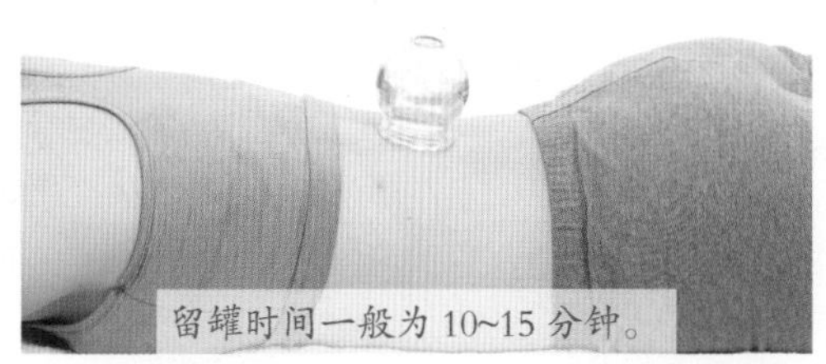

留罐时间一般为10~15分钟。

留罐法

留罐法又称坐罐法，是拔罐疗法中常用的方法，即将罐拔住后，在治疗部位上留置一定时间的方法。一般以皮肤潮红、充血或瘀血为宜。

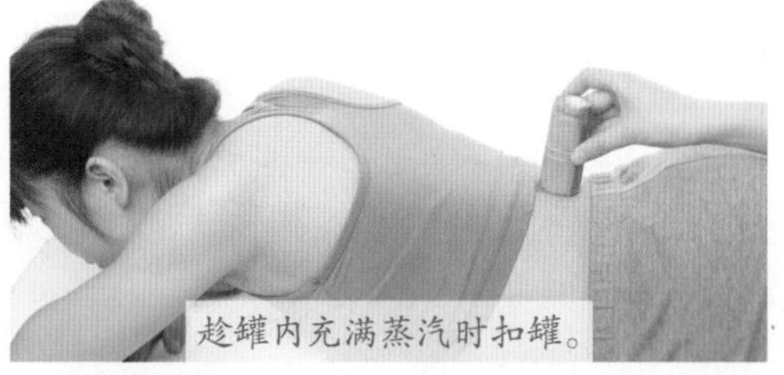

趁罐内充满蒸汽时扣罐。

药罐法

操作时先将药物在水中煮沸，再将竹罐放入药液中煮，然后用筷子将竹罐夹出，罐口朝下，甩去药液，迅速将罐扣在应拔部位的方法。

选罐注意事项

拔罐前准备好物品

拔罐前要准备好所需用品，如酒精、棉球、打火机、罐具等。另外某些特殊拔罐法还需准备相应物品，如药罐法需准备好中药、药锅等。

根据不同体位选择不同罐具

选择体位的原则是既要使受术者感到舒适，又要充分暴露拔罐部位，便于操作。罐具数目和口径大小要根据病情轻重、体质强弱、患处面积大小、年龄及皮肤的弹性等情况而定。如关节部位，应用小号罐；吸拔部位平坦、肌肉丰满、皮下脂肪较厚之处可用大号罐。

罐具宜拔部位

罐具宜拔于皮肤平滑部位，应避免有皱襞、突起，尤其是有骨骼突起的部位。最适于拔罐的部位是肌肉脂肪层厚、血管较少之处。

拔罐的禁忌

凡有下列情况者，应当禁用或慎用拔罐疗法。

1. 全身剧烈抽搐或癫痫正在发作的患者，不宜进行拔罐治疗。

2. 精神失常或精神病发作期的患者，不适宜施用拔罐疗法。

3. 患有出血性疾病，如过敏性紫癜、血小板减少性紫癜、血友病、白血病、毛细血管试验阳性者或平时容易出血者，不适宜施用拔罐疗法，以免造成出血不止。

4. 皮肤病范围较大，有溃烂部位或者皮肤有严重过敏者，不宜施用拔罐疗法。

5. 患有恶性肿瘤者，不宜施用拔罐疗法，以免促进肿瘤播散和转移。

6. 女性怀孕期间不宜拔罐，特别是腰骶部、下腹部和乳头部不能施用拔罐疗法，以免引起流产或出现不适。

7. 患有心脏病、出现严重心力衰竭者；患有肾脏疾病、出现肾功能衰竭者；患有肝脏疾病、出现肝硬化腹水、全身浮肿者，均不适宜用拔罐疗法。

艾灸疗法

艾灸疗法简称灸法，是运用艾绒或其他药物在体表的穴位上烧灼、温熨，借灸火的热力以及药物的作用，通过经络的传导，以起到温通气血、扶正祛邪，达到防治疾病目的的一种疗法。艾灸疗法是中医学的重要组成部分，也是传统医学中古老的医疗方法之一，对多种疾病均有较好的疗效，广泛应用于临床。

常用的艾灸方法

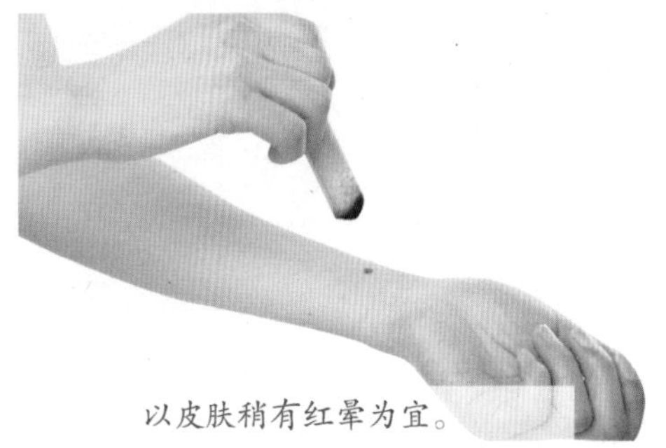

以皮肤稍有红晕为宜。

温和灸

温和灸是常用的艾灸方法，将艾条的一端点燃，对准穴位或患病处，在离皮肤 3~5 厘米处熏烧，每穴灸 5~10 分钟，以皮肤稍有红晕为宜。

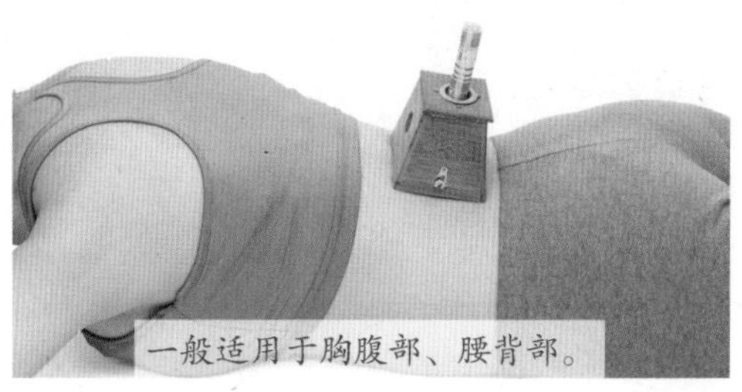

一般适用于胸腹部、腰背部。

艾盒灸

打开艾灸盒上的盖子，燃起艾条，将点燃的一端插进艾灸盒孔中，用卡子固定好艾条后盖上盖子。将艾灸盒放在施灸部位上，用橡皮条和挂钩固定。每穴灸 5~10 分钟。也可用艾绒，将其点燃后，直接置于有纱网的艾灸盒中。

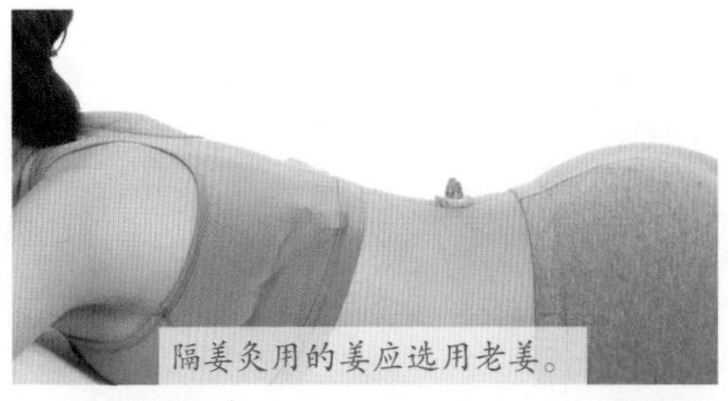

隔姜灸用的姜应选用老姜。

隔姜灸

将老姜切成约 0.3 厘米厚的片，中心处用针多扎些孔，上置艾炷，放在穴位上燃灸 5~10 分钟。

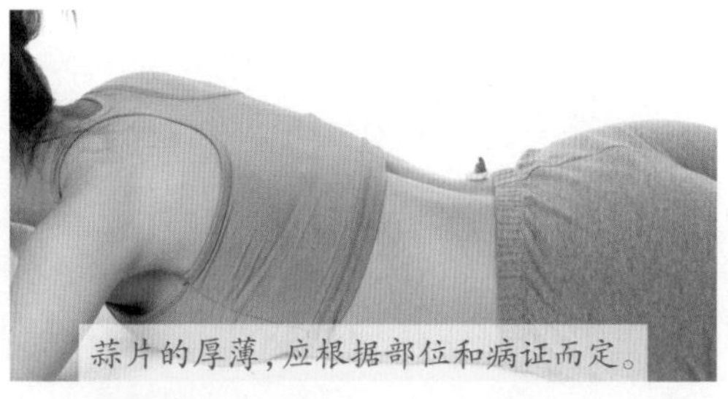

蒜片的厚薄，应根据部位和病证而定。

隔蒜灸

将大蒜切成约 0.3 厘米厚的薄片，中间用针多扎些孔，上置艾炷，放在穴位上燃灸 5~10 分钟。

艾灸的禁忌证

凡灸后会影响美观的部位，以及有血管经过的体表区域、黏膜附近，人体的关节处、乳头、阴部、睾丸等处不宜用瘢痕灸[①]。

经渠穴、曲泽穴、委中穴等穴位不宜用瘢痕灸。

人迎穴、承泣穴、睛明穴、四白穴、丝竹空穴、瞳子髎穴、攒竹穴慎灸。

严重的器质性心脏病伴有心功能不全者、精神分裂症患者、不能配合艾灸治疗者，不能艾灸。

患有高热、高血压危象、肺结核、急性传染病者，患病期间不可灸疗。

皮肤痈疽、疮疖发作期间，局部红肿热痛者，不宜艾灸。

处在过饥、过饱、过于疲劳、精神情绪过于激动时，或者大量饮酒后、大汗淋漓时，均不宜艾灸。

艾灸时，要集中注意力。要持续艾灸，不要间断，否则收不到预期效果。

不要在封闭的空间、过热或过冷的环境中艾灸，否则不仅没有效果，还可能造成身体不适。

做好艾灸应注意

1. 要选取舒适、自然、便于艾灸的姿势，根据处方找准部位、穴位，以保证艾灸效果。

2. 一般情况下按先背部后胸腹，先头身后四肢的顺序进行施灸。

3. 有些病证要注意施灸时间，如失眠症要在睡前施灸。不宜饭前空腹时和在饭后立即施灸。

4. 艾灸过程中一旦出现头晕、眼花、恶心、面色苍白、心慌、汗出等状况，一般为晕灸表现，要立即停灸，并躺下静卧，可服用温水或糖水，加按人中，休息片刻即可，如不缓解立即就医。

5. 女性月经期不建议自行施灸，孕妇禁灸。

---

①瘢痕灸，又称化脓灸，指以艾炷直接灸灼穴位皮肤，渐致化脓，最后形成瘢痕的一种灸法。属于艾炷灸之直接灸的一种。

刮痧疗法

刮痧疗法是指应用光滑的硬物器具等，在人体表面特定部位反复进行刮、按、揉、点等物理刺激，造成皮肤表面出现瘀血点、瘀血斑或点状出血，通过刺激体表经络，改善人体气血流通状态，从而达到扶正祛邪、排出瘀毒、退热解惊、开窍益神等作用的方法。

刮痧前的准备工作

刮痧疗法在我国民间已流传了上千年，是中医疗法的精粹。现在，人们越来越多地将其运用到了日常保健和疾病治疗中，应用范围非常广泛。不仅如此，它还是一种操作简便的中医疗法，刮痧前需要准备的用具很简单：一个刮痧板、一瓶刮痧油、纸巾或毛巾。

刮痧板

现代多选用具有药物作用的玉石材质制成的刮痧板。《本草纲目》中记载，玉具有清音哑、止烦渴、定虚喘、安神明、滋养五脏六腑的作用，是具有清纯之气的良药。

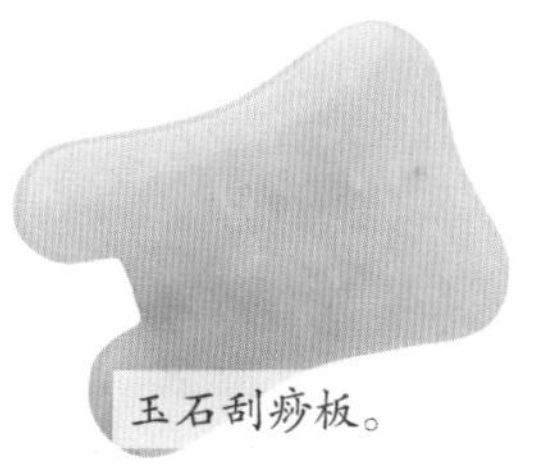

玉石刮痧板。

刮痧油

刮痧油一般采用具有清热解毒、活血化瘀、消炎镇痛作用而无毒副作用的中药，以及渗透性强、润滑性好的植物油加工而成。刮痧时涂以刮痧油，不但可以减轻疼痛，加速病邪外排，还可以保护皮肤，预防感染，使刮痧安全有效。

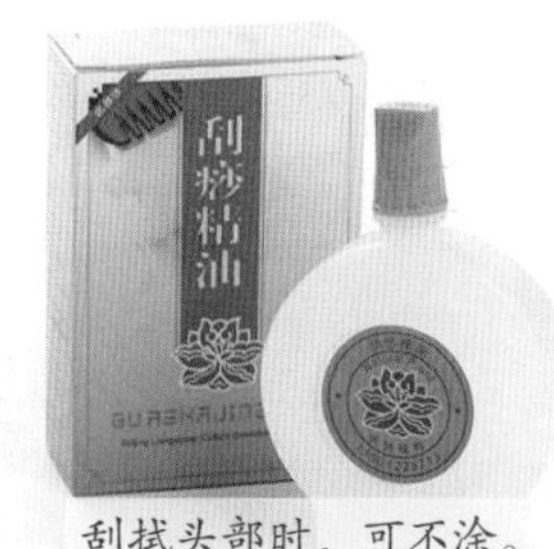

刮拭头部时，可不涂。

常用的刮痧手法

掌握常用的刮痧手法是应用刮痧疗法的基础，只有熟练掌握了这些技法，才能将刮痧疗法应用得游刃有余。正确的刮拭方法可以提高刮痧的疗效。

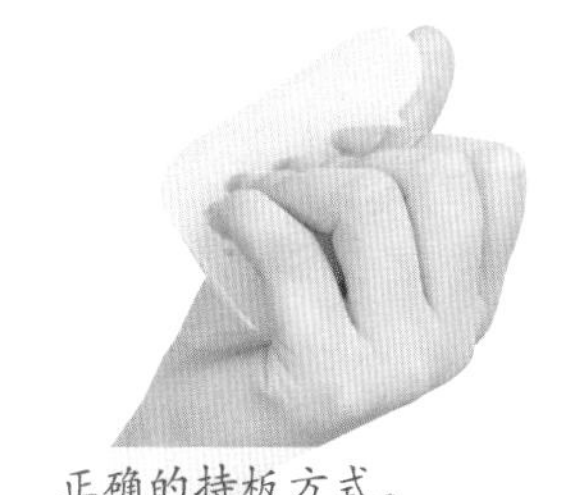
正确的持板方式。

持板方法

手握刮痧板，将刮痧板的底边横靠在手掌心部位，拇指及其余四指弯曲，分别放在刮痧板两侧，刮痧时用手掌心部位施加向下的按压力。

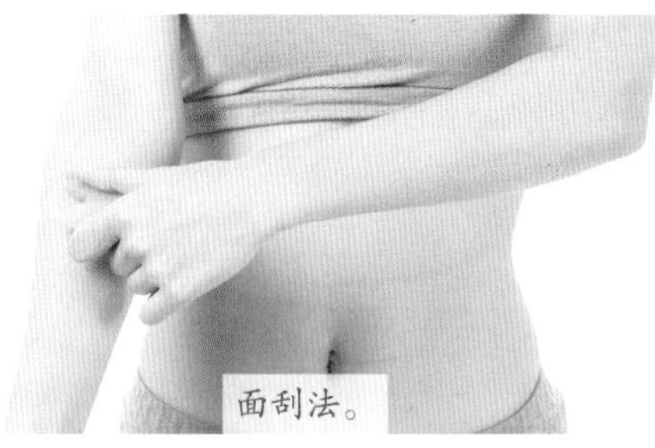
面刮法。

面刮法

手持刮痧板，向刮的方向倾斜 45°，自上而下或从内到外均匀地沿同一方向直线刮拭，不要来回刮。

适用于刮拭躯干、四肢、头部平坦部位。

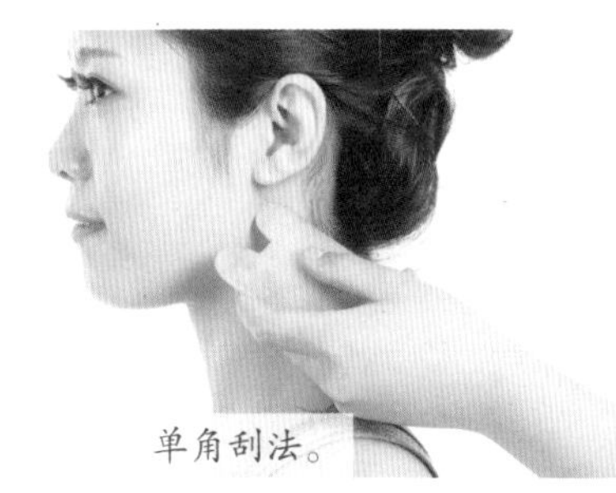
单角刮法。

角刮法

单角刮法：将用刮痧板的一个角，朝刮拭方向倾斜 45° ，在穴位处自上而下刮拭。

适用于刮拭受力面积较小的部位或穴位。

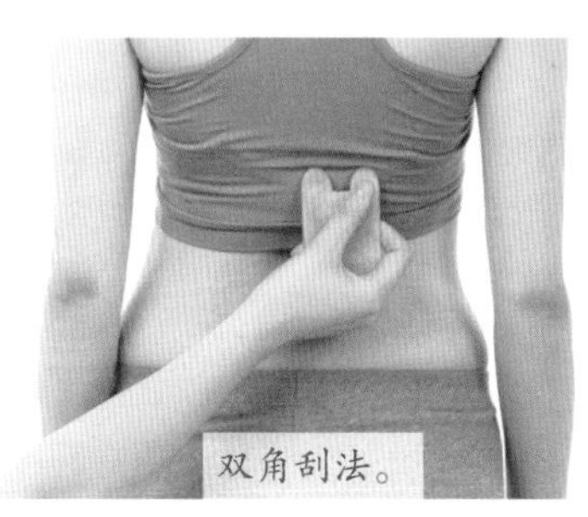
双角刮法。

双角刮法：刮痧板凹槽处对准脊椎棘突，凹槽两侧的双角放在脊椎棘突和两侧横突之间的部位，向下倾斜 45° ，自上而下刮拭。

适用于刮拭脊椎及两侧。

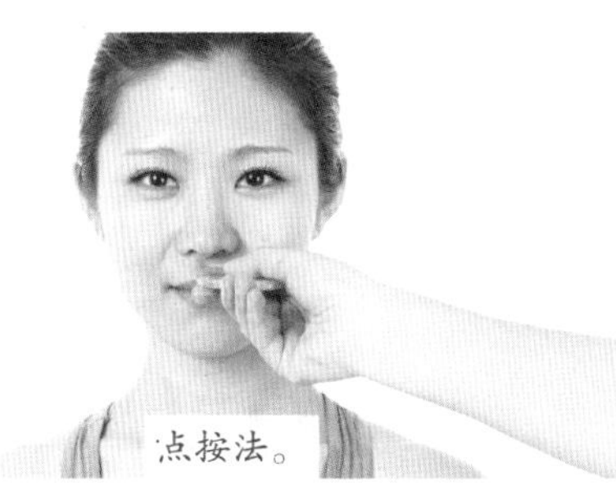
点按法。

点按法

将刮痧板的一个角与某部位或穴位呈 90° ，垂直按压，力度由轻到重，逐渐加力，片刻后迅速抬起，使肌肉复原，多次重复，手法要连贯。

适用于受力面积较小的部位或穴位。

五脏六腑保健，
维护健康之本

听宫穴

耳部
保健方

风池穴

头部
保健方

肩井穴

肩部
保健方

脾俞穴

脾脏保健方

心俞穴

心脏保健方

肝俞穴

肝脏保健方

保健按摩，
从头到脚少生病

第二章
保健按摩，从头到脚少生病

气与血是人体内的两大类基本物质，在人体生命活动中占有很重要的地位，如《黄帝内经·素问》中说："人之所有者，血与气尔。"劳累、运动损伤、骨骼老化、免疫力低下等都会导致人体血液循环不畅，从而引起全身不适。所以说，人体从头到脚，无论是颈、肩、腰、腿还是五脏六腑，处处都需要养生。按摩就是不错的养生方法，具有疏通经络、促进血液循环等作用。人体有不适时，可以通过按摩来缓解。一起来看看人体各部位的保健按摩方法吧！

全身保健，预防浑身酸痛

头部保健

现代人的生活、工作节奏越来越快，压力越来越大，大多数人都曾出现过头痛、头晕、失眠等诸多不适症状，尤其是中老年人和经常用电脑工作的年轻人。对于这种情况，按摩是非常好的调理方法。

头部保健小课堂：

- 头部保健按摩方

头部保健取穴图

百会穴

风府穴

风池穴

印堂穴

太阳穴

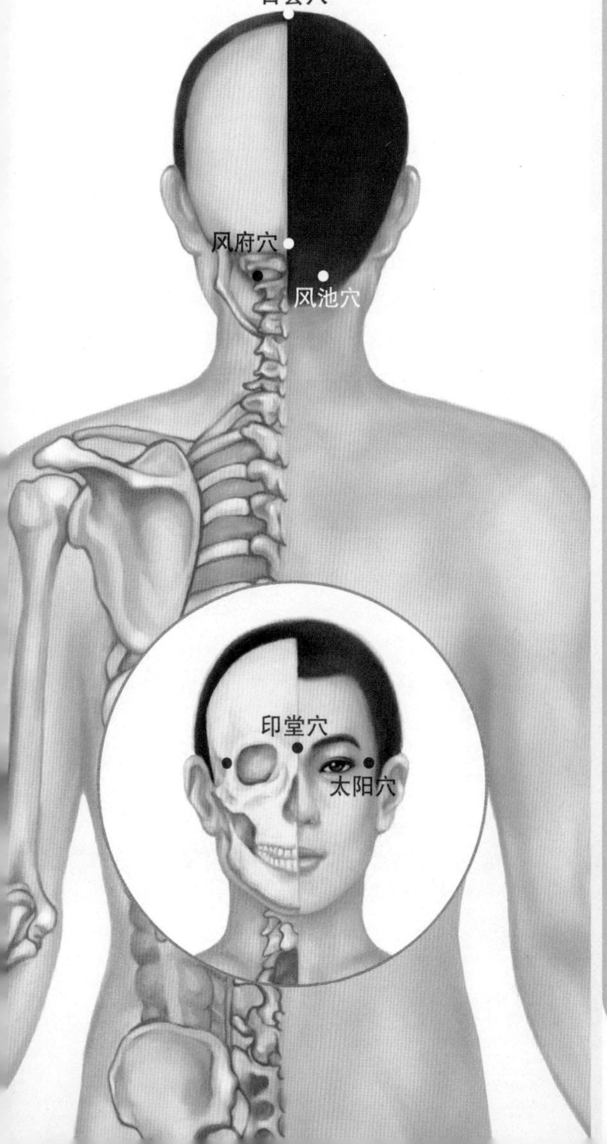

头部保健按摩方

印堂穴、太阳穴、百会穴、风府穴、风池穴都是头部保健的常用穴位。印堂穴有提神醒脑的作用，太阳穴是脑神经的“天然调节器”，百会穴、风池穴、风府穴有缓解头痛的作用。

1 印堂穴：用拇指指腹按于印堂穴，自下而上推抹约 1 分钟。

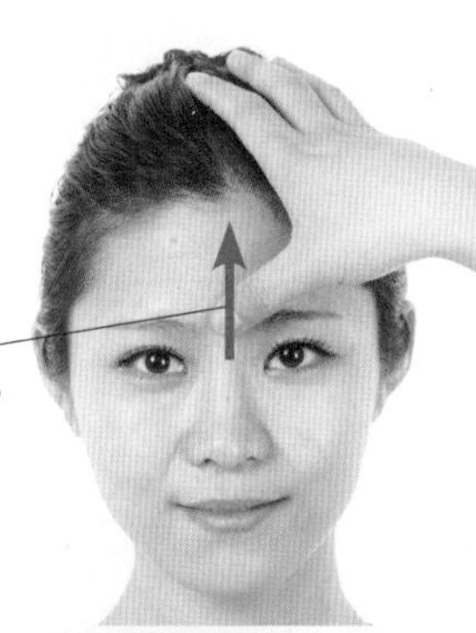

力度适中。

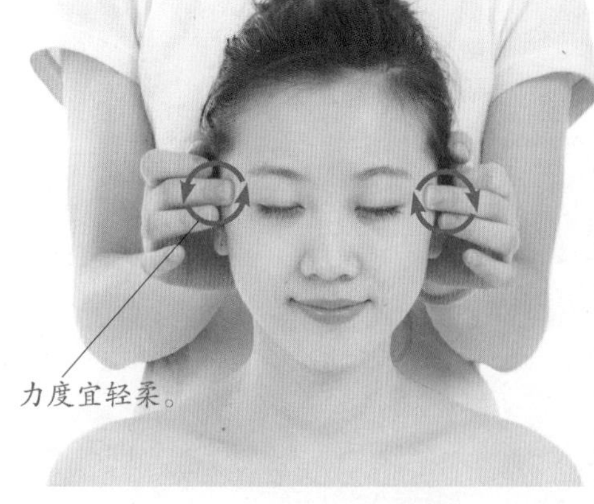

力度宜轻柔。

2 太阳穴：用双手中指指腹揉两侧太阳穴，持续 2~3 分钟。

头部保健小妙招

头部为诸阳之会，是人体阳经的交汇之处，经常按摩头部，能振奋头部阳气，抵抗风邪。

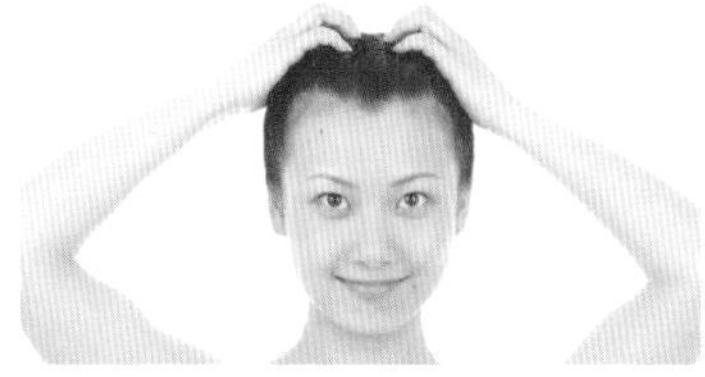

假梳头

用手代替梳子梳头，将两手十指弯曲呈爪状，指尖轻触头皮，沿头顶推梳至后枕部。

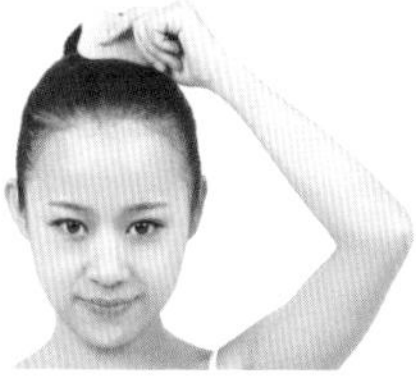

刮头部

手持刮痧板，用面刮法从额头向后枕部轻轻刮拭，每次 3 分钟。

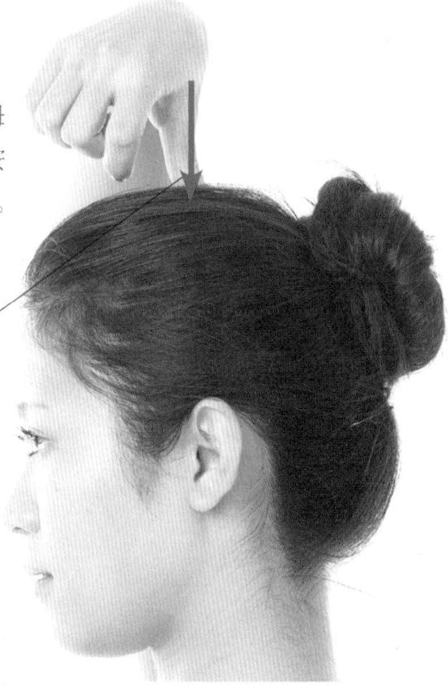

3 百会穴：用拇指指腹垂直按压百会穴 1~2 分钟。

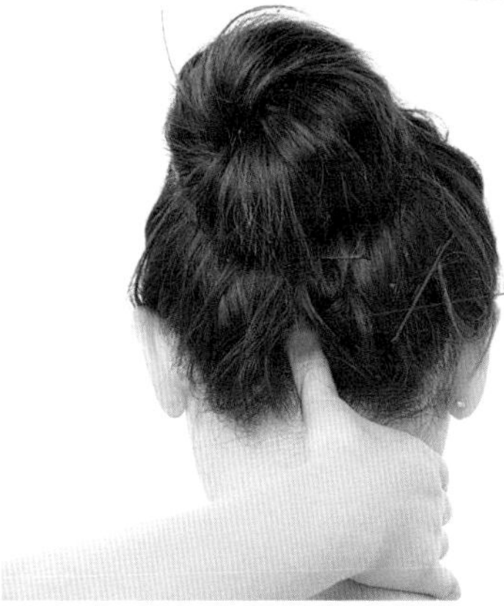

不可用蛮力。

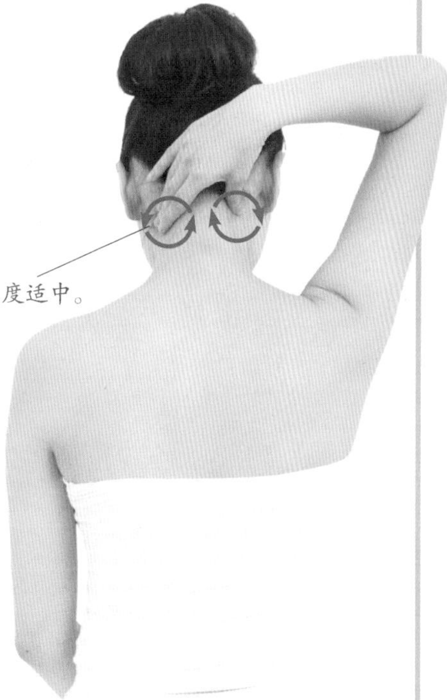

5 风池穴：用拇指、食指指腹相对用力按揉双侧风池穴 1 分钟。

力度适中。

力度适中即可。

4 风府穴：用拇指指腹点按风府穴 1 分钟。

耳部保健

耳朵形似腹中倒置的胎儿，是“缩小的人体”，人体所有的器官在耳朵上都有对应的反射区。耳垂对应面部；耳甲腔对应胸腔内脏器官；耳甲艇对应腹腔；耳郭的外周耳轮对应躯干四肢。相对应器官的疾病，可以通过按摩耳朵来缓解。

耳部保健小课堂：

- 耳部保健按摩方

耳部保健取穴图

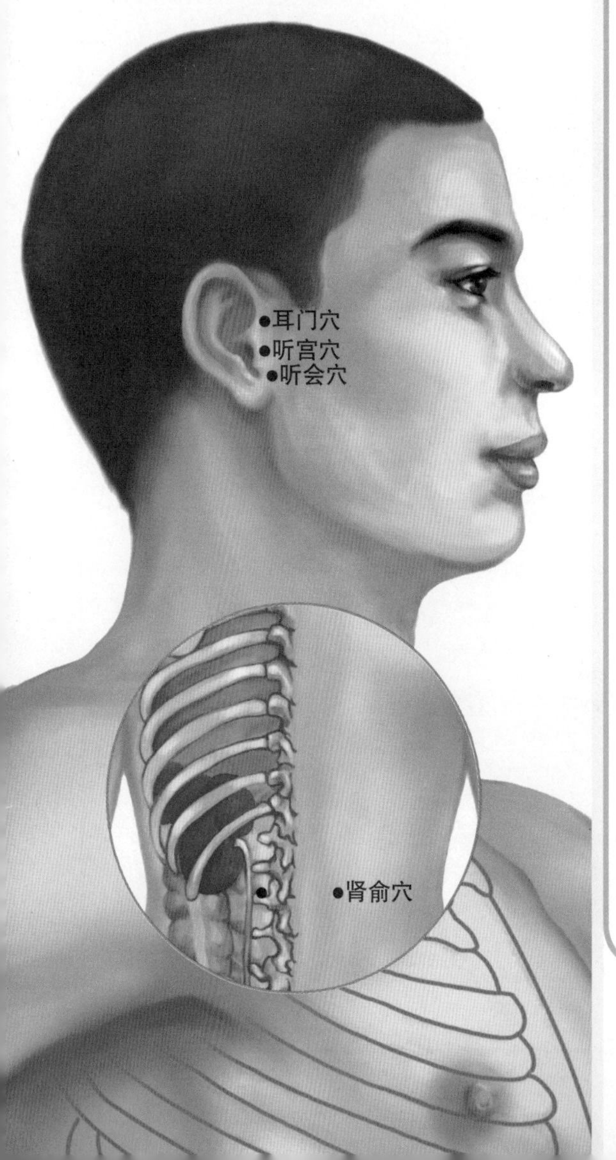

耳部保健按摩方

耳门穴、听宫穴、听会穴，常被称为“耳前三穴”，按摩耳前三穴可以疏通耳窍，对耳部疾病有很好的治疗作用，还有提高听力的作用。经常刺激肾俞穴，对耳朵也有好处，因为“肾开窍于耳”①。

1 耳门穴：用拇指指腹在耳门穴上下摩揉 2~3 分钟。

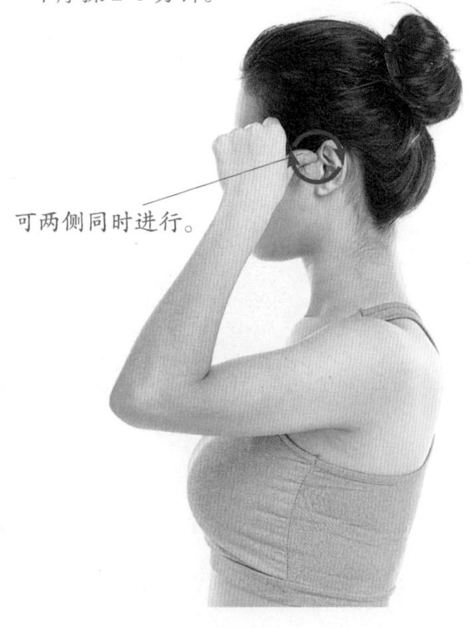

①中医认为，人体的听觉器官，其功能依赖肾精的充养，若肾精不足，则两耳失养。

耳部保健小妙招

相较于其他器官，耳朵保健似乎很少受到关注。其实，听力减弱是很多老年人都在承受的痛苦。所以，在年轻的时候就应注重耳部保健，以延缓耳部衰老。

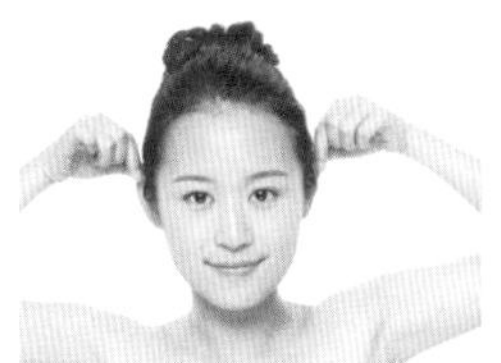

提拉耳尖

用双手拇指、食指相对捏住耳朵上部，轻轻往上提拉 15~20 次。以耳部微微发热为宜。

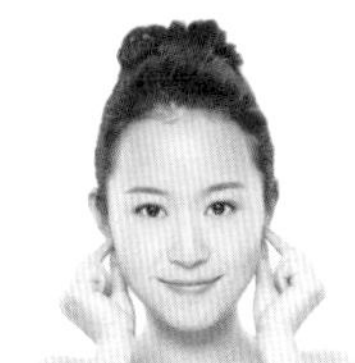

下拉耳垂

先将耳垂搓热，然后向下拉耳垂 15~20 次。力度不宜过大。

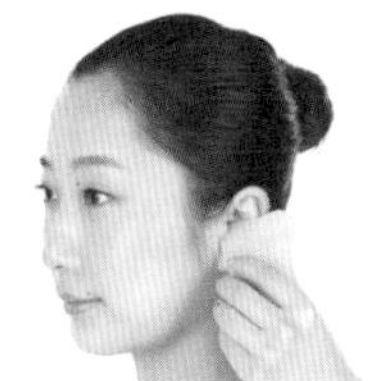

按压耳蜗

手持刮痧板，按压外耳道开口边的凹陷处，每次 1 分钟，力度适中。

2 听宫穴：用拇指指腹摩揉听宫穴 2~3 分钟。

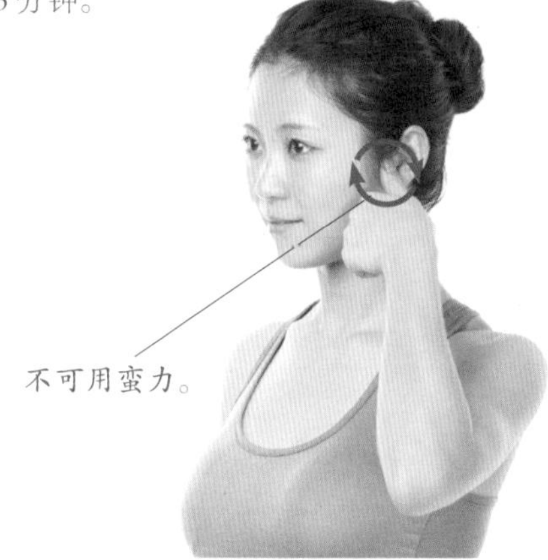

3 听会穴：用拇指指腹摩揉听会穴 2~3 分钟①。

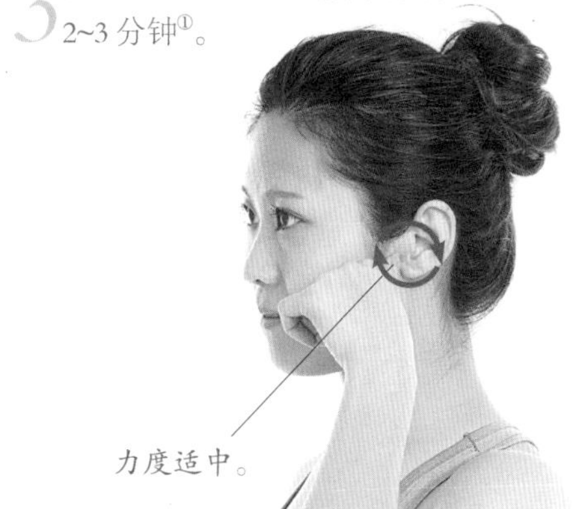

4 肾俞穴：将手掌搓至热后，贴于肾俞穴，来回搓擦 3~5 分钟。

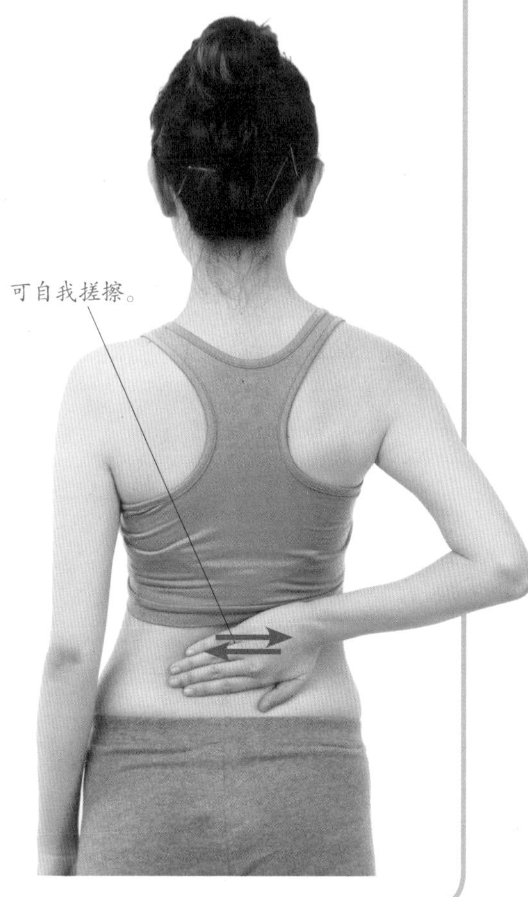

①耳门穴、听宫穴、听会穴相距很近，实际操作时耳前三穴可同时摩揉，详见演示视频。

颈部保健

颈部按摩是通过适当的按摩手法，刺激人体的特定部位，以疏通经络、运行气血，从而预防颈椎病或促使患者颈椎病康复的一种方法。在颈椎病的保守治疗中，颈椎按摩是非常重要的一种治疗方法。

颈部保健小课堂：

- 颈部保健按摩方

颈部保健取穴图

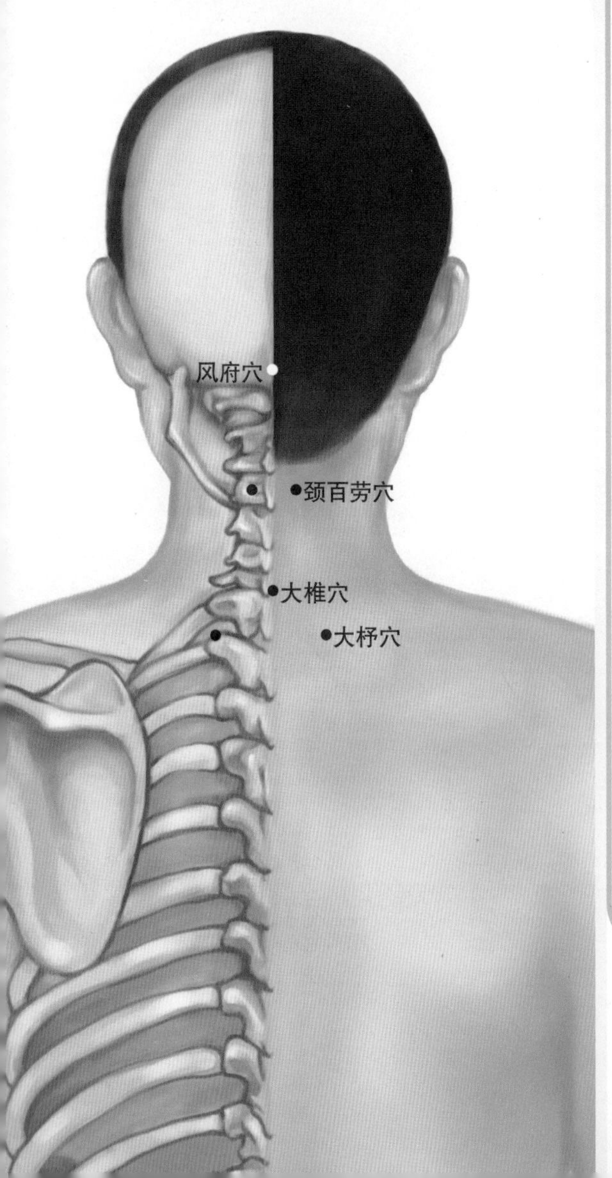

颈部保健按摩方

刺激大椎穴能激发颈部阳气，从而通经活络，改善局部气血不畅的症状；刺激颈百劳穴具有改善颈痛的作用。按摩风府穴能缓解颈部酸胀。大杼穴为骨会①，能强壮颈部骨骼。

1 大椎穴：将手掌放于颈部，来回搓擦大椎穴30~50次，以擦至局部发热为宜。

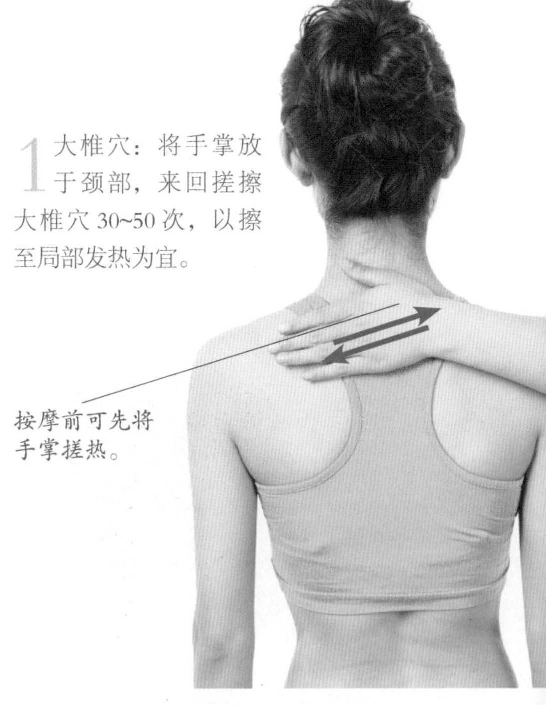

按摩前可先将手掌搓热。

①大杼穴属足太阳膀胱经，膀胱与肾相表里，肾主骨，且该穴位于第一胸椎两旁，是肩部负重着力之处，而支撑重量则赖于骨，故名骨会。

颈部保健小妙招

颈椎病的预后防护很重要，如果不注意巩固疗效，容易反复发作。若能掌握一些保健小妙招，对预防颈椎病复发是很有好处的。

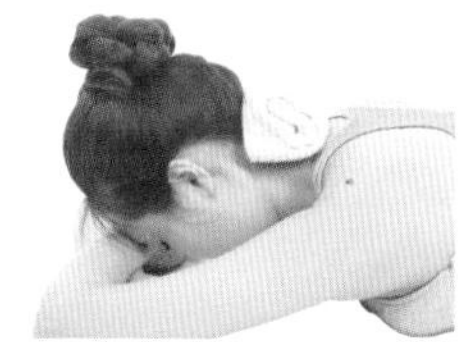

热敷

干净的毛巾用热水浸泡后敷患处，等热气散去后再拿开。

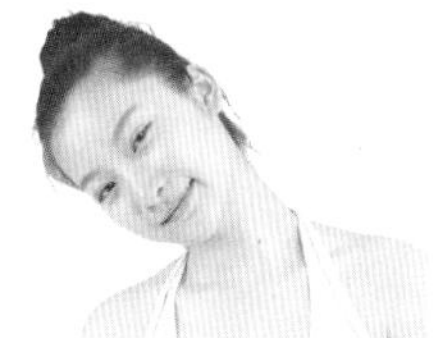

活动颈部

每天时不时左右、上下有节律地摆动几下颈部，放松颈部肌肉。

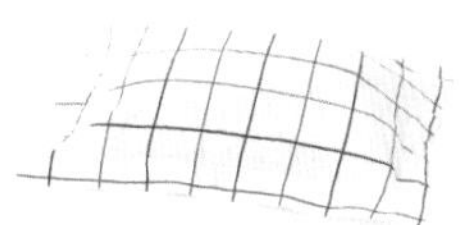

选择舒适的枕头

枕头太软或太硬都不好。挑选时尽量选择软硬适中的枕头，并且高度也要合适。

2 颈百劳穴：拇指与其他四指相对按于颈百劳穴，用力向中间对捏，向上提拿起局部肌肉。每次拿捏2~3分钟。

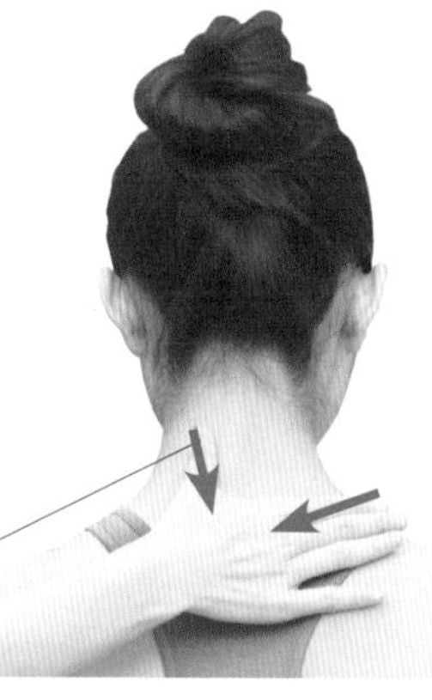

以有酸胀感为宜。

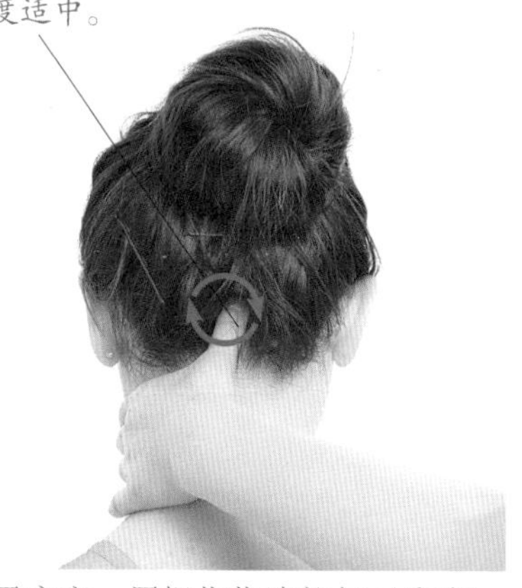

力度适中。

3 风府穴：用拇指指腹按揉风府穴，每次2~3分钟。

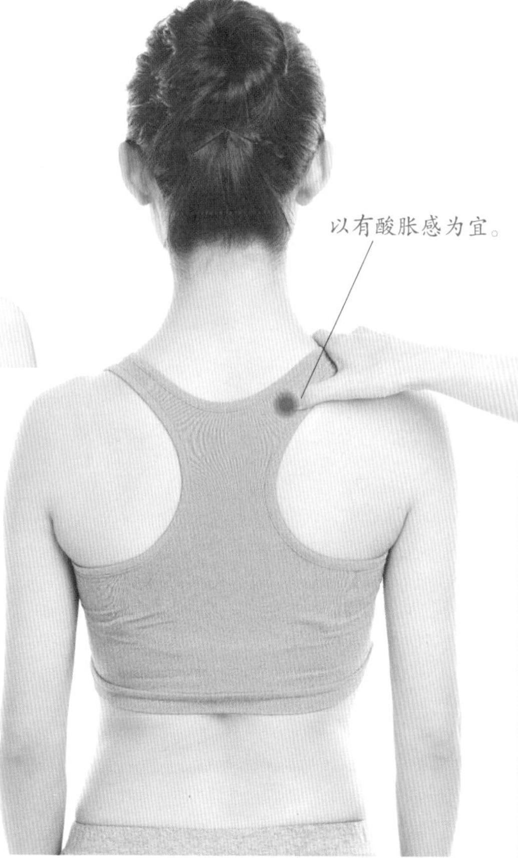

以有酸胀感为宜。

4 大杼穴：用拇指指腹点按大杼穴，每次2~3分钟。

肩部保健

上肢的运动依靠肩部带动，如果肩部有病变，上肢就会失去运动的灵活性，给生活、工作带来许多不便。人的上肢运动有很多，所以肩部很容易劳损。因此，年轻时就应注意肩部保健。

肩部保健小课堂：

• 肩部保健按摩方

肩部保健取穴图

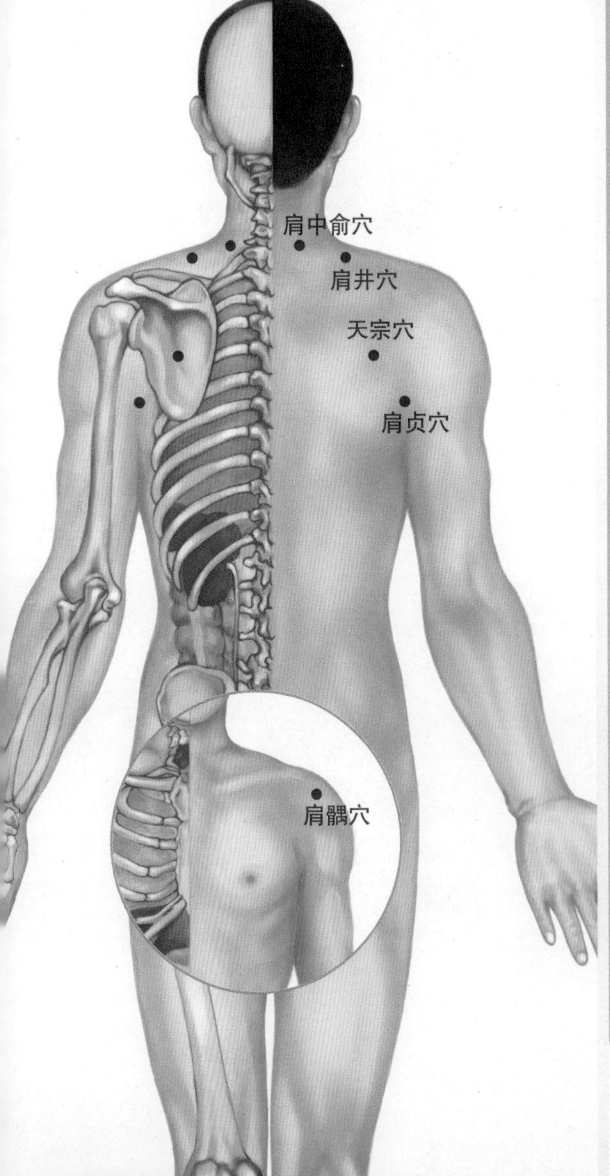

肩部保健按摩方

肩髃穴、肩贞穴、肩中俞穴、天宗穴、肩井穴是保健肩部及其周围的穴位，刺激这些穴位对疏通局部气血、荣养肌肉有很好的作用。

1 肩髃穴：用拇指指腹按揉肩髃穴 2~3 分钟。

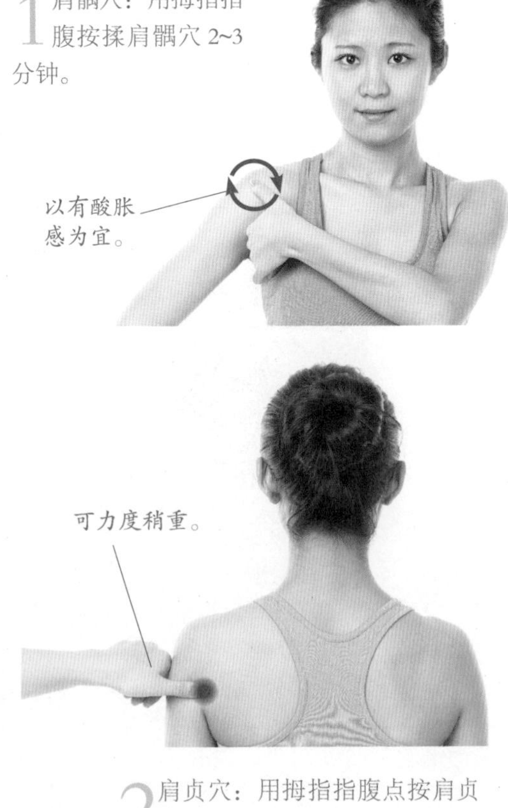

2 肩贞穴：用拇指指腹点按肩贞穴 1~2 分钟。

肩部保健小妙招

肩部损伤会给我们的日常生活造成诸多不便，多学一些肩部保健的小妙招，有助于预防肩部疾病。

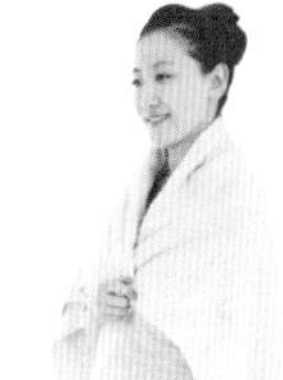

肩部保暖

生活中要注意肩部保暖，特别是天凉时或睡觉时。

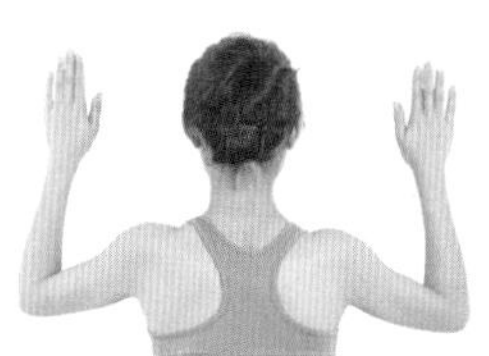

手指爬墙运动

面对墙壁站立，抬起前臂，以手指贴墙，先放在平胸部位的墙上，然后沿墙向上手指慢慢行走爬墙，直至上肢伸展，反复进行锻炼。

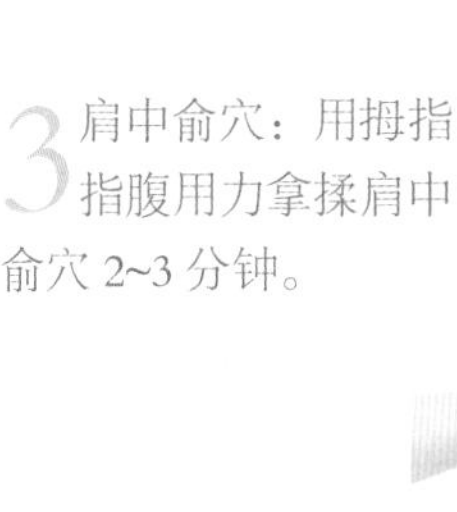

3 肩中俞穴：用拇指指腹用力拿揉肩中俞穴 2~3 分钟。

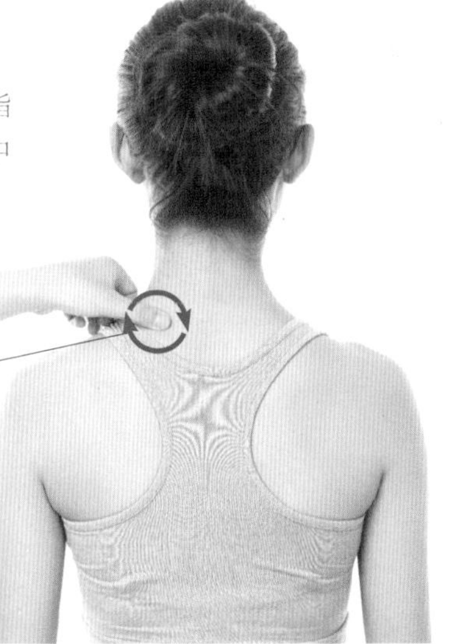

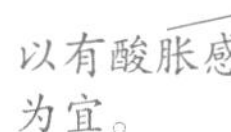

以有酸胀感为宜。

5 肩井穴：用拇指和食指指腹用力提拿肩井穴 2~3 分钟。

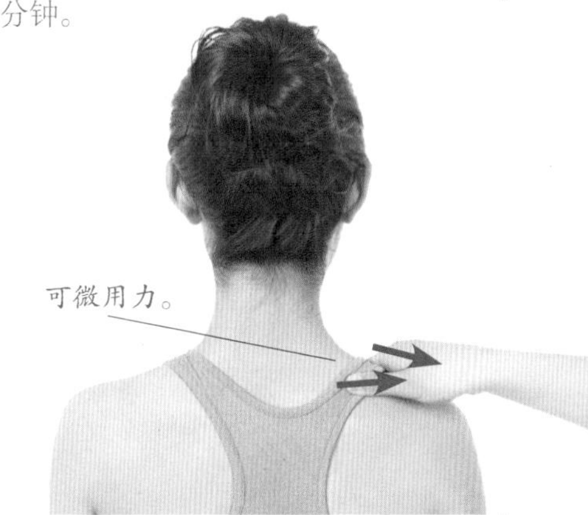

可微用力。

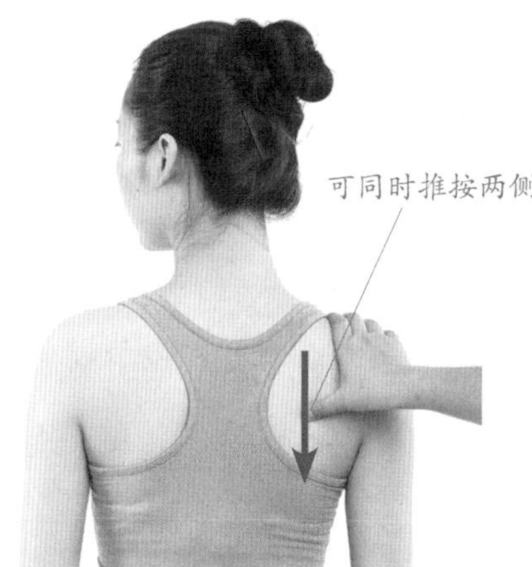

可同时推按两侧穴位。

4 天宗穴：用手指指腹从上向下推按天宗穴 2~3 分钟。

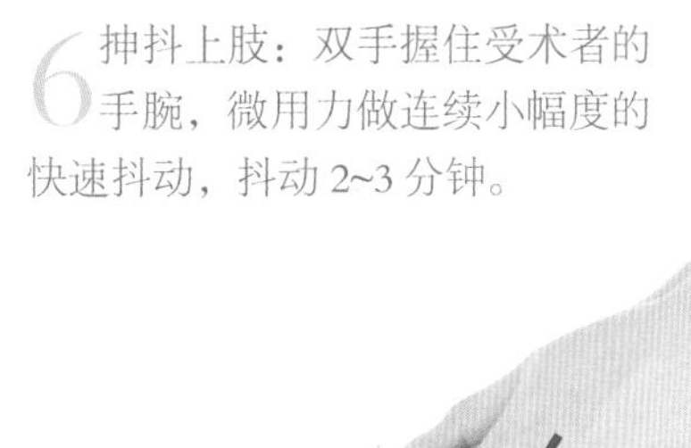

6 抻抖上肢：双手握住受术者的手腕，微用力做连续小幅度的快速抖动，抖动 2~3 分钟。

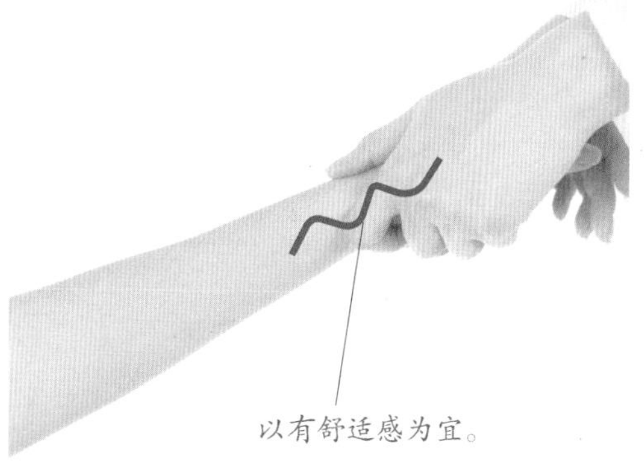

以有舒适感为宜。

胸腹部保健

人体五脏六腑要协调运动，才能运化水谷精微，排出糟粕，维持人体正常的新陈代谢。五脏六腑正常工作是身体健康的重要基石，而胸腹部是人体五脏六腑（除肾脏）的所在地，其重要性不言而喻。

胸腹部保健小课堂:

- 胸腹部保健按摩方

胸腹部保健取穴图

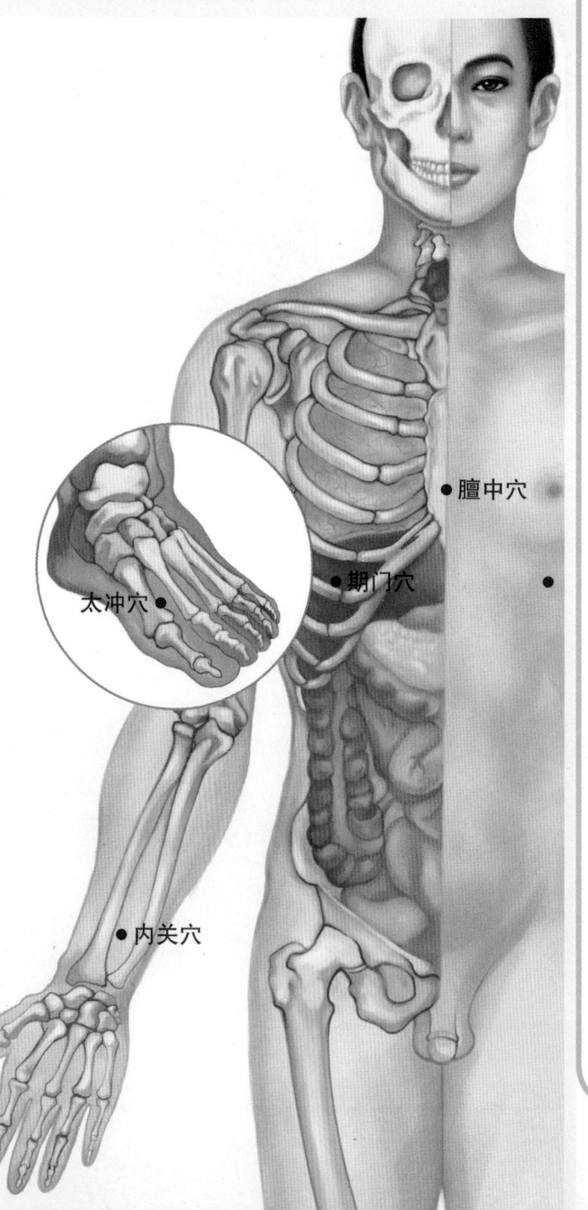

胸腹部保健按摩方

膻中穴、期门穴、内关穴、太冲穴诸穴相配，可以宽胸理气、疏肝解郁，使人一身之气升降、出入正常。

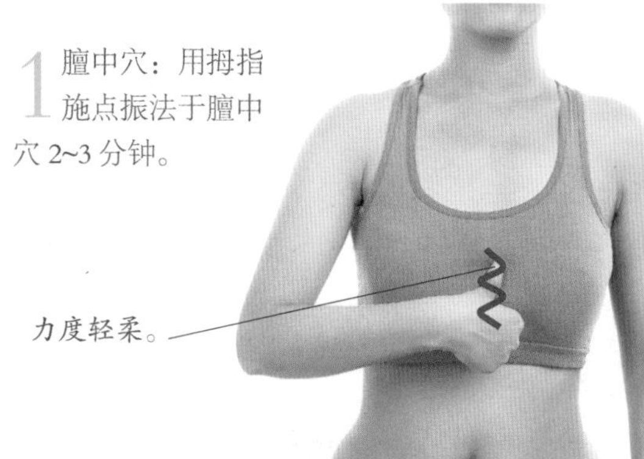

1 膻中穴：用拇指施点振法于膻中穴 2~3 分钟。

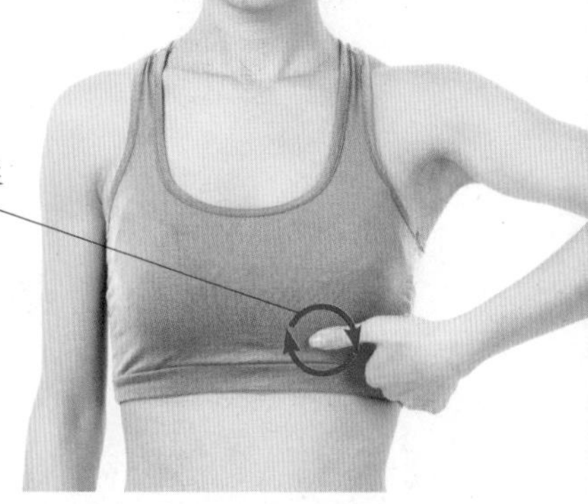

2 期门穴：用拇指指腹按揉双侧期门穴 2~3 分钟。

胸腹部保健小妙招

胸腹部是人体很多重要脏器所在部位，胸部内有心、肺，胸胁部又是肝、胆所居之处，腹腔内有胃、肠、脾、膀胱、胰腺、子宫等。因此，胸腹部保健，对于改善相关脏器的功能状态有重要意义。

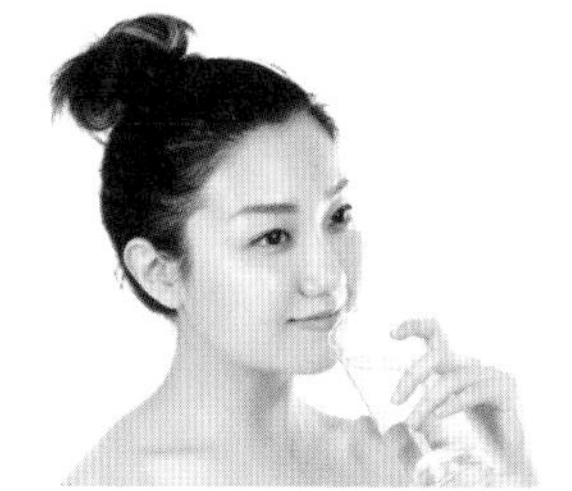

常喝温水

晨起后喝杯温水，可以促进血液循环，有助于脏腑健康。

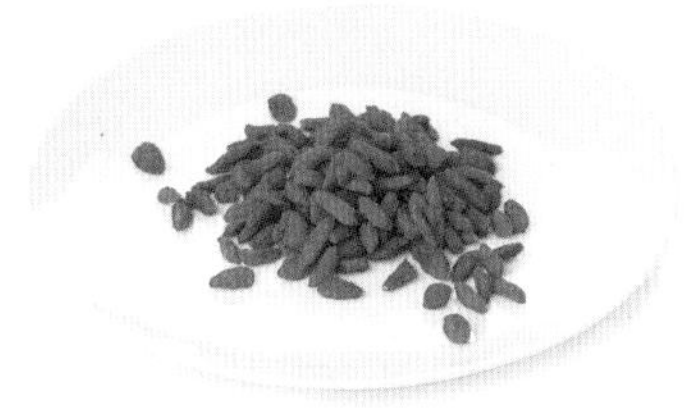

适量吃温补食物

适量吃温补食物，如枸杞子、羊肉等，能生热、暖胃、助阳、益气。

3 搓擦两肋胁：用两手手掌搓擦两胁约 1 分钟，以有温热感为度。

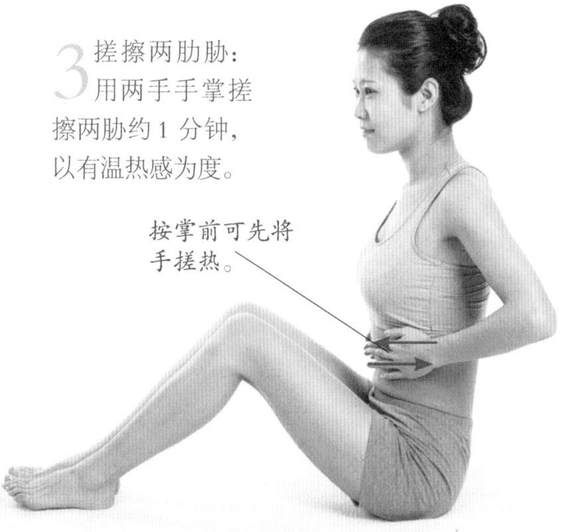

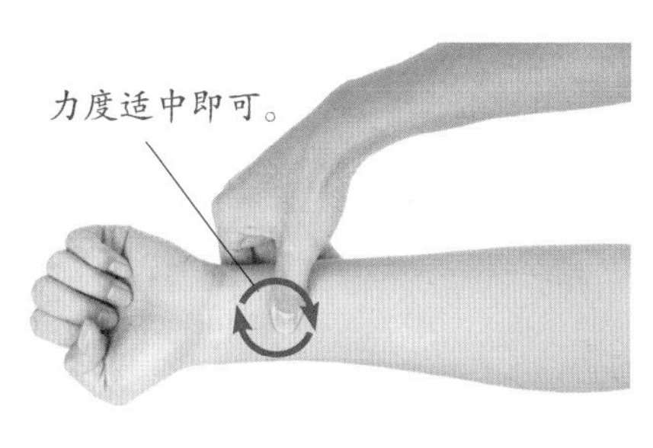

4 内关穴：用拇指指腹揉按内关穴 2~3 分钟。

5 太冲穴：用拇指指腹点按太冲穴 2~3 分钟，以有酸胀感为度。先按一侧，再按另一侧。

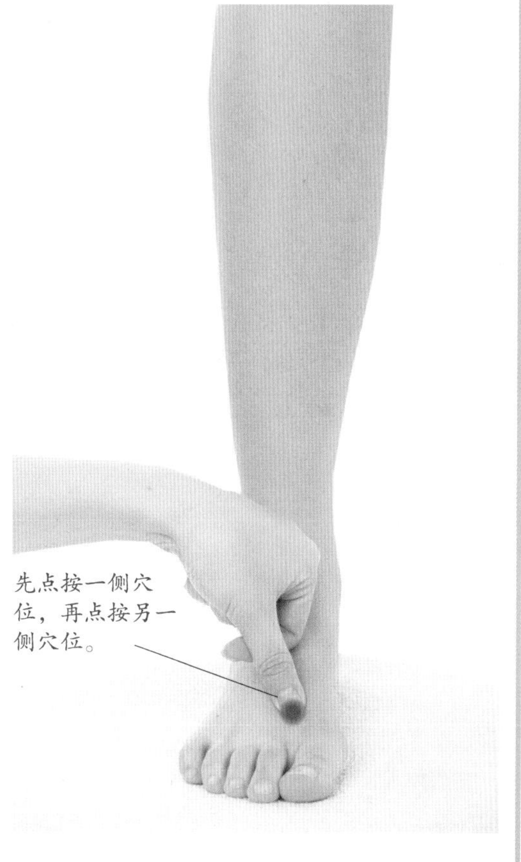

腰部保健

人体上下肢的协调运动是通过腰部来联系的，人体的负重也离不开腰部来承担。正因为这样，腰部特别容易受外伤，以致气血不通，不通则痛。运动时不小心扭了腰，劳动时不小心伤了腰等情况时常发生，注重腰部日常保健非常重要。

腰部保健小课堂：

- 腰部保健按摩方

腰部保健取穴图

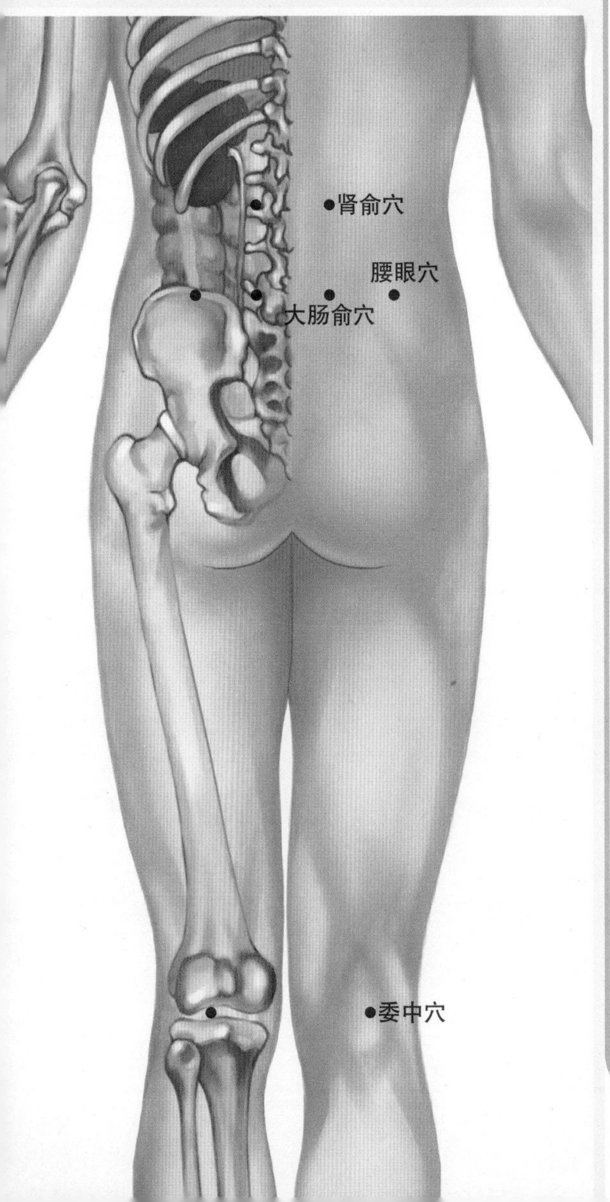

腰部保健按摩方

肾俞穴、大肠俞穴、腰眼穴、委中穴诸穴相配，有补肾强腰、行气活血的作用。长期坚持按摩这几个穴位，对腰部有很大的好处。

1 肾俞穴：用手掌搓擦肾俞穴 2~3 分钟。

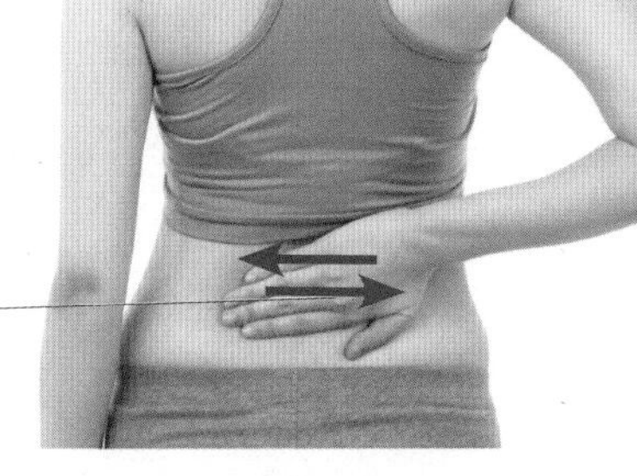

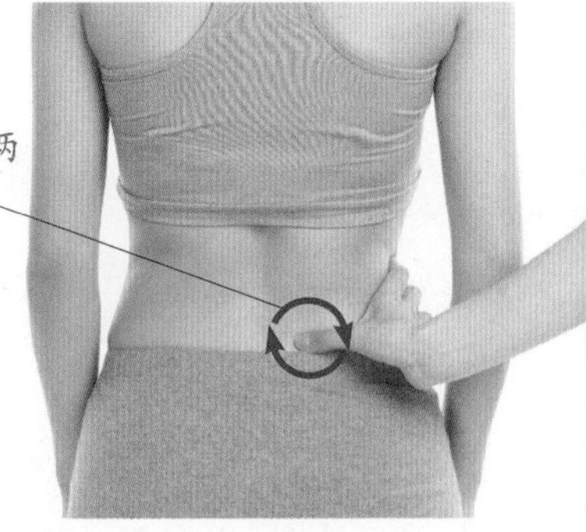

2 大肠俞穴：用拇指指腹按揉 1~3 分钟。

腰部保健小妙招

腰是支撑人体的重要部位，我们的很多坏习惯会在不经意间给腰部增加负担，久而久之，就会导致腰部出现疾病。在日常生活中，掌握一些腰部保健的小妙招很有必要。

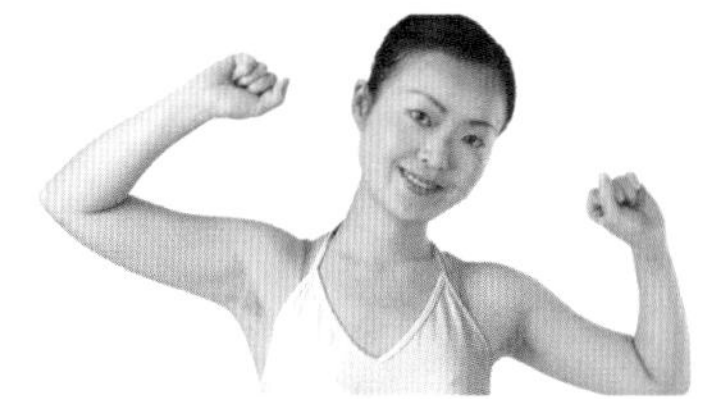

晨起活动腰部

晨起后最好活动一下腰部，做做前后拔伸、左右旋转、伸懒腰等动作，使腰部不至于从静止休息状态立刻转变为超负荷状态。

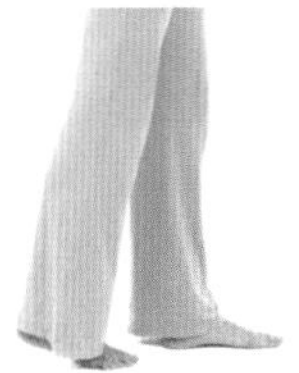

倒退行走

居家时可练习倒退行走，两腿交替向后迈步，这样可以增强大腿后肌群和腰背部肌群的力量，让腰部韧带的弹性增强。倒退行走时要注意安全。

3 腰眼穴：两手握拳，轻轻叩打腰眼穴处，每次持续做2~3分钟。

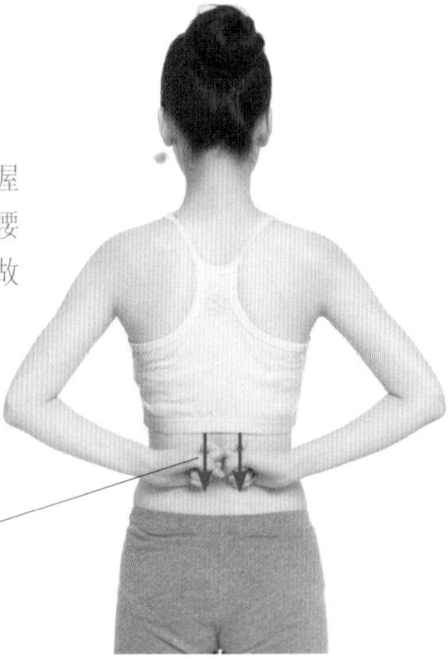

不可用蛮力叩打。

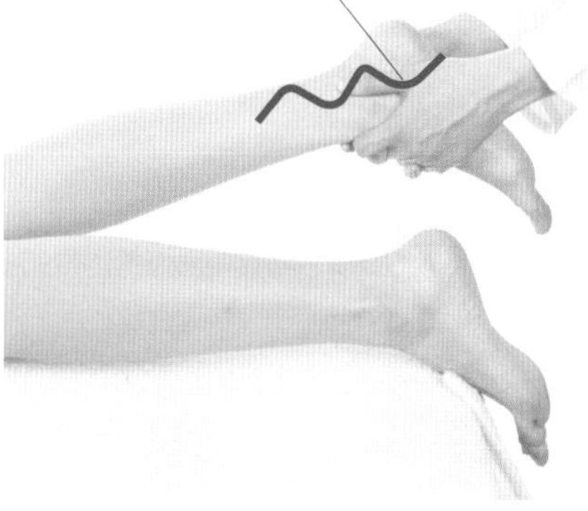

抖动速度先由慢到快，再由快到慢。

4 抻抖下肢：双手握住受术者的脚腕，微用力做连续小幅度的快速抖动，抖动1~2分钟。

5 委中穴：用拇指指腹按揉委中穴2~3分钟。

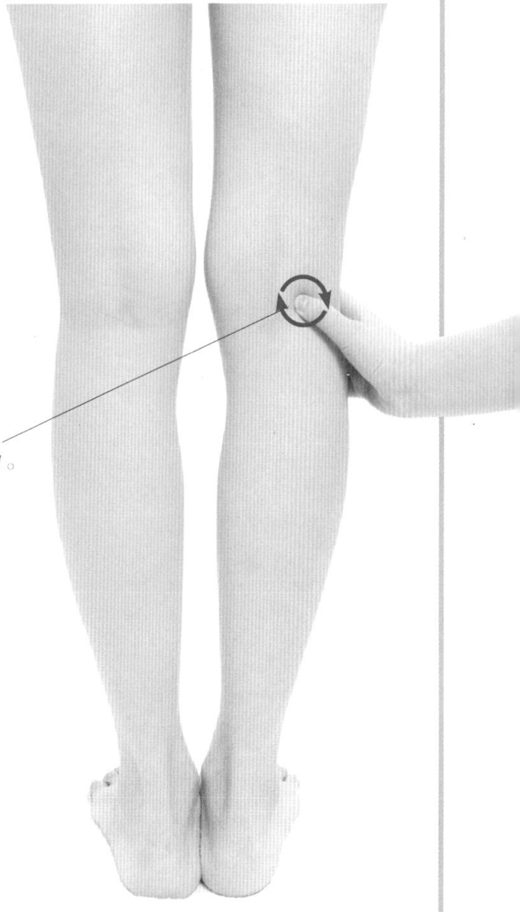

可微用力。

脊椎保健

如果把我们的身体比作一栋房子，那么脊椎就是这栋房子的支柱。脊椎作为人体的支柱、神经的中枢，一旦发生病变就有可能引发各种疾病，所以，脊椎既是健康之本，也是百病之源。脊椎健康，身体才可能保持健康。

脊椎保健小课堂：

- 脊椎保健按摩方

脊椎保健取穴图

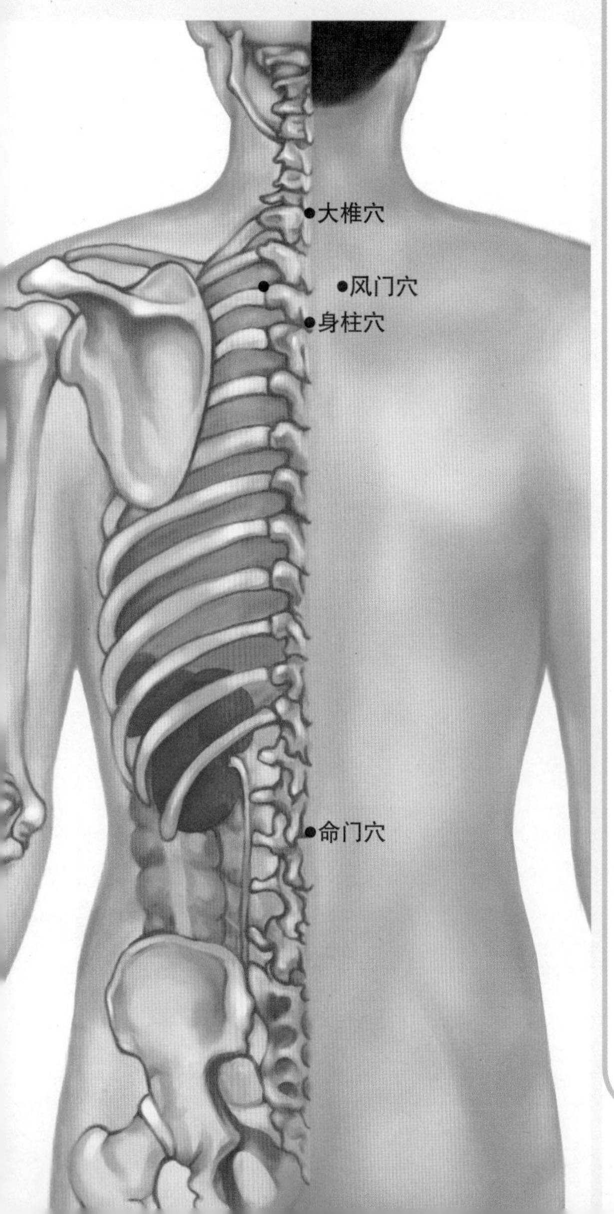

脊椎保健按摩方

刺激大椎穴，能激发背部阳气，从而通经活络，改善气血不畅。风门穴常被用于治疗颈项僵硬、胸背痛等。身柱穴有缓解腰脊强痛的作用。命门穴有缓解后背冷痛的作用。

1 大椎穴：将手掌贴在大椎穴上来回搓擦 2~3 分钟。

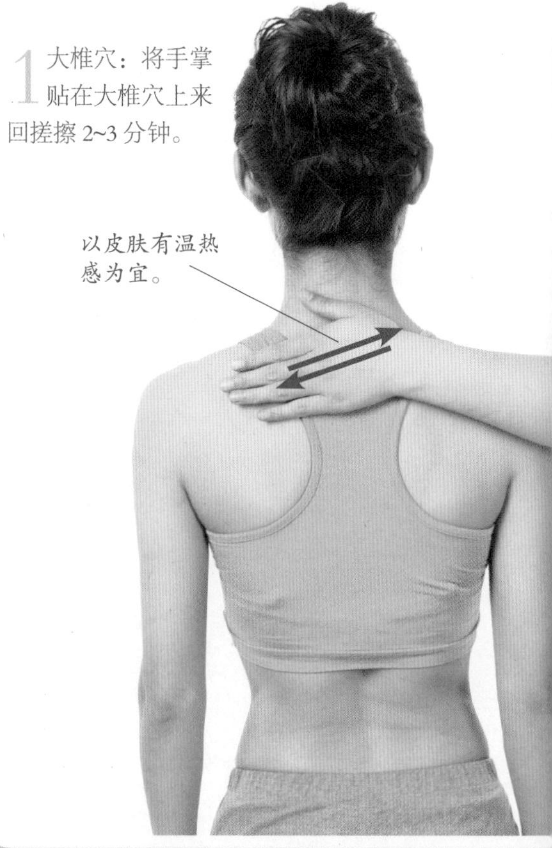

以皮肤有温热感为宜。

脊椎保健小妙招

脊椎的健康关乎全身，是人体的中柱，担负着承重的作用，是我们的“主心骨”。勤做脊椎运动，有助于预防脊椎疾病。

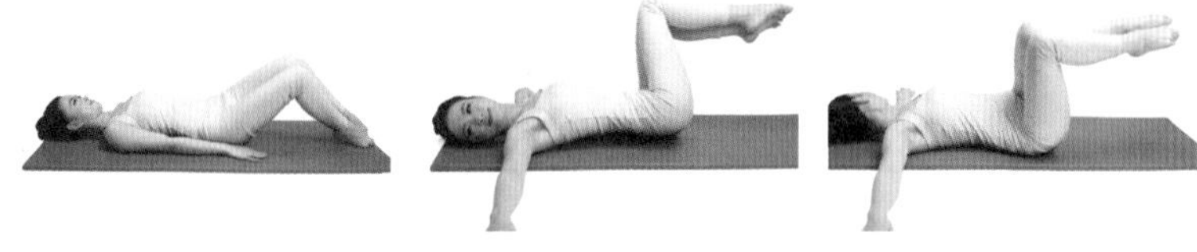

脊椎运动

取平卧位，双腿拱起，手臂贴于大腿两侧，做深呼吸使心情放松。两腿凌空架起，头向一侧转动，双腿并拢转向反侧。左右交替进行 3~5 分钟。

2 风门穴：用拇指指腹按揉双侧风门穴 2~3 分钟，以有酸胀感为度。

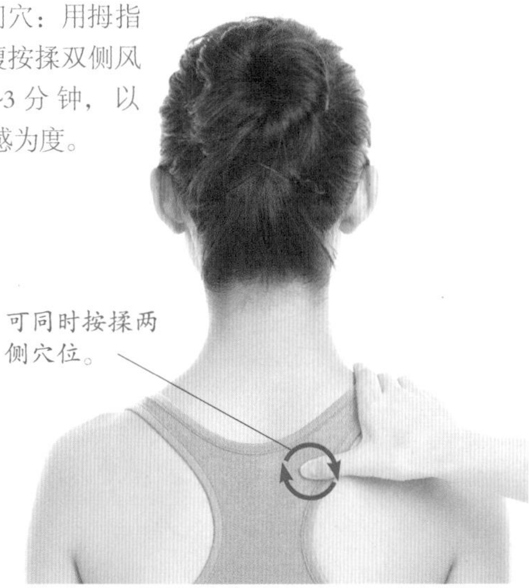

可同时按揉两侧穴位。

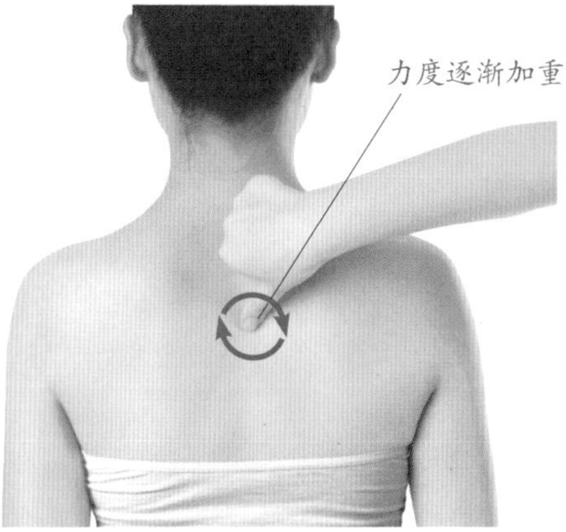

4 命门穴：用手掌或拇指指腹按揉命门穴 1 分钟。

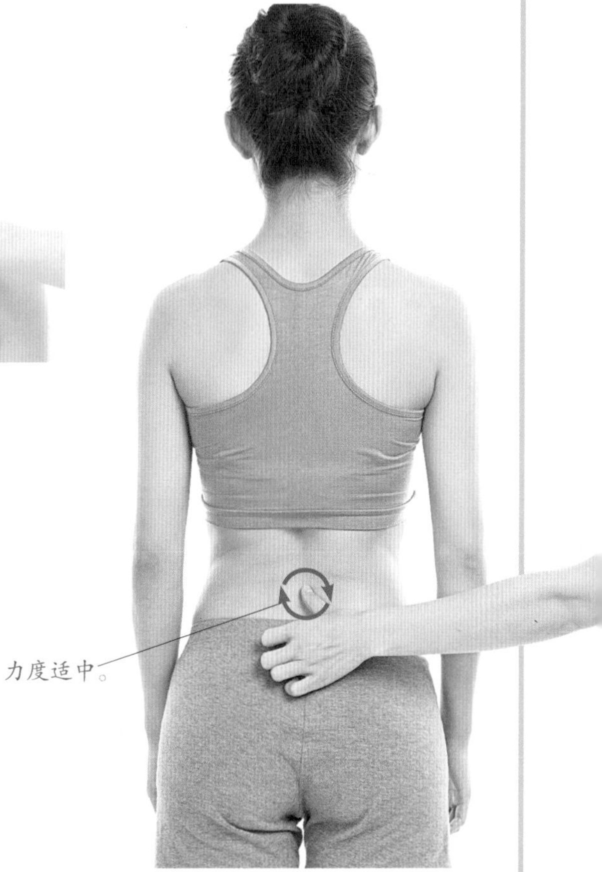

力度逐渐加重。

力度适中。

3 身柱穴：用拇指指腹点揉身柱穴 1 分钟。

膝部保健

膝部是人体的一个重要负重部位，大多数时间承受着人体的重量。到了一定年龄后，膝部容易受磨损。膝部保健是一个长期的过程，年轻时就应注意养护。

膝部保健小课堂：

- 膝部保健按摩方

膝部保健取穴图

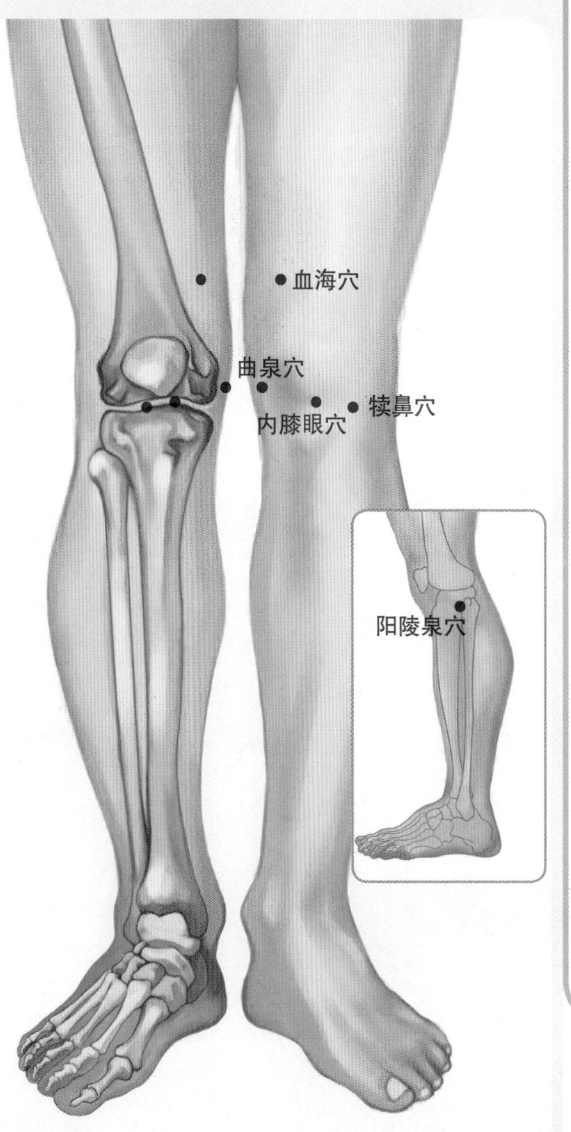

膝部保健按摩方

犊鼻穴、血海穴、阳陵泉穴有活血化瘀、理筋止痛作用。曲泉穴有缓解膝关节疼痛的功效。内膝眼穴有疏利关节的功效。

1 犊鼻穴：用拇指指腹按揉犊鼻穴2~3分钟。

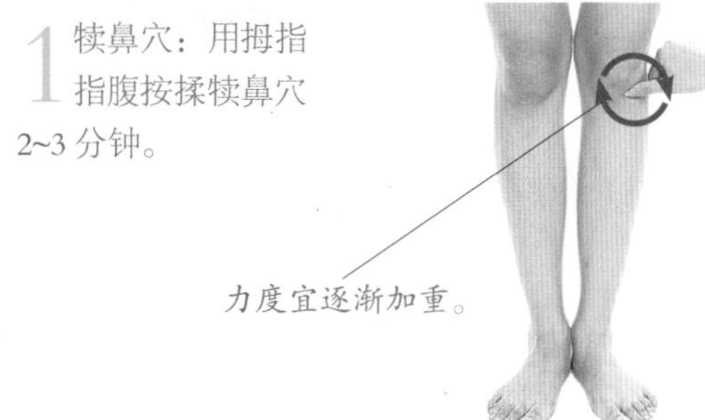

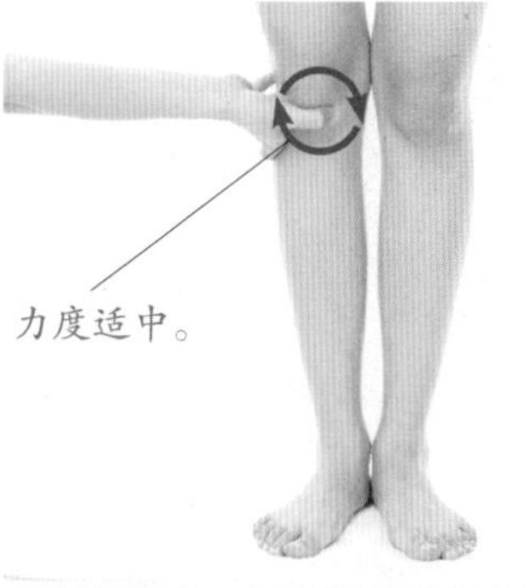

2 内膝眼穴：用拇指指腹按揉内膝眼穴2~3分钟①。

①实际操作时，可同时按揉内膝眼穴、犊鼻穴，详见演示视频。

膝部保健小妙招

适当的肌肉力量、稳定性训练能对膝关节起到保健作用。一起来学几个保护膝关节的动作吧。

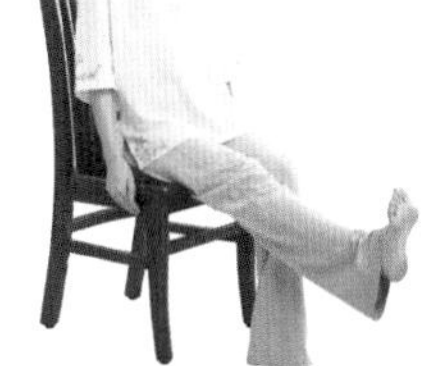

坐位伸膝

坐位，双足平放在地，缓缓将左(右)膝伸直，保持直腿姿势10秒钟，慢慢放下。

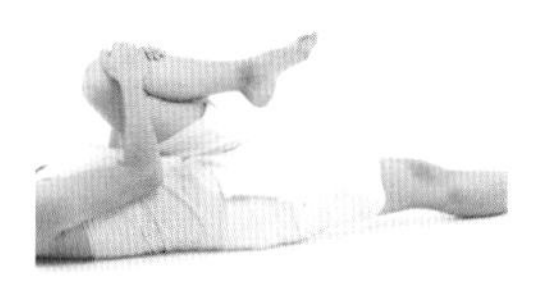

仰卧屈膝

仰卧位，一侧膝关节屈曲尽量贴向胸部，双手抱膝固定30秒，再逐渐伸直，两腿交替进行。

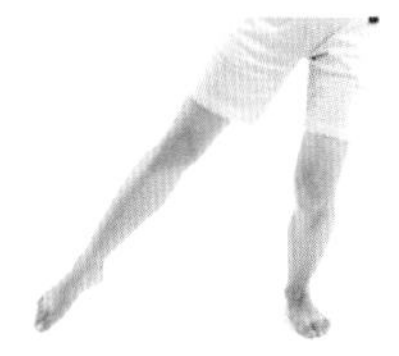

单脚时钟动作

一侧腿支撑身体，另一侧脚依次向前方、侧方及后方点地。

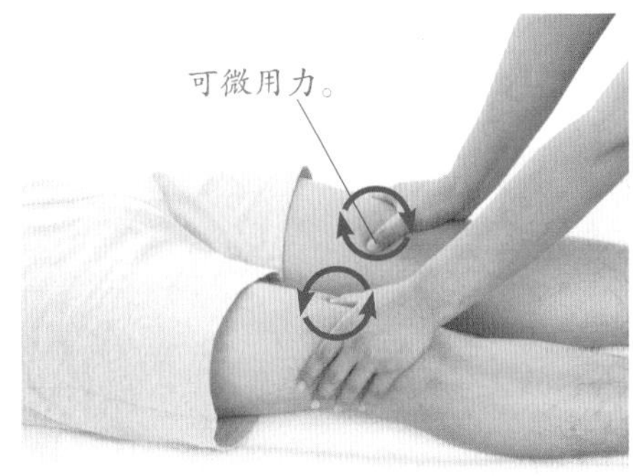

3 血海穴：用拇指指腹用力拿揉血海穴3分钟。

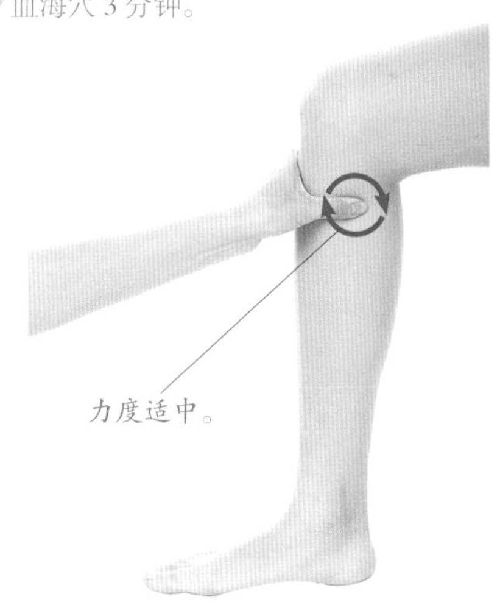

4 阳陵泉穴：用拇指指腹按揉阳陵泉穴2~3分钟。

5 曲泉穴：用拇指指腹用力点按曲泉穴3分钟。

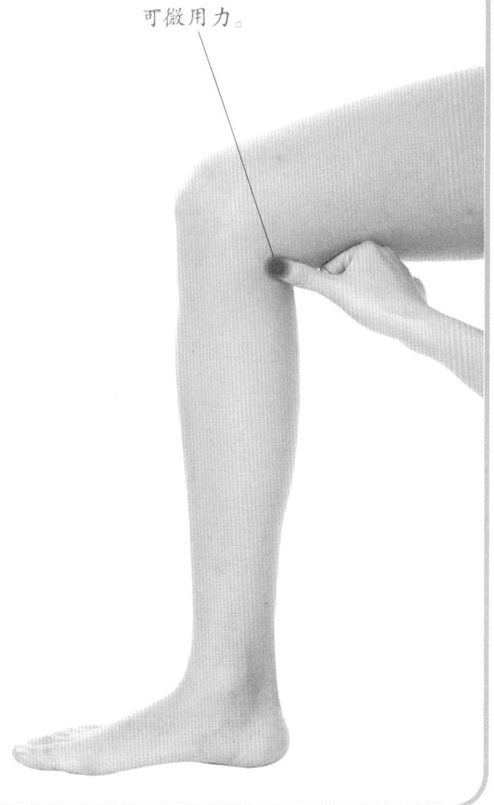

足部保健

足部有一个特点就是小关节多，并且直接接触地面，很容易受外伤，也很容易发生磨损。足部的小病小痛对人生活的影响也很大，从现在起就做好足部的养生保健吧！

足部保健小课堂：

- 足部保健按摩方

足部保健取穴图

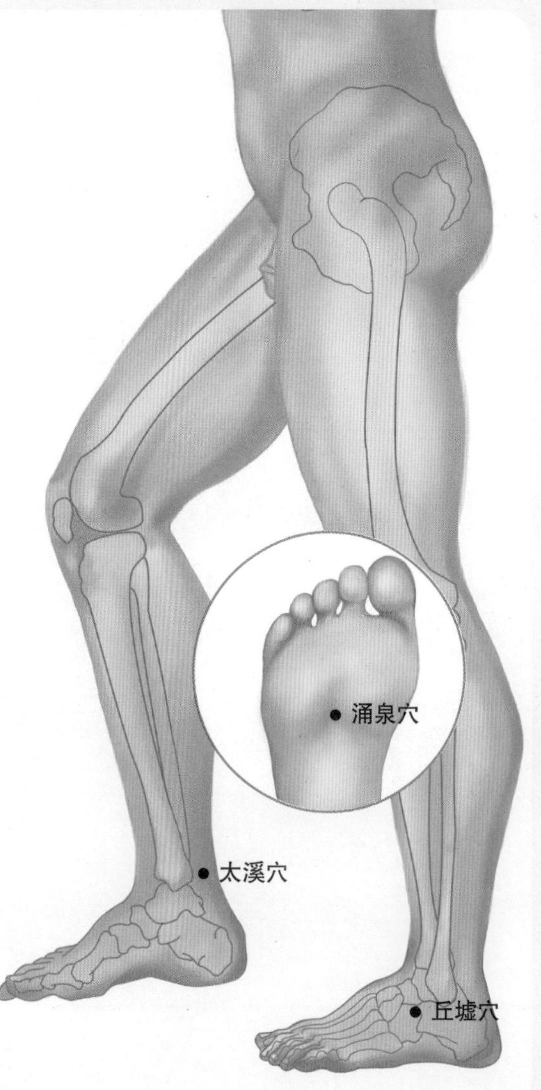

足部保健按摩方

涌泉穴、太溪穴、丘墟穴都是足部保健的常用穴位。涌泉穴、照海穴、丘墟穴，能疏通局部气血。

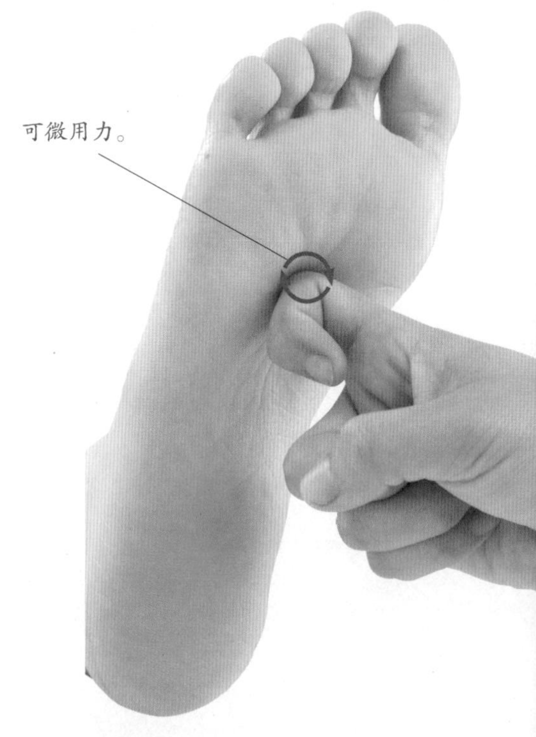

1 涌泉穴：用食指关节点揉涌泉穴 2~3 分钟。

足部保健小妙招

俗话说“双足牵全身”，做好足部保健对全身的健康都是大有裨益的。以下几个足部保健小妙招简单实用，一起来看看吧！

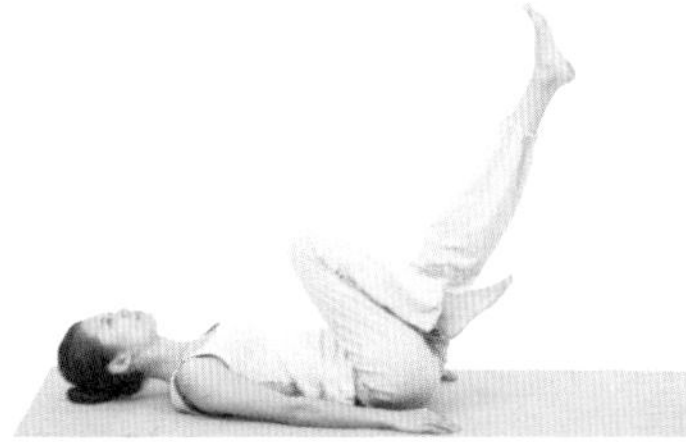

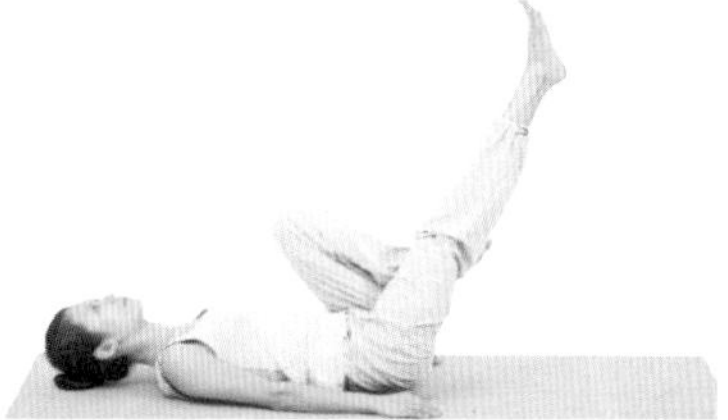

空蹬车

取仰卧位，两腿抬起悬空，然后收回左腿，右腿向上，像蹬自行车一样有节奏地转动。频率不宜过快，反复操作几遍。

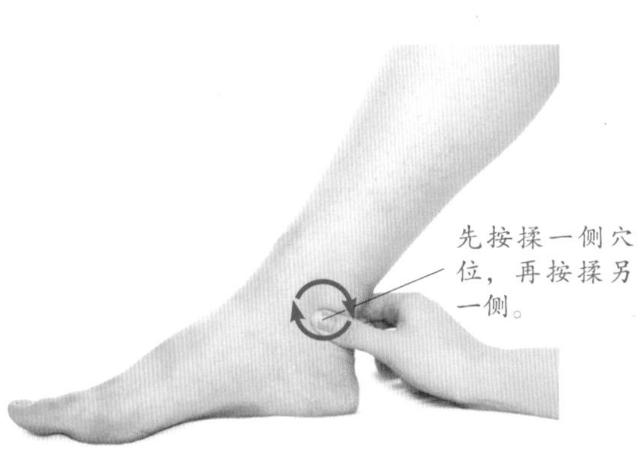

2 太溪穴：用拇指指腹点揉太溪穴2~3分钟。

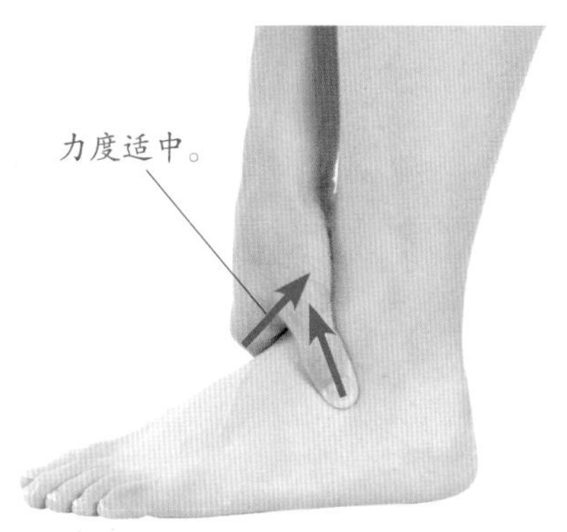

3 丘墟穴：用拇指与食指、中指相对拿捏丘墟穴2~3分钟。

4 环摇踝关节：一手握住脚踝，另一手握住脚背，环摇踝关节2~3分钟。

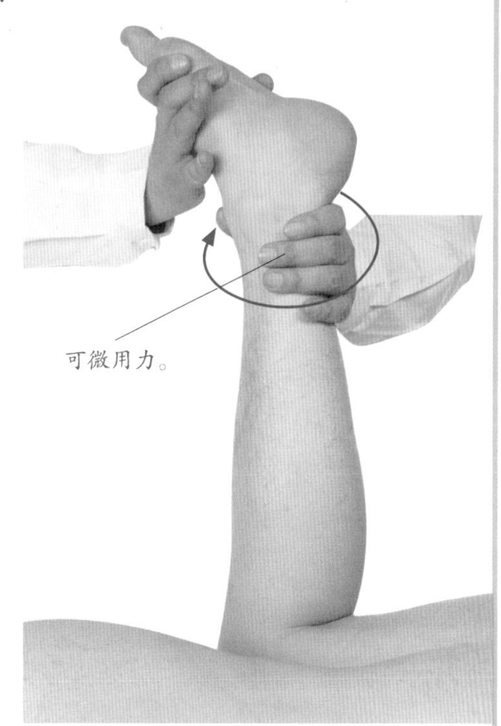

五脏六腑保健，维护健康之本

心脏保健

提到心脏，人们常会联想到血液，这是因为心脏与血液密切相关。人体血液的正常运行，有赖于心气的推动。如果心气不足，就不能正常推动血液运行，就会导致瘀阻，有一部分心血管疾病患者的病因就在此。

心脏保健小课堂：

- 心脏保健按摩方

心脏保健取穴图

心俞穴

膈俞穴

膻中穴

内关穴

（手臂内侧）

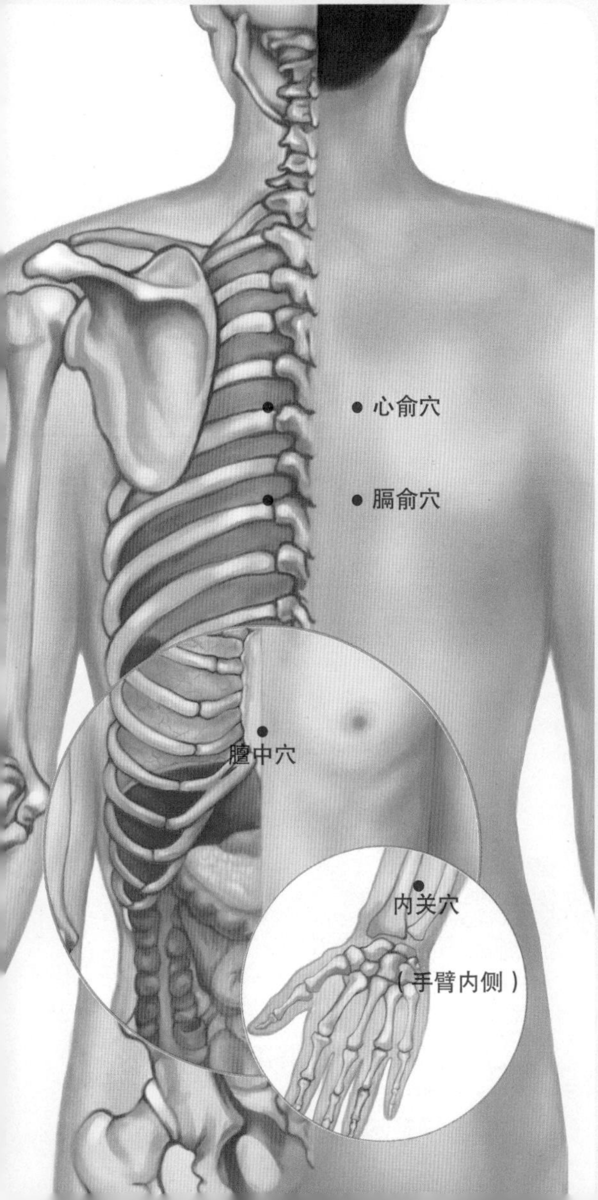

心脏保健按摩方

内关穴、心俞穴，有宽胸理气、通络安神的作用。膻中穴可以缓解心脏不适。膈俞穴对心痛、心悸有很好的疗效。

1 内关穴：用拇指指腹按揉内关穴2~3 分钟。

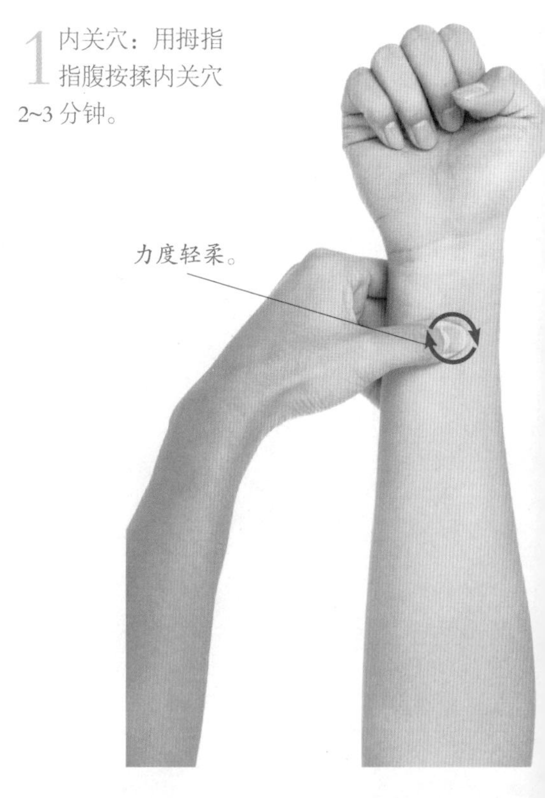

心脏保健小妙招

《黄帝内经》中把人的五脏六腑命名为十二官，而心为“君主之官”，主不明，则十二官危。警惕心脏病的发生，并积极预防，对全身各部位健康都有益处。

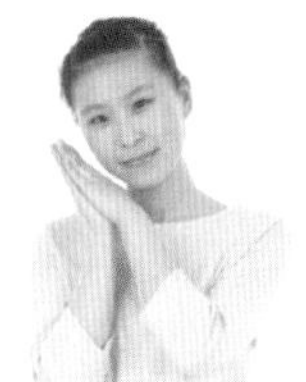

保证睡眠时间充足

每晚睡眠时间不宜少于7小时，以免因缺觉导致心脏功能减弱，从而增加患心血管疾病的风险。

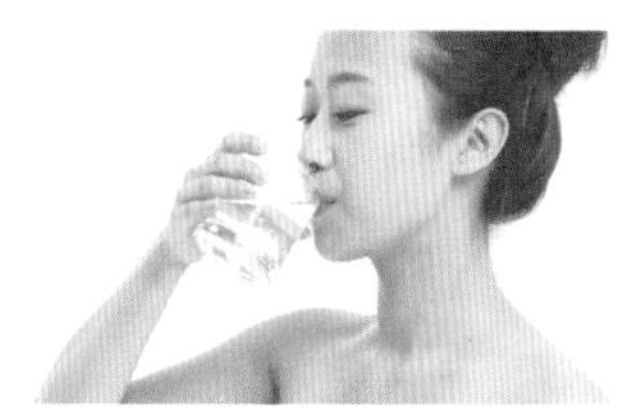

适量喝水

每天适时适量喝水，不要等到感觉口渴了才喝。补充水分有助于稀释血液，减少血液凝结的概率。

2 膻中穴：用拇指指腹点按膻中穴2~3分钟。

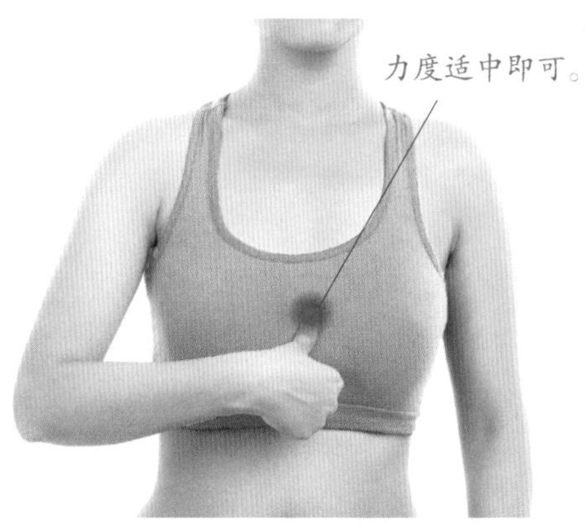

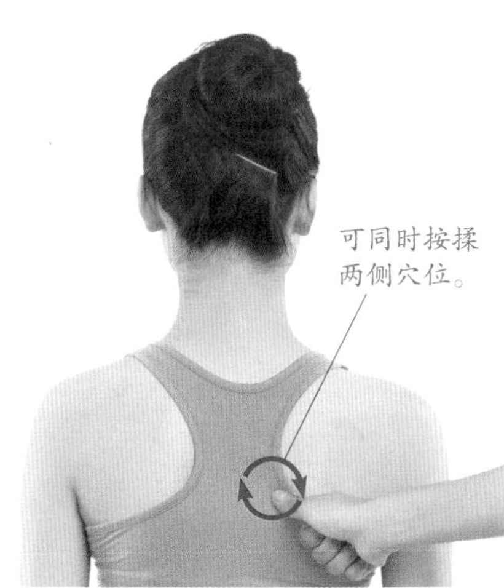

3 心俞穴：用拇指指腹按揉心俞穴2~3分钟。

4 膈俞穴：用拇指指腹按揉膈俞穴3~5分钟。

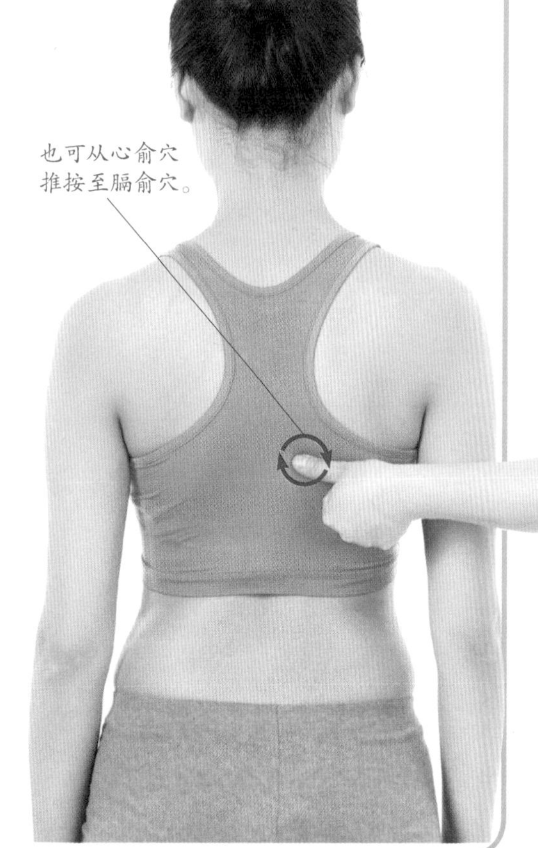

肝脏保健

肝脏具有维持全身气机疏通畅达，使机体通而不滞、散而不郁的作用。如果肝失疏泄，人的气机就变得不畅；肝气郁结，就易出现胸闷、乳房疼痛等。

肝脏保健小课堂：

- 肝脏保健按摩方

肝脏保健取穴图

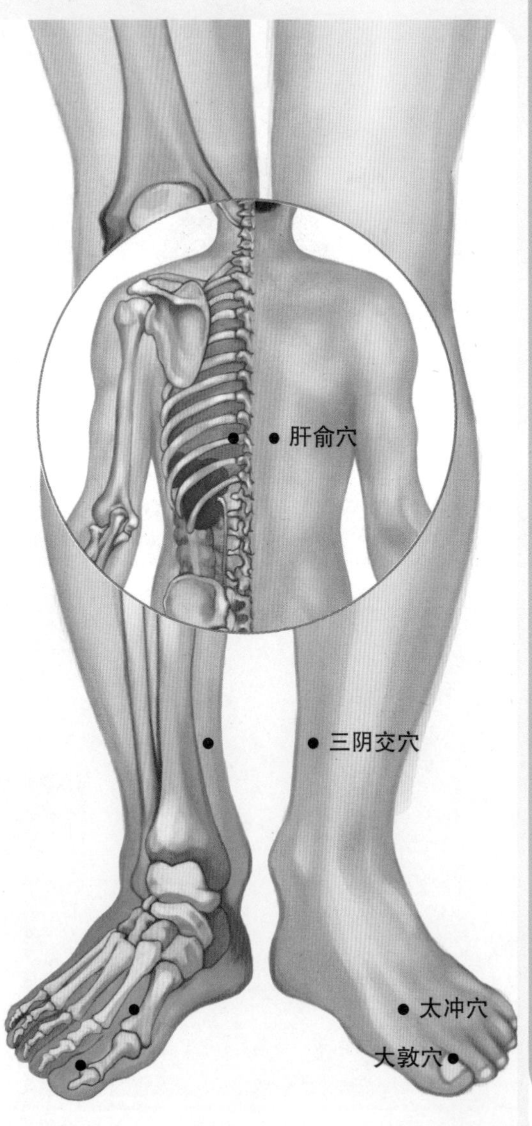

肝脏保健按摩方

肝俞穴是肝经上的重要穴位，对肝脏有较好的补益作用。大敦穴是化郁养肝的穴位。太冲穴、三阴交穴可以调养肝血。

1 肝俞穴：施术者在受术者背部施揉法，重点刺激肝俞穴，每次 3~5 分钟。

频率以每分钟 120~160 次为宜。

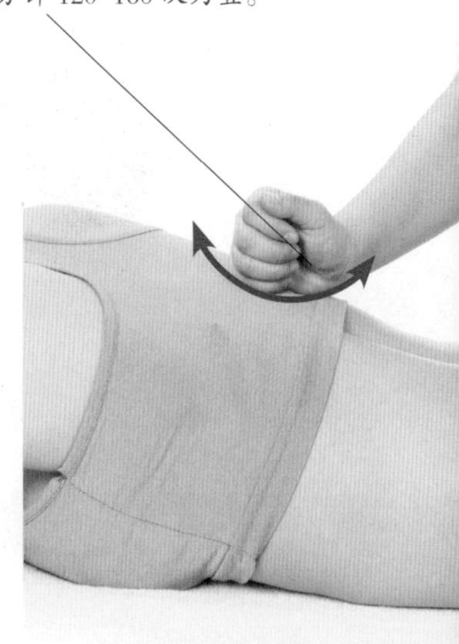

肝脏保健小妙招

肝脏具有排毒、促进蛋白质代谢以及分解等功能，然而许多人作息不规律，经常熬夜，甚至酗酒、吸烟，在无形中伤害肝脏。下面介绍几个小妙招，帮助大家养护肝脏，增强肝功能。

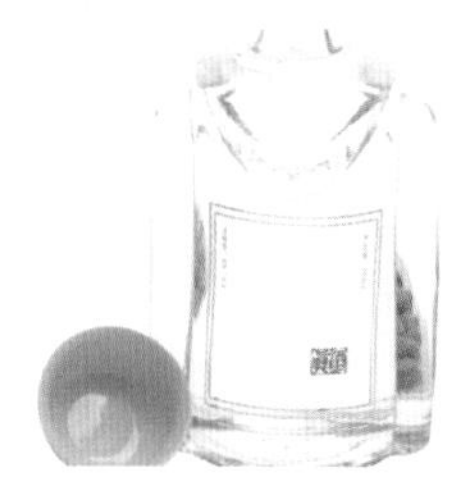

少饮酒

肝功能不好的人，应禁酒，否则会大大加重肝脏负担，还可能会引发“酒精肝”。

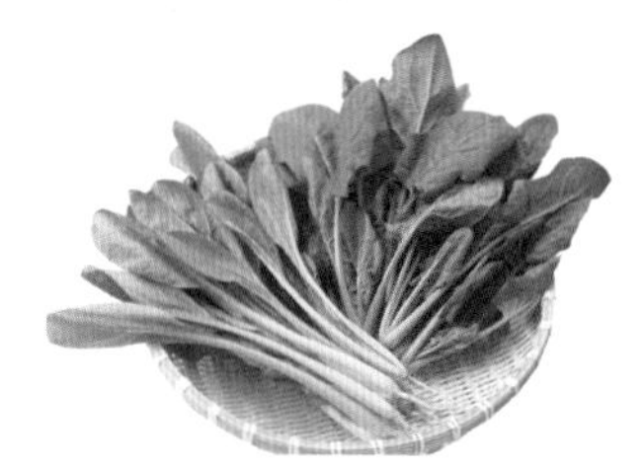

多吃绿色蔬菜

中医讲究“五色养五脏”，很多绿色食物有助于养护肝脏，如菠菜、丝瓜、芹菜等。

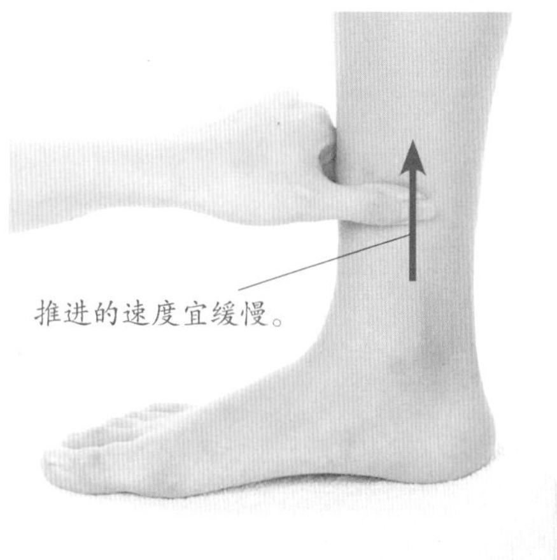

2 三阴交穴：用拇指指腹推揉三阴交穴 2~3 分钟。

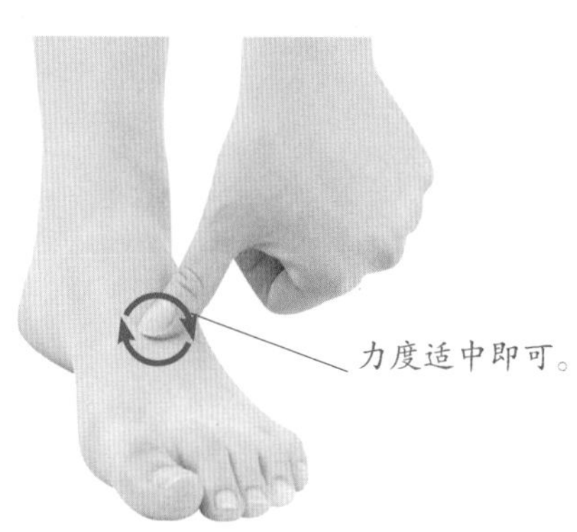

3 太冲穴：用拇指指腹按揉太冲穴 2~3 分钟。

4 大敦穴：用拇指指端点掐大敦穴 2~3 分钟。

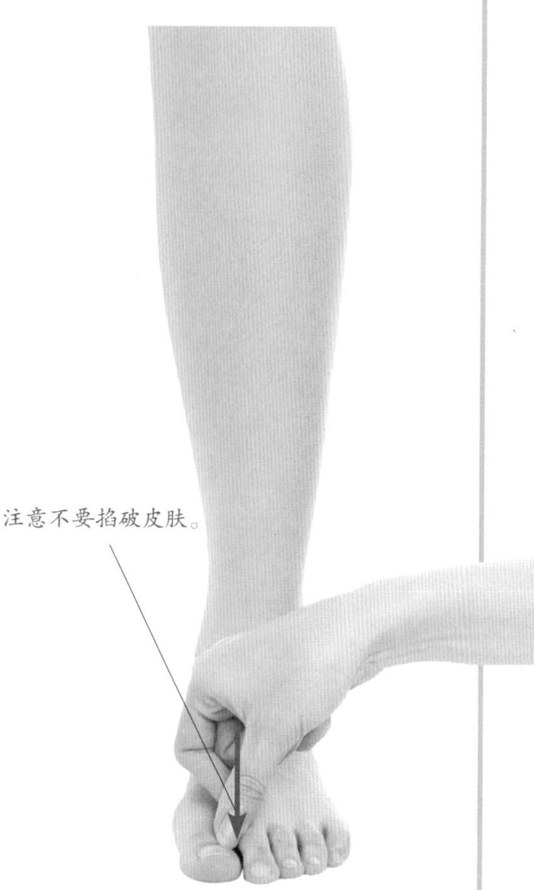

脾脏保健

脾主运化，我们食入的食物经胃消化后，由脾将精微物质及水液输送给其他脏腑。脾的传输作用对我们来说是非常重要的，中医称其为“后天之本”。此外，脾还主统血，可将水谷精微生化为血液，并控制血液在血管中的运行。总之，脾脏一旦出现问题，会导致其他脏腑无法及时得到营养。

脾脏保健小课堂：

- 脾脏保健按摩方

脾脏保健取穴图

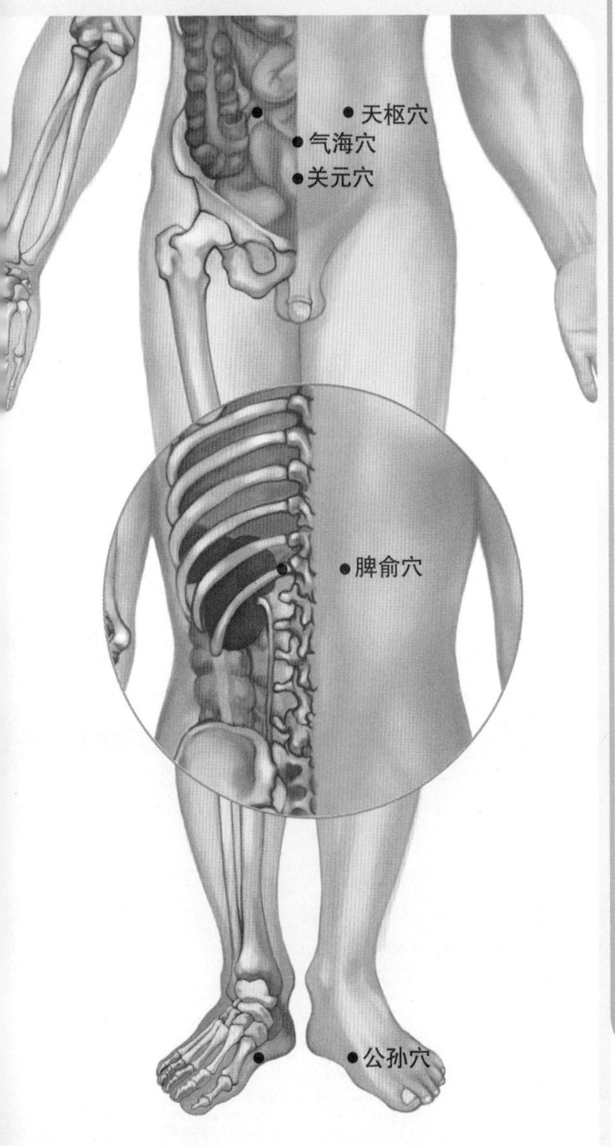

脾脏保健按摩方

脾俞穴是脾脏散热除湿之要穴。气海穴有健脾除湿的功效。关元穴、天枢穴有理气健脾的作用。公孙穴则有“健脾第一大穴”之称，有健脾安神的功效。

1 脾俞穴：用拇指指腹按揉脾俞穴2~3 分钟。

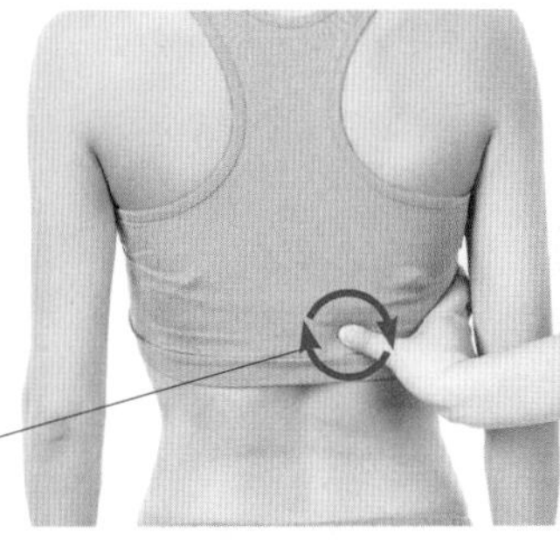

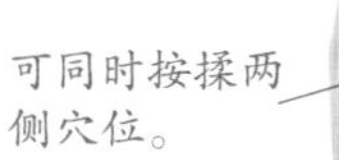
可同时按揉两侧穴位。

力度轻柔。

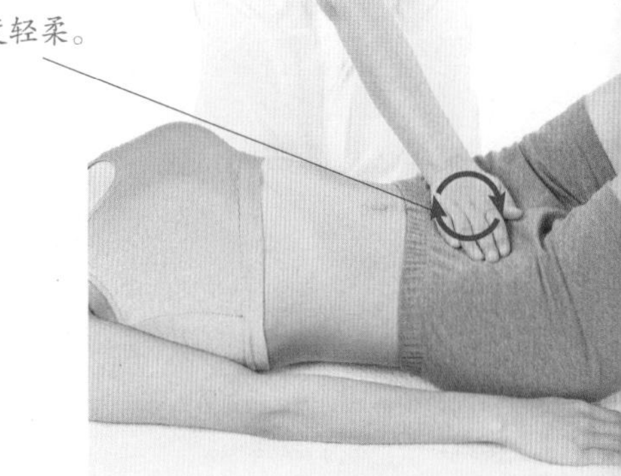

2 气海穴：用掌根摩揉气海穴 3~5 分钟，力度要轻柔。

脾脏保健小妙招

脾主运化、主统血，脾气虚则五脏之气皆虚，脾脏生病可波及其他各脏，所以保养脾脏很重要。下面介绍两个保养脾脏的小妙招。

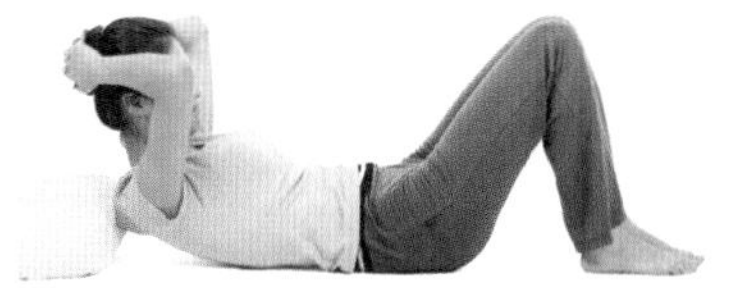

健脾法

每日晨起后和入睡前，可躺在床上做仰卧起坐运动，每次1分钟。（老人可取仰卧睡姿，双掌叠加置于腹部，以肚脐为中心，旋转按摩1分钟）

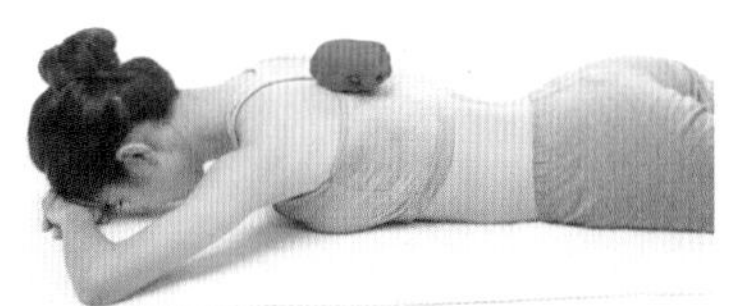

温脾法

取食盐100克，上火炒热，装入布袋，敷在背部脾俞穴附近，敷到盐凉为止，可散寒温脾。

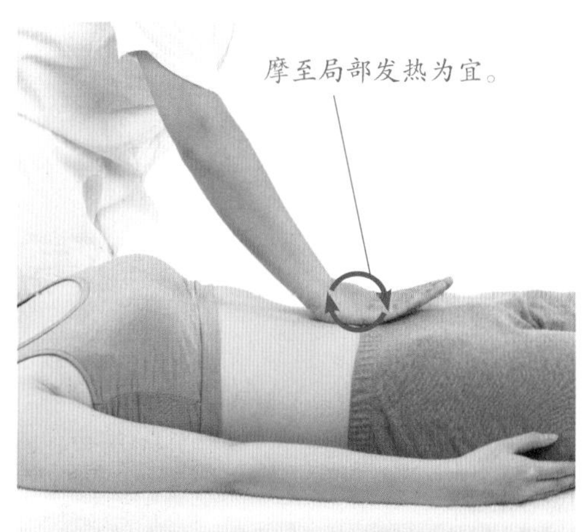

3 关元穴：用掌根摩揉关元穴2~3分钟①。

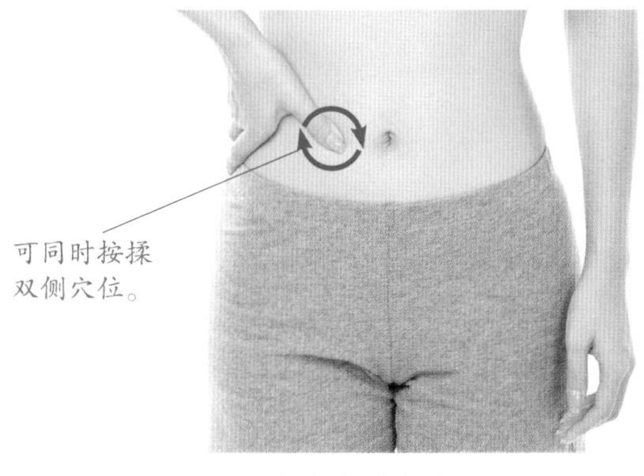

4 天枢穴：用拇指指腹按揉天枢穴2~3分钟。

5 公孙穴：用拇指指腹点揉公孙穴1分钟。

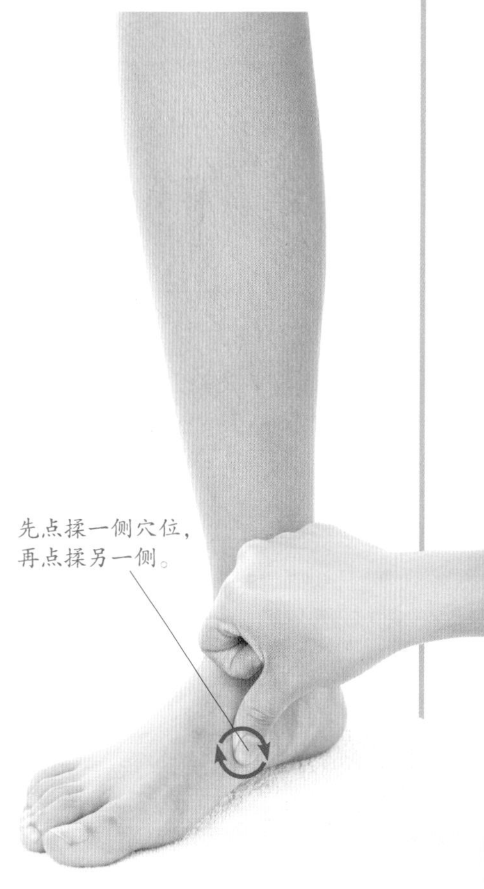

①气海穴、关元穴相距较近，实际操作时可同时摩揉，详见演示视频。

肺脏保健

肺居胸中，且所处位置最高，古人称之为“华盖”，其上连气管，以喉为门户，开窍于鼻，为气体出入的通道。肺功能若是出现异常，人体就会出现哮喘、咳嗽、感冒等一系列疾病。

肺脏保健小课堂：

- 肺脏保健按摩方

肺脏保健取穴图

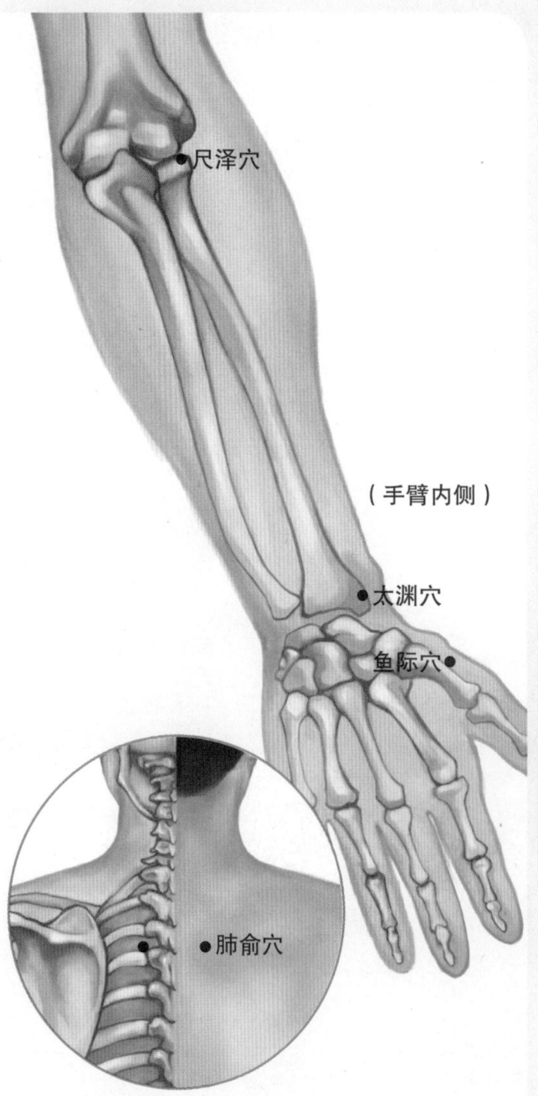

肺脏保健按摩方

无论是肺气不足，还是肺阴不足，刺激肺俞穴、太渊穴都能起到补益效果。鱼际穴是肺经的荥穴[①]，可以滋阴降火，泻肺之燥热。尺泽穴应对肺部疾病颇有疗效，其被称为人体肺部健康的“守护神”。

1 肺俞穴：用拇指指腹按揉肺俞穴 2~3 分钟。

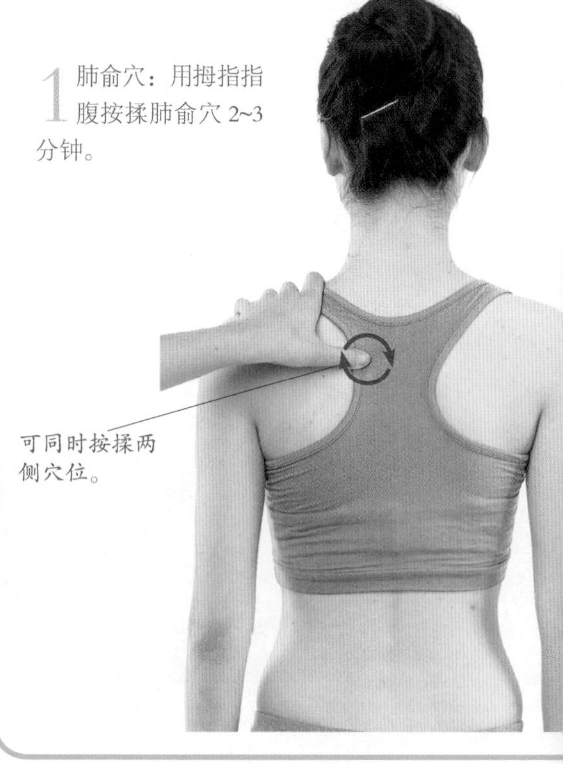

①经气流行的部位，象浅水流，荥迂未深，叫荥穴，主要应用于发热病证。

肺脏保健小妙招

吸入雾霾、吸烟或吸二手烟等都会影响到我们的肺脏功能。日常生活中，注重肺脏保健很重要，尤其是生活在空气污染严重地方的人。

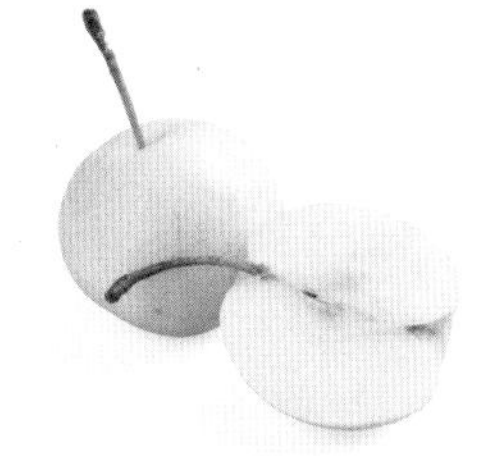

适量吃梨

适量吃梨，有润肺、止咳、化痰等功效。需要注意的是，虚寒体质者宜将梨隔水蒸或煮汤食用。

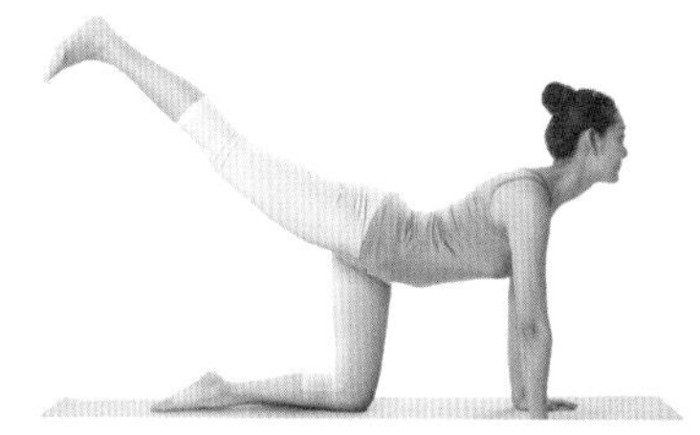

适当运动

根据自身条件，选择适合的有氧运动，如慢跑、爬山、瑜伽、舞剑等，以锻炼肺脏，增强肺功能。

2 尺泽穴：用拇指指腹按揉尺泽穴 2~3 分钟。

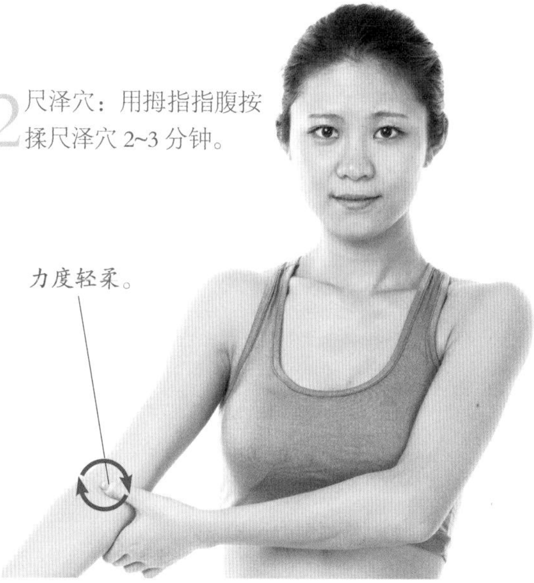

力度轻柔。

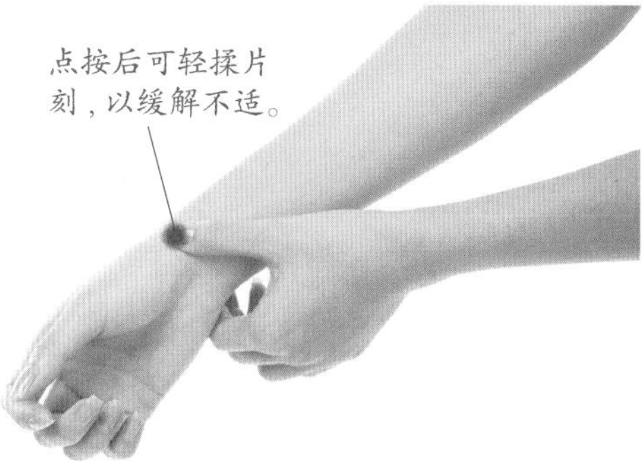

点按后可轻揉片刻，以缓解不适。

3 太渊穴：用拇指指端点按太渊穴 2~3 分钟。

4 鱼际穴：用拇指指端点揉鱼际穴 2~3 分钟。

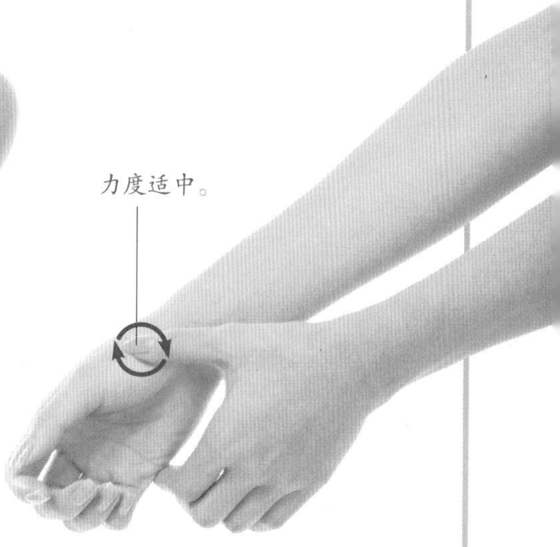

力度适中。

肾脏保健

中医将肾称为“先天之本”，无论是肾阴还是肾阳，都是从父母那儿得来的，都已经无法改变。所以，对肾脏的后天保养就显得尤为重要，平常生活中要注意保护与滋养肾精、肾气，不让它们过早地耗竭。

肾脏保健小课堂：

• 肾脏保健按摩方

肾脏保健取穴图

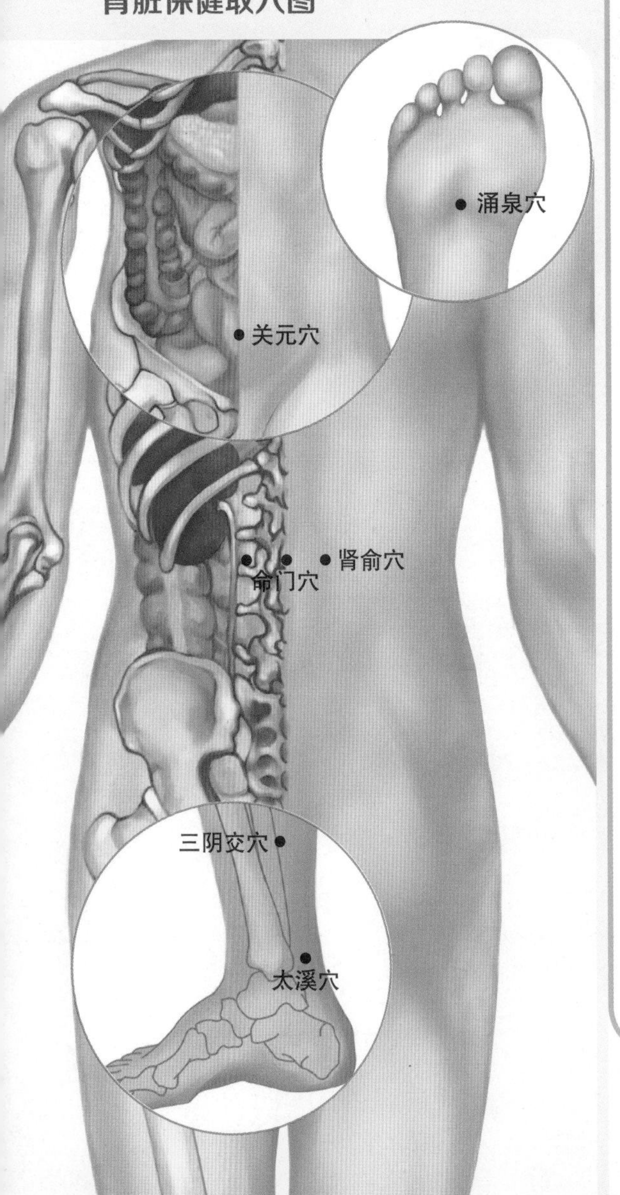

肾脏保健按摩方

肾俞穴、涌泉穴都是补肾要穴，对肾虚有很好的补益作用。太溪穴、三阴交穴有滋补肾阴的作用。关元穴、命门穴有滋补肾阳的作用。

1 肾俞穴：用手掌搓擦肾俞穴 2~3 分钟。

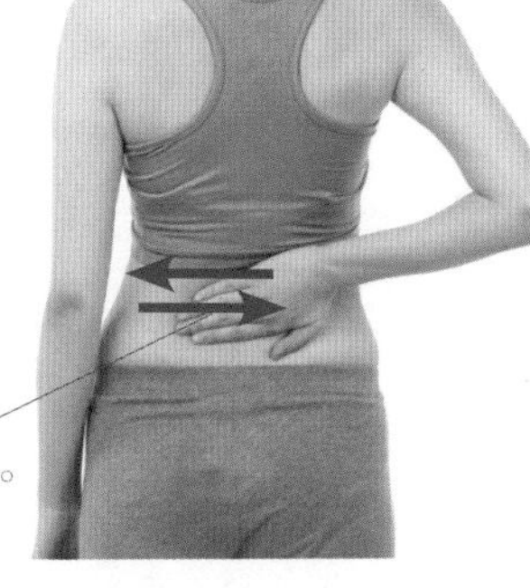

2 命门穴：用手掌搓擦命门穴 2~3 分钟，以有温热感为度①。

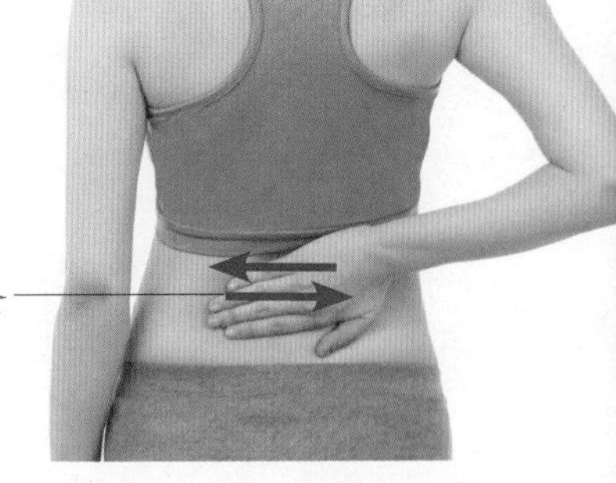

①肾俞穴、命门穴相距较近，实际操作时可同时搓擦，详见演示视频。

肾脏保健小妙招

肾脏作为五脏之一，对于清除体内的代谢废物以及维持水电解质、酸碱平衡等都起着非常重要的作用。一起来看看有哪些保护肾脏的小妙招。

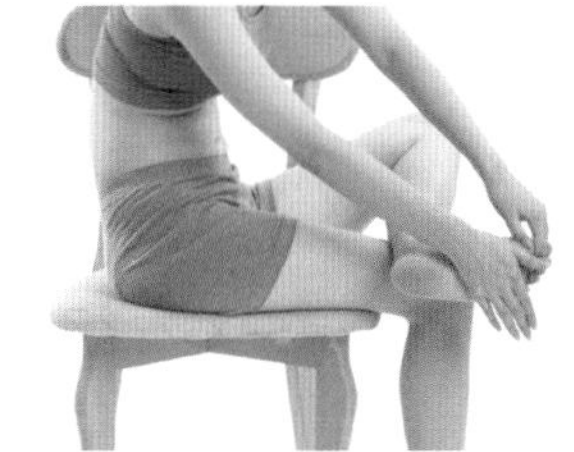

搓脚心

将双手手掌搓热，然后用左手搓右脚心，右手搓左脚心。每次每只脚搓200下左右，可以每天1次，长期坚持。

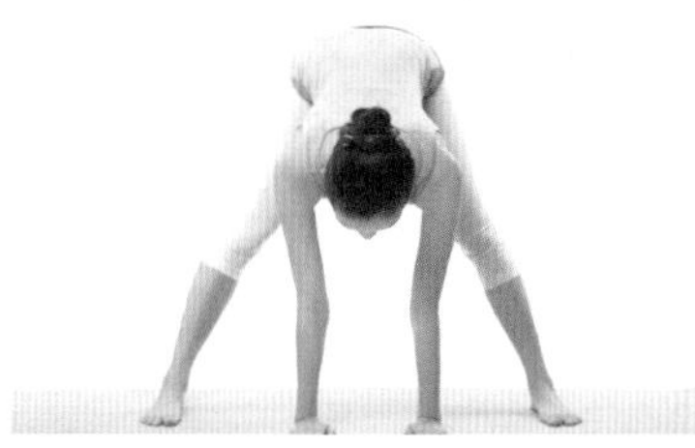

强健腰部

中医认为“腰为肾之府”，护肾先护腰。做向下屈体动作等可以锻炼腰部，使腰部气血循环通畅。

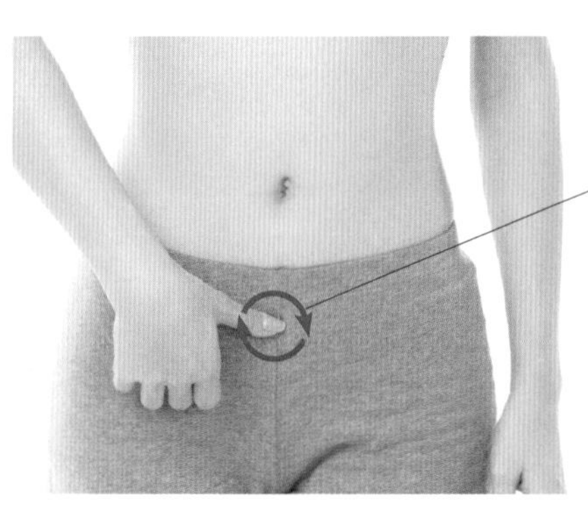

3 关元穴：用拇指指腹着力于关元穴，点揉1分钟。

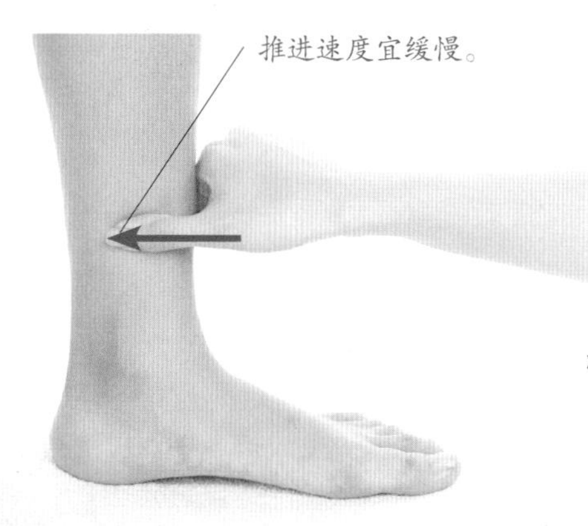

4 三阴交穴：用拇指指腹推按三阴交穴2~3分钟。

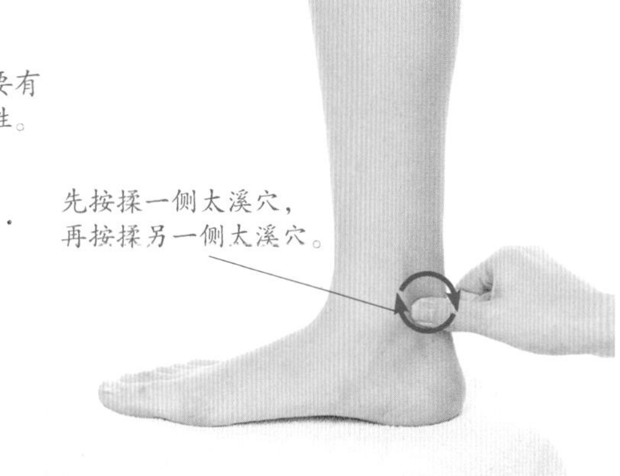

5 太溪穴：用拇指指腹按揉太溪穴2~3分钟。

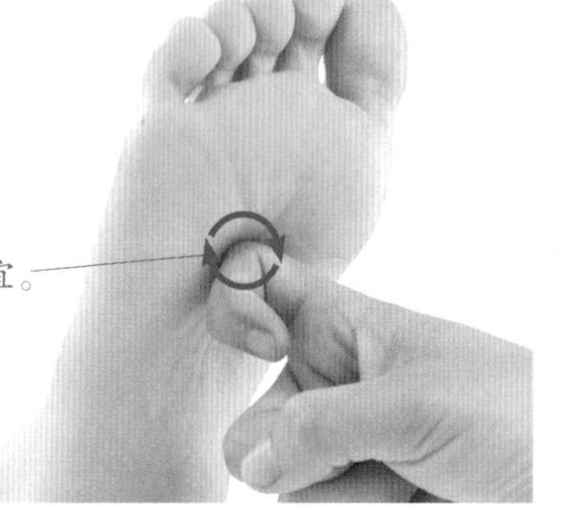

6 涌泉穴：用食指关节点揉涌泉穴2~3分钟。

胃部保健

胃有四大主要功能，即储存食物功能、消化和吸收功能、分泌功能和防御功能，是人体重要的消化器官。然而，很多人生活不规律，不注意日常的饮食习惯，从而造成了胃损伤。下面来看看如何用按摩疗法保养我们的胃吧！

胃部保健小课堂：

- 胃部保健按摩方

胃部保健取穴图

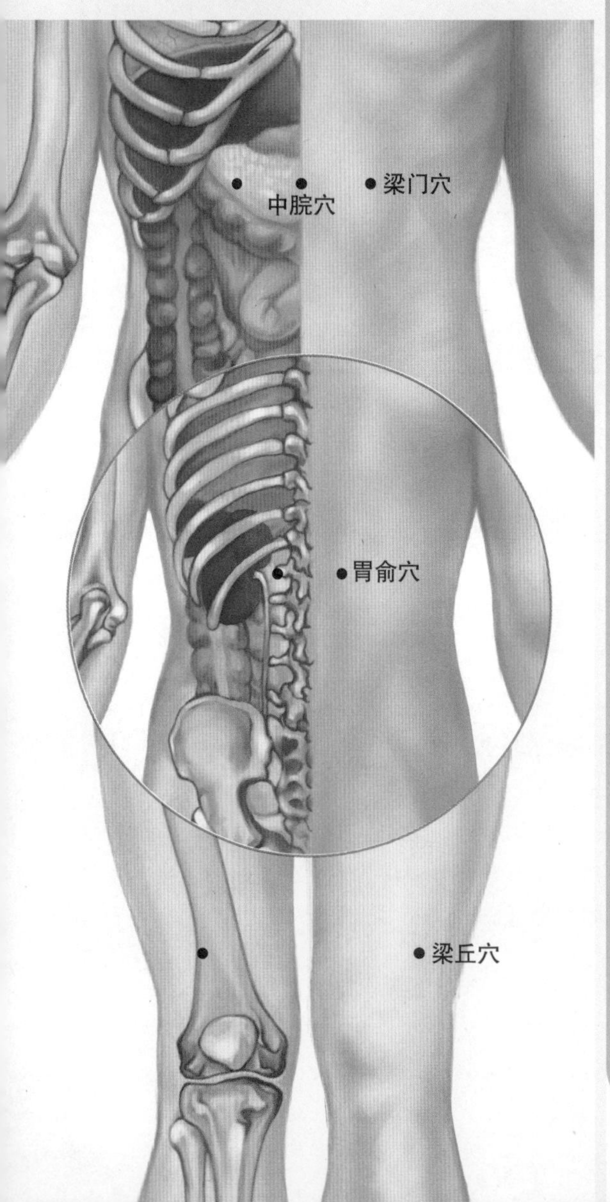

胃部保健按摩方

中脘穴、胃俞穴都是健胃和胃的要穴，对多种胃部疾病的防治具有不错的效果。梁门穴可强健肠胃。梁丘穴有助于缓解胃部疼痛。

1 胃俞穴：用拇指指腹按揉胃俞穴2~3分钟。

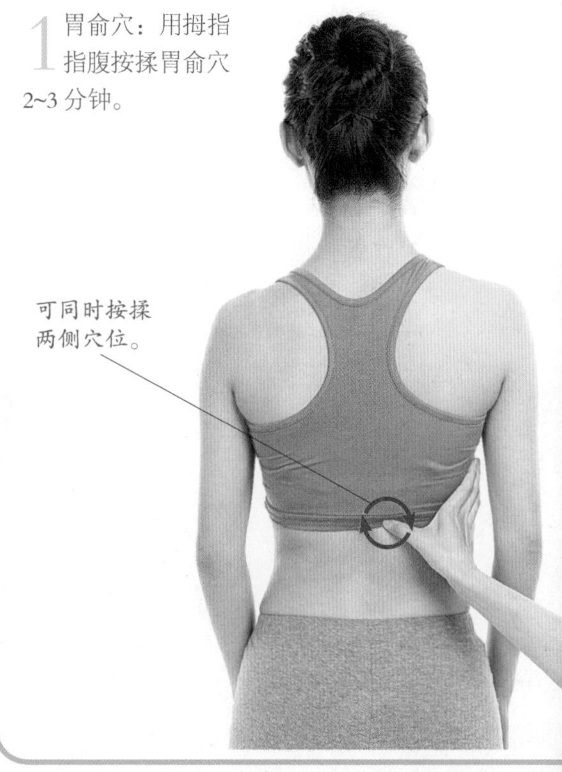

胃部保健小妙招

俗话说“胃病三分治，七分养”，胃病多是慢性病，很难在短期内治愈，需要进行长时间的调养。那么，有哪些养胃的小妙招呢？

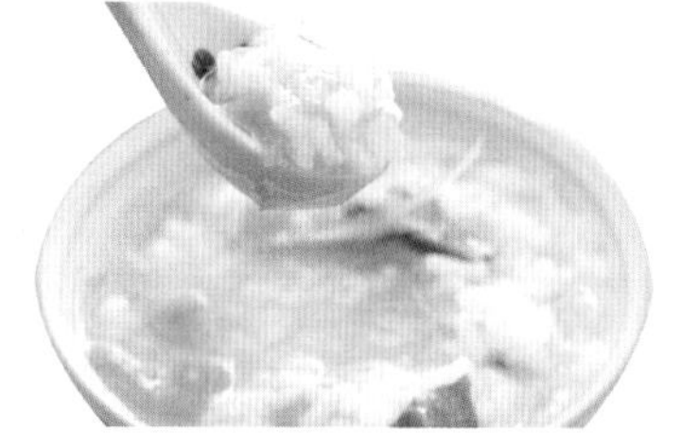

调整饮食

平日饮食应以温、软、淡、素、鲜为宜，尽量做到定时定量，少食多餐，这样有助于滋养脾胃。

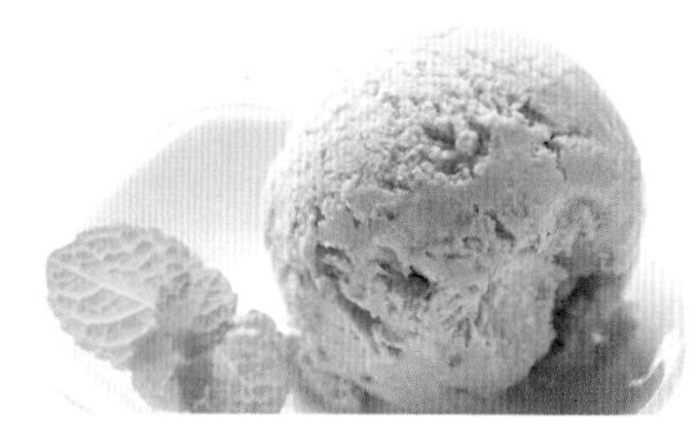

适度忌口

要注意忌口，少吃过冷、过烫、过硬、过辣、过黏的食物，比如冰激凌、汤圆等，以免刺激胃部。

2 中脘穴：用手掌揉中脘穴，力度适中，持续 2~3 分钟。

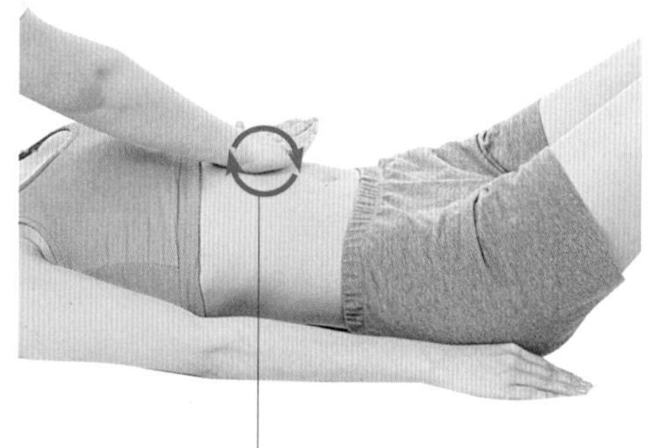

缓慢轻揉。

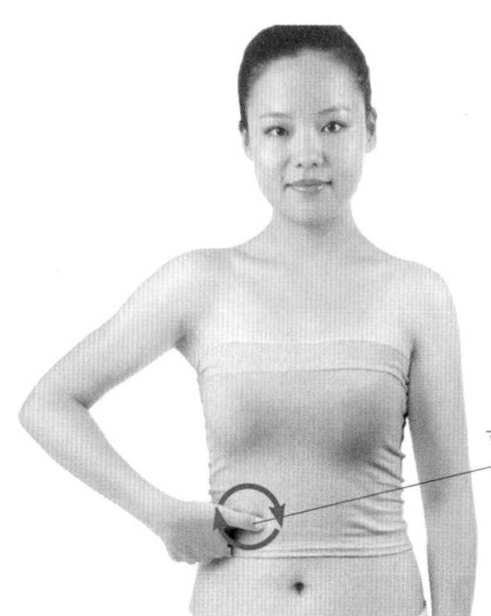

可两侧同时进行。

3 梁门穴：用拇指指腹按揉梁门穴 2~3 分钟。

4 梁丘穴：用拇指指腹点揉梁丘穴 2~3 分钟。

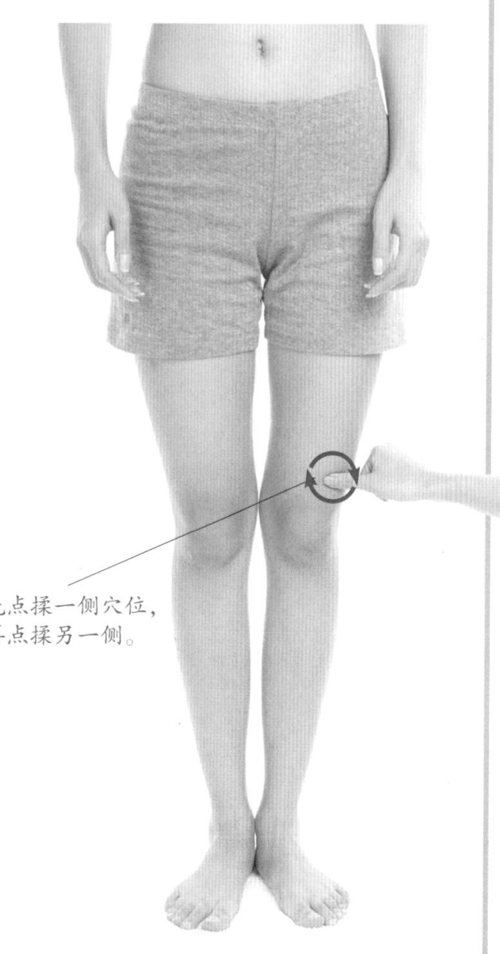

先点揉一侧穴位，再点揉另一侧。

肠道保健

现代人普遍存在肠道亚健康的问题，每每发作让人深感不快，严重者甚至影响到生活与工作。所以，在日常生活中做好肠道保健显得尤为重要。

肠道保健小课堂：

• 肠道保健按摩方

肠道保健取穴图

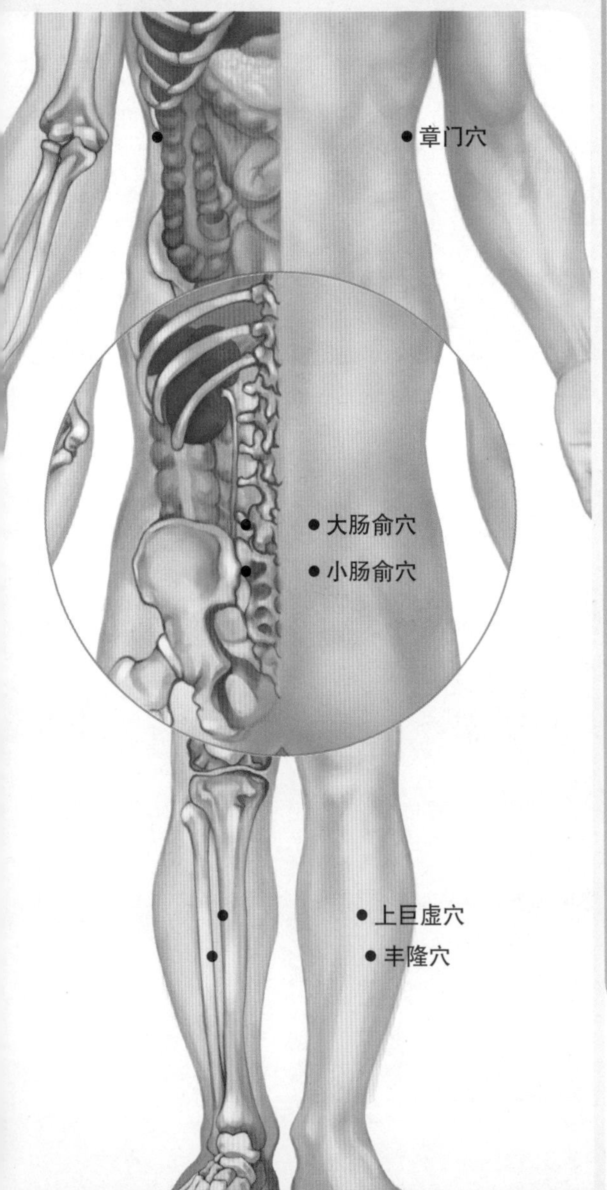

肠道保健按摩方

大肠俞穴可促进肠胃蠕动。小肠俞穴具有清热利湿、通调二便的功效，常用来治疗多种小肠疾病。章门穴是辅助治疗肠炎、肠梗阻的要穴。上巨虚穴可缓解肠鸣泄泻。丰隆穴有助于清除肠道内垃圾。

1 大肠俞穴：用掌根或拇指指腹推揉大肠俞穴 2~3 分钟。

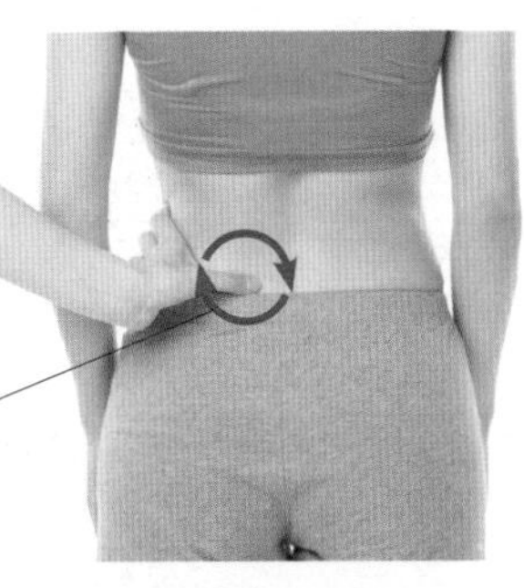

可同时推揉两侧穴位。

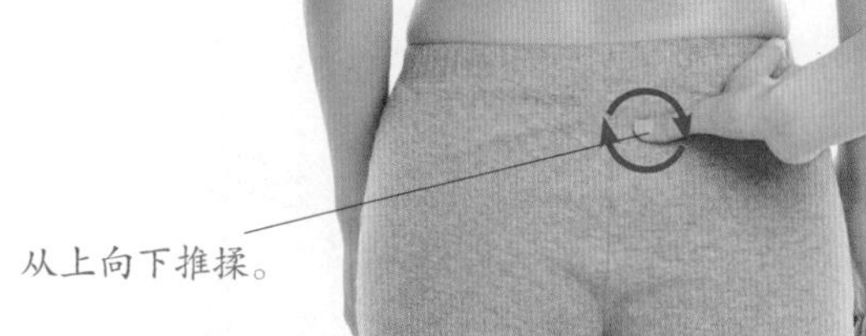

从上向下推揉。

2 小肠俞穴：用掌根或拇指指腹推揉小肠俞穴 2~3 分钟①。

①大肠俞穴、小肠俞穴相距较近，实际操作时可同时推揉，详见演示视频。

肠道保健小妙招

人体所需要的营养物质来自肠道对食物的消化与吸收，而代谢后的废物大部分是通过肠道来排泄的。肠道健康对人体非常重要，一起来看看保养肠道的小妙招。

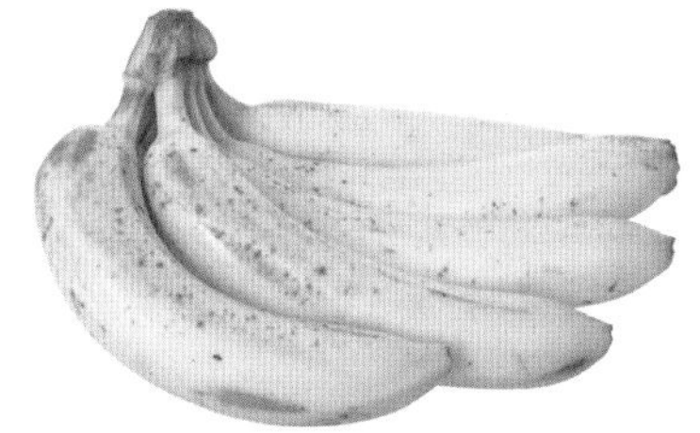

适量吃香蕉

平时适量吃香蕉，可促进胃肠蠕动，有助于润肠通便。

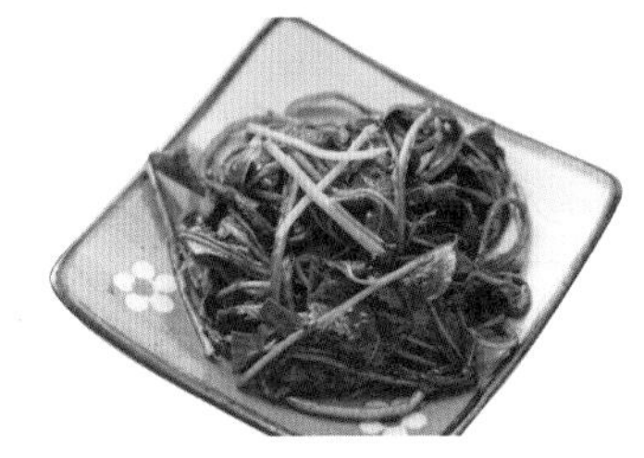

间隔吃素

如果平时大鱼大肉吃得多，建议间隔吃素，以减轻胃肠负担。

3 章门穴：将拇指指腹置于章门穴上点按1分钟。

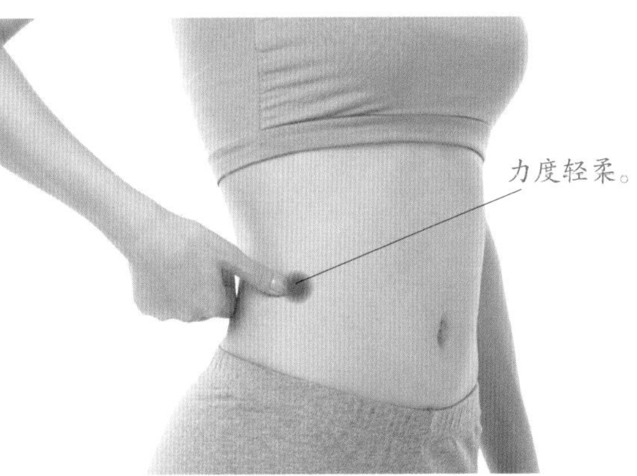

4 上巨虚穴：用拇指指腹按揉上巨虚穴2~3分钟。

5 丰隆穴：用拇指指腹按揉丰隆穴2~3分钟。

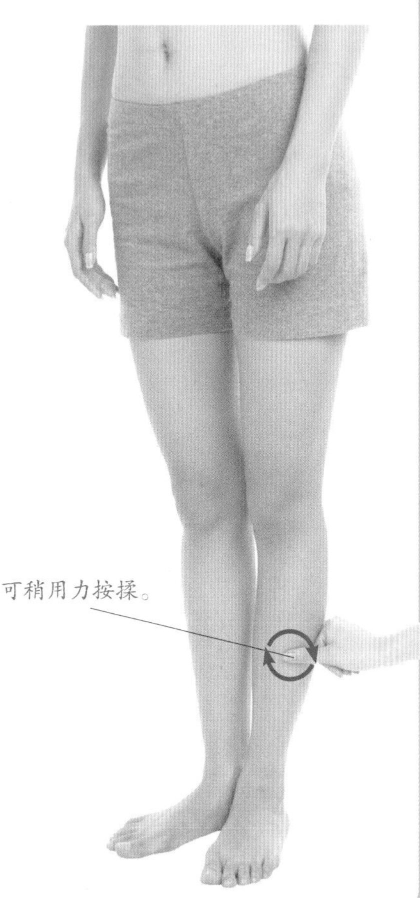

常见病按摩

中脘穴
摆脱颈、肩、腰、腿痛

太冲穴
防治感冒

三阴交穴
防治落枕

行间穴
改善慢性疾病

内关穴
难言之隐不再愁

关元穴
缓解腰肌劳损

远离小病小痛

第三章
按摩防治常见病，全家都健康

颈椎病、头痛、牙痛、落枕……这些常见病几乎每个人都会遇到，会给生活和工作带来各种不便。对于这些常见病，通过按摩可以缓解，当身体感到不适时，可以推一推，按一按，以缓解不适。

摆脱颈肩手足腰腿痛

颈椎病

颈椎病的很多发病症状与其他疾病有相似之处，所以很容易被误诊。因此要在医院检查，做出准确的判断后，才能做有针对性的治疗，从而更好地摆脱颈椎病带来的危害。对于已经患了颈椎病的人，可以按摩下面的穴位来缓解。

颈椎病防治小课堂:

- 颈椎病通用按摩方
- 肝肾阴虚型
- 气血亏虚型
- 风寒外袭型
- 劳伤筋骨型

颈椎病取穴图

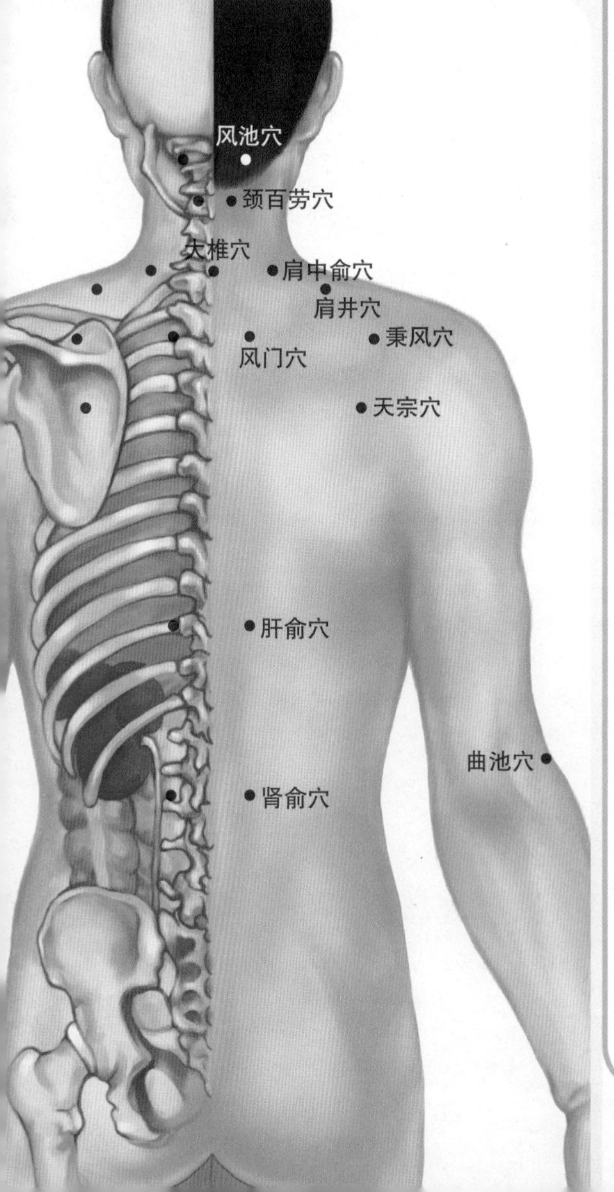

颈椎病通用按摩方

秉风穴、风池穴具有通经活络的作用。天宗穴、肩井穴、肩中俞穴能活络止痛。曲池穴能缓解颈椎病所致的头痛、头晕。

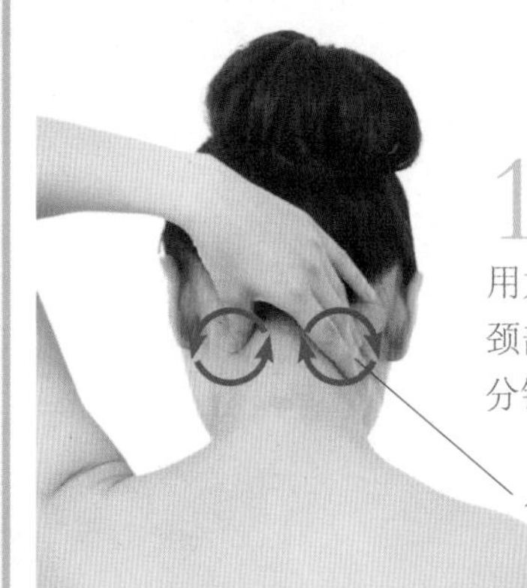

1 风池穴：用拇指、食指相对用力按揉风池穴及颈部两侧肌肉 2~3 分钟。

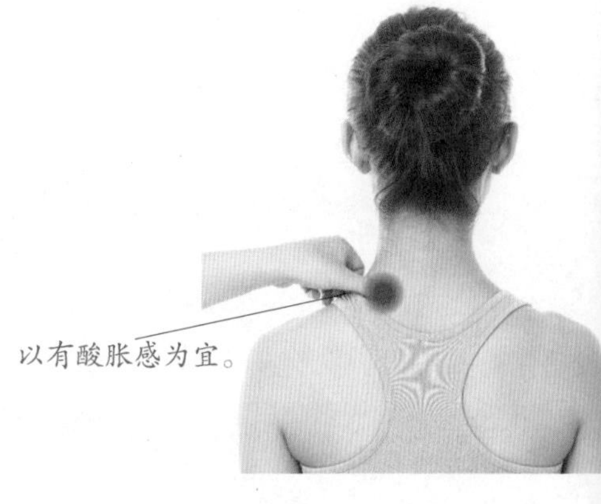

2 肩中俞穴：用拇指指腹用力点按肩中俞穴 2~3 分钟。

颈椎病防治小妙招

颈椎病虽不是致命的险症，却是恼人的顽疾。平时可以做“小燕子飞”动作，以锻炼项背肌肉。

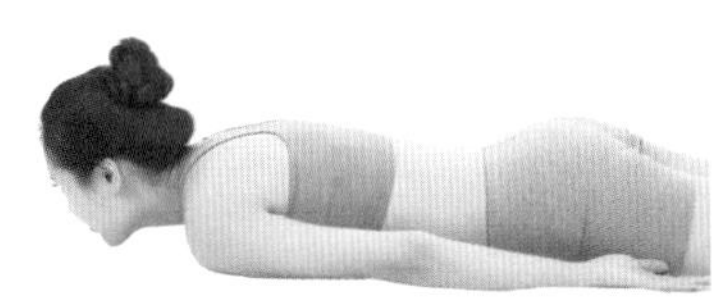

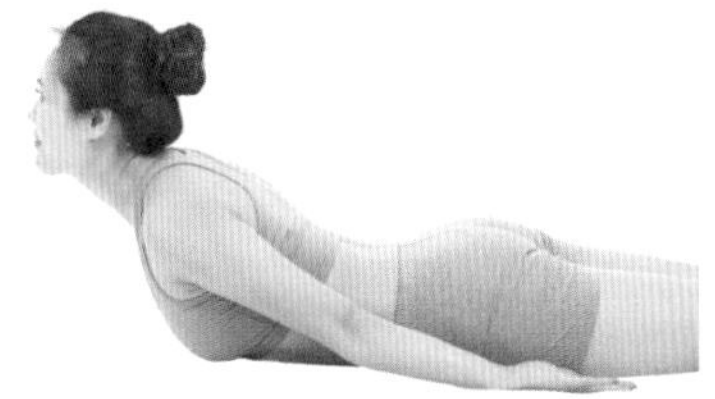

“小燕子飞”动作

取俯卧位，两手放在身体两侧，放松。抬头挺胸，尽可能将头抬高一些，坚持一会儿放下，再抬起头一会儿再放下，如此反复。可在早上起床后或晚上入睡前运动 2~3 分钟。

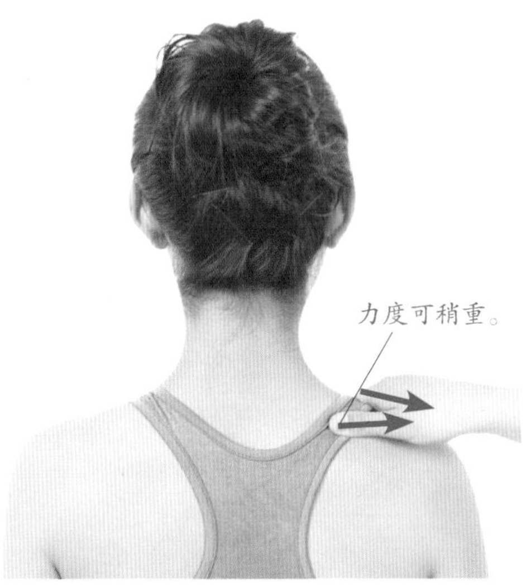

3 肩井穴：用拇指和其余四指相对，提拿肩井穴 2~3 分钟，以局部感到酸胀为佳。

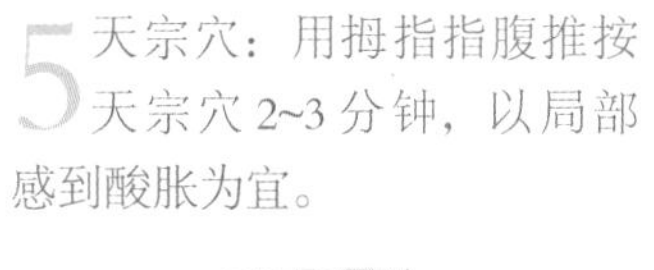

5 天宗穴：用拇指指腹推按天宗穴 2~3 分钟，以局部感到酸胀为宜。

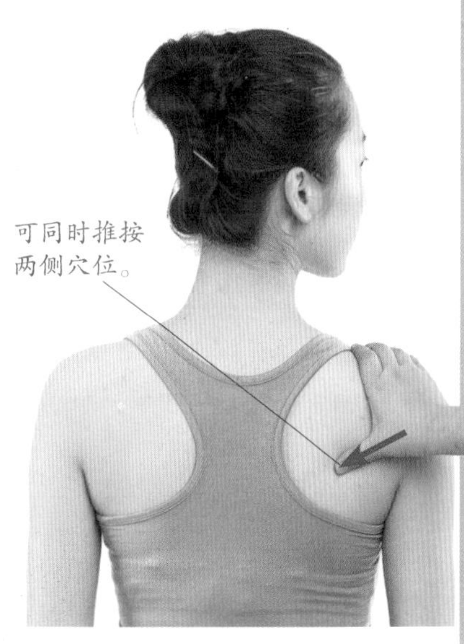

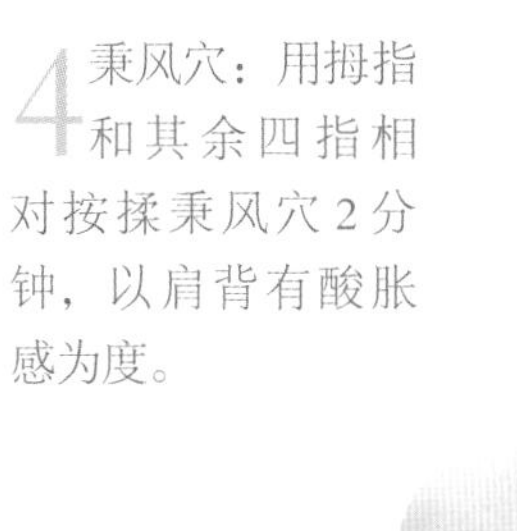

4 秉风穴：用拇指和其余四指相对按揉秉风穴 2 分钟，以肩背有酸胀感为度。

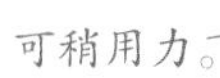

6 曲池穴：用拇指指腹按揉曲池穴 2~3 分钟。

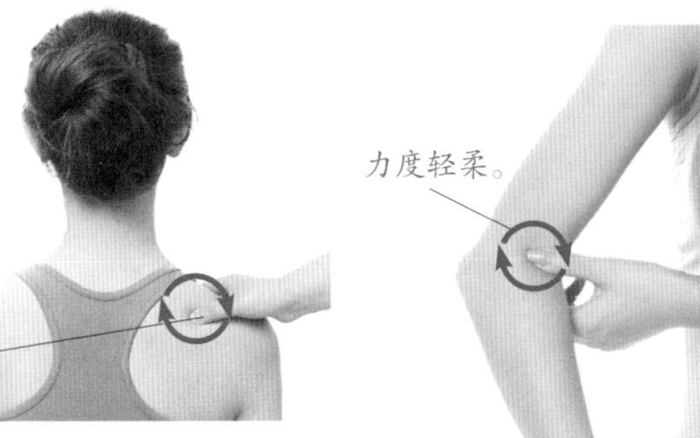

肝肾阴虚型 | 头晕眼花、耳鸣耳聋。

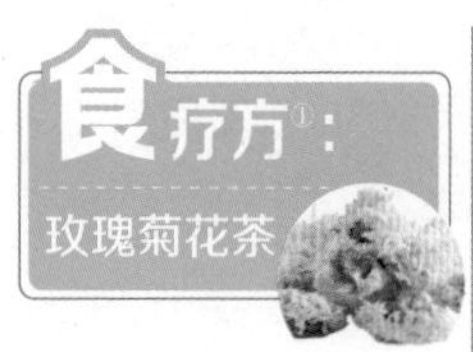

材料

干玫瑰花、干菊花。

做法

将干玫瑰花和干菊花一起放入杯中，以开水冲泡15分钟即可。

功效

养肝益肾。

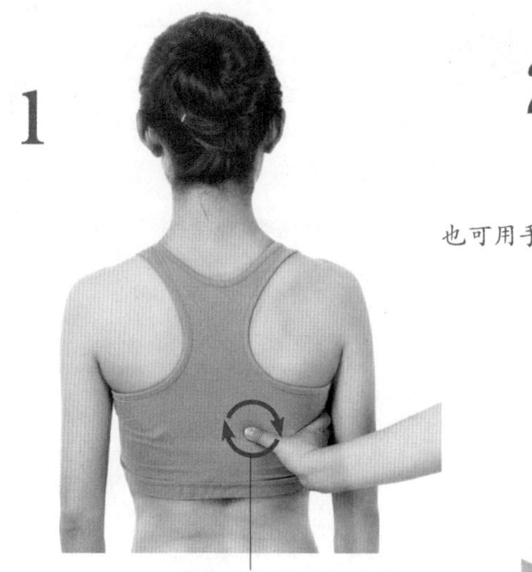

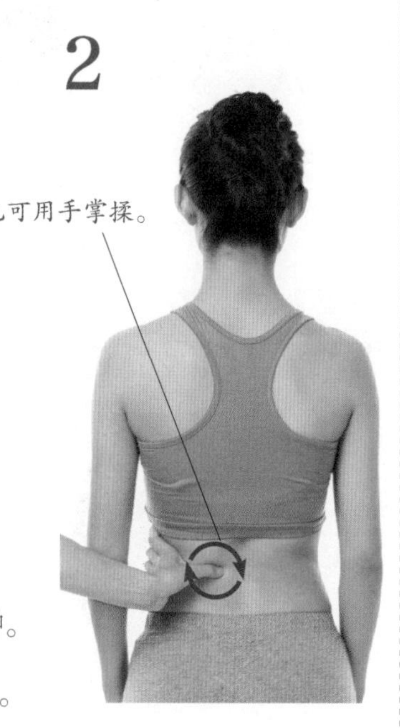

1 用拇指指腹按揉肝俞穴2~3分钟。

2 用拇指指腹按揉肾俞穴2~3分钟。

气血亏虚型 | 面色苍白、毫无血色，全身乏力，常出虚汗。

材料

干银耳、樱桃。

做法

泡好的银耳加清水熬煮30分钟后，加入去蒂的樱桃微煮即可。

功效

补气和血。

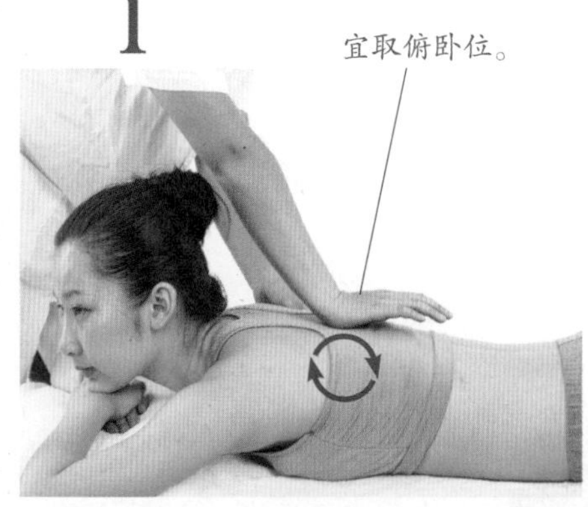

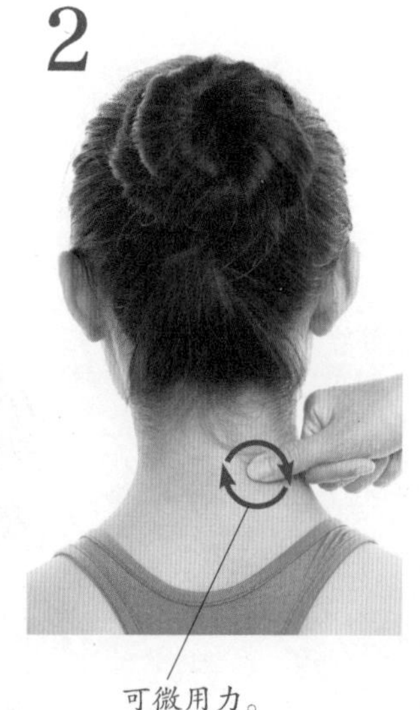

1 用手掌掌根按揉风门穴2~3分钟，可稍用力。

2 用拇指指腹点揉颈百劳穴2~3分钟，以有酸胀感为度。

①本书食疗方中所用食材均为日常生活中常用的，可根据自身需求选择用量。凡事过尤不及，所有食疗方不宜长期持续食用。

风寒外袭型 | 上肢发冷、遇寒加重。

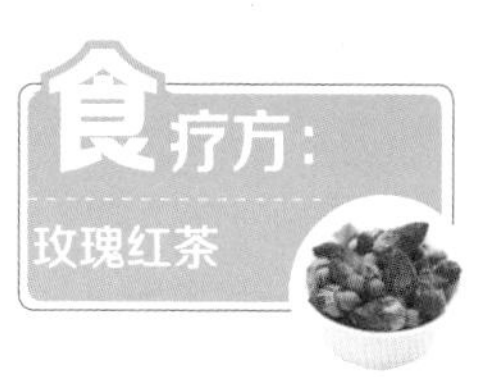

材料

红茶、干玫瑰花。

做法

红茶与干玫瑰花放入杯中，用开水冲泡15分钟即可。

功效

温中散寒。

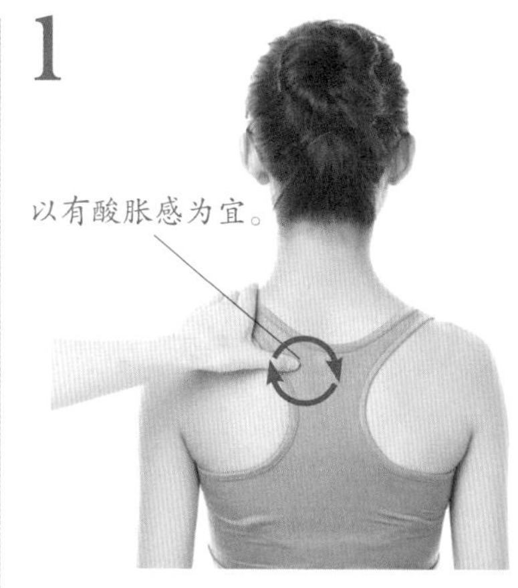

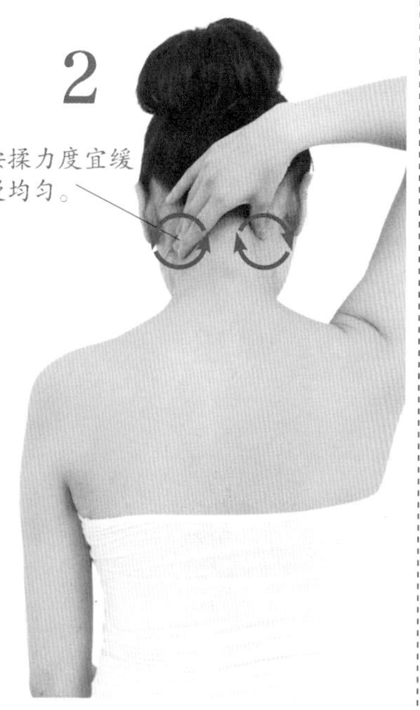

1 用拇指指腹按揉风门穴2~3分钟。

2 用拇指、食指指腹相对用力在风池穴处按揉2~3分钟。

劳伤筋骨型 | 有外伤史或有久坐职业史。

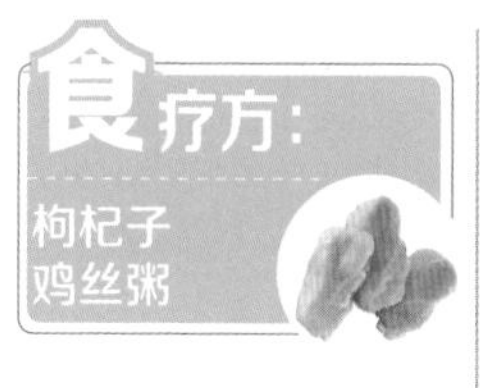

材料

鸡肉、大米、枸杞子。

做法

鸡肉切丝，与大米同煮成粥，再加入枸杞子稍煮即可。

功效

强健筋骨。

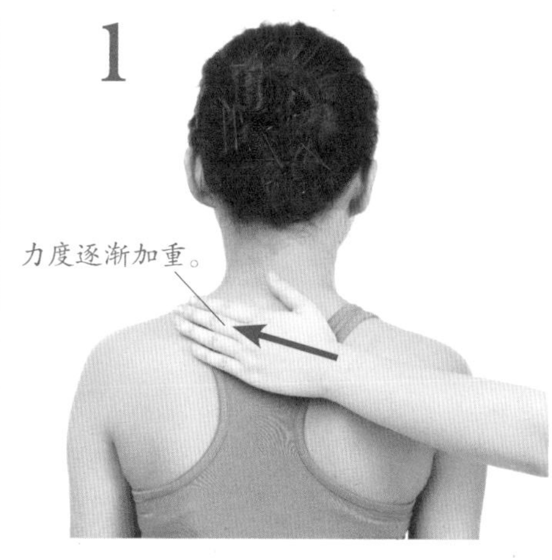

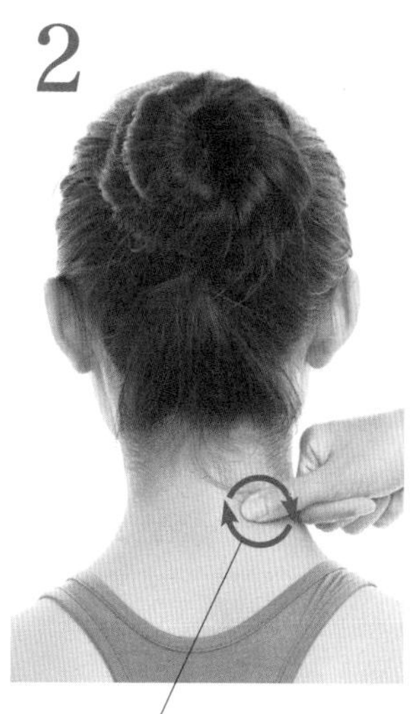

以有酸胀感为度。

1 用手掌掌根按压大椎穴2~3分钟。

2 用拇指指腹按揉颈百劳穴2~3分钟。

落枕

落枕是颈项部常见疾病，又称失枕，多由于睡觉姿势不正确或枕头高低不适，使颈项部肌肉处于紧张状态，导致颈项部肌肉痉挛而产生疼痛、活动受限、颈部僵硬或者斜颈等症状。

落枕防治小课堂：

- 落枕通用按摩方
- 风寒袭络型
- 气滞血瘀型
- 肝肾不足型
- 痰瘀阻络型

落枕取穴图

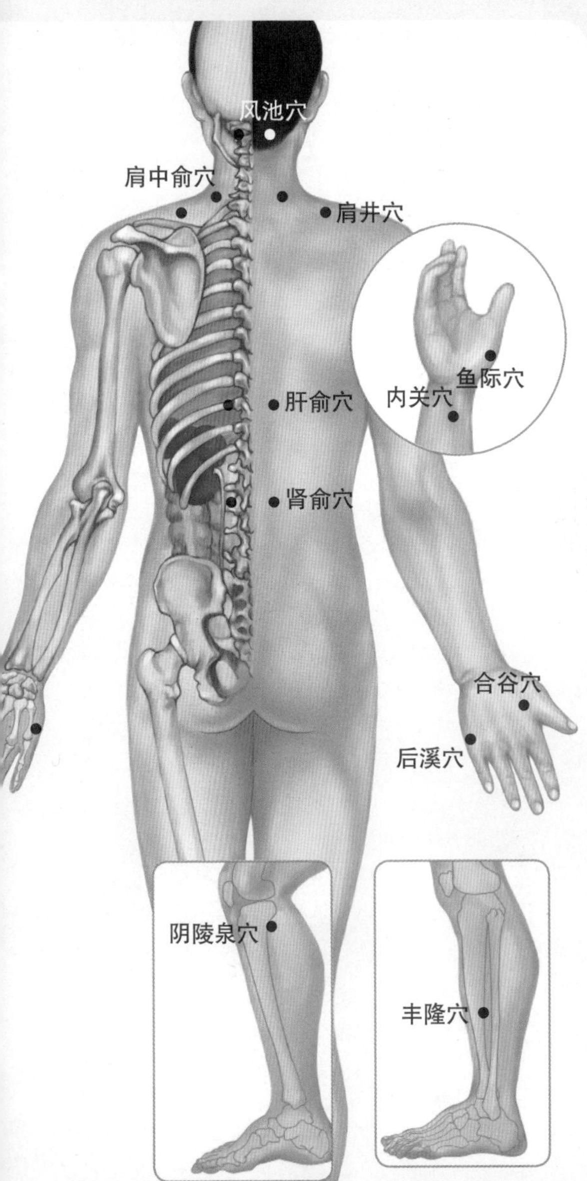

落枕通用按摩方

风池穴、肩井穴、肩中俞穴、后溪穴、合谷穴都是缓解落枕症状的重要穴位，可缓解落枕引起的颈部酸痛、活动受限等症状。

1 风池穴：用拇指、食指指腹相对用力按揉双侧风池穴 2~3 分钟。

可同时按揉两侧穴位。

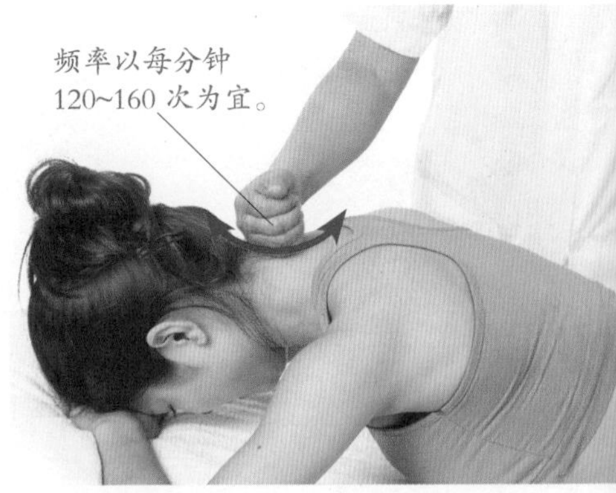

2 擦揉肩背部：手握拳，在颈项及肩背部施擦揉法 2~3 分钟。

落枕防治小妙招

落枕是我们常会遇到的问题，本来睡了一个美美的觉，结果起床后却发现自己脖子歪到一边了，这真是让人难受。那么，在生活中有哪些缓解落枕的小妙招呢？下面就让我们一起来看看吧。

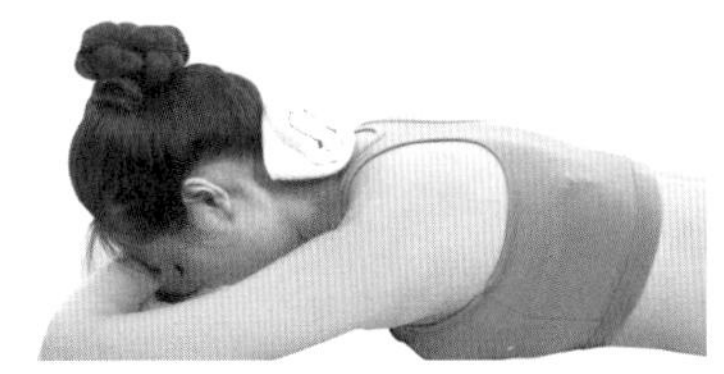

热毛巾敷患处

用热毛巾敷患处10~15分钟，可缓解局部肌肉痉挛，改善血液循环。

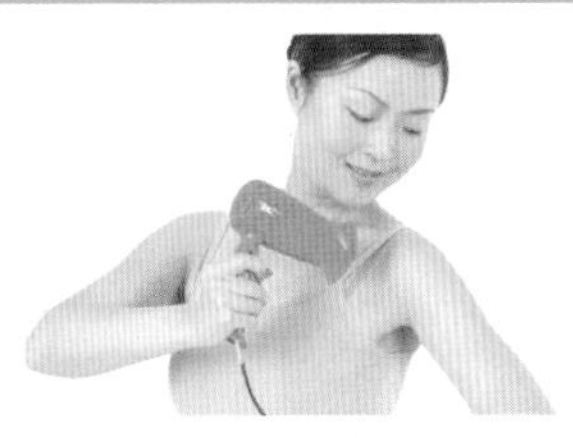

用吹风机吹颈部

用吹风机对着肩颈部吹热风，可以很好地促进肩颈部的血液循环，有缓解疼痛的作用。注意吹风机口不要离皮肤过近。

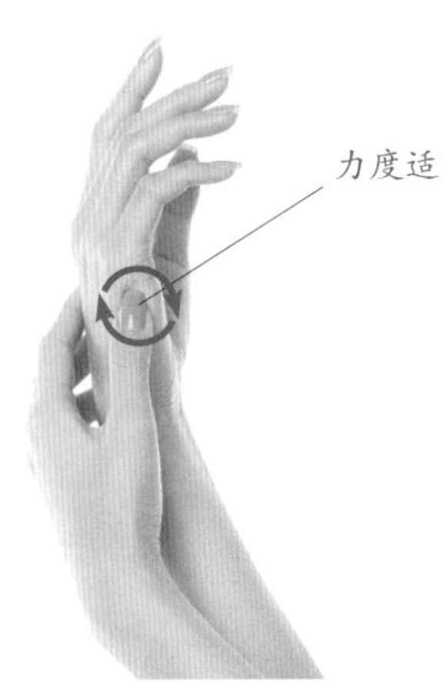

3 后溪穴：用拇指指端掐揉后溪穴2~3分钟。

5 肩中俞穴：用拇指指腹按揉肩中俞穴2~3分钟。

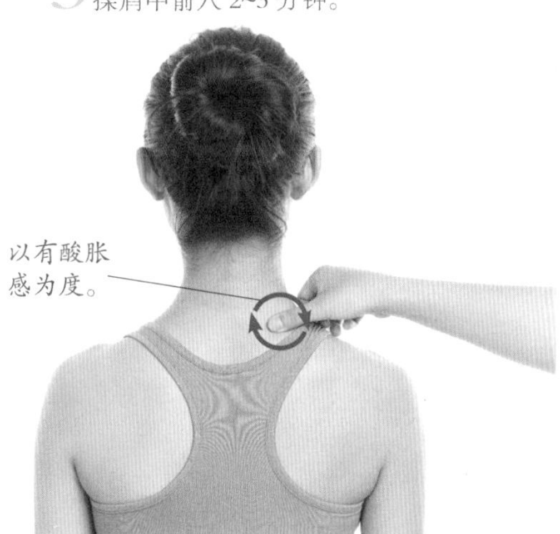

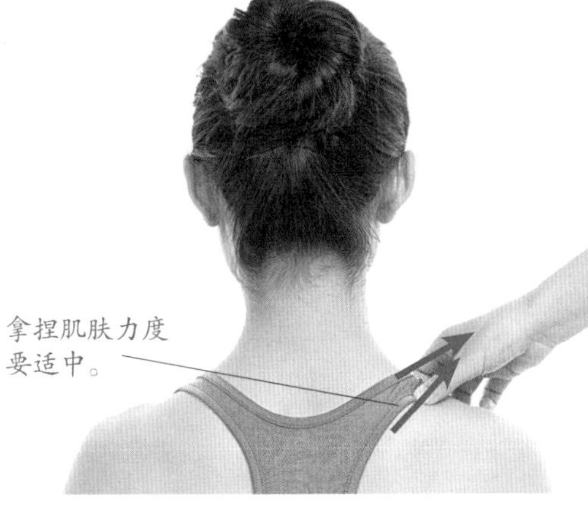

4 肩井穴：用拇指和其余四指相对拿捏肩井穴5分钟。

6 合谷穴：用拇指指端掐按合谷穴2~3分钟。

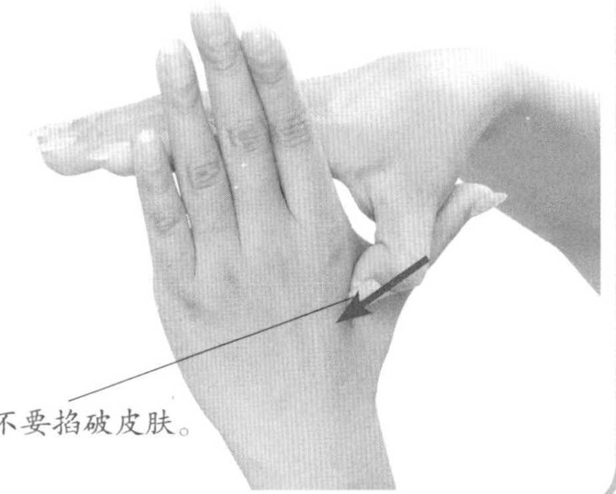

风寒袭络型 | 颈项强痛、活动受限、颈部压痛明显。

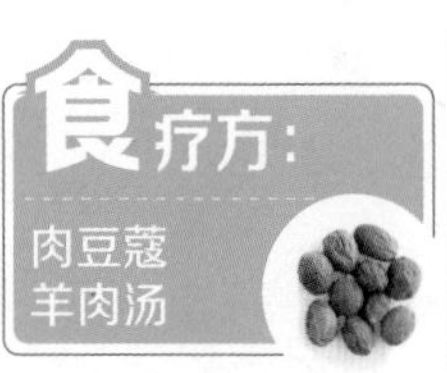

材料

羊肉、肉豆蔻、姜片、山药、盐。

做法

羊肉、肉豆蔻和姜片放入砂锅中，加入适量清水煲2小时；加入山药块煮20分钟，加盐调味即可。

功效

祛湿散寒。

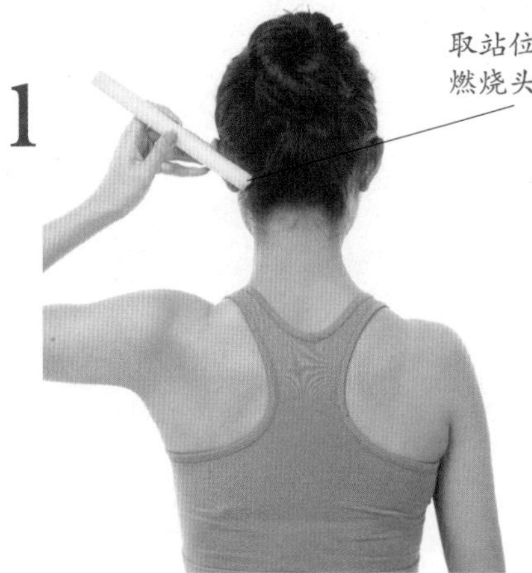

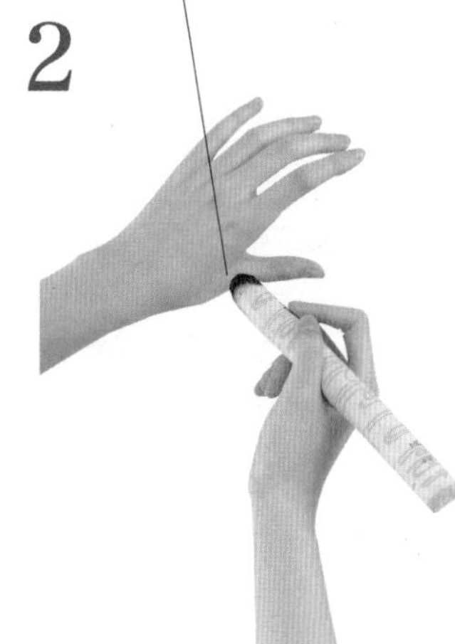

1 在通用疗法中按揉风池穴的基础上，再用艾条温和灸风池穴5分钟。

2 在通用疗法中掐按合谷穴的基础上，再用艾条温和灸合谷穴5分钟。

气滞血瘀型 | 有颈部扭伤史。

材料

益母草、绿茶。

做法

益母草、绿茶放入杯中，加开水冲泡15分钟即可。

功效

补中益气、活血化瘀。

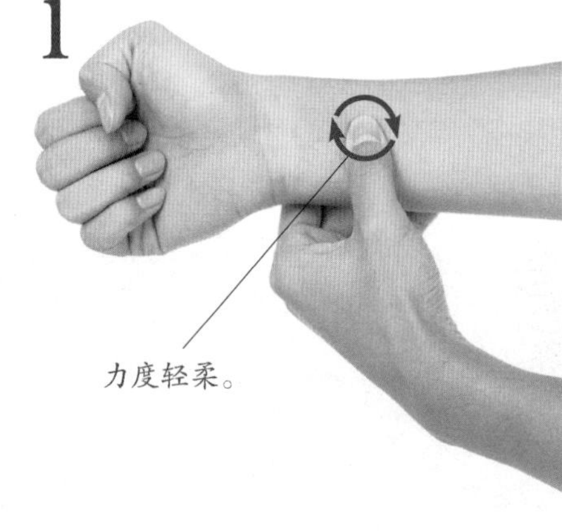

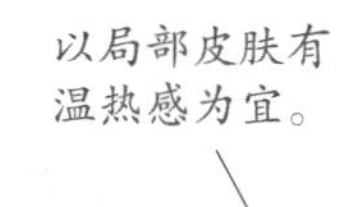

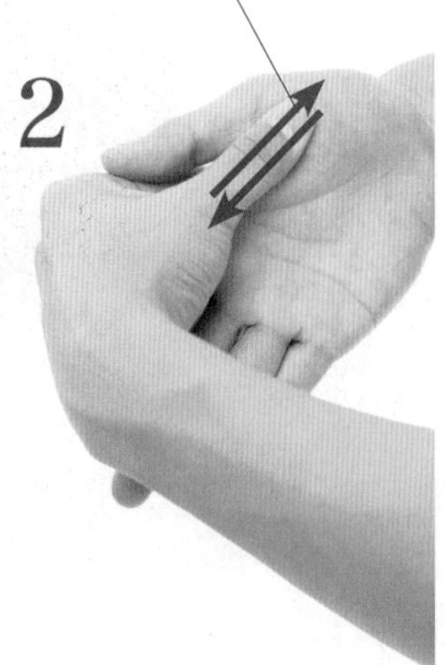

1 用拇指指腹按揉内关穴1分钟。

2 用拇指指腹着力于患侧鱼际穴上，沿直线来回搓擦2~3分钟。

肝肾不足型

五心烦热、畏寒肢冷、心悸气短、舌淡苔白。

材料

制首乌、大枣。

做法

制首乌洗净，大枣洗净后去核。将二者一起放入锅中，加水煎煮15分钟即可。

功效

滋补肝肾。

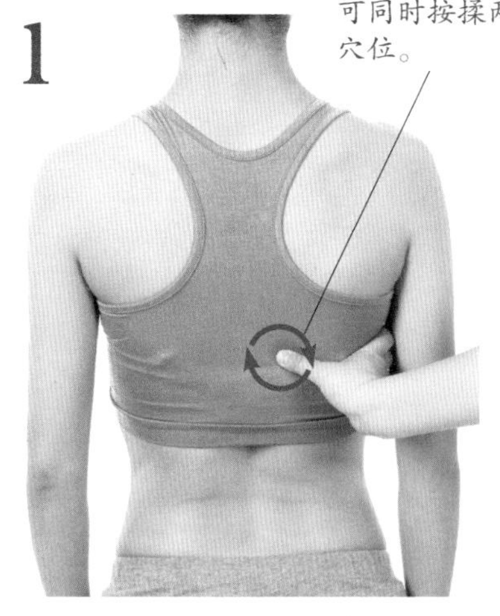

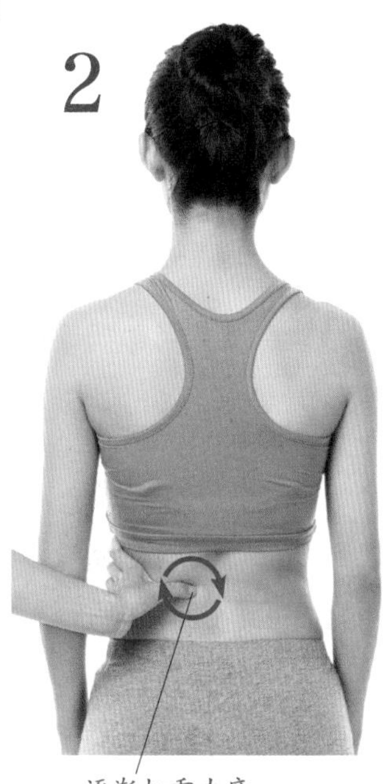

1 用拇指指腹按揉肝俞穴2~3分钟。

2 用拇指指腹按揉肾俞穴处2~3分钟。

痰瘀阻络型

颈部有固定压痛点，舌紫或有瘀斑、苔薄白。

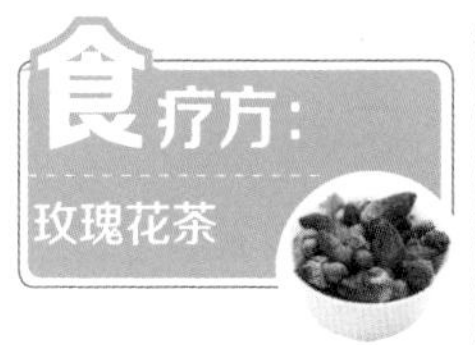

材料

干玫瑰花、干桑叶、绿茶。

做法

将所有茶材放入杯中，加开水冲泡15分钟即可。

功效

健脾化痰、活血化瘀。

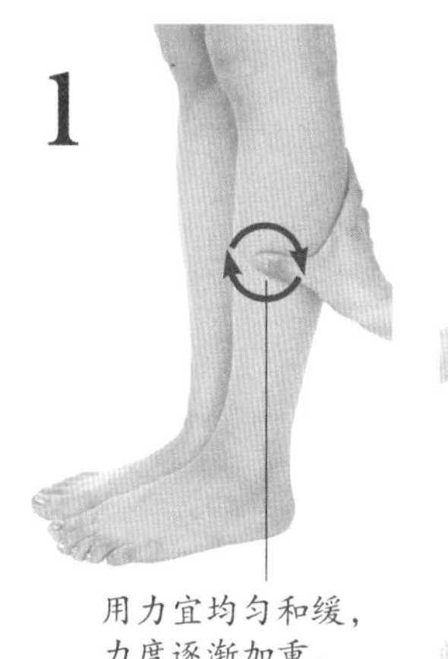

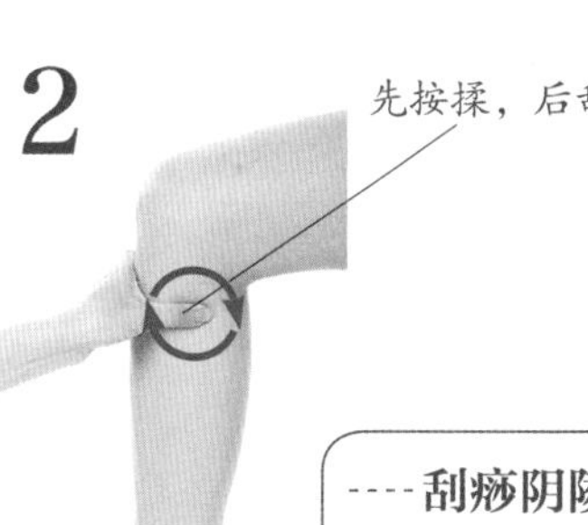

1 用拇指指腹按揉丰隆穴2~3分钟，以有酸胀感为度。

2 用拇指指腹按揉阴陵泉穴2~3分钟，再刮痧阴陵泉穴5分钟。

刮痧阴陵泉穴

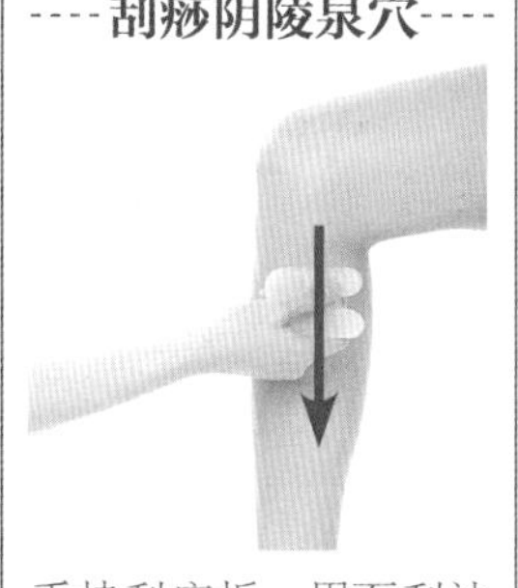

手持刮痧板，用面刮法刮拭阴陵泉穴5分钟。

肩周炎

肩周炎即肩关节周围炎的简称，是指肩关节及其周围软组织退行性改变所引起的肌肉、肌腱、滑囊、关节囊等肩关节周围软组织的炎症反应。肩周炎是常见病、多发病，主要症状表现为肩部放射性疼痛。

肩周炎防治小课堂：

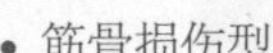

- 肩周炎通用按摩方
- 风寒外袭型
- 气血两虚型
- 肝肾亏损型
- 筋骨损伤型

肩周炎取穴图

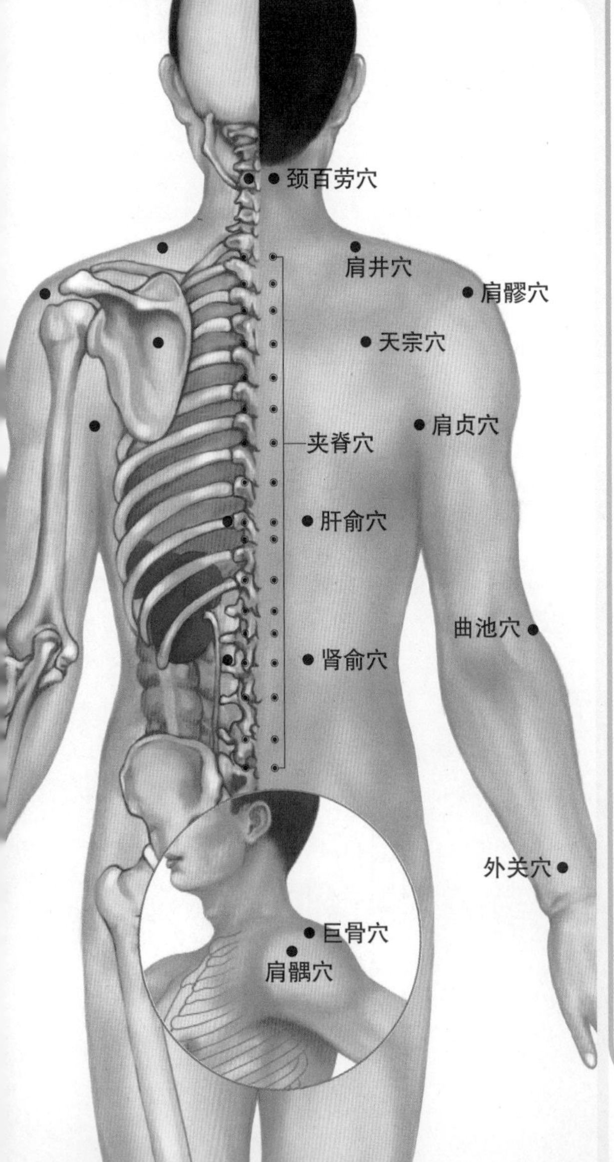

肩周炎通用按摩方

天宗穴、肩井穴、肩髎穴、肩贞穴是临床治疗肩周炎常用的穴位。按摩这几个穴位，能够祛风散寒、温经通络，对缓解肩周炎有较好的疗效。

1 肩井穴：拇指与食指、中指相对，拿捏肩井穴1分钟。

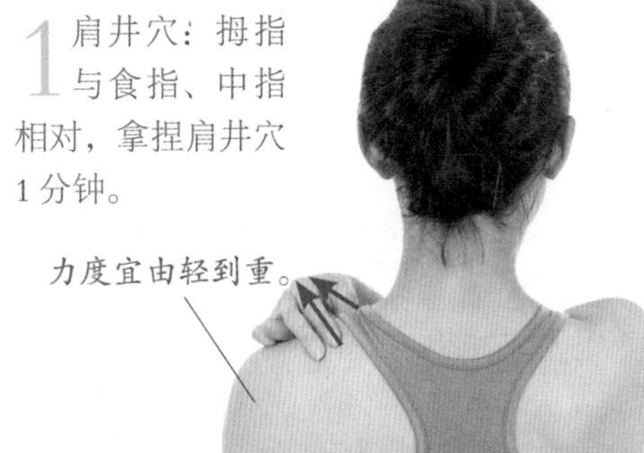

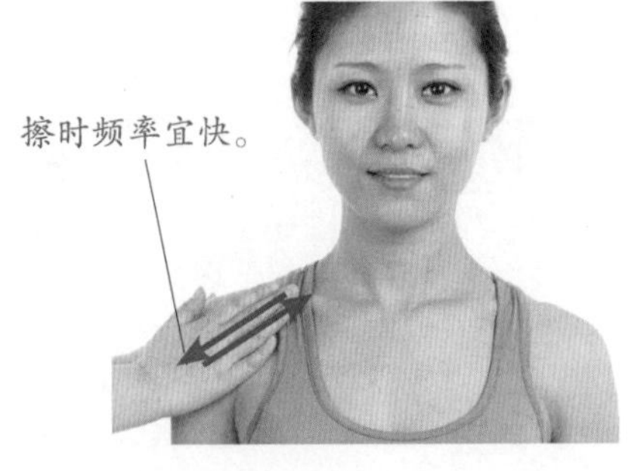

2 肩贞穴：用两手手掌相对，在肩贞穴处搓擦2~3分钟

肩周炎防治小妙招

学生族或上班族常常有肩关节酸痛、僵硬，甚至肩关节活动受限的困扰。下面介绍几个小妙招，以缓解肩周不适。

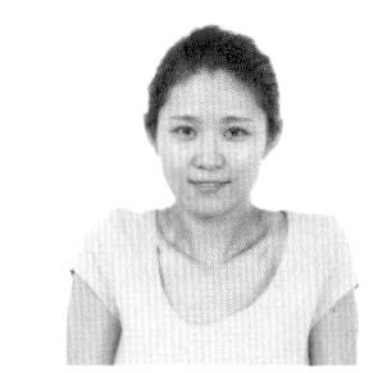

耸肩

先将双肩向耳朵方向耸起，直到颈部和肩膀处产生轻微的紧张感，保持这个姿势 10 秒钟。

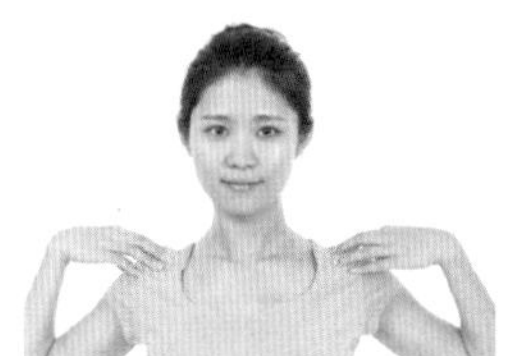

转动肩部

两手臂弯曲，手指放到肩膀上，左右侧同时转动肩部，坚持转动 2 分钟。

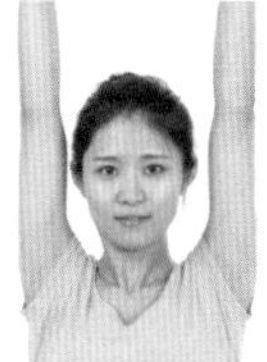

抬头伸臂

两手十指交错向上伸，双臂尽可能抬高，保持姿势 1 分钟。

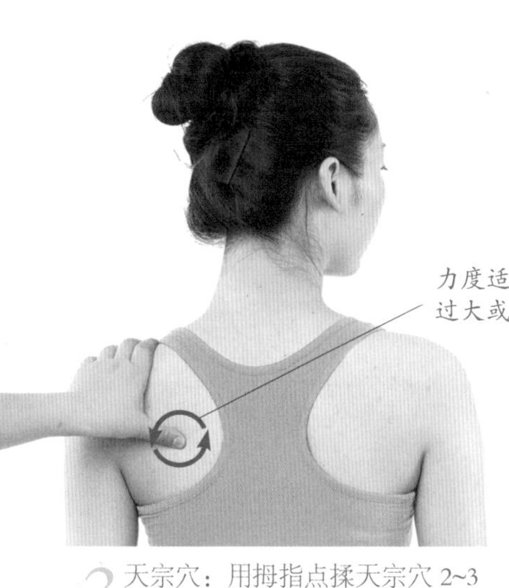

3 天宗穴：用拇指点揉天宗穴 2~3 分钟。

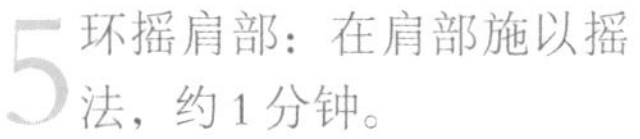

5 环摇肩部：在肩部施以摇法，约 1 分钟。

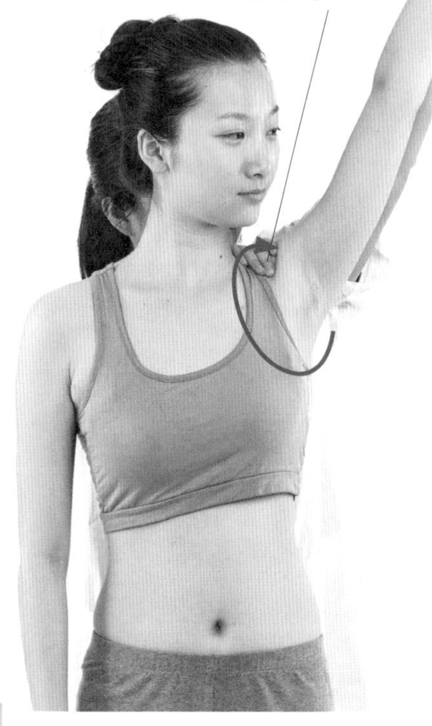

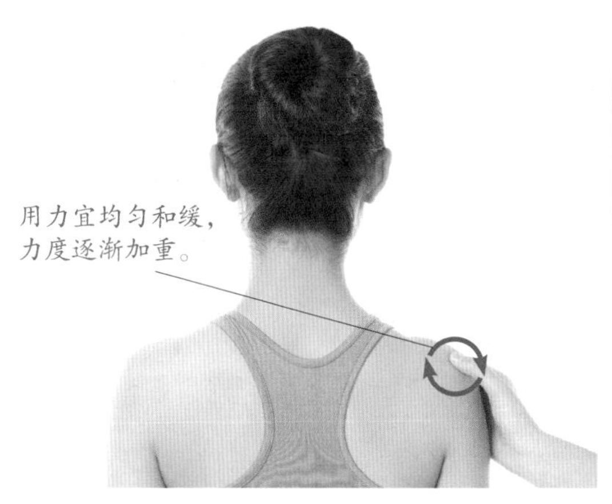

4 肩髎穴：在肩髎穴施以点揉法 1 分钟，以有酸胀感为度。

风寒外袭型｜肩部疼痛，遇风寒痛增、得温痛缓，畏寒恶风。

材料

糯米、生姜、葱白。

做法

糯米、生姜放入砂锅内，加水煮沸，加入葱白，煮至粥成。

功效

解表发汗。

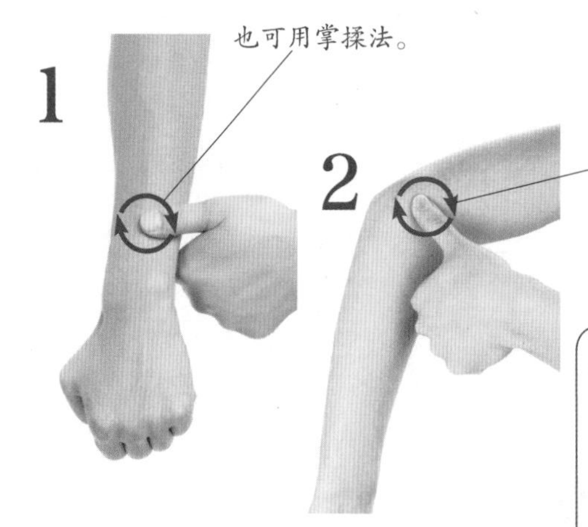

1 用拇指指腹按揉外关穴 2~3 分钟。

2 用拇指指腹按揉曲池穴 2~3 分钟，再艾灸曲池穴 5 分钟。

艾灸曲池穴

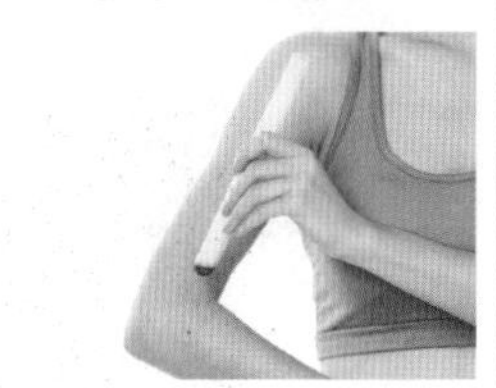

点燃艾条，距离皮肤 5 厘米，对准穴位处皮肤，温和灸曲池穴 5 分钟。

气血两虚型｜肩部酸痛，劳累后疼痛加重。

食疗方：黄芪大枣茶

材料

黄芪、枸杞子、大枣。

做法

将黄芪、枸杞子和大枣放入锅中，加水煎煮 15 分钟即可。

功效

补气养血。

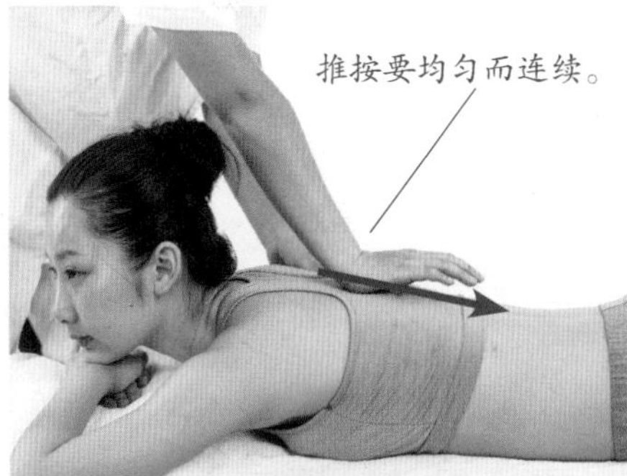

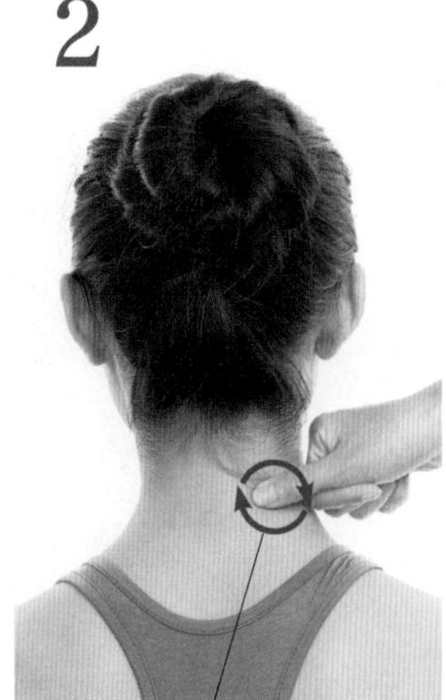

1 用手掌掌根推擦患侧夹脊穴 2~3 分钟，可稍用力。

2 用拇指指腹点揉颈百劳穴 1 分钟。

肝肾亏虚型 | 肩部疼痛僵硬、腰膝酸软、畏寒肢冷。

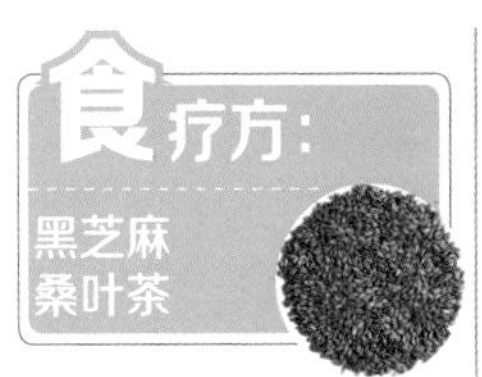

材料

熟黑芝麻、桑叶。

做法

将桑叶和熟黑芝麻放入杯中，用开水冲泡15分钟，取汁即可。

功效

补益肝肾。

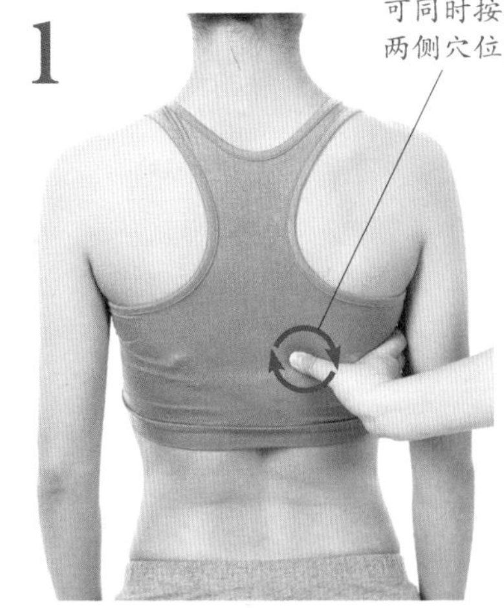

2

可同时按揉两侧穴位。

1 用拇指指腹按揉肝俞穴2~3分钟。

2 用拇指指腹按揉肾俞穴2~3分钟。

筋骨损伤型 | 背部肌肉失养、轻度萎缩。

材料

牛膝骨、杜仲、陈皮。

做法

牛膝骨斩块洗净、汆水后，和其他食材一起煲1.5个小时即可。

功效

强健筋骨。

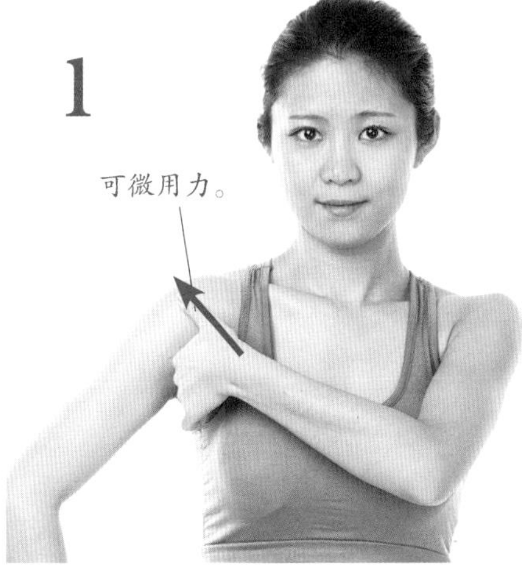

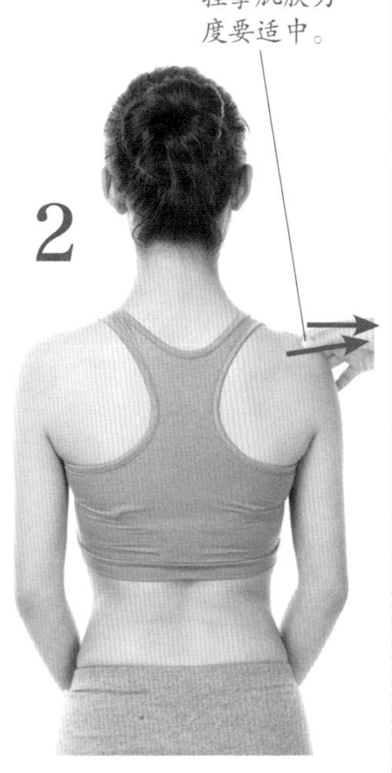

1 用拇指指腹按压肩髃穴1分钟。

2 用拇指和食指、中指相对拿捏巨骨穴2~3分钟，以有酸胀感为度。

腰背痛

大多数成年人有过腰背痛的经历，尤其是长期坐在电脑前工作的上班族。那么，在生活中应该怎样做好腰背部的养护呢？下面就介绍一些防治腰背部疼痛的按摩方法。

腰背痛防治小课堂：

- 腰背痛通用按摩方
- 寒湿凝滞型
- 肾精亏损型
- 气滞血瘀型
- 湿热重着型

腰背痛取穴图

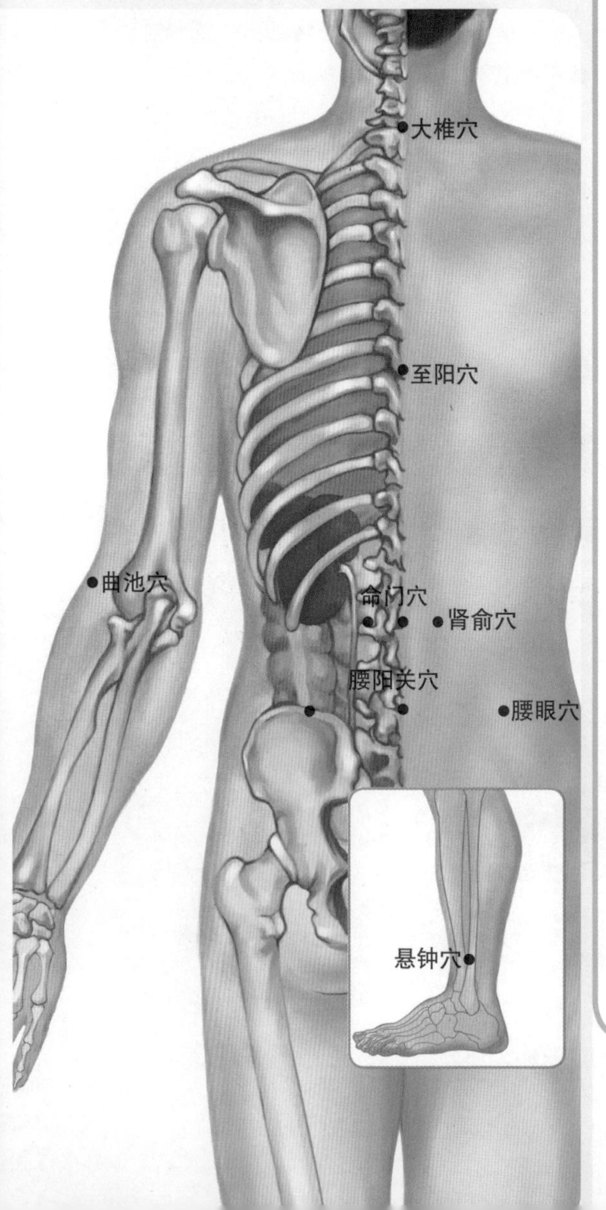

腰背痛通用按摩方

肾俞穴、命门穴具有温肾阳、利腰脊的功效。大椎穴主治腰背痛。腰眼穴具有较好的活血通络、健腰益肾的作用。腰阳关穴能够疏通阳气、强腰膝，同时还可益下元。

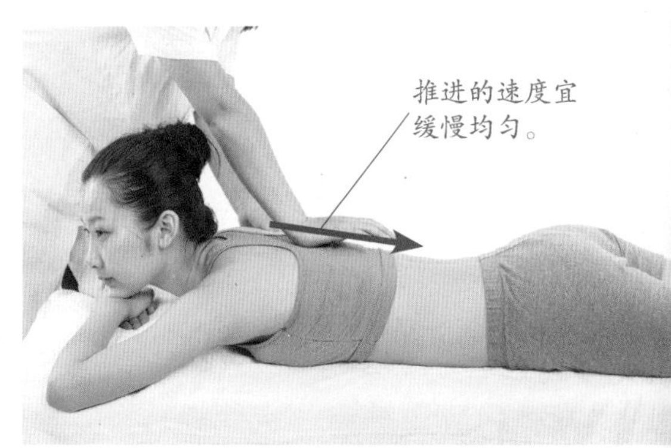

1 大椎穴：用掌根推按大椎穴 1 分钟，以有温热感为度。

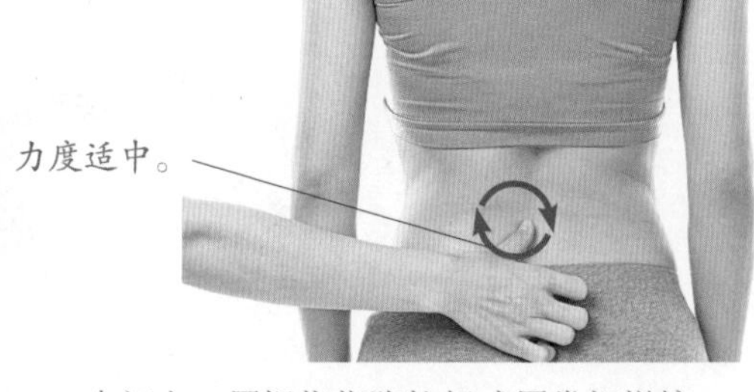

2 命门穴：用拇指指腹按揉或用掌根搓擦命门穴 2~3 分钟。

腰背痛防治小妙招

在平时生活中，如果不多加注意护理腰背部，就很容易发生腰背痛的情况。除了按摩外，我们还可以掌握一些小妙招，以防治腰背痛。

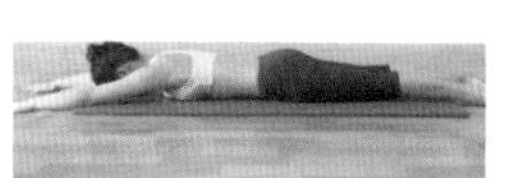
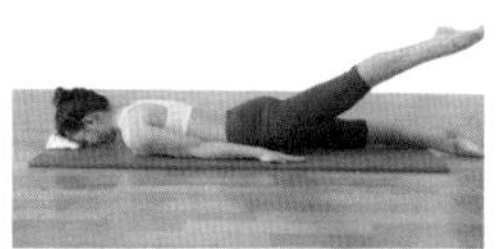
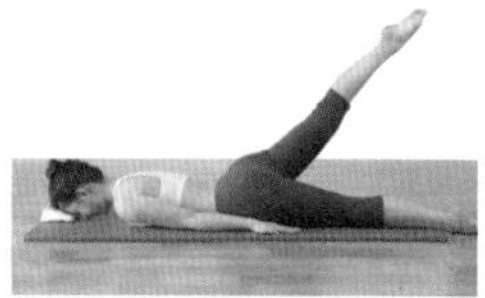

左右抬腿

俯卧在地垫上，胳膊向前伸展，四肢尽可能舒展。保持姿势 30 秒。双侧胳膊向后贴至大腿外侧，抬起左腿，坚持 15 秒再放下。左脚放下后，抬起右腿，坚持 15 秒再放下。左右交替为 1 次，可做 3 次。

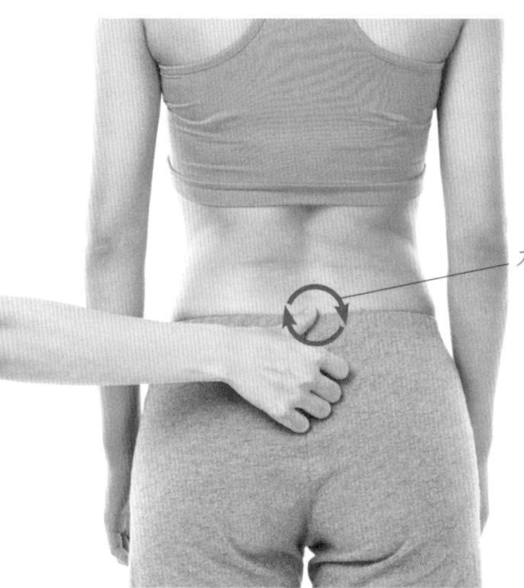

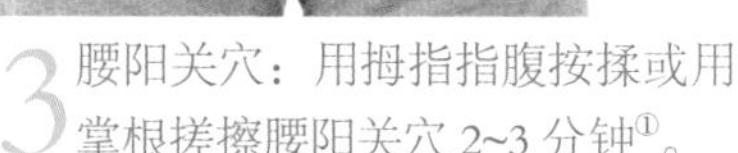

3 腰阳关穴：用拇指指腹按揉或用掌根搓擦腰阳关穴 2~3 分钟①。

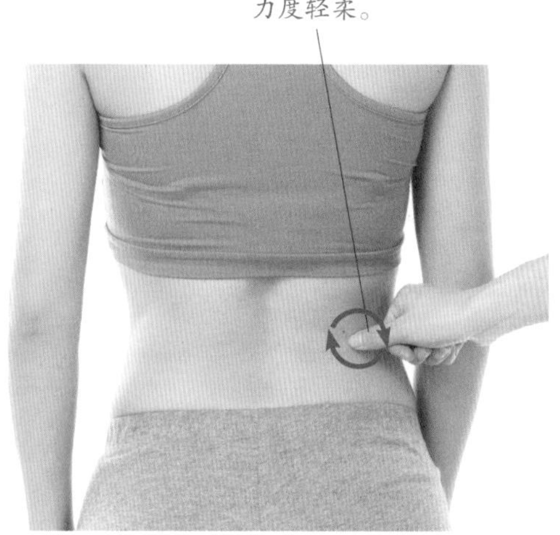

5 腰眼穴：用拇指指腹按揉腰眼穴 2~3 分钟。

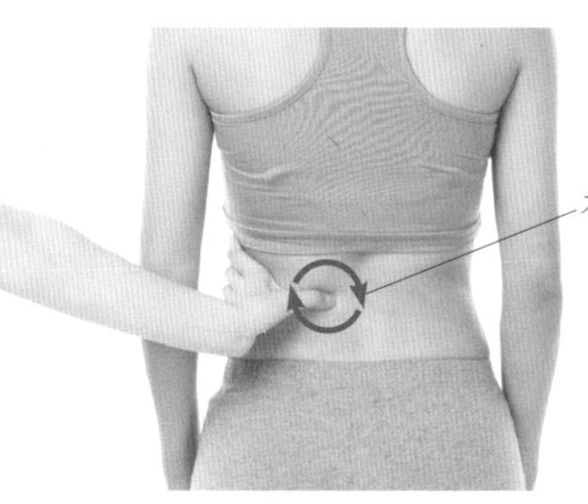

4 肾俞穴：用拇指指腹按揉肾俞穴 2~3 分钟。

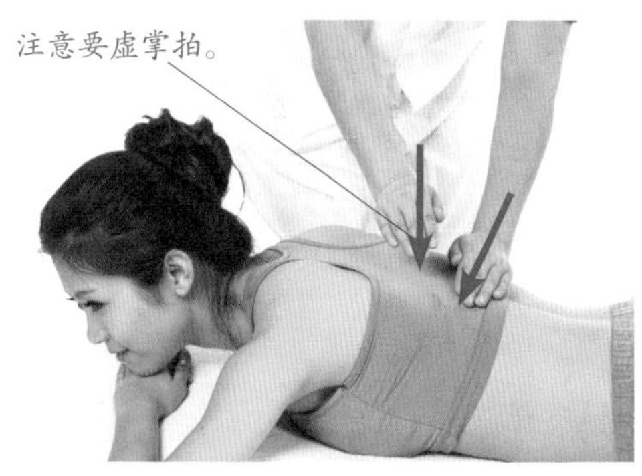

6 轻拍背部：用手掌从上向下拍打背部 2~3 分钟，力度要轻柔。

①命门穴、腰阳关穴相距较近，实际操作时可同时搓擦，详见演示视频。

寒湿凝滞型 | 日轻夜重、得温痛减。

材料

糯米、酒曲。

做法

糯米浸泡 8 小时后，加酒曲搅拌，放进容器里，盖上纱布发酵 10 天即可。

功效

驱寒祛湿。

1

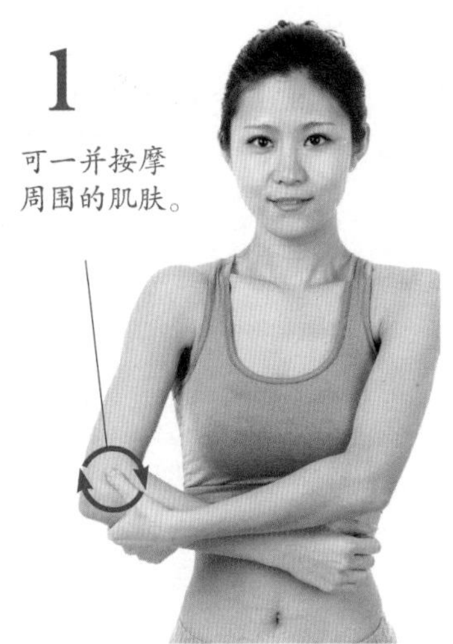

2

也可用指揉法。

1 用拇指指腹按揉曲池穴 2~3 分钟，刺激力度可稍重。

2 用手掌掌根按揉至阳穴 2~3 分钟。

肾精亏损型 | 腰腿发凉、舌质淡。

食疗方：

枸杞子乌鸡汤

材料

枸杞子、乌鸡、生姜、盐。

做法

乌鸡、枸杞子和生姜片放入砂锅中，加清水大火烧沸，转小火煲 2 小时，加盐调味即可。

功效

滋补肝肾。

1

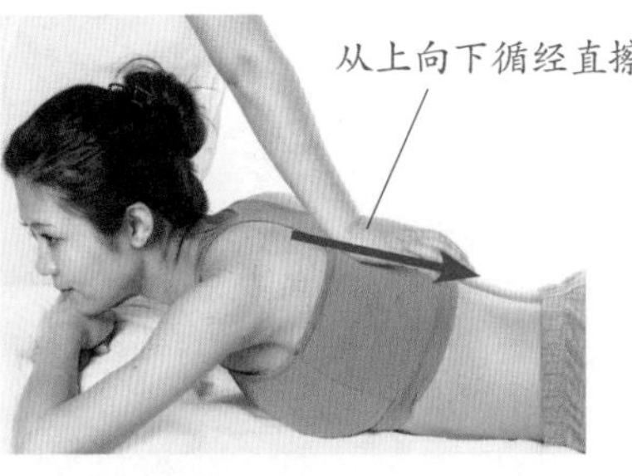

2

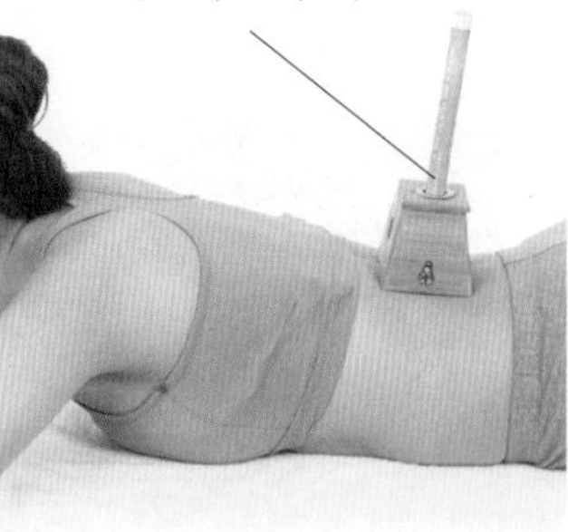

1 用手掌掌根直擦脊柱两侧膀胱经 2~3 分钟。

2 在通用疗法中按揉肾俞穴的基础上，再艾盒灸肾俞穴 5 分钟。

气滞血瘀型｜舌质暗紫或有斑，舌苔薄白或薄黄。

材料

干玫瑰花、木瓜片、冰糖。

做法

将所有茶材一起放入杯中，加开水泡15分钟即可。

功效

补气活血。

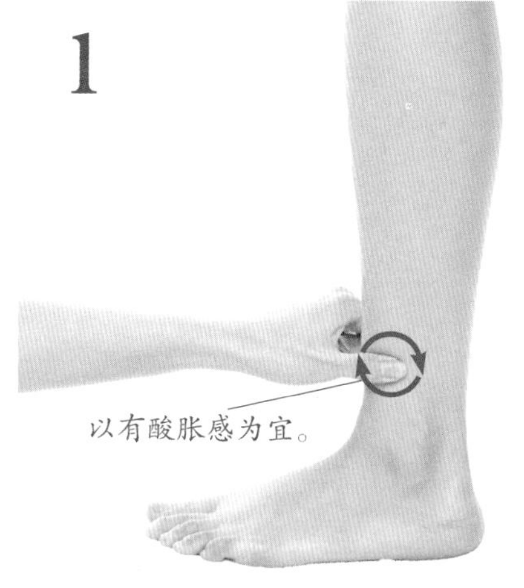

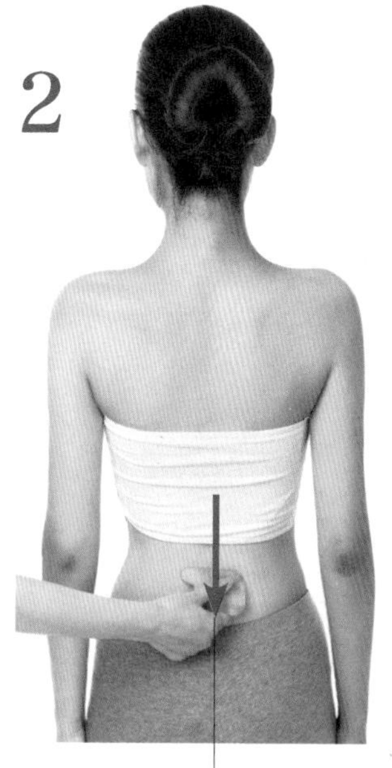

1 用拇指指腹按揉悬钟穴2~3分钟。

2 在通用疗法中按揉命门穴的基础上，再用刮痧板面刮命门穴5分钟。

湿热重着型｜舌质胖淡、舌苔白腻。

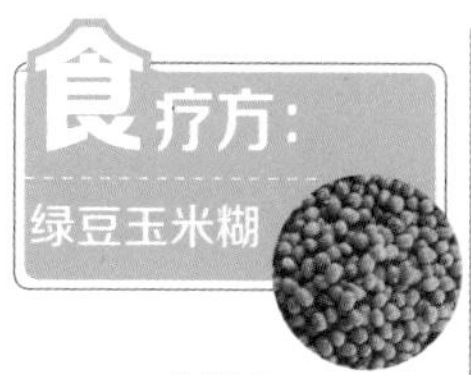

材料

鲜玉米粒、绿豆。

做法

绿豆浸泡4小时，再将所有材料倒入豆浆机中，加清水，打成糊状即可①。

功效

除湿清热。

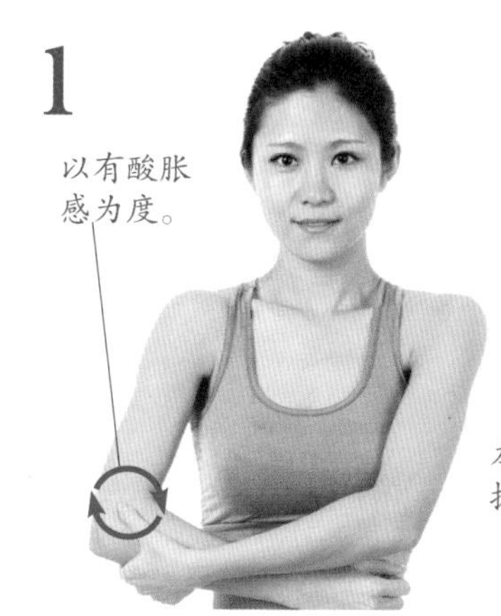

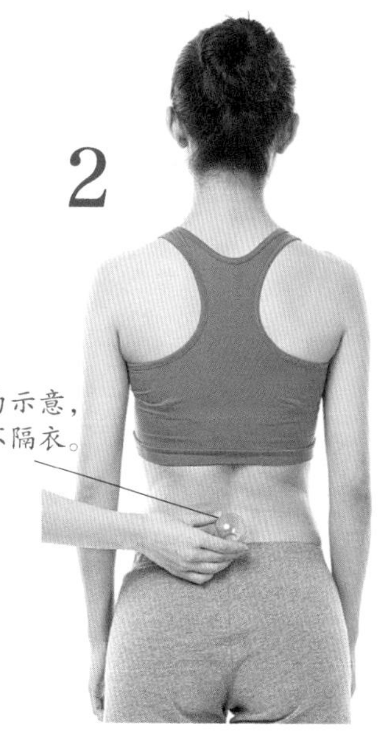

1 用拇指指腹按揉曲池穴2~3分钟。

2 在通用疗法中按揉腰阳关穴的基础上，再用留罐法拔罐腰阳关穴10~15分钟。

①若并非使用豆浆机，需将豆浆煮熟食用，以免引起身体不适。

腰肌劳损

腰肌劳损是指腰部肌肉及其附着点筋膜或骨膜出现慢性损伤性炎症，主要症状是腰或腰骶部胀痛、酸痛，反复发作，疼痛可随气候变化或劳累程度而变化，如日间劳累加重，休息后可减轻，时轻时重。

腰肌劳损防治小课堂：

- 腰肌劳损通用按摩方
- 肾虚型
- 气滞血瘀型
- 寒湿型
- 湿热型

腰肌劳损取穴图

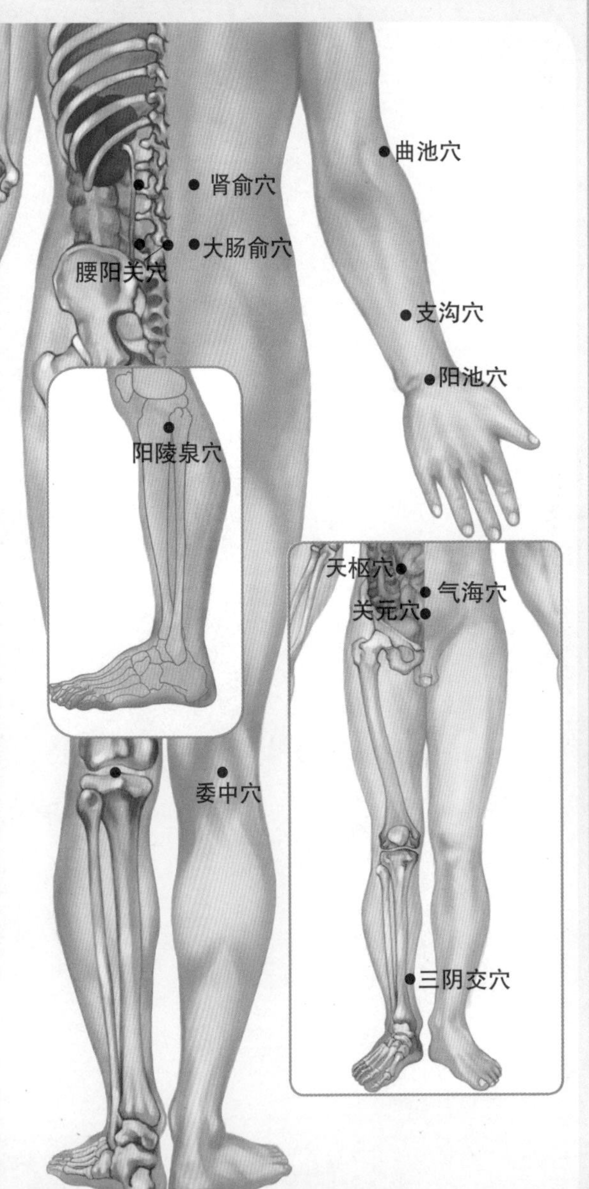

腰肌劳损通用按摩方

气海穴、阳陵泉穴具有舒筋活络、强壮腰膝的作用。肾俞穴具有滋阴壮阳、补肾健腰的作用。委中穴可舒筋活络、解痉止痛。腰阳关穴为督脉上阳气通过处，可起到疏通阳气、强腰膝、益下元的作用。

1 气海穴：用拇指指腹轻轻按揉气海穴 1 分钟。

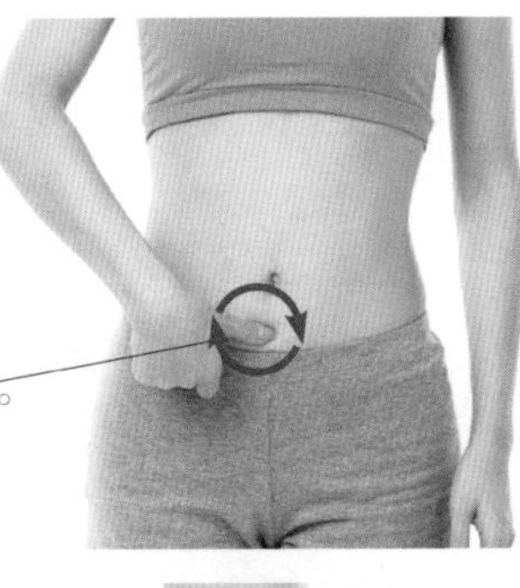

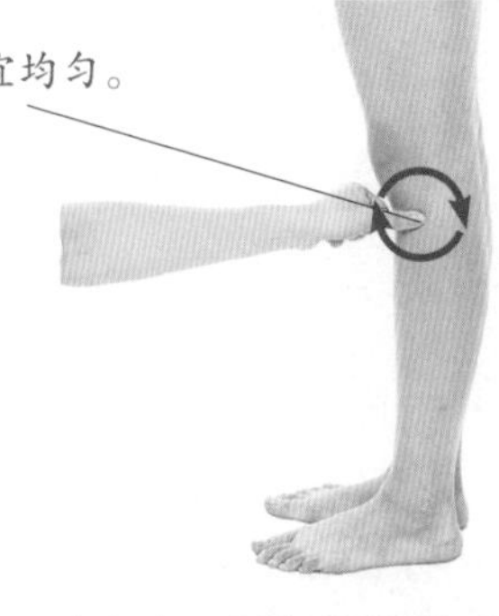

2 阳陵泉穴：用拇指指腹重力点揉阳陵泉穴 1 分钟，以有酸胀感为宜。

腰肌劳损防治小妙招

长期久坐不动、缺乏锻炼是导致腰部肌肉、椎间盘与韧带组织出现慢性损伤的重要原因之一，平时多运动，有助于防治腰肌劳损。

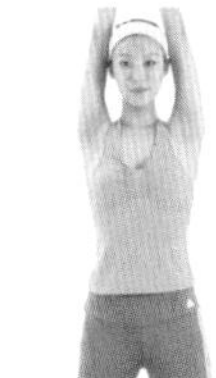

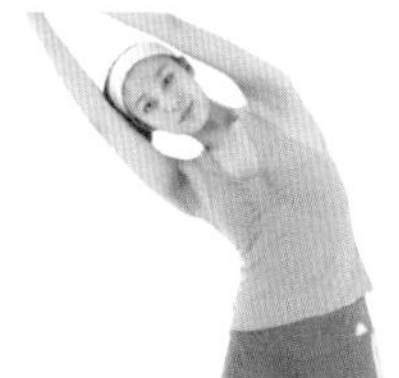

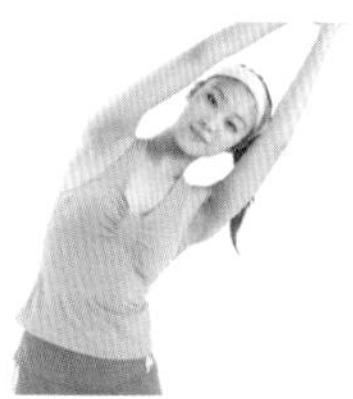

左右摆动

身体站直，双手向上举起，手臂尽可能向上伸展，然后双脚微微分开。保持下半身不动，双手向右侧摆动，保持姿势 15 秒，身体站直。双手向左侧摆动，保持姿势 15 秒。

3 肾俞穴：用拇指指腹按揉肾俞穴 1 分钟。

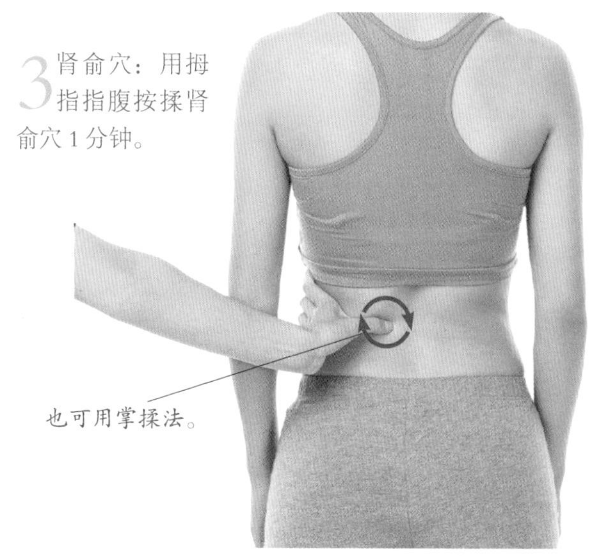

也可用掌揉法。

4 大肠俞穴：用拇指指腹按揉大肠俞穴 1~3 分钟。

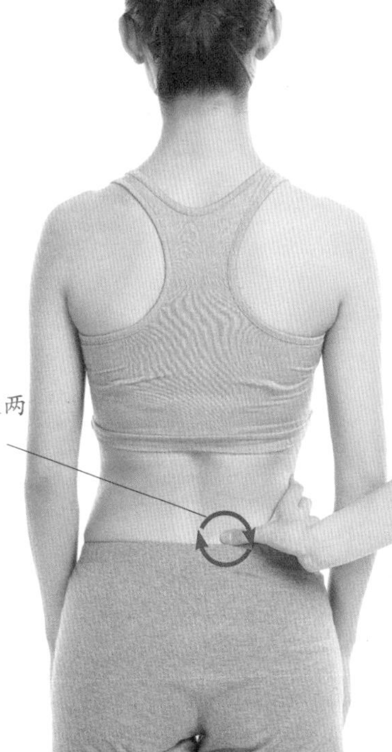

可同时按揉两侧穴位。

可一并按摩周围的肌肤。

5 委中穴：用拇指指腹按揉委中穴 30 次。

肾虚型 | 腰背酸沉疼痛，喜按喜揉；腰膝无力，遇劳更甚，卧则减轻。

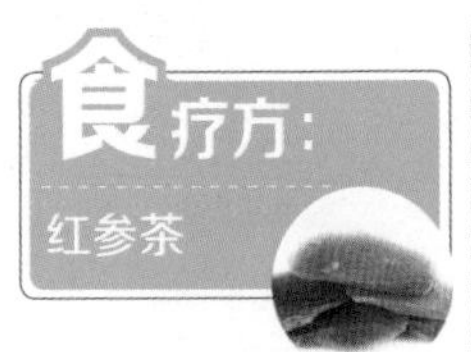

材料

红参、枸杞子。

做法

红参、枸杞子加水煎煮 15 分钟即可。

功效

大补元气。

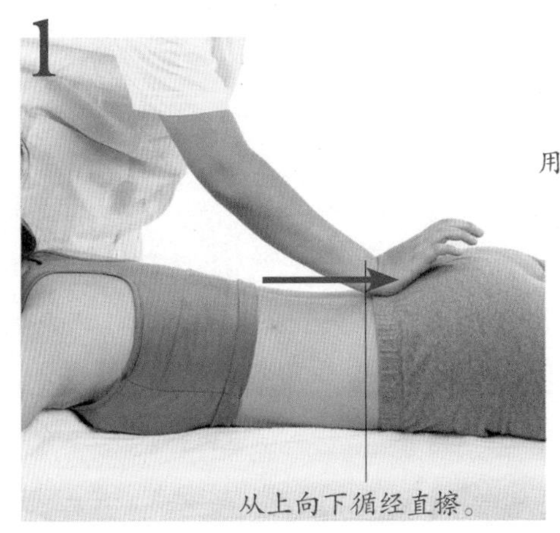

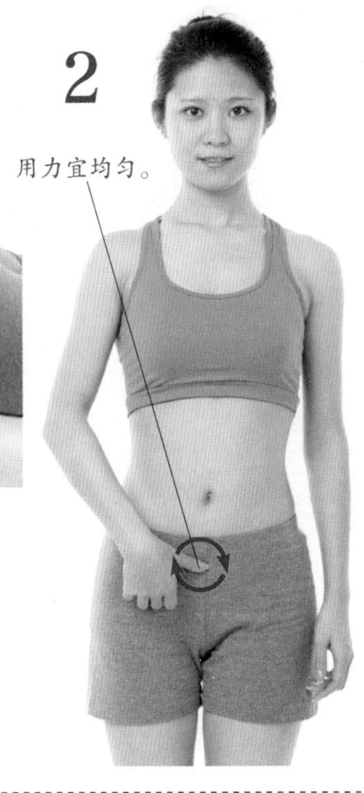

1 用掌根直擦腰部两侧膀胱经 2~3 分钟。

2 用拇指指腹用力点揉关元穴 2~3 分钟。

气滞血瘀型 | 腰背部胀痛或刺痛，痛有定处，日轻夜重。

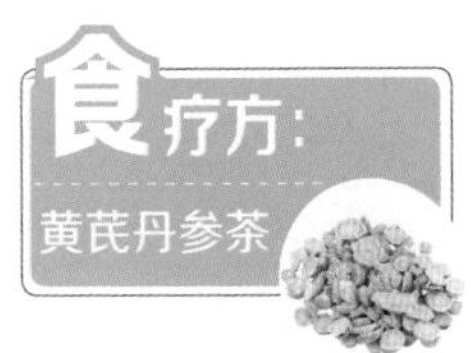

材料

黄芪、丹参。

做法

将黄芪、丹参放入杯中，加沸水冲泡 15 分钟即可。

功效

补气升阳、活血化瘀。

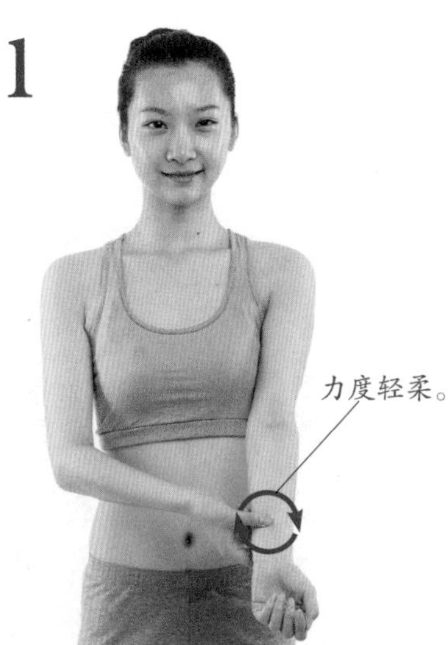

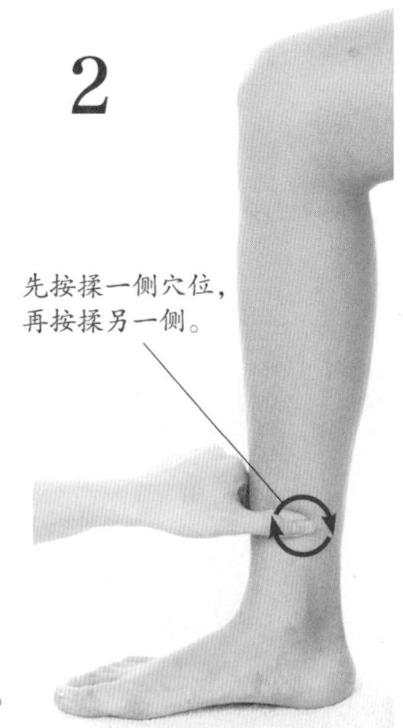

1 用拇指指腹按揉支沟穴 2~3 分钟。

2 用拇指指腹按揉三阴交穴 2~3 分钟。

寒湿型

腰背部沉痛、转侧不力，痛处喜按，遇阴雨天或受寒后加重。

材料

陈皮、茯苓、茉莉花。

做法

陈皮、茯苓煎煮20分钟，再加入茉莉花煮5分钟即可。

功效

祛寒湿。

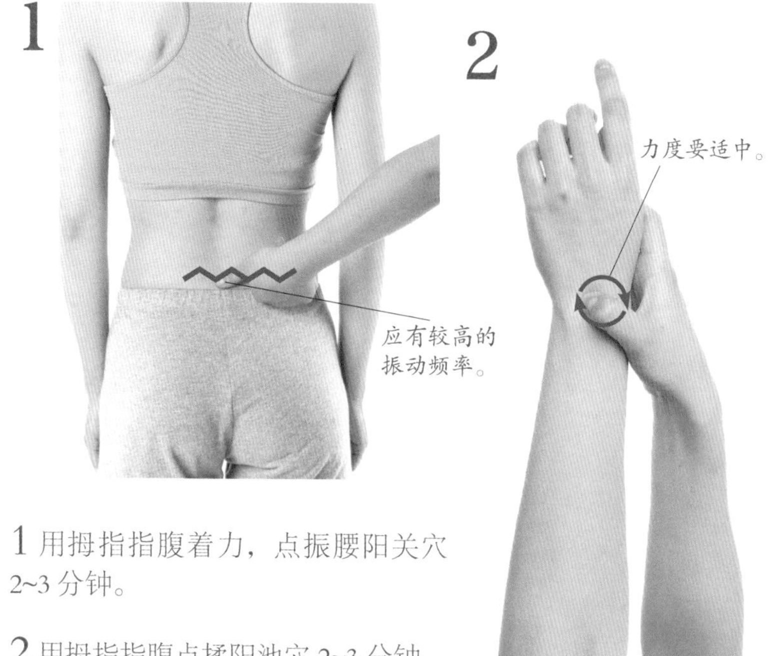

1 用拇指指腹着力，点振腰阳关穴2~3分钟。

2 用拇指指腹点揉阳池穴2~3分钟。

湿热型

腰痛处伴有热感，热天或雨天疼痛加重，活动后可减轻。

材料

蒲公英、梨。

做法

蒲公英、梨块加水榨汁即可。

功效

除湿清热。

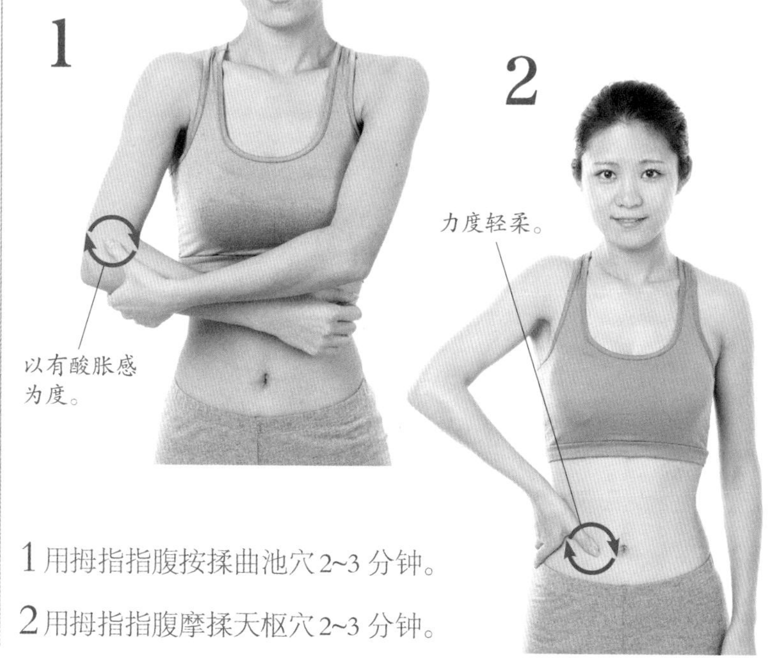

1 用拇指指腹按揉曲池穴2~3分钟。

2 用拇指指腹摩揉天枢穴2~3分钟。

腱鞘炎

腱鞘就是在肌腱外面的双层套管样密闭的滑膜管，是保护肌腱的滑液鞘。若肌腱长期在此过度摩擦，就会发生肌腱和腱鞘的损伤性炎症，引起肿胀，称为腱鞘炎。

腱鞘炎防治小课堂：

- 腱鞘炎通用按摩方

腱鞘炎取穴图

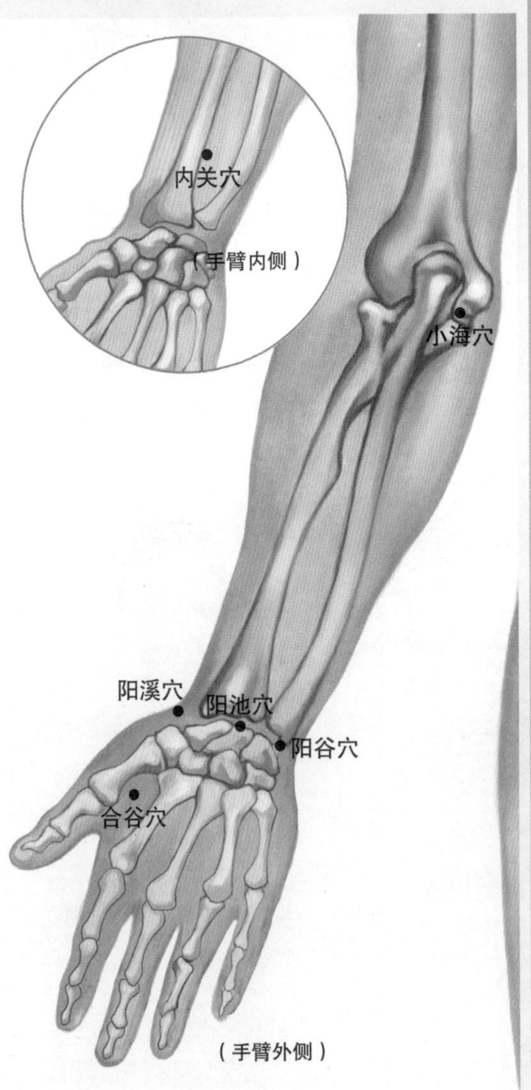

腱鞘炎通用按摩方

合谷穴、阳谷穴、阳池穴、阳溪穴、内关穴、小海穴都是治疗腱鞘炎的常用穴，诸穴相配可疏通局部的气血，缓解疼痛。

1 合谷穴：用拇指指端掐揉合谷穴2~3 分钟。

注意不要掐破皮肤。

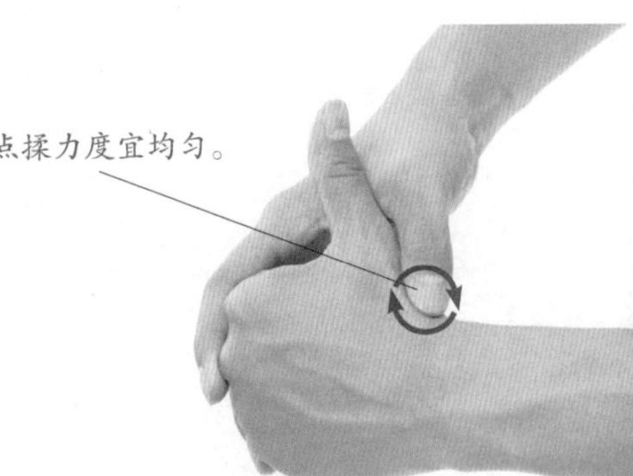

2 阳溪穴：用拇指指腹点揉阳溪穴 1 分钟。

腱鞘炎防治小妙招

腱鞘炎常发生于拇指、无名指、食指与中指以及手肘部位。患指会出现屈伸功能障碍，清晨醒来时特别明显，活动后能减轻或者消失。晨起后可做一做背腕伸展运动。

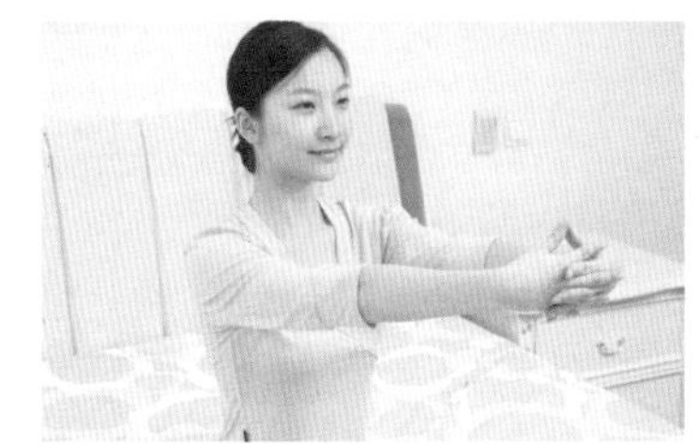

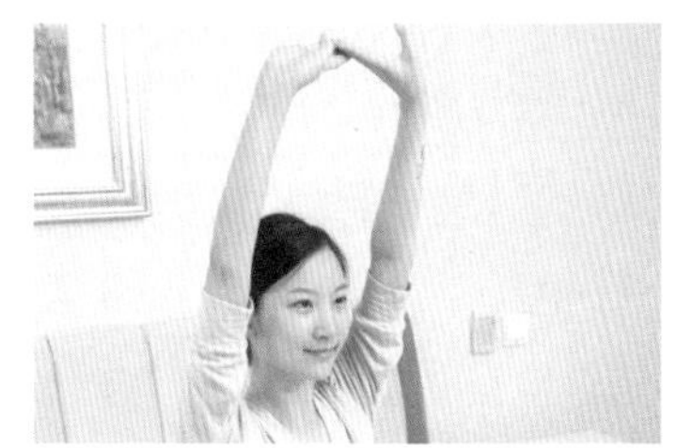

背腕伸展运动

取坐位或站位，十指交错，两臂向前伸平，手心朝向面部。向上举起双臂，手心朝上。保持姿势 15 秒钟。重复操作 3~5 次。

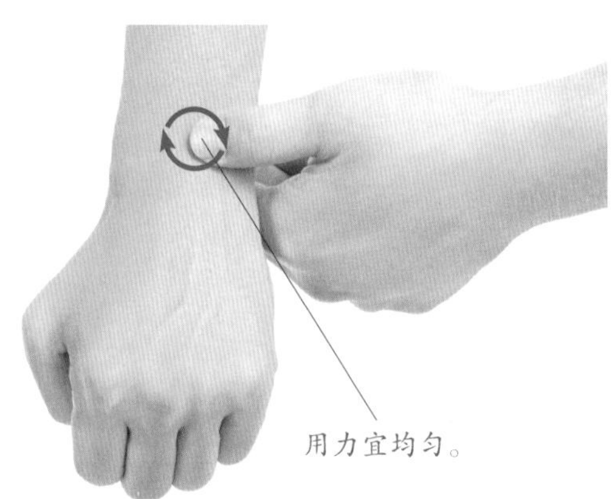

3 阳池穴：用拇指指腹按揉阳池穴 1 分钟。

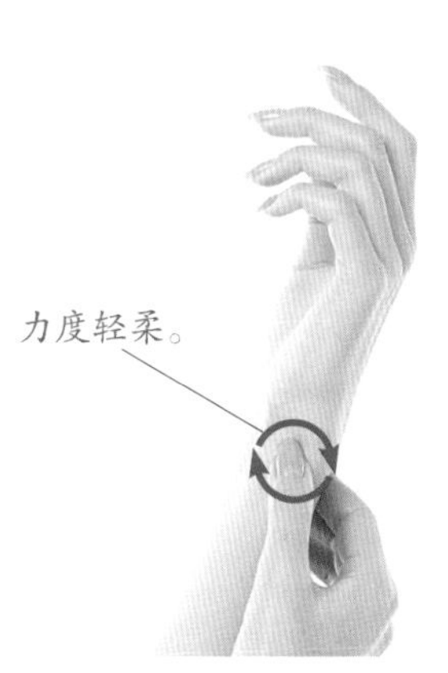

4 阳谷穴：用拇指指腹点揉阳谷穴 2~3 分钟。

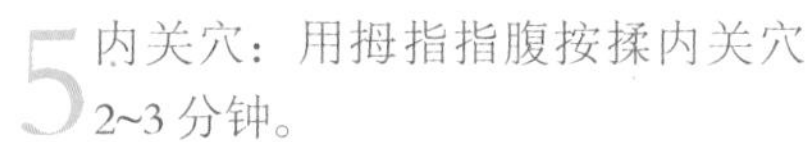

5 内关穴：用拇指指腹按揉内关穴 2~3 分钟。

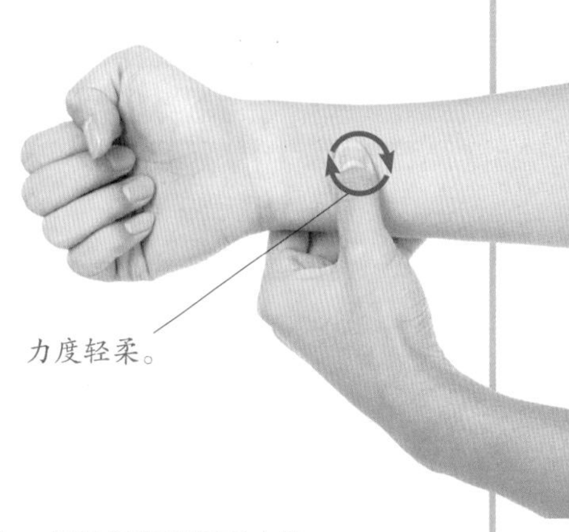

6 小海穴：用拇指指腹置于小海穴处，按揉 2~3 分钟。

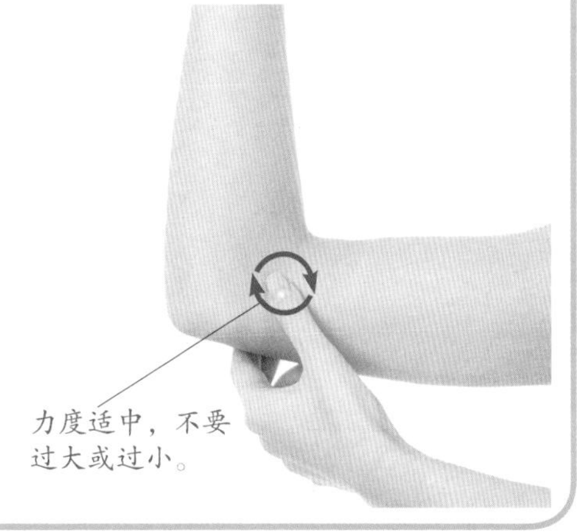

鼠标手

鼠标手是腕管综合征的俗称，是正中神经在腕部的腕管内受卡压而引起手指麻木和功能障碍的一种病症。随着电脑的普及，人们办公、学习常需要长时间操作电脑、键盘、鼠标等，因而导致手部过度劳损，久而久之便容易形成鼠标手。

鼠标手防治小课堂:

- 鼠标手通用按摩方

鼠标手取穴图

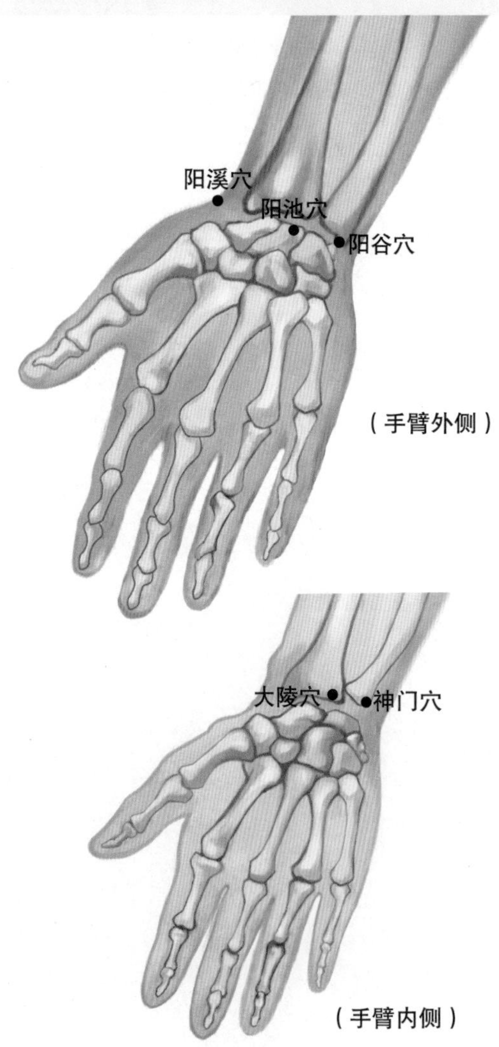

鼠标手通用按摩方

阳池穴、阳溪穴、大陵穴、神门穴、阳谷穴诸穴相配，能疏通气血，缓解鼠标手引起的不适。

1 阳溪穴：用拇指指腹点按阳溪穴 2~3 分钟。

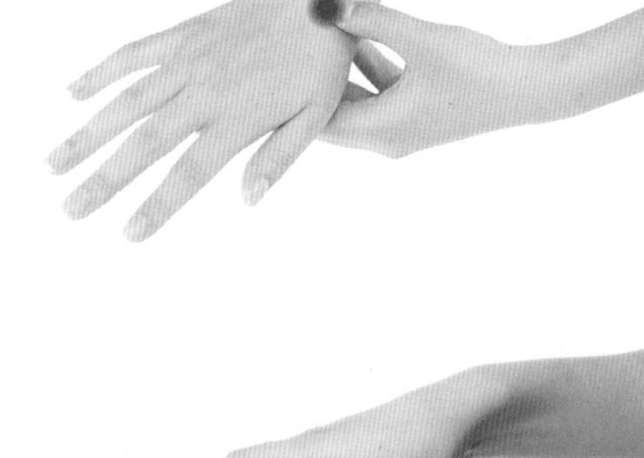

力度适中。

2 阳池穴：用拇指指腹按揉阳池穴 2~3 分钟。

鼠标手防治小妙招

鼠标手是近几年越来越流行的病，病情可轻可重。从长远看，鼠标手如果不及时治疗，且日常生活中不加防护，就容易成为顽症。

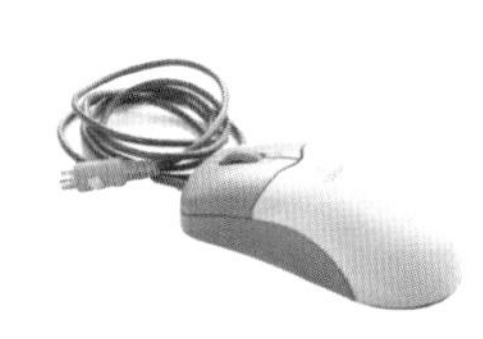

提高使用鼠标的舒适度

选择设计更加合理的鼠标，并使用手腕垫、鼠标垫，有效减少手腕部负担。

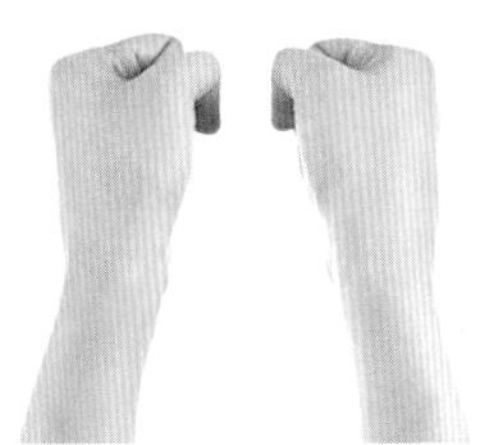

旋转手腕

使用电脑一段时间后，握着拳头，以手腕为轴心，向内旋转拳头15秒。完成后再反方向做一遍。

3 阳谷穴：用拇指指腹点按阳谷穴2~3分钟。

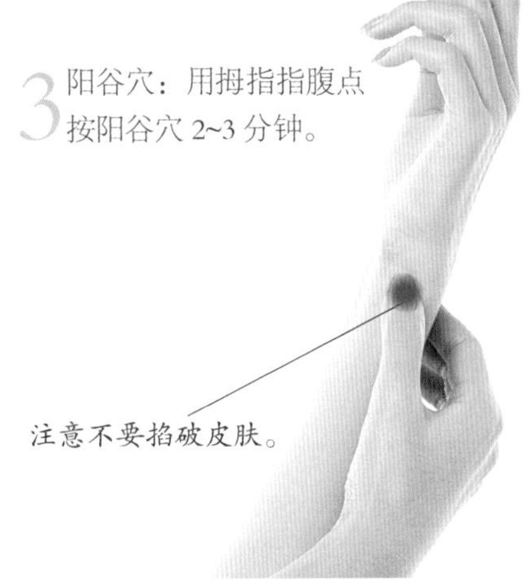

5 神门穴：用拇指指腹点按神门穴1分钟。

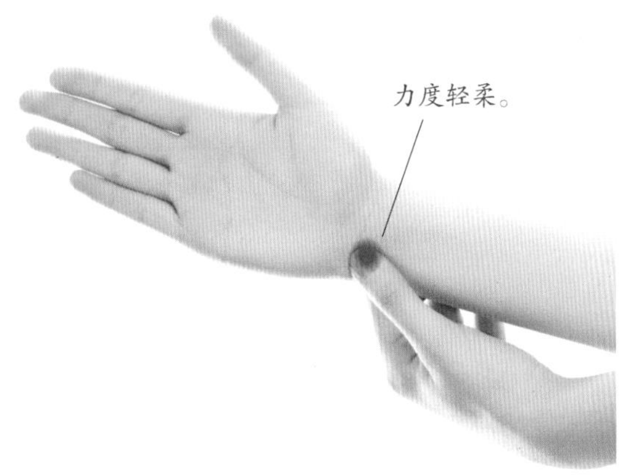

4 大陵穴：用拇指指腹按揉大陵穴2~3分钟。

力度宜轻。

6 拔伸食指：以一手握住患者腕部，另一手捏住患侧手指远端，双手缓缓向相反方向用力拔伸15秒，不可用蛮力。

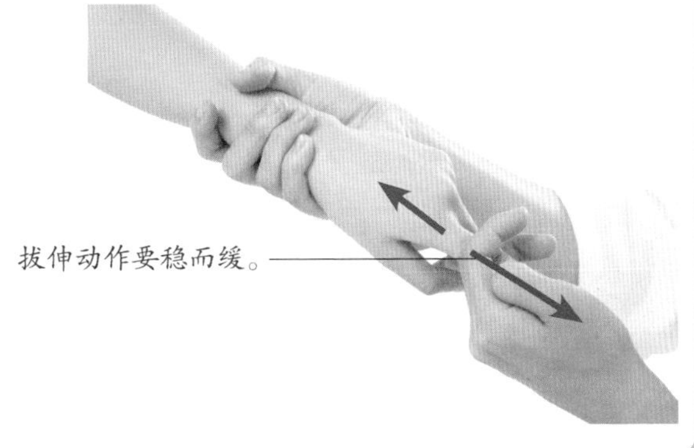

腕关节扭伤

腕关节扭伤以腕部周围软组织扭伤较为常见，一般多有外伤史。急性损伤可见腕部肿胀疼痛，功能活动受限，活动时疼痛加剧，局部有明显压痛。本书的按摩手法主要适用于轻度腕关节扭伤。

腕关节扭伤防治小课堂：

• 腕关节扭伤通用按摩方

腕关节扭伤取穴图

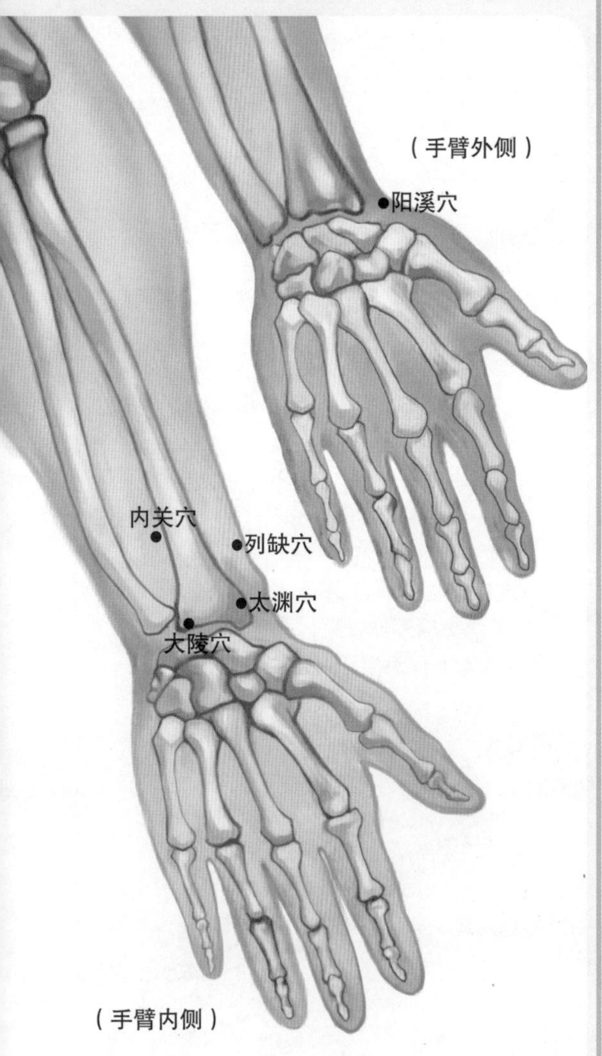

腕关节扭伤通用按摩方

太渊穴、大陵穴、内关穴是手腕部的三大要穴，能有效治疗手腕部疾病。阳溪穴能疏通气血，缓解疼痛。列缺穴有通经活络的功效。

1 内关穴：用拇指指腹按揉内关穴2~3分钟。

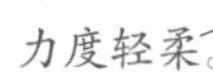

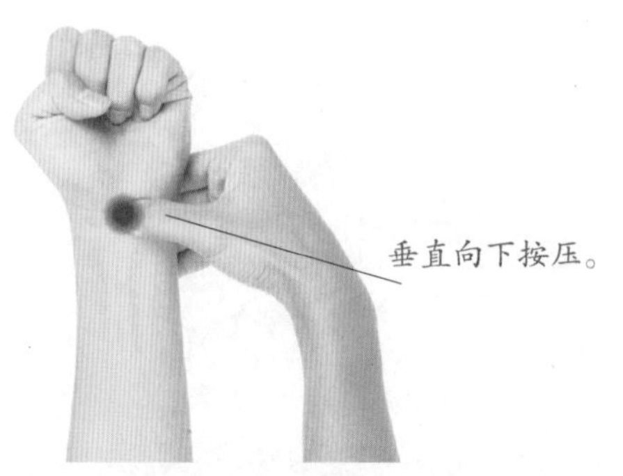

2 大陵穴：用拇指指腹点按大陵穴2~3分钟。

腕关节扭伤防治小妙招

腕关节非常容易发生磨损，尤其是手腕部位使用频率高的人，发生腕关节扭伤的概率非常高。下面介绍的小妙招，有助于防治腕关节扭伤。

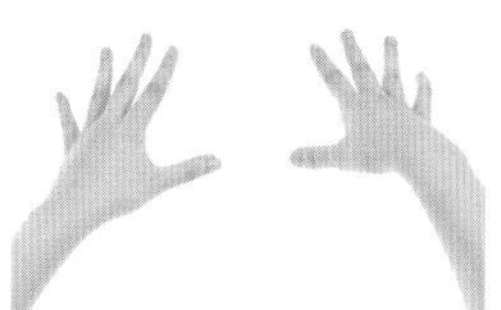

抓握运动

经常做抓握动作，伸开双手，握紧，再松开。一松一握为 1 次，重复进行 20 次。

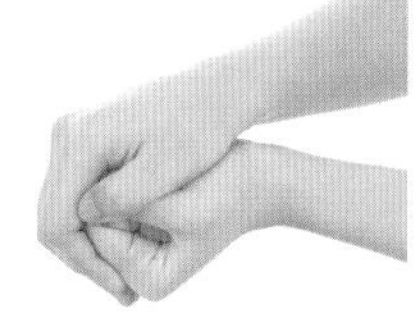

抱拳运动

一手抱拳，另一手抱住拳头，以顺时针和逆时针方向各转动 20 圈。

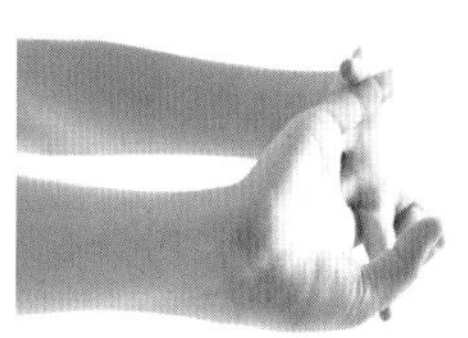

两手交叉运动

双手十指交叉，手心朝外伸直，手臂尽可能向外伸展，保持姿势 15 秒。

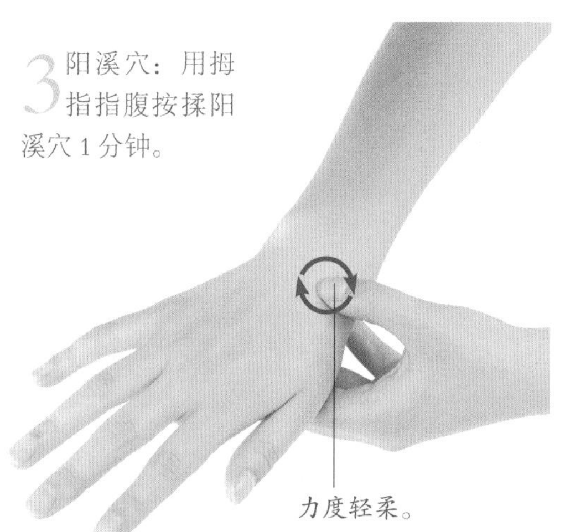

3 阳溪穴：用拇指指腹按揉阳溪穴 1 分钟。

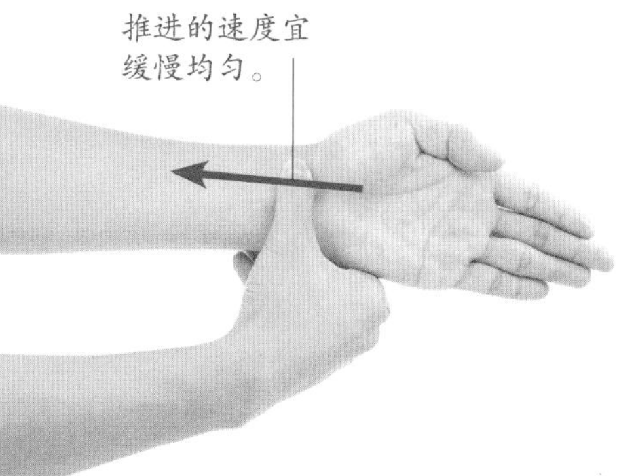

4 太渊穴：用拇指指腹推按太渊穴 1 分钟。

5 列缺穴：用拇指指腹点按列缺穴 1 分钟。

力度适中。

6 拔伸腕关节：一手握患者患侧腕关节，另一手握住其手指，双手缓缓做相反方向的拔伸 15 秒，不可用蛮力 。

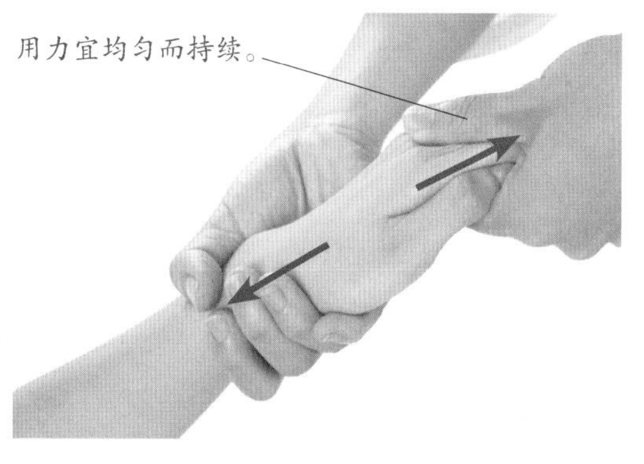

网球肘

网球肘是肱骨外上髁炎的俗称，以肘部疼痛为主要症状。由于本病最早见于网球运动员，故称网球肘。如果反复地伸展手腕（如网球的反拍击动作），就会导致这组肌肉的肌腱部分劳损，从而导致网球肘出现。

网球肘防治小课堂：

- 网球肘通用按摩方

网球肘取穴图

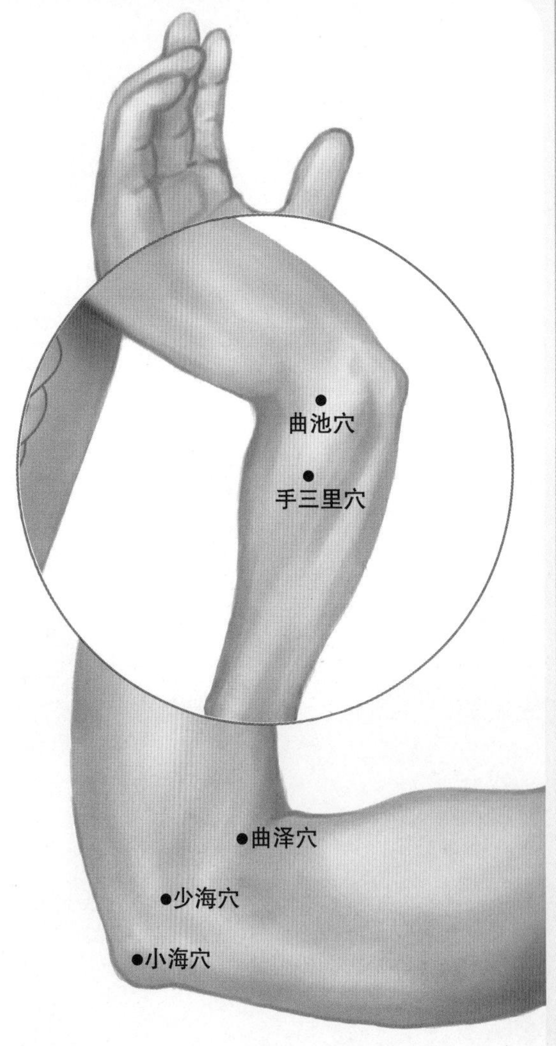

网球肘通用按摩方

曲池穴、曲泽穴有舒筋活络的作用。手三里穴可以有效缓解肘部痉挛、肘关节屈伸不利。少海穴、小海穴有舒筋止痛的功效。

1 曲池穴：一手握住患者手指，用另一手拇指指腹推按曲池穴2~3分钟。

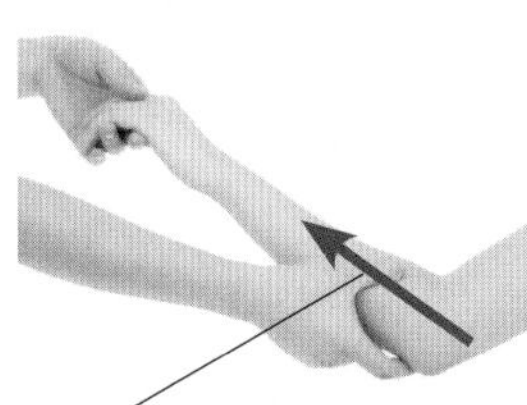

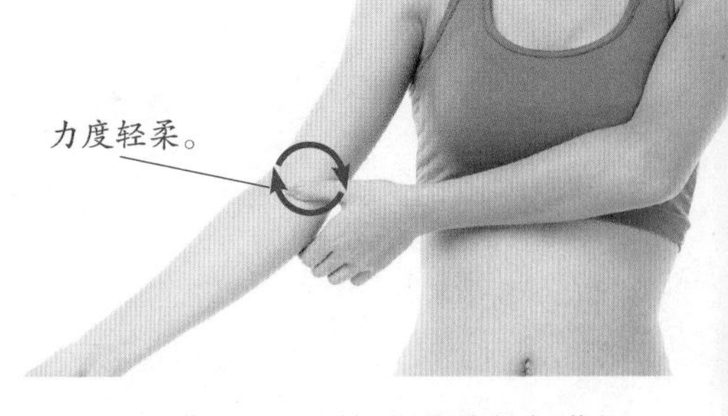

2 曲泽穴：用拇指指腹按揉曲泽穴2~3分钟。

网球肘防治

小妙招

患此病的人要停止对病情不利的相关活动，尤其要注意多加休养。下面介绍一组环臂动作，有助于防治网球肘。

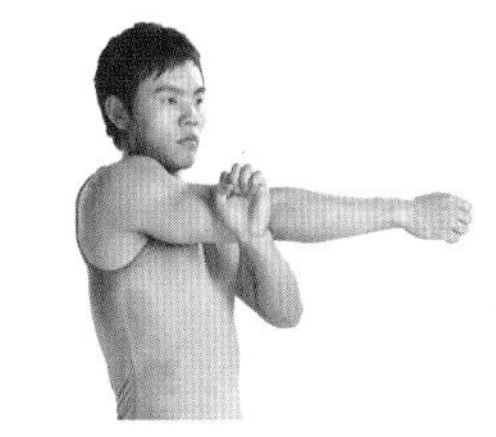

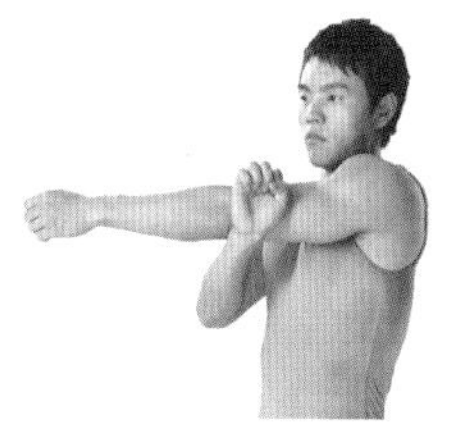

左右环臂

取站立位，右臂伸直，左臂完全环绕右臂，保持姿势 1 分钟。再左臂伸直，右臂完全环绕左臂，保持姿势 1 分钟。

3 手三里穴：用拇指指腹揉按手三里穴2~3分钟。

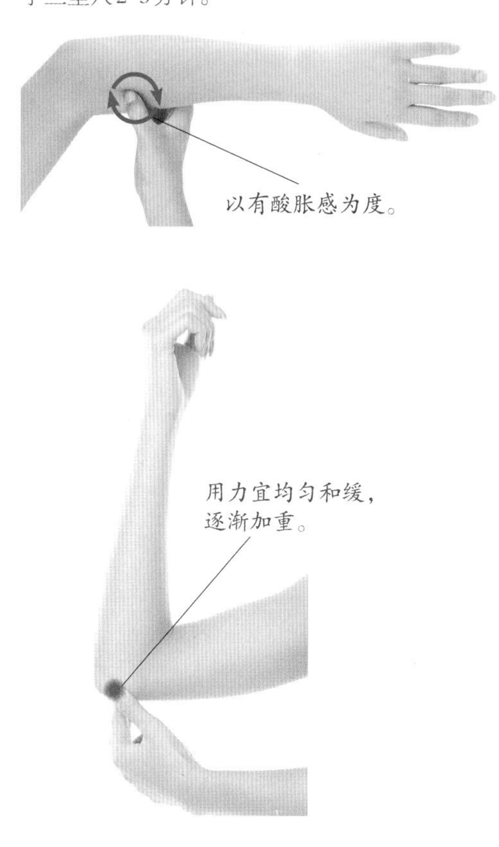

4 小海穴：用拇指指腹点按小海穴 2~3 分钟，可稍用力。

5 少海穴：用拇指指腹摩揉少海穴2~3分钟。

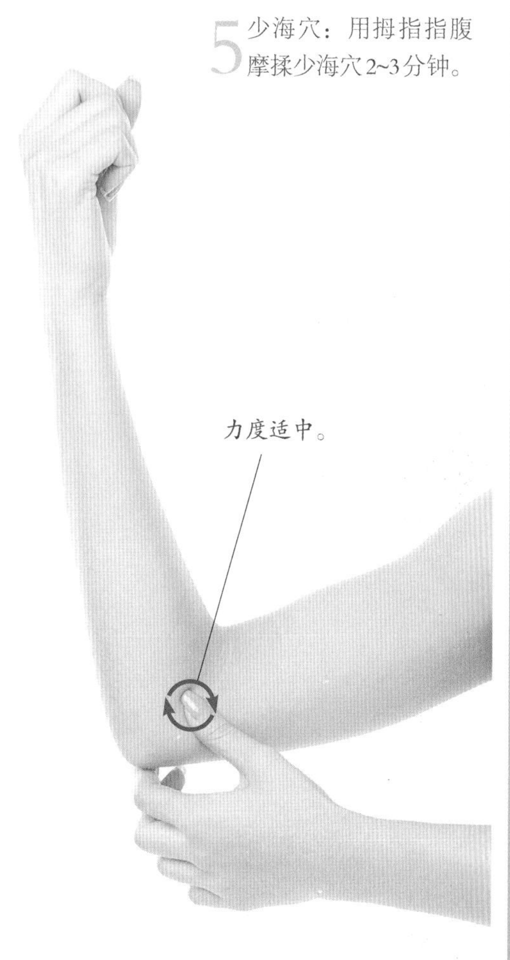

膝关节疼痛

人体过半的体重都是由膝关节内侧支撑的，因此膝关节内侧的半月板非常容易劳损，髌骨软骨在长时间摩擦之后也容易出问题，所以，要特别注意养护膝关节。如果发生了膝关节疼痛，要重视起来，可以用以下按摩方法缓解。

膝关节疼痛防治小课堂：

- 膝关节疼痛通用按摩方
- 湿热阻络型
- 脾虚湿阻型
- 阴虚血瘀型
- 寒湿凝滞型

膝关节疼痛取穴图

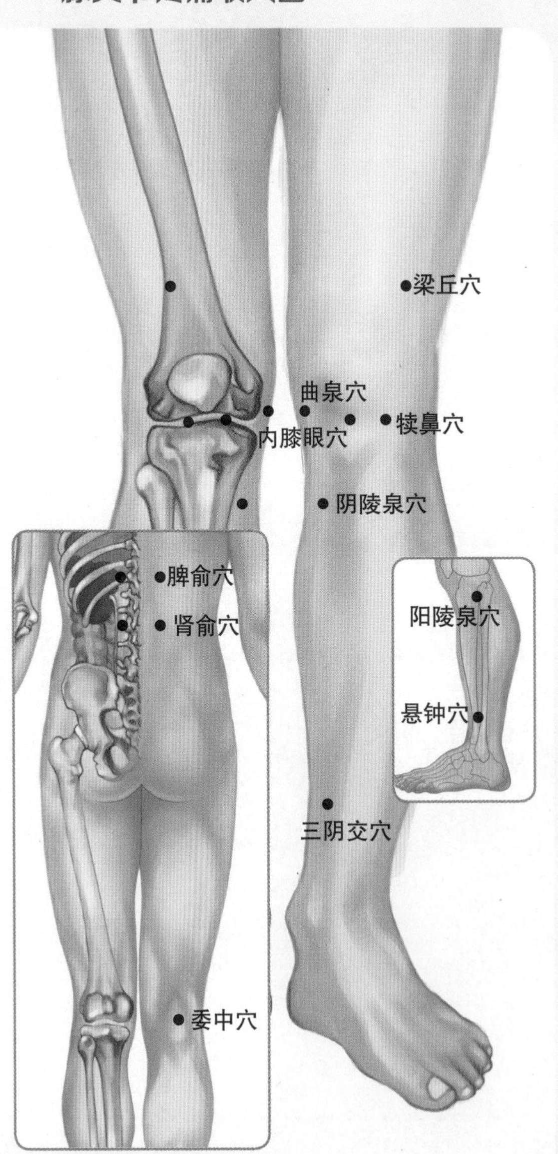

膝关节疼痛通用按摩方

内膝眼穴、犊鼻穴、阴陵泉穴、梁丘穴都是治疗膝关节疼痛的常用穴，通过刺激以上穴位，可以使经脉通畅，气血正常运行，从而缓解疼痛，达到通则不痛的治疗效果。

1 内膝眼穴：用拇指指腹轻轻按揉内膝眼穴 2~3 分钟。

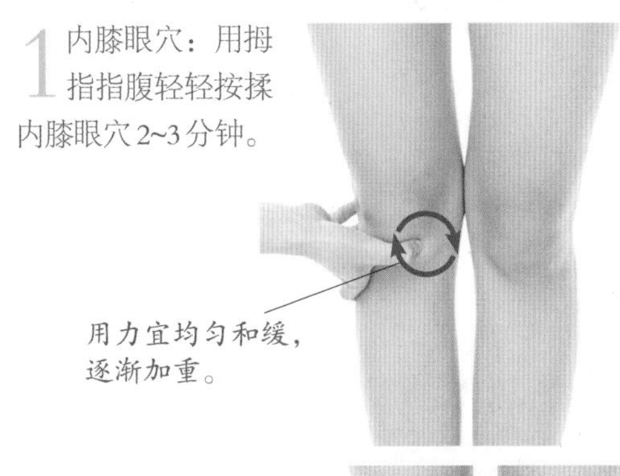

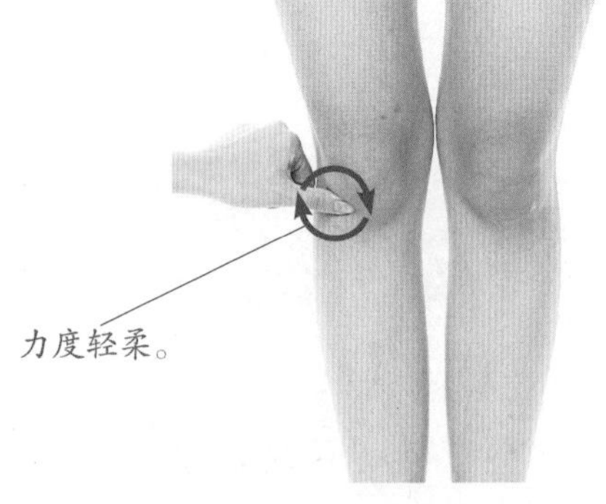

2 犊鼻穴：用拇指指腹轻轻按揉犊鼻穴 2~3 分钟。

膝关节疼痛防治小妙招

膝关节是人体运动最多、负重最大的关节之一，易受损伤。日常生活中，可以做一做前倾下压运动，这样有助于防治膝关节疼痛。

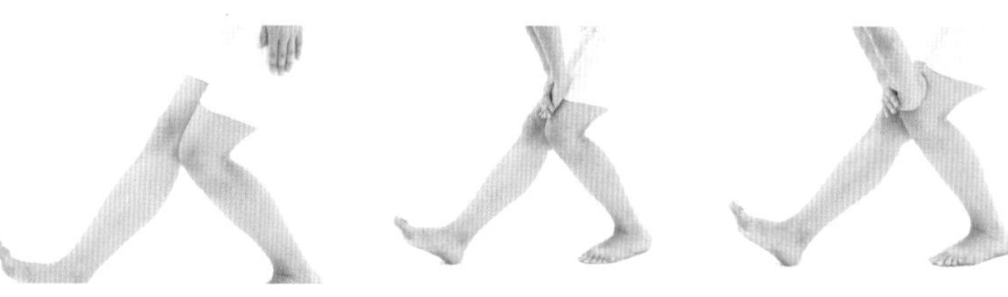

前倾下压运动

半蹲，两手自然下垂，先伸出右脚，脚跟着地，右腿要伸直。双手叠加按压在左腿膝盖上，保持身体平衡。身体用力向下倾，保持姿势 15 秒。左右侧交替进行。

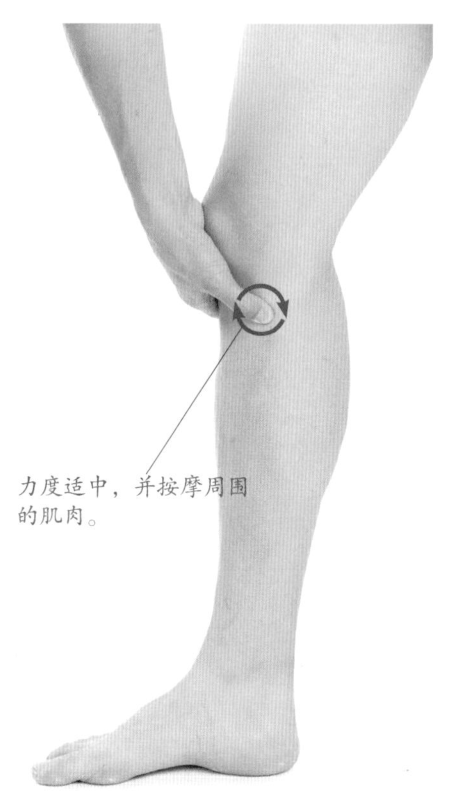

3 阴陵泉穴：用拇指指腹按揉阴陵泉穴 2~3 分钟，力度适中。

4 梁丘穴：用拇指指腹推按梁丘穴 2~3 分钟。

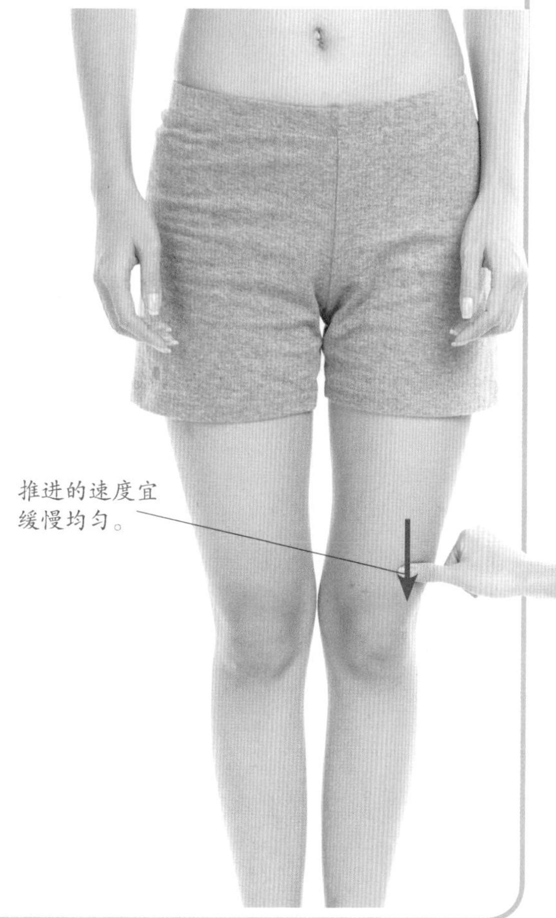

湿热阻络型 | 发热，口不甚渴，肢体重痛、麻木。

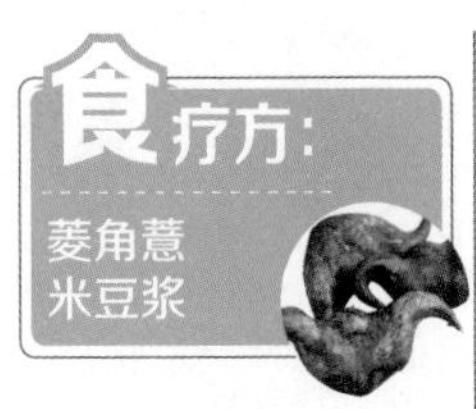

材料

菱角、薏米、黄豆。

做法

黄豆、薏米先浸泡 4 小时，再将菱角、薏米、黄豆加水用豆浆机打成豆浆即可。

功效

健脾利水、清热利湿。

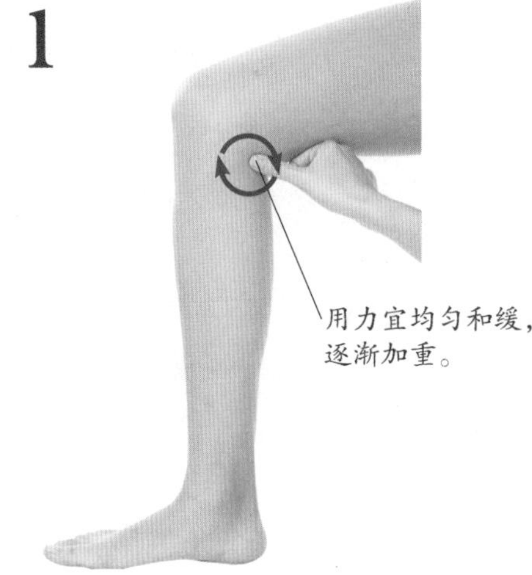

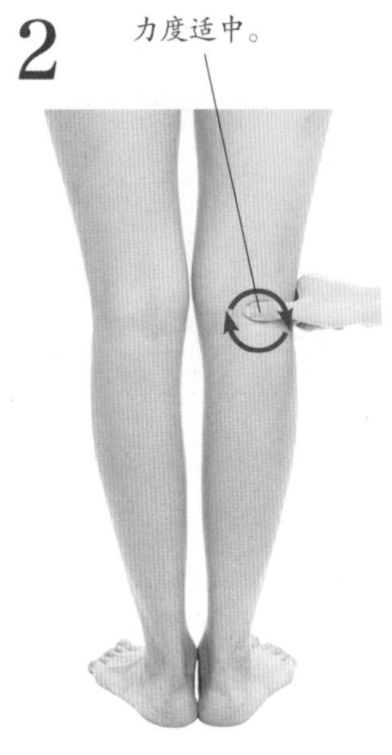

1 用拇指指腹按揉曲泉穴 2~3 分钟。

2 用拇指指腹按揉委中穴 2~3 分钟。

脾虚湿阻型 | 活动时疼痛、劳累后加重，四肢乏力。

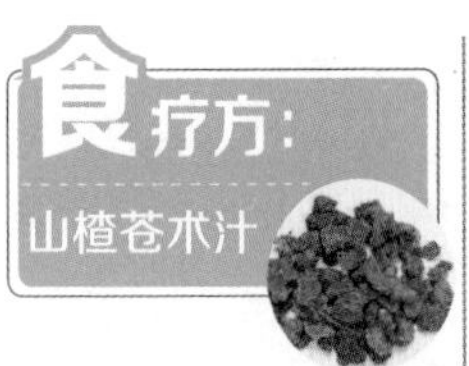

材料

干山楂片、苍术。

做法

将所有材料一起放入杯中，以热水冲泡 15 分钟即可。

功效

祛湿健脾。

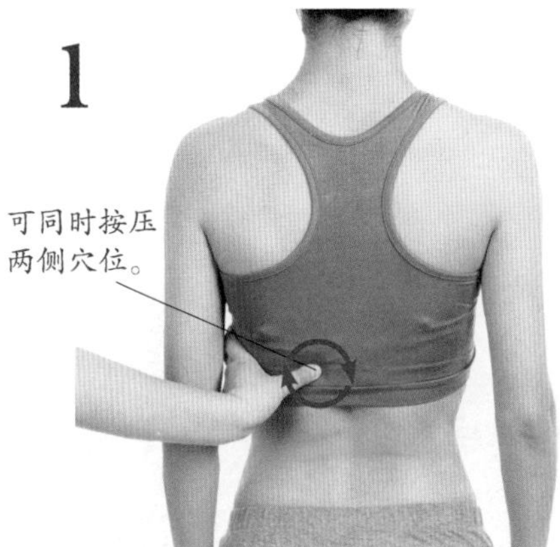

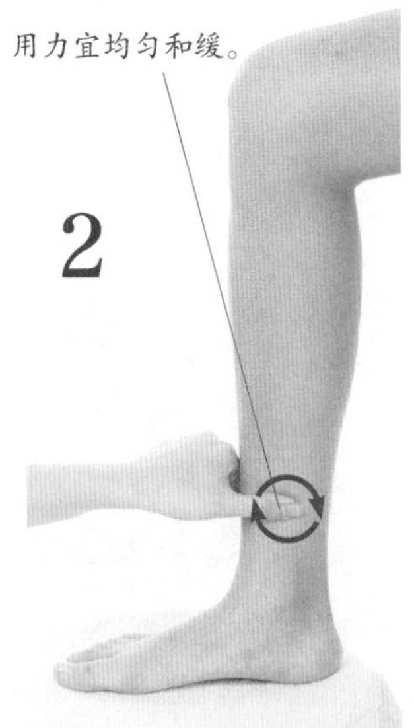

1 用拇指按揉脾俞穴 2~3 分钟。

2 用拇指指腹按在三阴交穴处，有节律并缓慢均匀地按揉 2~3 分钟。

阴虚血瘀型

眩晕耳鸣、口渴咽干、肢寒畏冷、手足不温。

材料

人参、核桃仁、大米。

做法

人参与大米加水共煮成粥，再加入核桃仁略煮即可。

功效

补肾益血。

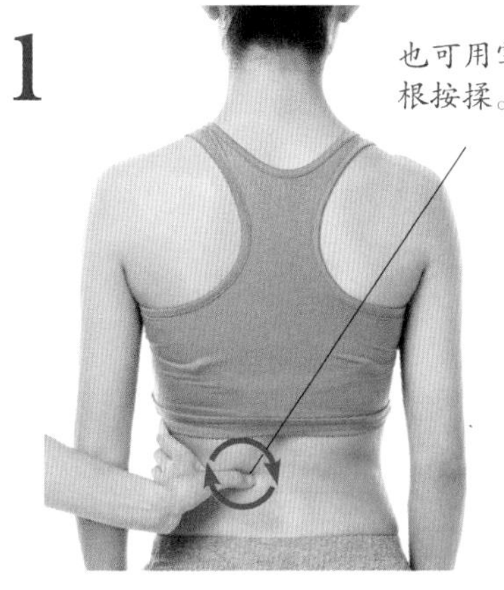

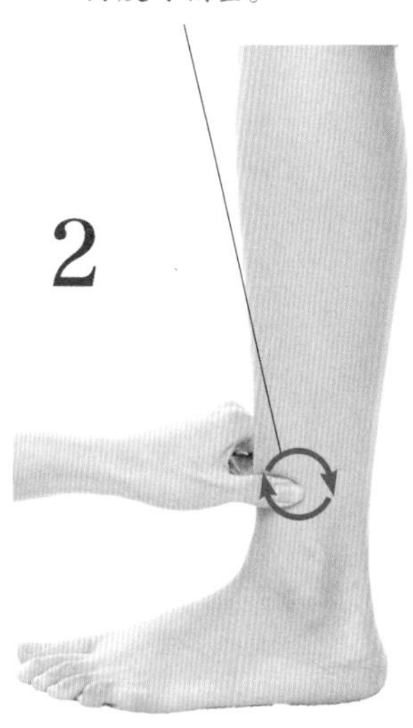

1 用拇指指腹按在肾俞穴处，有节律并缓慢均匀地按揉 2~3 分钟。

2 用拇指指腹按揉悬钟穴 2~3 分钟。

寒湿凝滞型

膝关节疼痛，遇寒加重。

材料

冬瓜、生姜。

做法

冬瓜块与生姜片加水榨汁即可。

功效

散寒利湿。

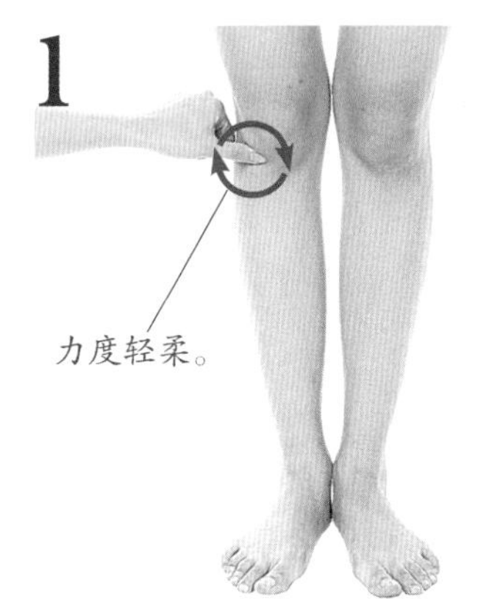

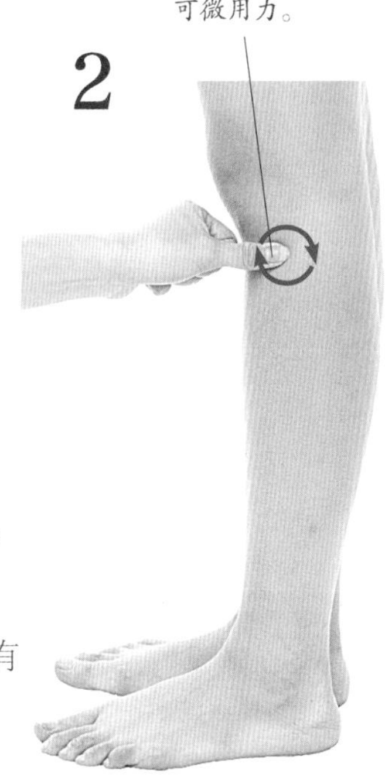

1 用拇指指腹按揉犊鼻穴 2~3 分钟，力度轻柔。

2 用拇指指腹按在阳陵泉穴处，有节律并缓慢均匀地按揉 2~3 分钟。

跟腱炎

跟腱炎一般指跟腱急慢性劳损后形成的无菌性炎症。典型症状为足跟部上方、内部的疼痛、酸痛、压痛、僵硬，活动后加剧，可能发生在跟腱的任何一个区域。痛感通常会在清晨或者剧烈运动后的休息期间发作。

跟腱炎防治小课堂:

- 跟腱炎通用按摩方

跟腱炎取穴图

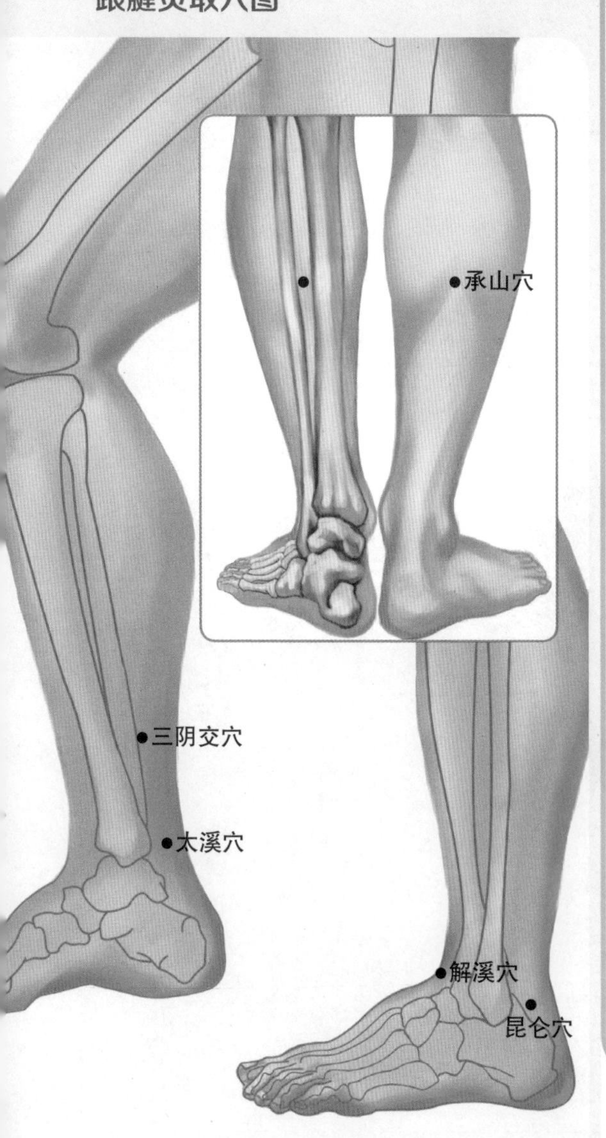

跟腱炎通用按摩方

三阴交穴、解溪穴、承山穴、昆仑穴、太溪穴诸穴相配，可有效缓解跟腱疼痛、活动受限、关节肿胀等症状。

1 三阴交穴：用拇指指腹按揉三阴交穴 2~3 分钟，以有酸胀感为度。

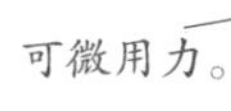

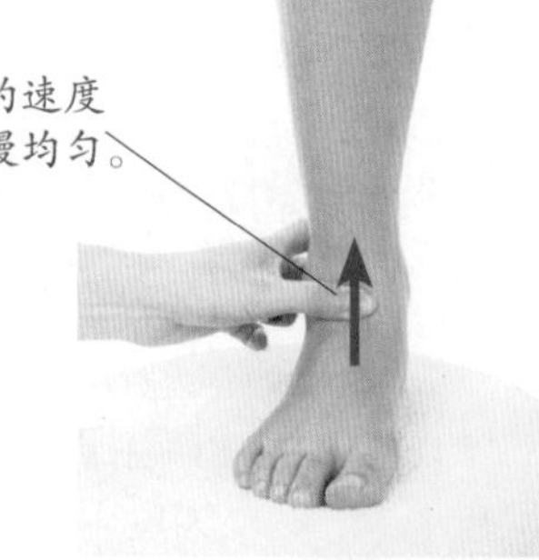

2 解溪穴：用拇指指腹推按解溪穴 2~3 分钟，以有酸胀感为度。

跟腱炎保健小妙招

跟腱炎可发展为一种退化性疾病，导致跟腱的结构出现异常，变得越来越脆弱和纤维化。所以，切忌疏忽大意，以免迁延病情，可常做些有利于跟腱的运动。

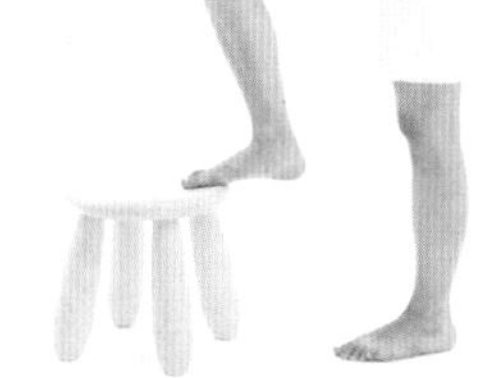

做此动作时集中精力，注意安全。

踩“台阶”

健侧脚踩在凳子边缘，患侧脚后跟抬起再缓缓向下落，直至感到脚底和跟腱有牵拉感。左右侧交替进行。

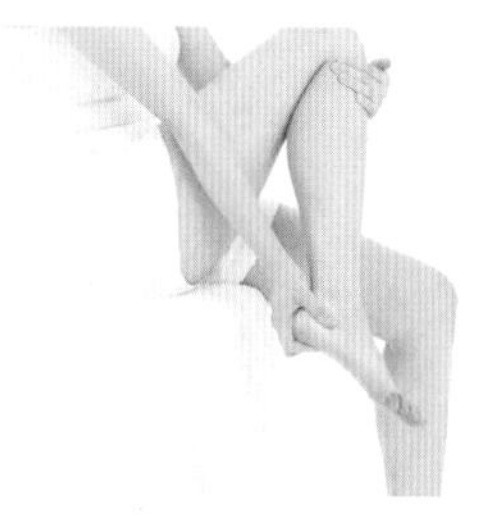

揉脚踝部

劳累后适当揉揉脚踝，对跟腱也有好处。但脚踝扭伤后不宜立即按揉。

3 承山穴：用拇指指腹按揉承山穴2~3分钟。

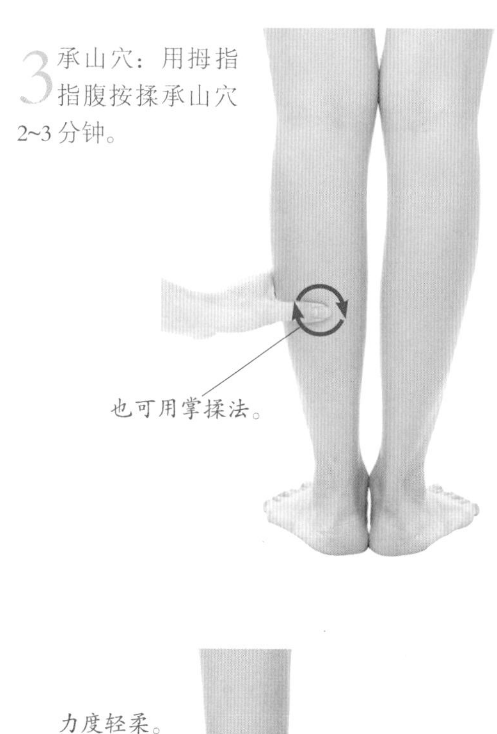

也可用掌揉法。

力度轻柔。

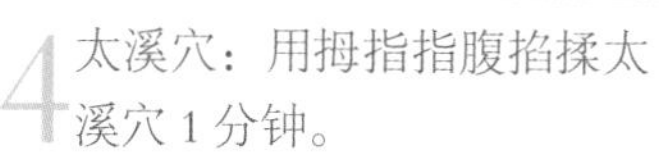

4 太溪穴：用拇指指腹掐揉太溪穴1分钟。

5 昆仑穴：用拇指指腹掐揉昆仑穴2~3分钟①。

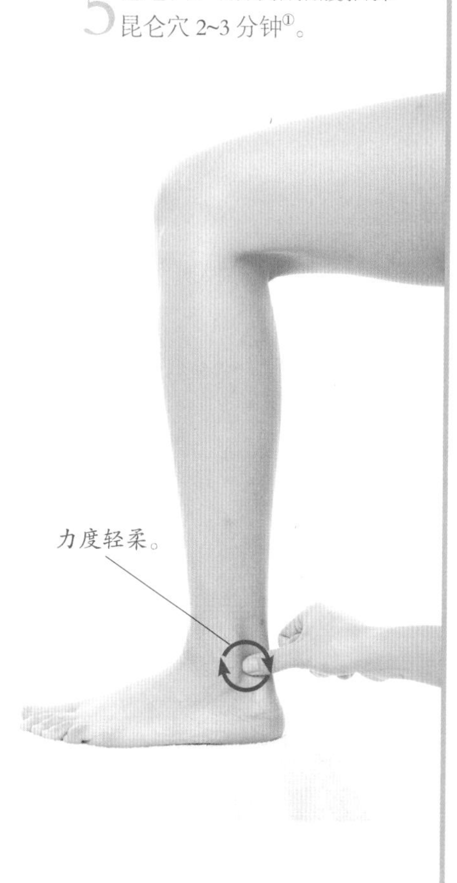

力度轻柔。

①实际操作时可同时掐揉太溪穴、昆仑穴，详见演示视频。

踝关节扭伤

踝关节扭伤是指人行走或运动时不慎使踝内翻所致的踝部韧带损伤，从而出现跛行、踝关节疼痛、肿胀及皮下瘀血等一类症状的常见病。

踝关节扭伤防治小课堂：

- 踝关节扭伤通用按摩方

踝关节扭伤取穴图

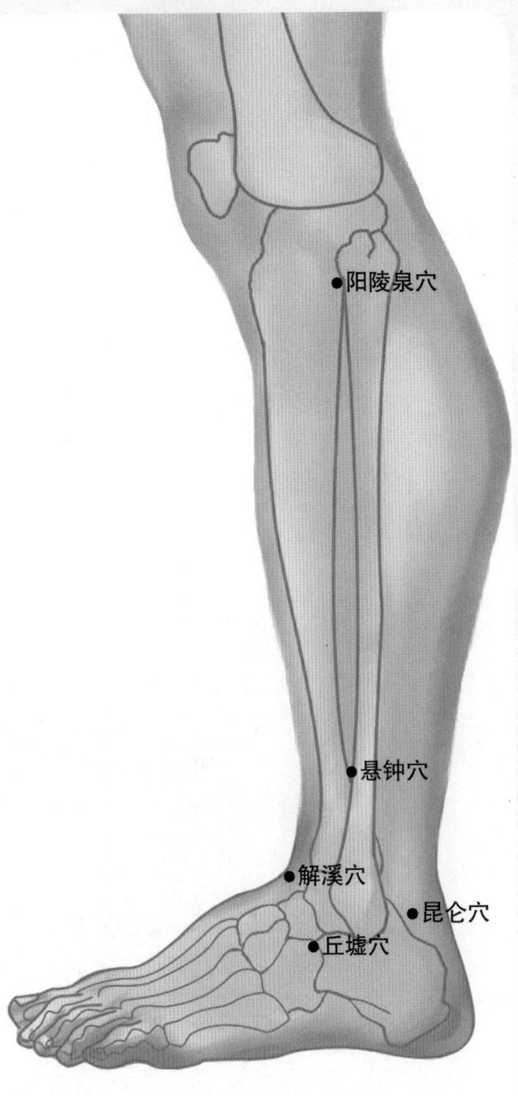

踝关节扭伤通用按摩方

阳陵泉穴是调血通络的要穴。丘墟穴主治外踝肿痛。悬钟穴有舒筋活络的功效。解溪穴、昆仑穴可缓解脚腕扭伤、踝关节屈伸不利。

1 阳陵泉穴：用拇指指腹按揉阳陵泉穴 2~3 分钟。

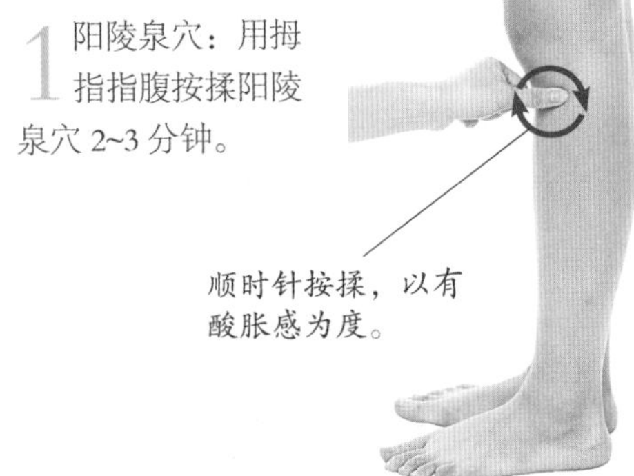

2 悬钟穴：用拇指指腹轻轻搓揉悬钟穴 2~3 分钟。

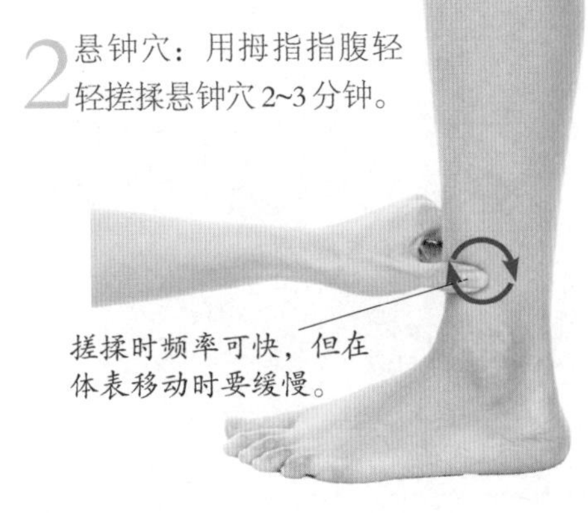

踝关节扭伤防治小妙招

踝关节是人体距离地面最近的负重关节，保健维持踝关节的稳定性，对于日常活动和体育运动的正常进行有重要作用。

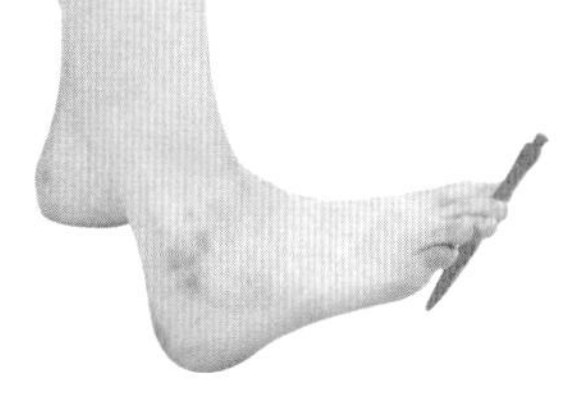

用脚写字

坐在椅子上，右腿向前伸展，用大脚趾和足二趾夹笔，练习写字。左右脚交替进行。

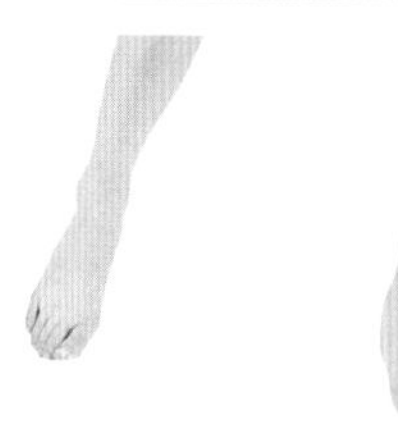

脚腕旋转

站立位，右脚以左脚为圆心，顺时针画圈，画 10 圈后休息 5 秒钟，再逆时针画圈，两腿交替进行。

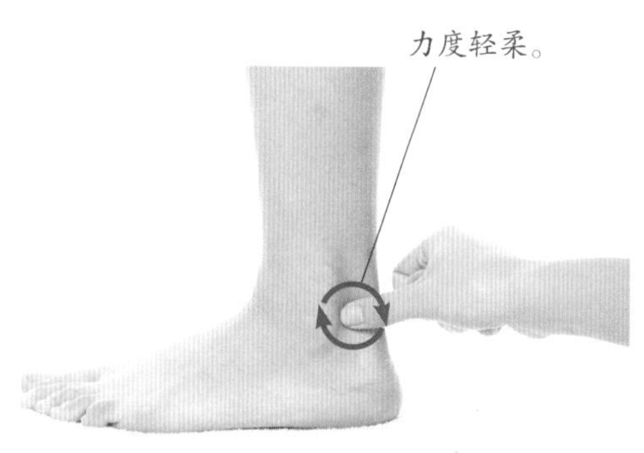

3 昆仑穴：用拇指指腹按揉昆仑穴 2~3 分钟。

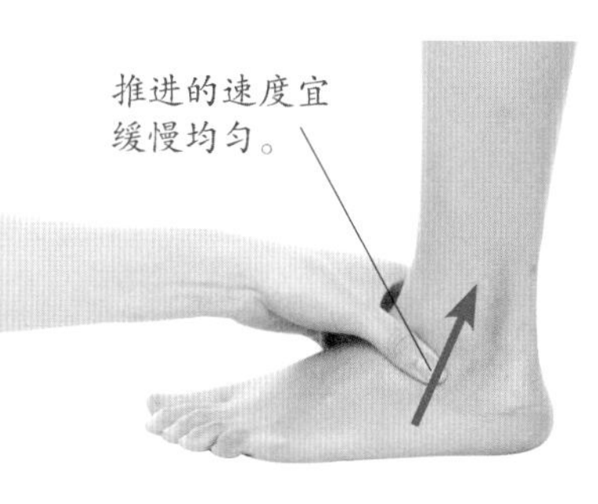

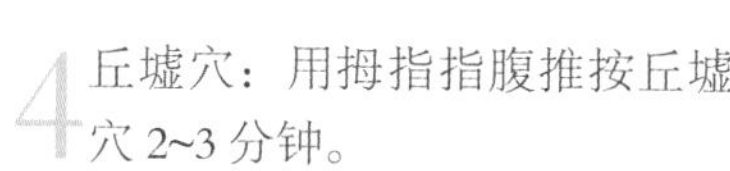

4 丘墟穴：用拇指指腹推按丘墟穴 2~3 分钟。

5 解溪穴：用拇指指腹推按解溪穴 2~3 分钟。

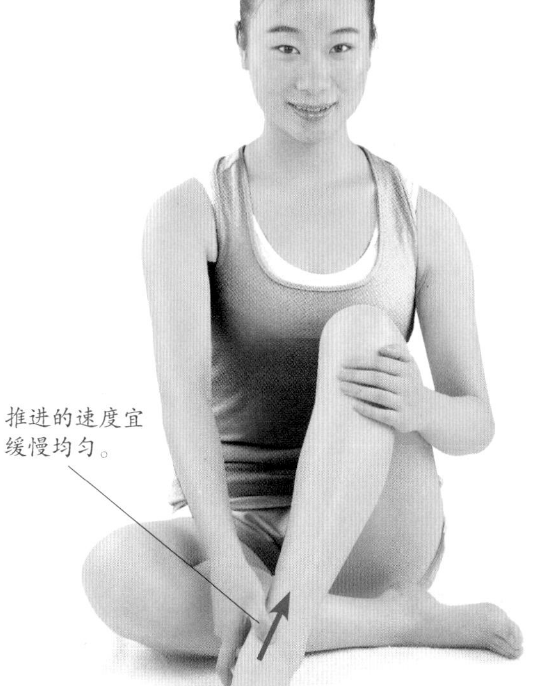

足跟痛

足跟痛是指跟骨结节周围慢性劳损所引起的以疼痛、行走困难为主要表现的一种病症。以晨起下床开始站立或走路时疼痛剧烈，活动后减轻，但久站久行后疼痛又加重，休息后则减轻为主要表现。

足跟痛防治小课堂：

- 足跟痛通用按摩方

足跟痛取穴图

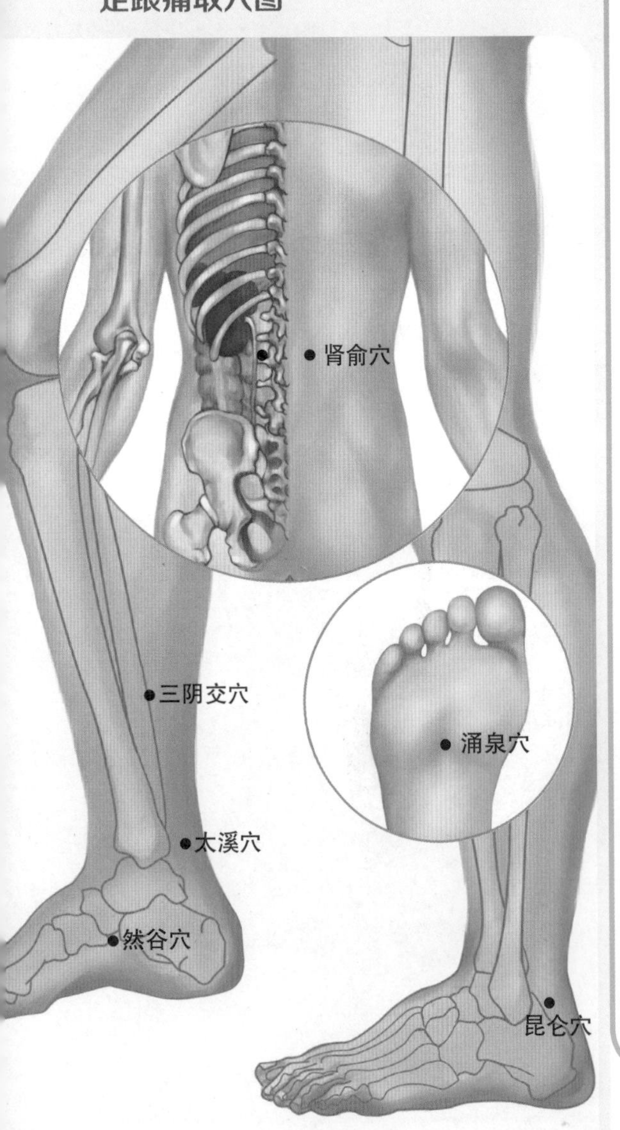

足跟痛通用按摩方

太溪穴、然谷穴、昆仑穴可舒筋活络、消肿止痛。肾俞穴可益肾纳气、填精补髓。涌泉穴、三阴交穴可滋阴益肾。

1 肾俞穴：用拇指指腹按揉肾俞穴 3~5 分钟。

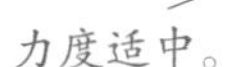
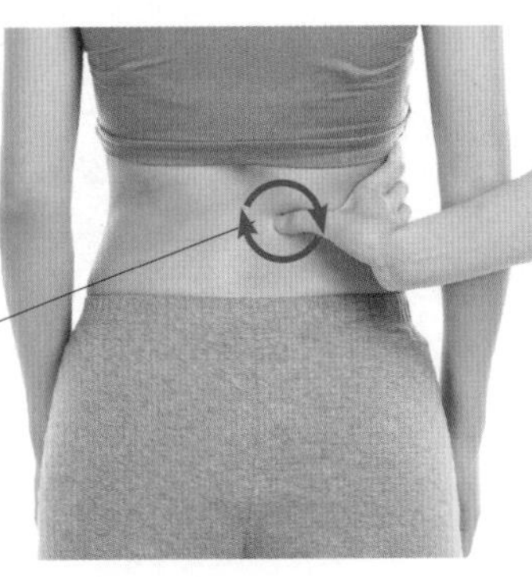

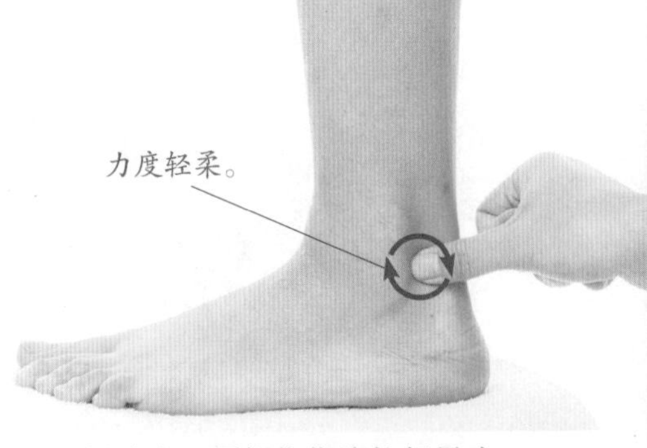

2 昆仑穴：用拇指指腹按揉昆仑穴 1 分钟。

足跟痛防治小妙招

足跟的骨质、肌腱、滑囊、筋膜等处病变均能引起足跟痛，所以在平时就要注意掌握一些养护脚部的小妙招，防治足跟痛。

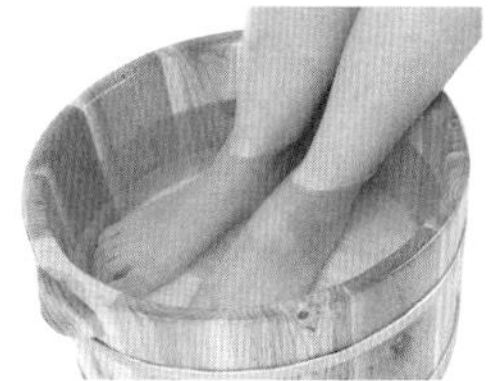

泡脚 15 分钟

开始泡脚时水不宜过多，浸过脚背即可，浸泡一会儿后，再逐渐加热水至踝关节以上。

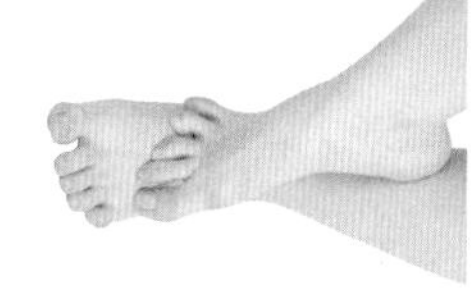

搓脚

两脚相互搓动，每次持续 3~5 分钟，以自觉脚有温热感为宜。搓脚后宜立即穿上袜子保暖。

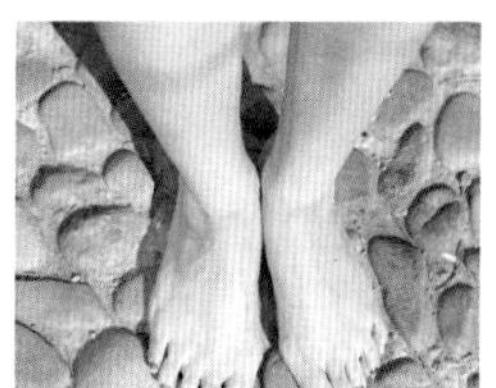

踩鹅卵石

光脚或穿比较薄的袜子，踩在鹅卵石上，可以刺激足底穴位，从而疏通经络。

3 太溪穴：用拇指指腹按揉太溪穴①2~3 分钟。

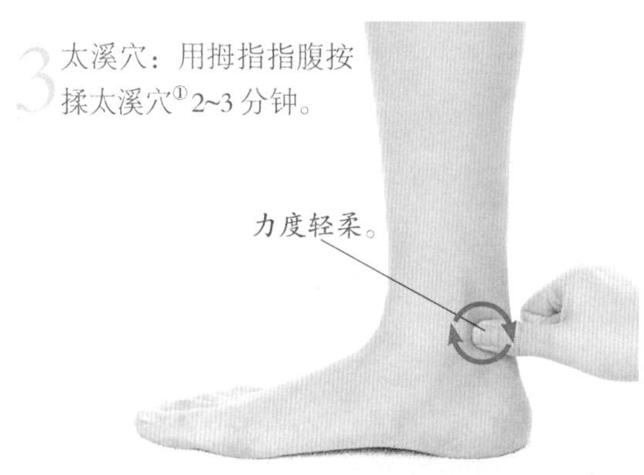

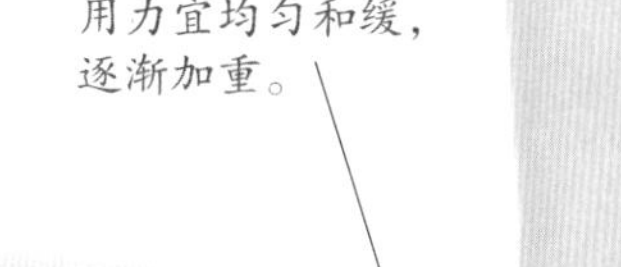

5 然谷穴：用拇指指腹点揉然谷穴 2~3 分钟。

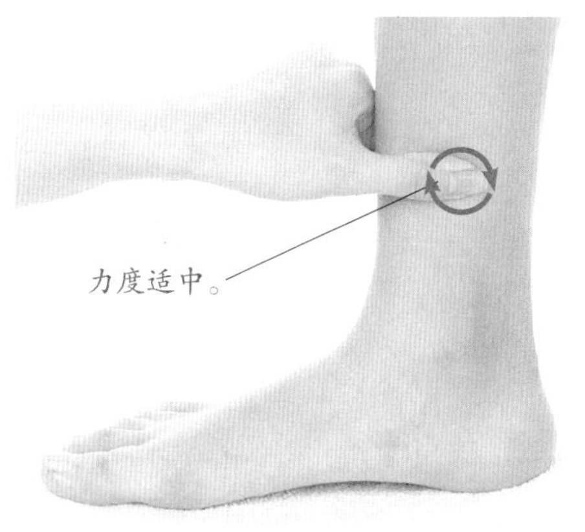

4 三阴交穴：用拇指指腹按揉三阴交穴 1 分钟。

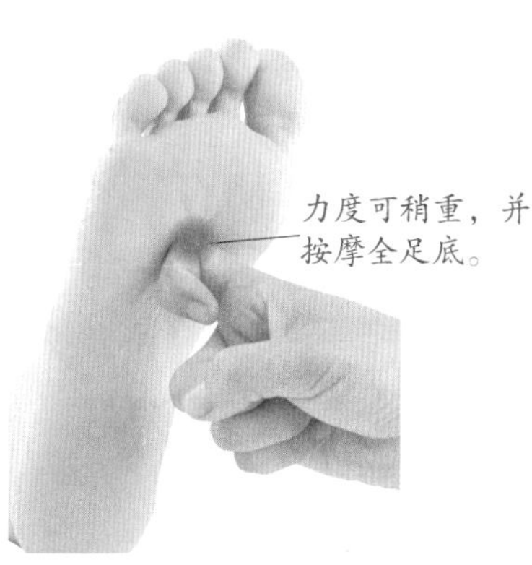

6 涌泉穴：用食指关节点按涌泉穴 3~5 分钟。

①实际操作时可同时按揉太溪穴、昆仑穴，详见演示视频。

远离常见小病小痛

感冒

感冒是常见的外感疾病，可表现为鼻塞、流涕、打喷嚏、咳嗽、头痛、恶寒、发热、全身不适等。一年四季均可发病，尤以冬春两季多见。

感冒防治小课堂：

- 感冒通用按摩方
- 风热型
- 风寒型
- 暑湿型
- 体虚型

感冒取穴图

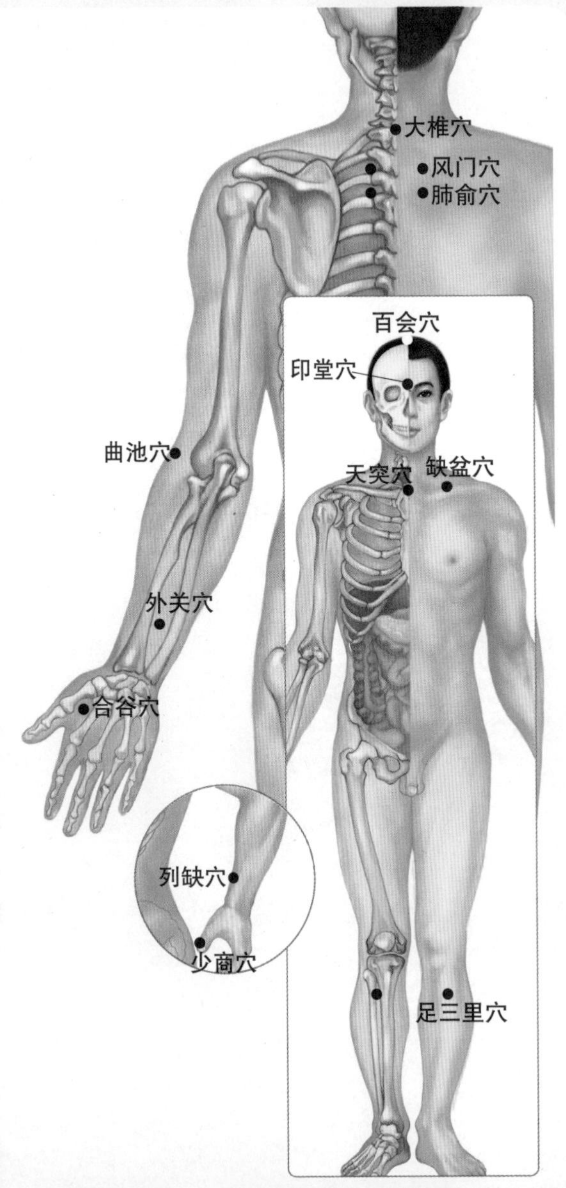

感冒通用按摩方

大椎穴可清热解郁、宽胸理气。肺俞穴、风门穴、外关穴、列缺穴可止咳平喘、通宣理肺、补阳益气。合谷穴可调和气血、清热解表。

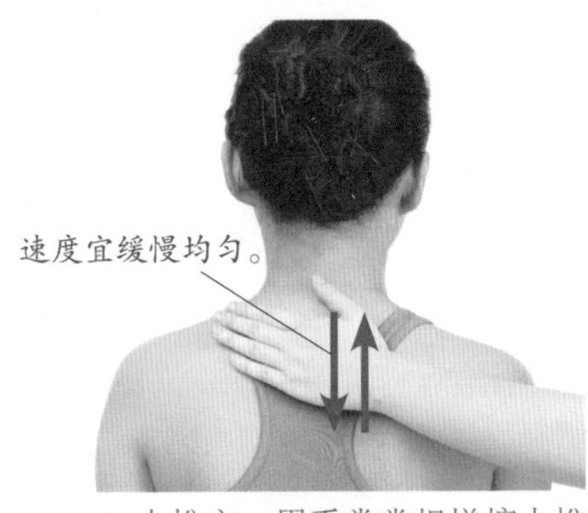

1 大椎穴：用手掌掌根搓擦大椎穴 1 分钟。

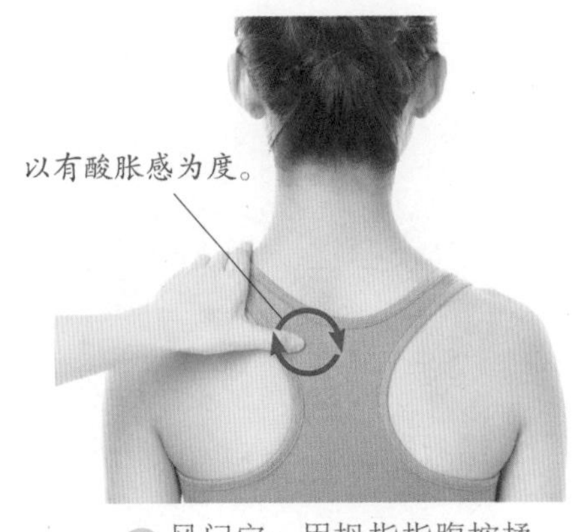

2 风门穴：用拇指指腹按揉风门穴 2~3 分钟。

感冒防治小妙招

不少人感冒了都选择扛着，这往往会导致病情迁延加重。其实，感冒了不必硬抗，除了按摩，掌握一些小妙招对治疗感冒也有很大的帮助。

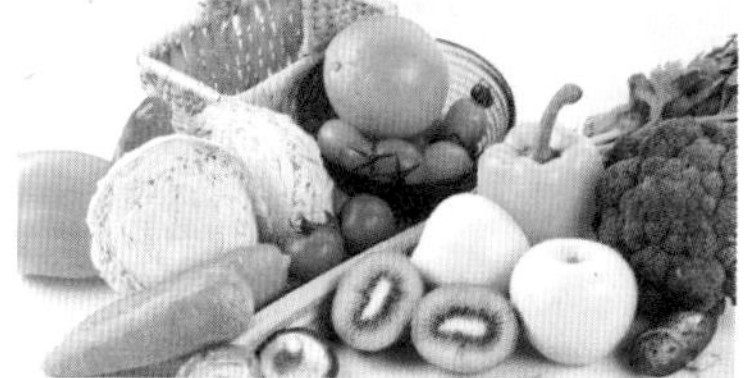

补充维生素 C

多吃富含维生素 C 的蔬果，比如胡萝卜、猕猴桃、橙子、橘子、柚子等，以增强免疫力。

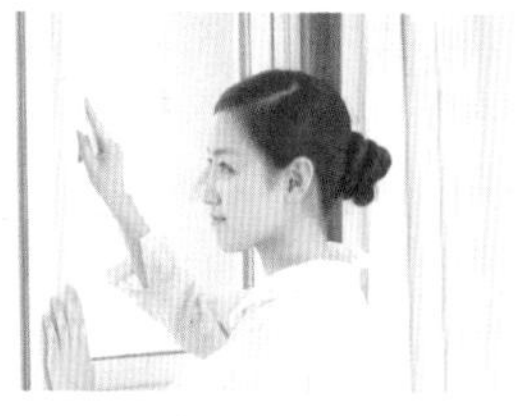

开窗通风

晨起后打开窗户通风，并做深呼吸 3~5 次，深呼吸时，尽可能多地吸气，再尽可能慢地呼气。

3 肺俞穴：用拇指指腹按揉肺俞穴，微用力，每次 1 分钟。

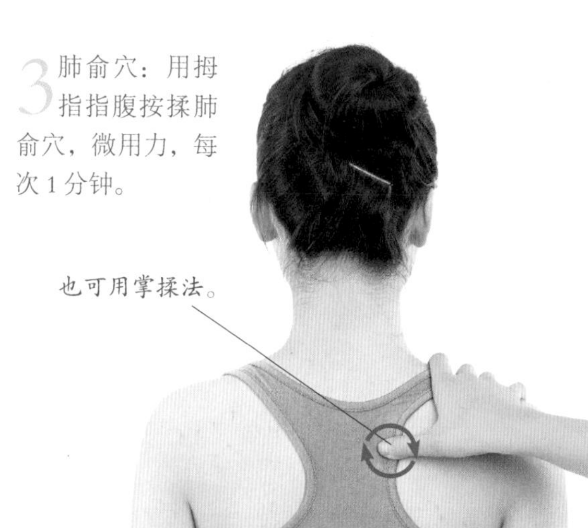

5 列缺穴：用拇指指端掐按列缺穴 1 分钟。

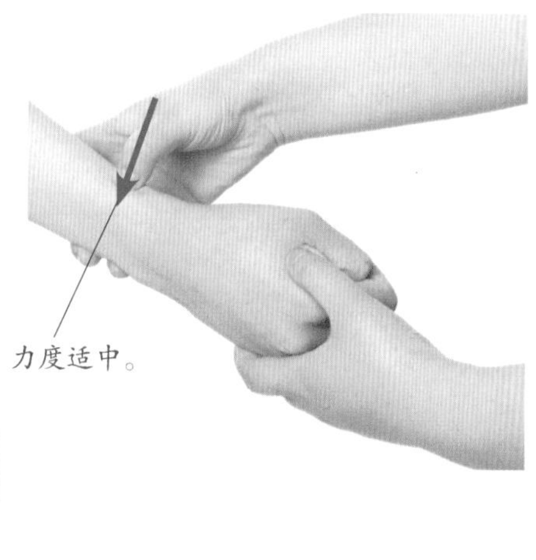

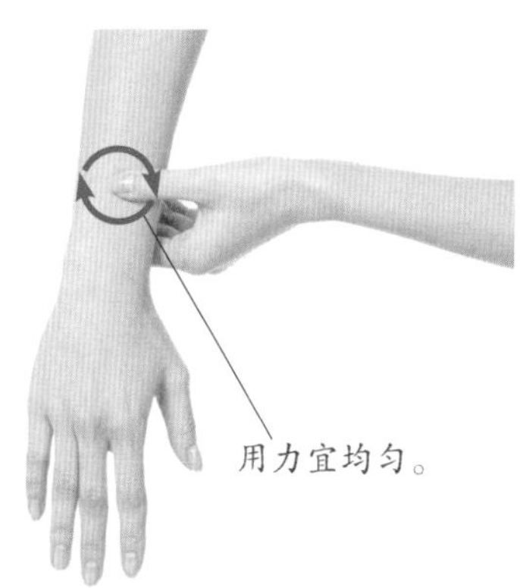

4 外关穴：用拇指指腹在外关穴处按揉 2~3 分钟。

6 合谷穴：用拇指指端掐按合谷穴 2~3 分钟。

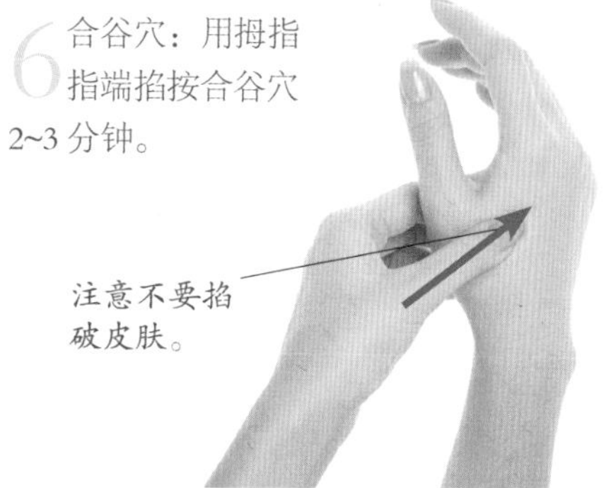

风热型 | 发热重、头痛、有汗、咽喉红肿、鼻塞流黄涕。

食疗方:
薄荷桑叶汁

材料

薄荷叶、桑叶。

做法

桑叶加水煎煮 10 分钟，再放入薄荷叶继续煎煮 1 分钟，滤渣取汁即可。

功效

祛风明目、疏风散热。

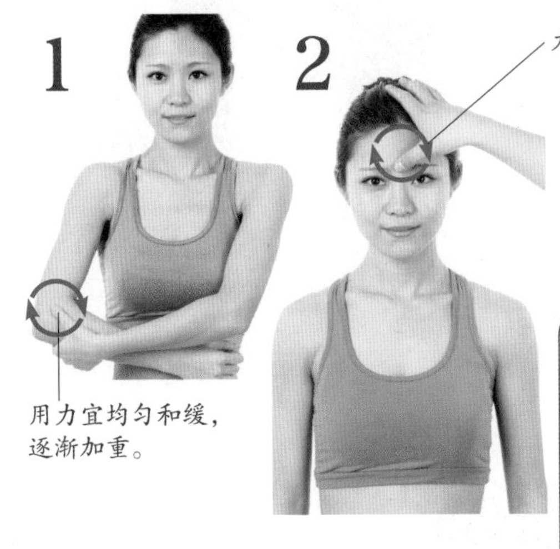
1
2
力度宜轻柔。
用力宜均匀和缓，
逐渐加重。

1 用拇指指腹按揉曲池穴 1 分钟，再刮痧曲池穴。

2 用拇指指腹按揉印堂穴 2~3 分钟。

刮痧曲池穴

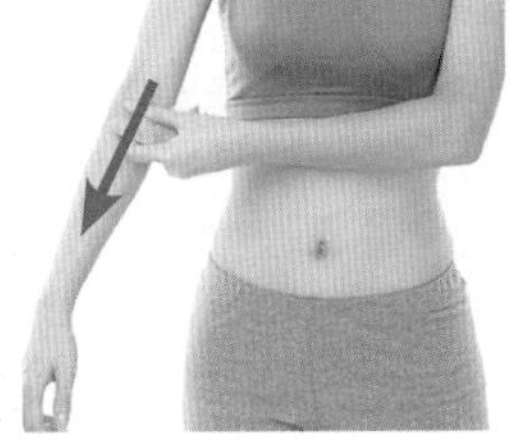

手持刮痧板，用面刮法刮拭曲池穴 1~3 分钟。

风寒型 | 发冷、无汗、肌肉酸痛、流清涕。

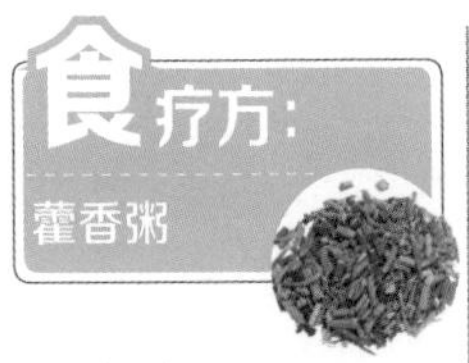
食疗方:
藿香粥

材料

藿香、大米。

做法

将藿香与大米同煮成粥即可。

功效

温经散寒。

1 此图仅为示意，艾灸时不隔衣。

2 此图仅为示意，艾灸时不隔衣。

1 在通用疗法中按揉风门穴的基础上，再用艾条温和灸风门穴 5 分钟。

2 在通用疗法中按揉肺俞穴的基础上，再用艾条温和灸肺俞穴 5 分钟。

暑湿型 | 发热、头痛、汗出、鼻鸣、干呕。

材料

老鸭肉、绿豆、生姜、盐。

做法

老鸭肉、绿豆和姜片放入砂锅，加入清水，大火烧沸转小火煲 2 小时，加盐调味即可。

功效

清热解毒、利小便。

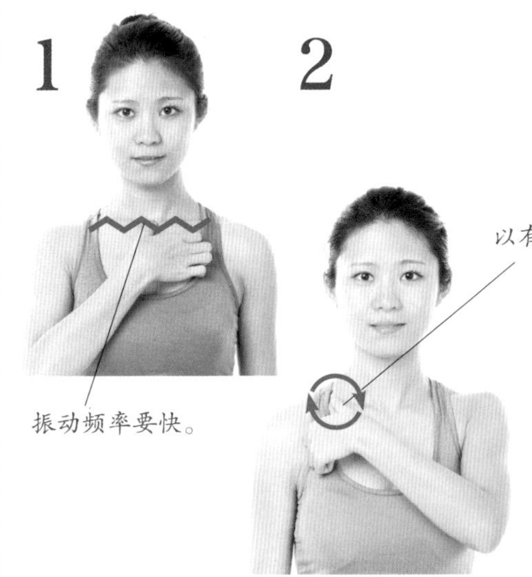

1 用拇指指腹点振天突穴 1 分钟。

2 用拇指指腹按揉缺盆穴 2~3 分钟，再刮痧缺盆穴。

刮痧缺盆穴

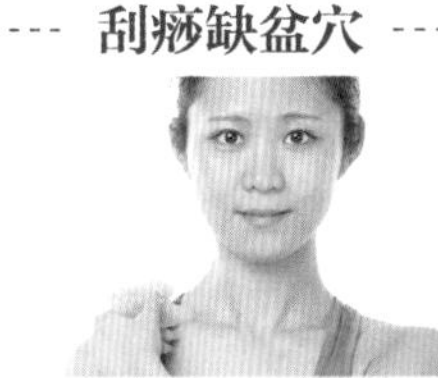

此图为示意，刮痧时不隔衣。

手持刮痧板，用角刮法刮拭缺盆穴 2~3 分钟。

体虚型 | 发冷、头痛、鼻鸣、乏力。

材料

黄豆、葱白、燕麦。

做法

葱白、燕麦、浸泡过的黄豆放入豆浆机中，加水打成豆浆，过滤即可。

功效

补益身体。

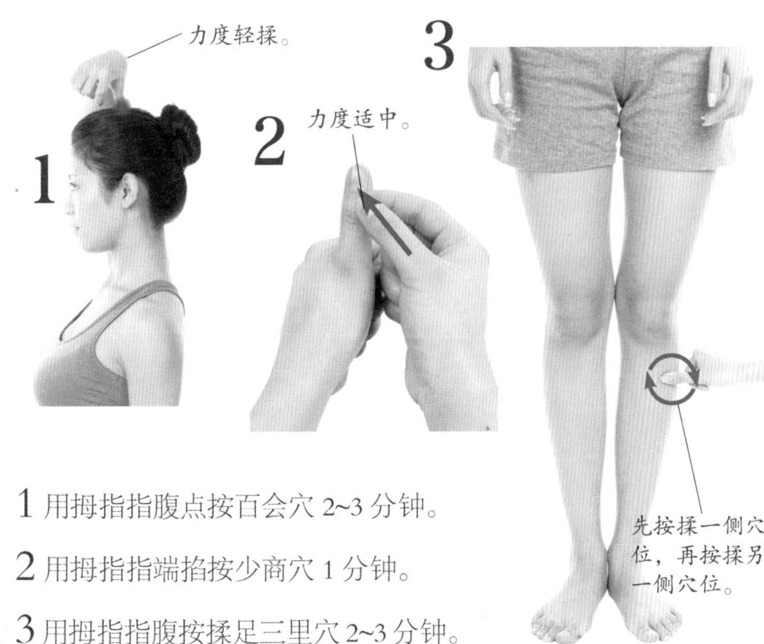

1 用拇指指腹点按百会穴 2~3 分钟。

2 用拇指指端掐按少商穴 1 分钟。

3 用拇指指腹按揉足三里穴 2~3 分钟。

乏力

乏力是自身感觉的症状，患者自己感觉浑身无力、困倦、双腿发软。劳动过度、饥饿、睡眠不足、神经衰弱、糖尿病、贫血等都会造成乏力。平时生活中可通过按摩缓解乏力。

乏力防治小课堂：

- 乏力通用按摩方
- 肺气虚型
- 心气虚型
- 脾气虚型
- 肾气虚型

乏力取穴图

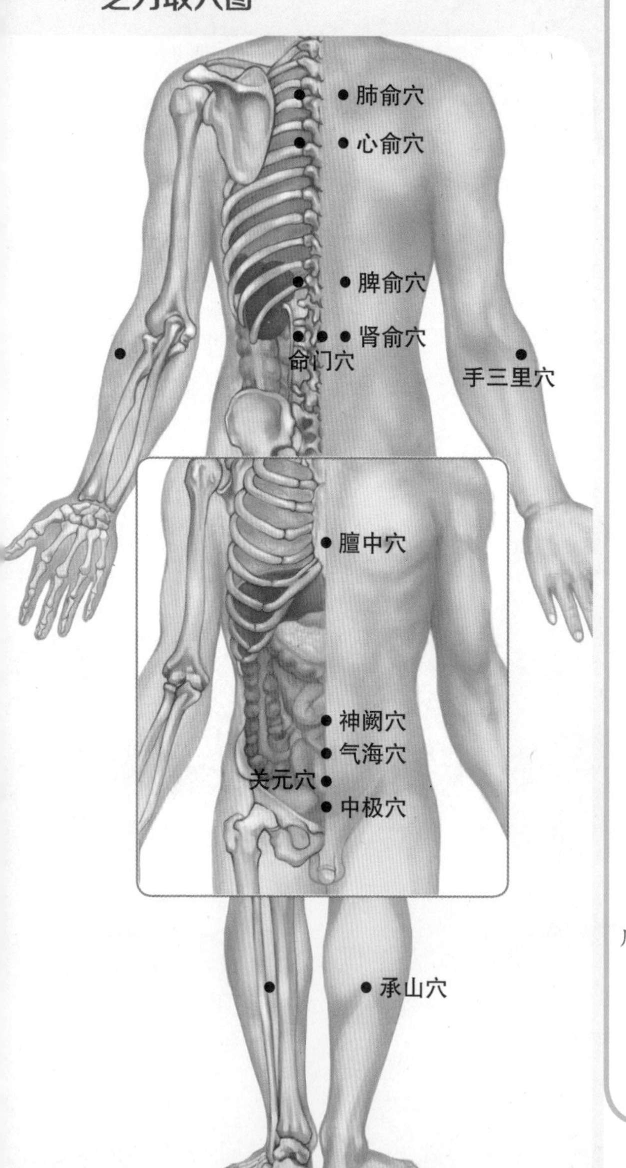

乏力通用按摩方

脾俞穴可健脾利湿、益气统血。命门穴、肾俞穴可补肾散寒、培补元气。关元穴可温通气血、调畅气机。手三里穴、承山穴可通络活血、调理通腑。

1 脾俞穴：用拇指指腹按揉脾俞穴2~3分钟，以患者舒适为度。

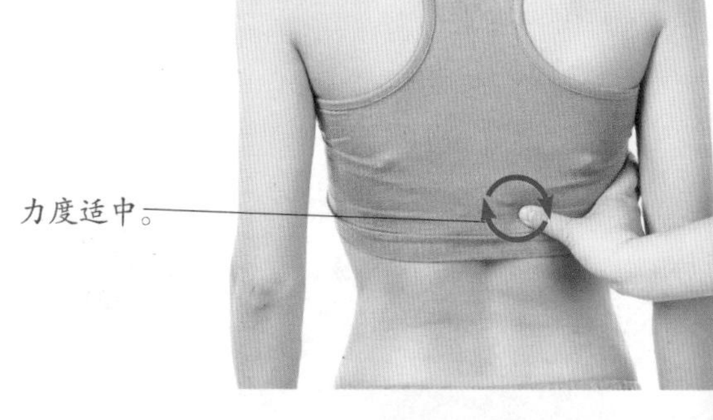

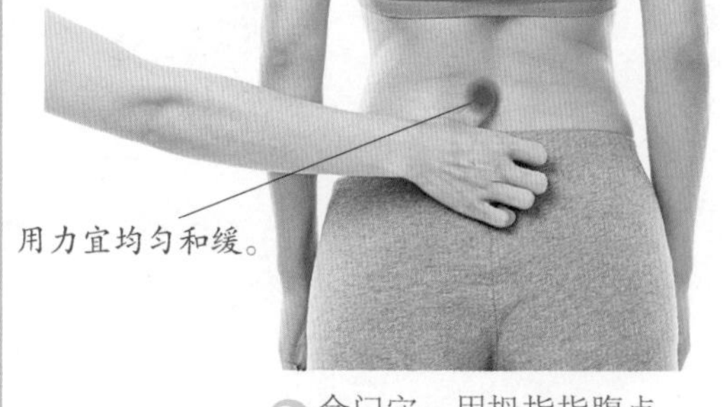

2 命门穴：用拇指指腹点按命门穴 1 分钟。

乏力防治小妙招

身体乏力，人就会感到没精神，干什么都提不起劲。那么，有什么小妙招能够缓解呢？一起来看看吧！

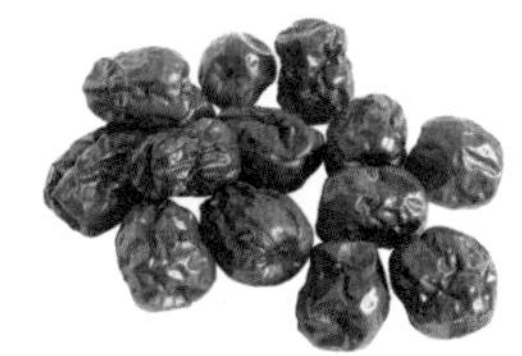

适量吃补气血食物

体内气血不足时很容易感到乏力，可以适量吃补气补血的食物，如大枣、山药、黄芪等。

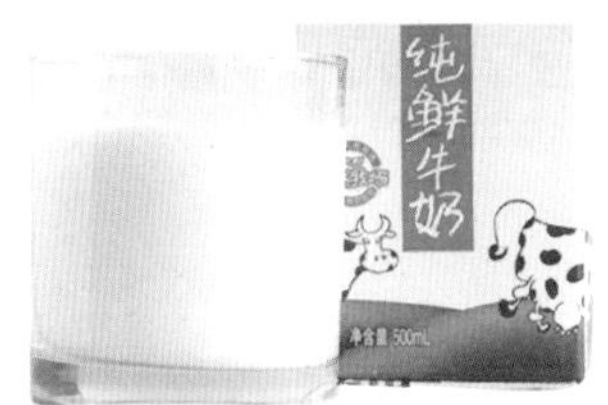

适量补钙

钙是“天然的压力缓解剂”。平时要适量摄取牛奶和酸奶等富含钙质的食物，这样有助于缓解身体疲劳。

3 肾俞穴：用拇指指腹按揉肾俞穴 2~3 分钟，以局部有温热感为度。

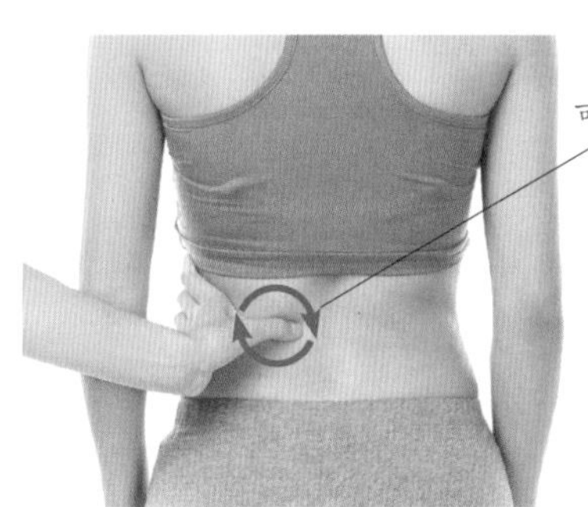

4 承山穴：用拇指指腹按揉承山穴 2~3 分钟。

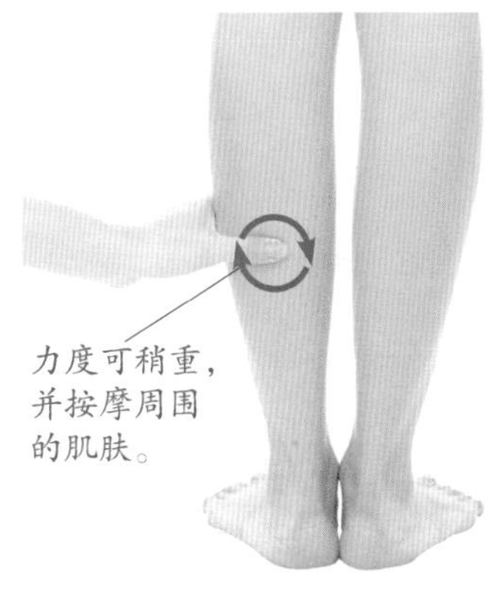

5 关元穴：用拇指指腹按揉关元穴 2~3 分钟。

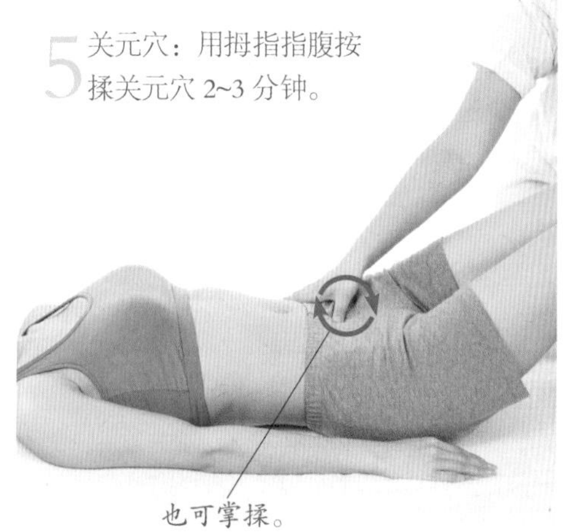

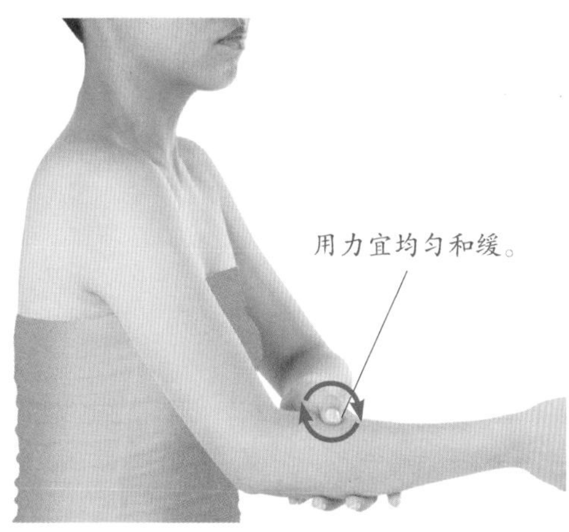

6 手三里穴：用拇指指腹点揉手三里穴 2~3 分钟。

肺气虚型 | 乏力伴气短、胸闷、自汗，汗出后乏力尤甚。

材料

枇杷、蜂蜜。

做法

将处理好的枇杷放入榨汁机中，加入水榨汁，再调入蜂蜜即可。

功效

润肺止咳、补益肺气。

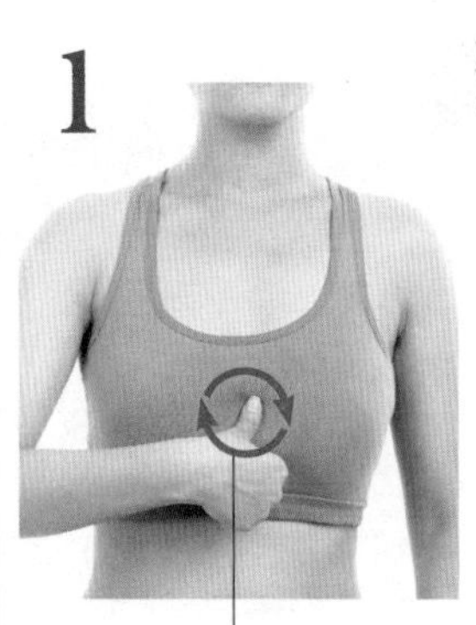

1

力度轻柔。

2

可两侧同时进行。

1 将拇指指腹放于膻中穴上，轻轻按揉 3 分钟。

2 用拇指指腹按揉肺俞穴 2~3 分钟，或用艾条温和灸肺俞穴 5 分钟。

艾灸肺俞穴

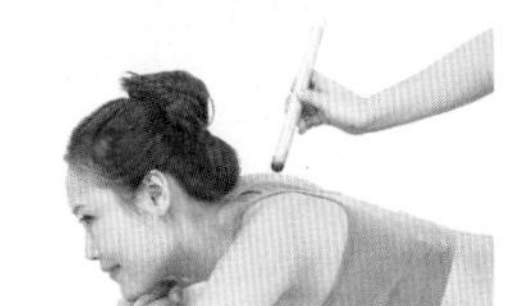

此图为示意，艾灸时不隔衣。

点燃艾条，距离皮肤 5 厘米，对准穴位处皮肤温和灸 5 分钟。

心气虚型 | 乏力伴心悸、胸闷，夜寐易醒。

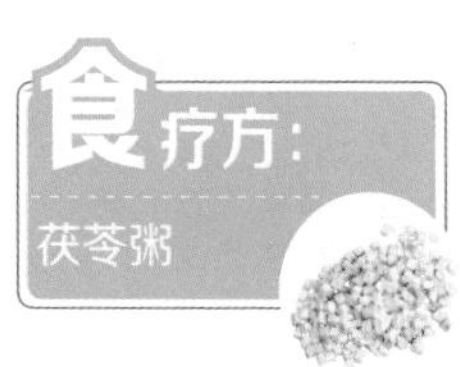

材料

茯苓、大米。

做法

茯苓碾粉。大米加水熬煮成粥，加入茯苓粉微煮即可。

功效

补气养心。

1

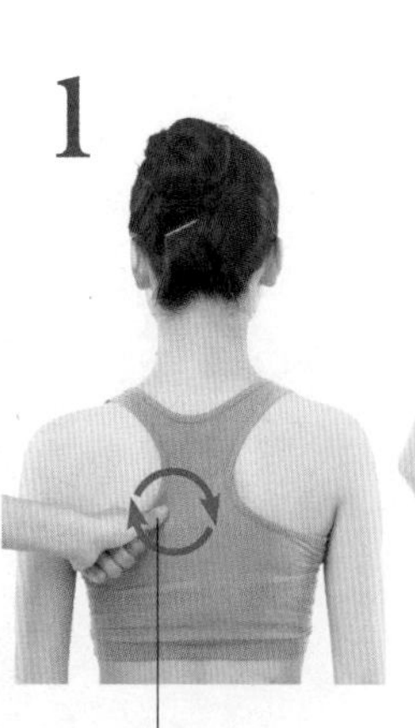

可两侧同时进行。

2

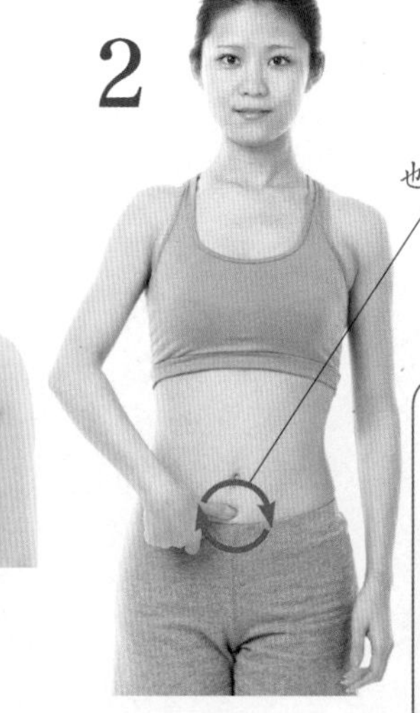

也可用掌摩法。

1 用拇指指腹按揉心俞穴 1 分钟，再艾盒灸心俞穴。

2 用拇指指腹按揉气海穴 2~3 分钟。

艾灸心俞穴

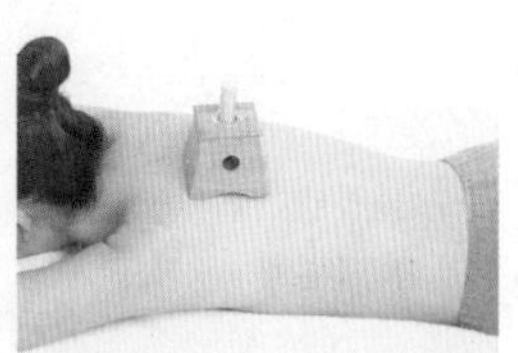

点燃艾条，插进艾灸盒中，放在心俞穴上，艾盒灸 5 分钟。

脾气虚型｜乏力伴肌肉酸软无力，多行或多动后乏力尤甚。

材料

山药、蓝莓。

做法

将蒸熟的山药块和去子的蓝莓放入榨汁机，加水榨汁即可。

功效

调养脾脏。

1

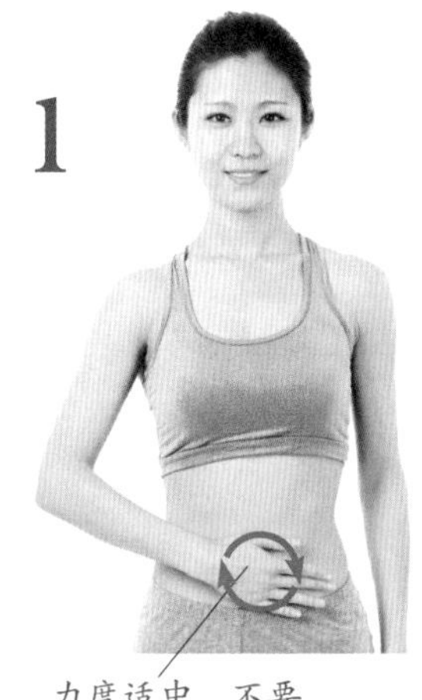

力度适中，不要过大或过小。

2

此图仅为示意，艾灸时不隔衣。

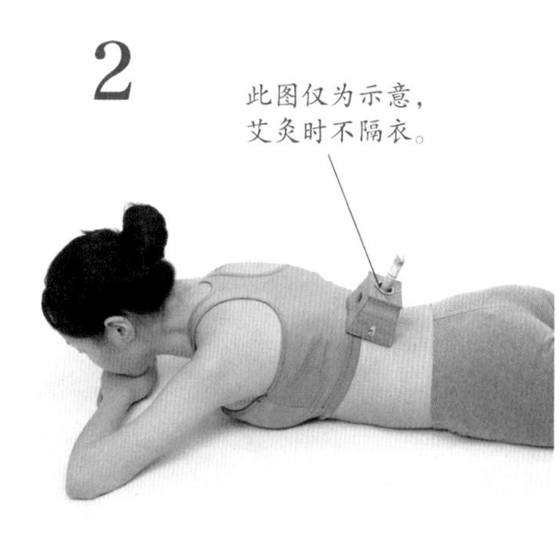

1 用掌根摩揉神阙穴 3~5 分钟，以脐下有温热感为度。

2 在通用疗法中按揉脾俞穴的基础上，再艾盒灸脾俞穴 5 分钟。

肾气虚型｜乏力伴腰膝酸软，尿频。

材料

南瓜、黑芝麻粉、牛奶。

做法

将黑芝麻粉和蒸熟的南瓜块一同倒入榨汁机中，加牛奶搅打成汁即可。

功效

补肝肾、益五脏。

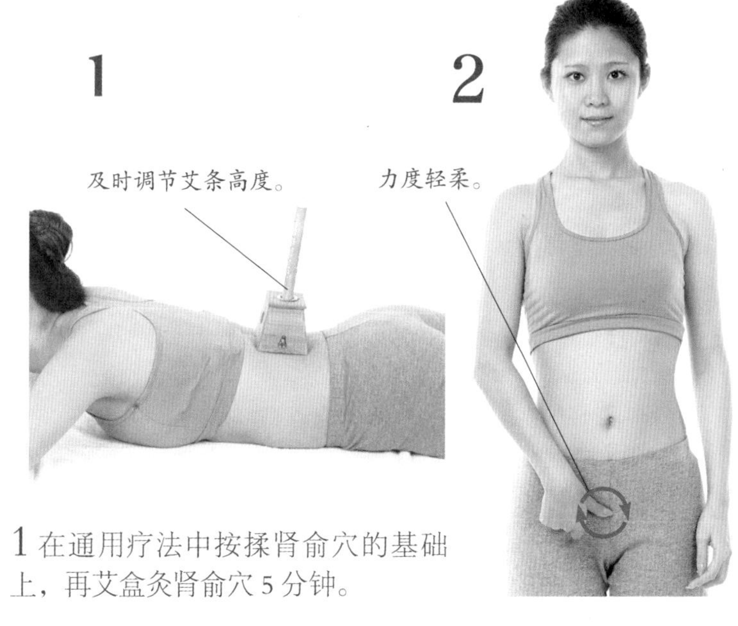

1 在通用疗法中按揉肾俞穴的基础上，再艾盒灸肾俞穴 5 分钟。

2 用拇指指腹按揉中极穴 2~3 分钟。

咳嗽

咳嗽分为外感咳嗽和内伤咳嗽。外感咳嗽起病急、病程短，多见于感冒、急性上呼吸道感染、气管炎等引起的咳嗽；内伤咳嗽起病缓、病程长，多见于慢性气管炎、支气管扩张、肺部感染等引起的咳嗽。经常外感咳嗽，或处在内伤咳嗽缓解期，可采取按摩疗法防治咳嗽。

咳嗽防治小课堂：

- 咳嗽通用按摩方
- 风寒袭肺型
- 风热犯肺型
- 痰湿蕴肺型
- 肝火犯肺型

咳嗽取穴图

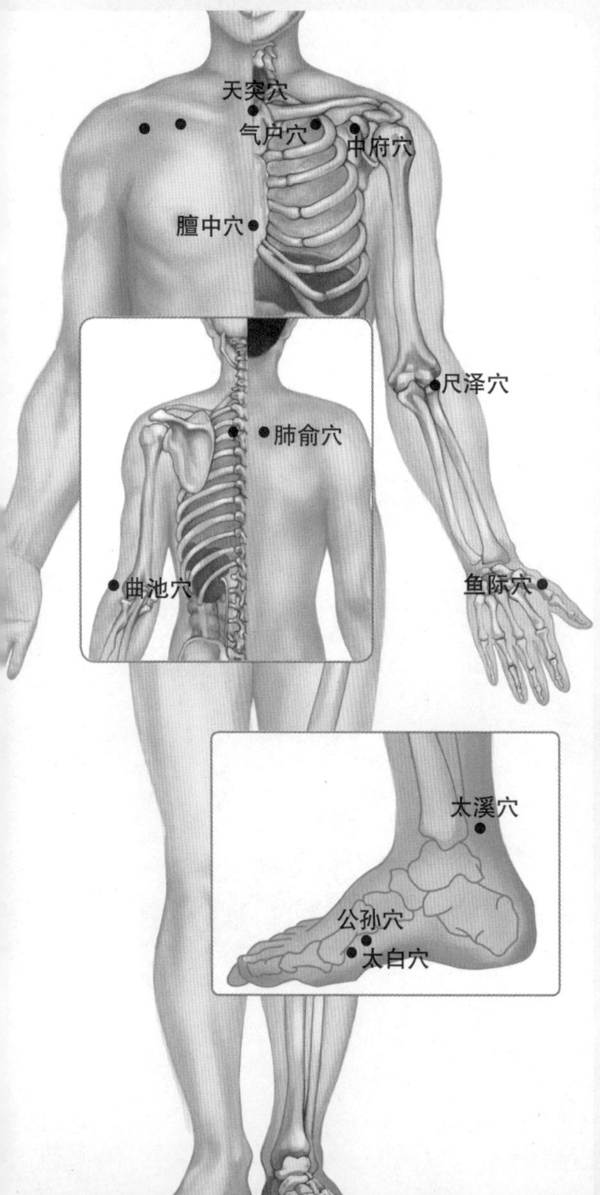

咳嗽通用按摩方

太溪穴、鱼际穴都是缓解咳嗽的常用穴位，对于缓解咳嗽有很好的疗效。肺俞穴、膻中穴、天突穴具有宽胸理气、通利气道、化痰宣肺的功效。

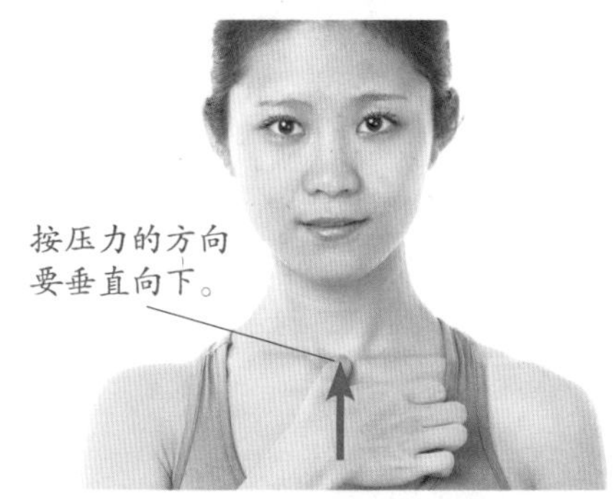

1 天突穴：用拇指指腹按压天突穴 1 分钟，用力由轻到重，力度以不感到难受为度。

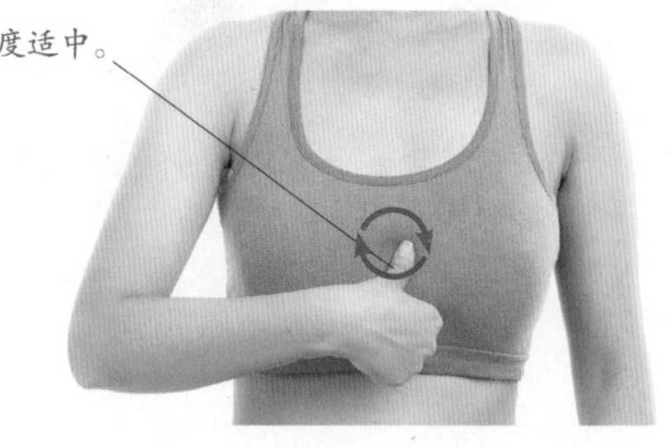

2 膻中穴：用拇指指腹按揉膻中穴 1 分钟。

咳嗽防治小妙招

咳嗽是呼吸系统疾病的主要症状，吸入外物、呼吸道感染、食物过敏、气候寒冷、精神因素等都有可能引起咳嗽。那么，有什么办法能防治咳嗽呢？一起来看看吧！

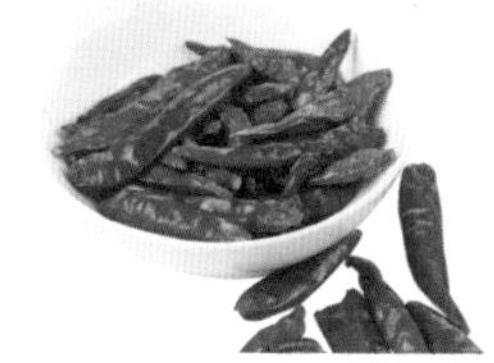

适当忌口

不宜过多食用辛辣刺激性食物，不宜过多喝刺激性饮品，以免刺激呼吸道。

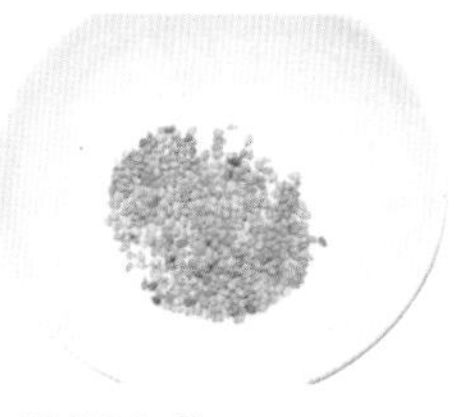

适量吃甘润食物

适量食用芝麻、蜂蜜等甘润食物，有补肺润燥的功效。

3 鱼际穴：用拇指指腹按揉鱼际穴 1~2 分钟。

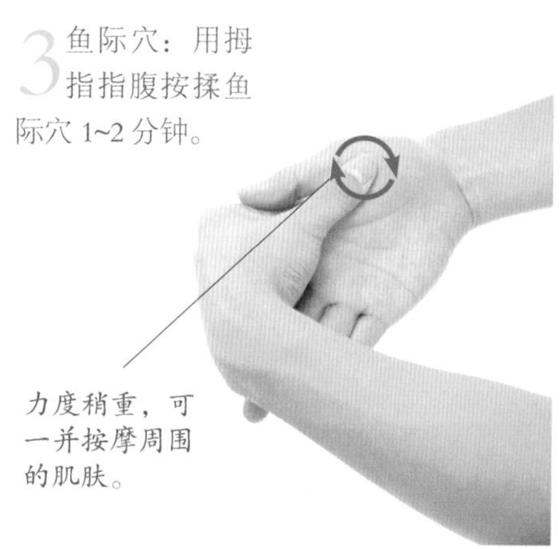

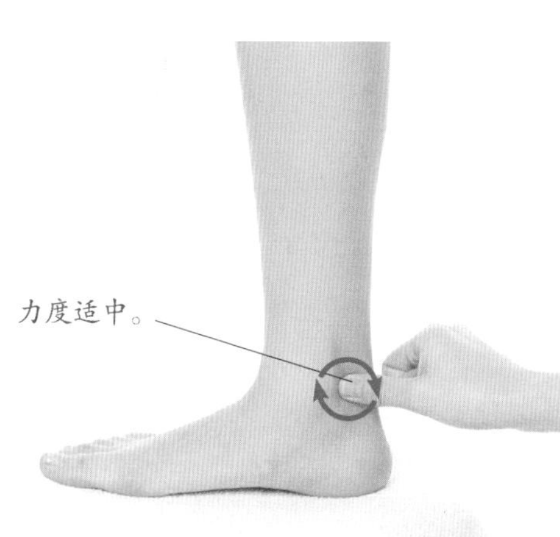

4 太溪穴：用拇指指腹点揉太溪穴 2~3 分钟，力度适中。

5 肺俞穴：用拇指指腹按揉肺俞穴 2~3 分钟。

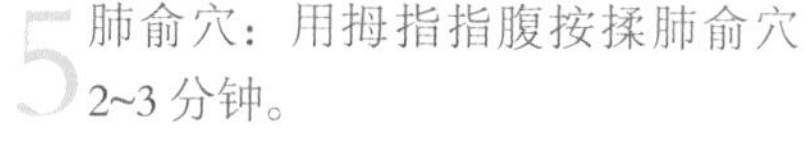

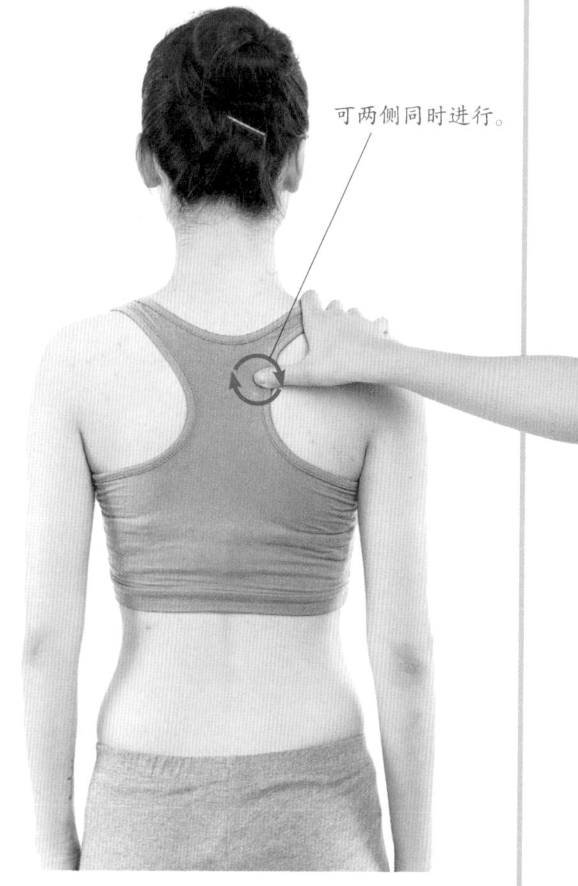

风寒袭肺型 | 痰白且稀、流清涕。

食疗方：
百合柠檬茶

材料

干百合、干柠檬片、干桃花。

做法

将干百合、干柠檬片和干桃花放入杯中，冲入开水，冲泡15分钟即可。

功效

润肺散寒。

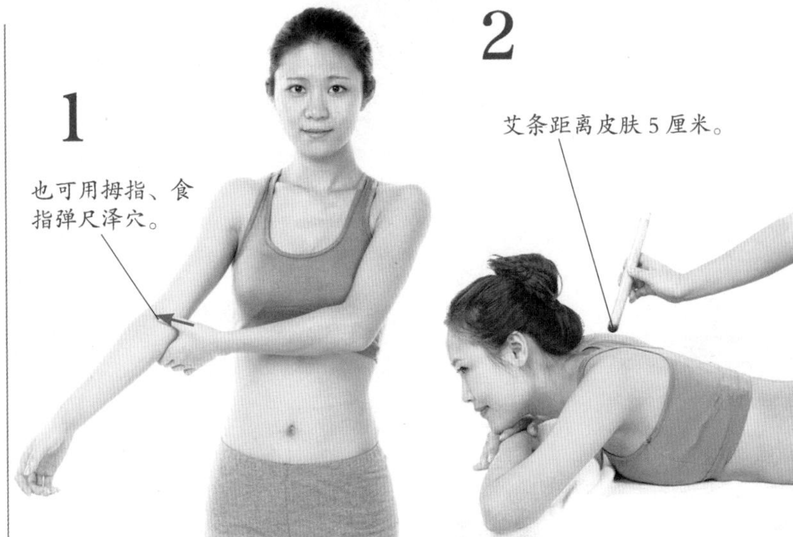
1
也可用拇指、食指弹尺泽穴。
2
艾条距离皮肤5厘米。

1 用拇指指腹按压尺泽穴2~3分钟。

2 在通用疗法中按揉肺俞穴的基础上，再用艾条温和灸肺俞穴5分钟。

风热犯肺型 | 痰稠色黄、流黄涕。

食疗方：
苦瓜薄荷叶茶

材料

苦瓜片、薄荷叶、冰糖。

做法

将苦瓜片、薄荷叶和冰糖一起放入杯中，用开水冲泡15分钟即可。

功效

清热降火。

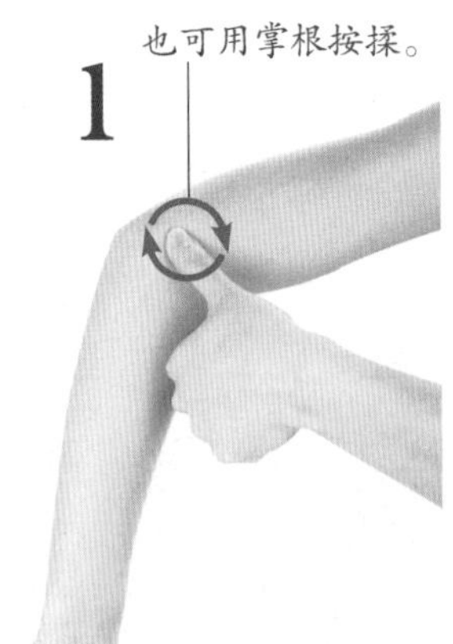

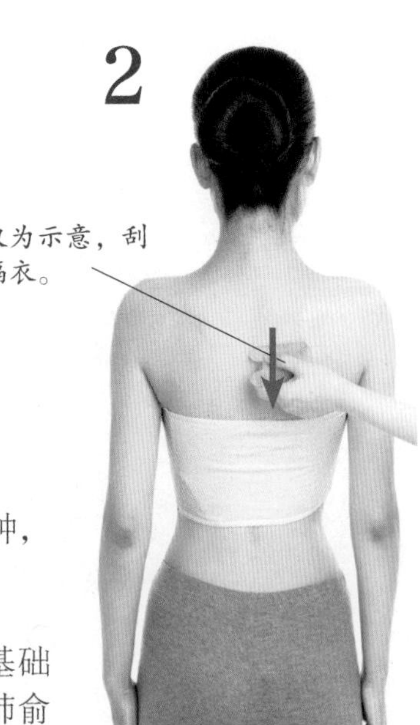

1 用拇指指腹按揉曲池穴2~3分钟，力量以稍重为宜。

2 在通用疗法中按揉肺俞穴的基础上，再用面刮法从上向下刮拭肺俞穴3分钟。

痰湿蕴肺型 | 咳嗽反复发作，痰黏腻、色灰白。

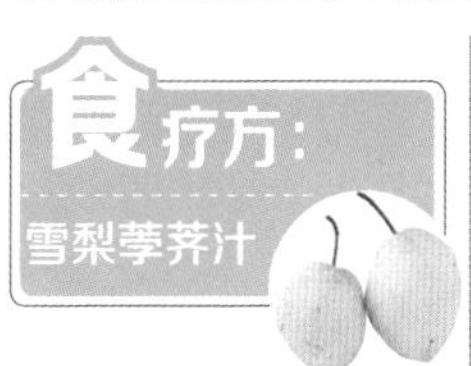

材料

荸荠、雪梨、蜂蜜。

做法

将上述材料加水榨汁即可。

功效

润肺消痰、清热生津。

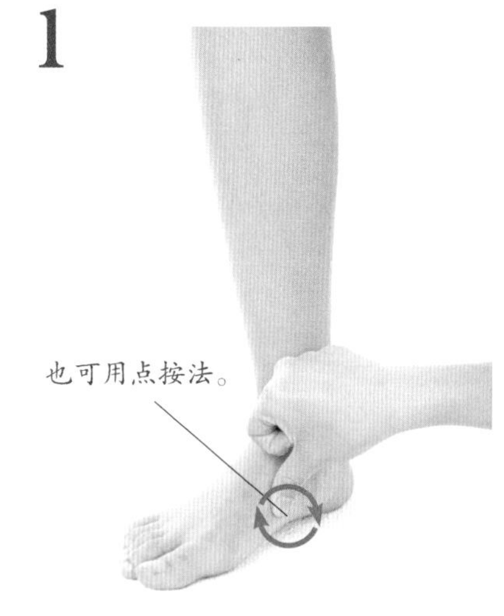

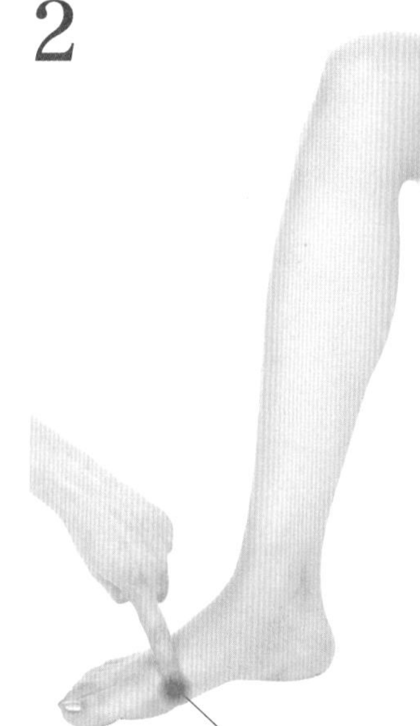

1 用拇指指腹按揉公孙穴 1 分钟。

2 用手指指腹点按太白穴 1 分钟，以有酸胀感为度。

肝火犯肺型 | 痰滞咽喉，咳之难出，量少质黏。

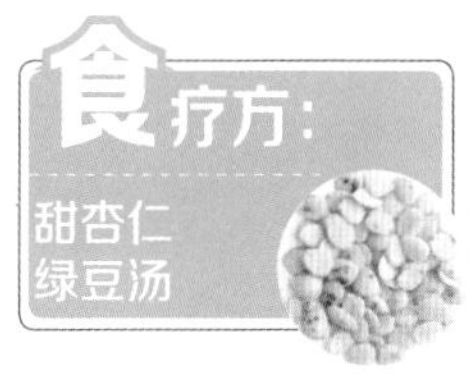

材料

绿豆、甜杏仁。

做法

上述材料加水煮汤即可。

功效

疏肝清热。

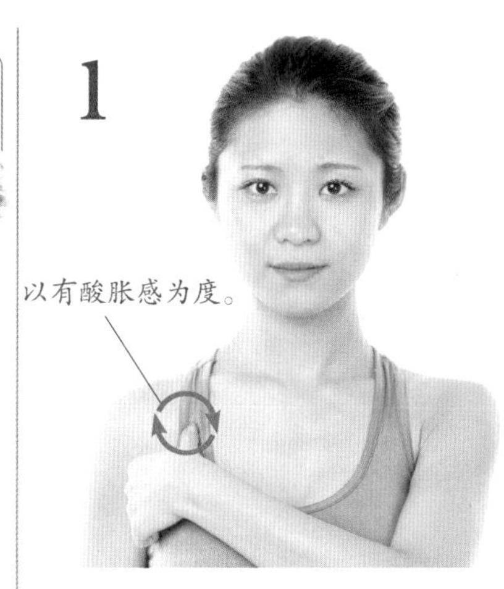

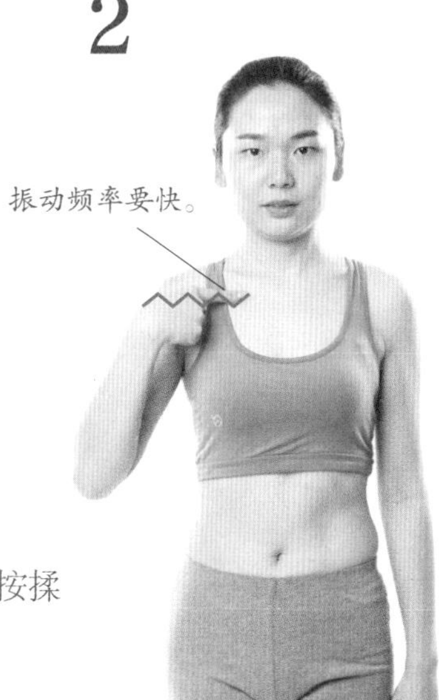

1 用指揉法施术于中府穴，持续按揉 2~3 分钟。

2 用点振法施术于气户穴 2~3 分钟，力度宜轻。

头痛

头痛是很多疾病都能引起的一种自觉症状，中医学将头痛分为外感、内伤两大类型。外感头痛有怕风、怕冷、有汗或无汗、发烧等症状；内伤头痛的原因众多，症状时有时无，常发生于过度疲劳的时候。采取按摩疗法，有助于缓解头痛症状。

头痛防治小课堂：

- 头痛通用按摩方
- 风湿型
- 肝阳上亢型
- 痰湿型
- 血虚型
- 瘀血型

头痛取穴图

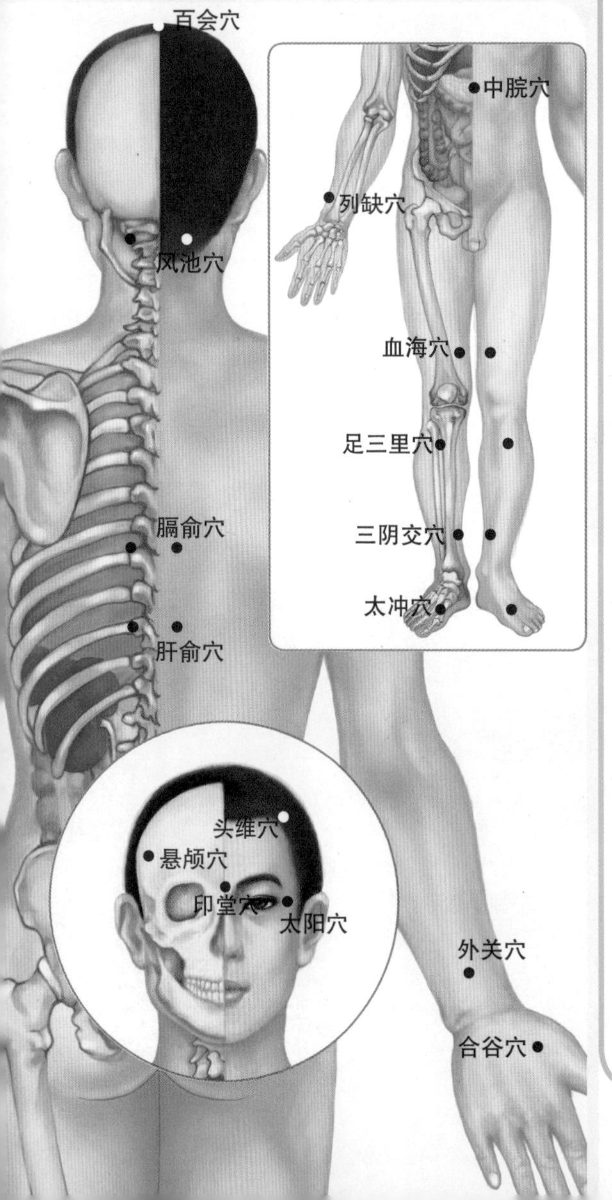

头痛通用按摩方

印堂穴可宁心益智、疏风止痛。太阳穴可止痛醒脑、振奋精神。风池穴可散风息风、通关开窍。太冲穴、合谷穴、膈俞穴可疏肝理气、升清降浊、宣通气血。

1 印堂穴：用拇指指腹推抹印堂穴1~3分钟。

以前额微微发红为度。

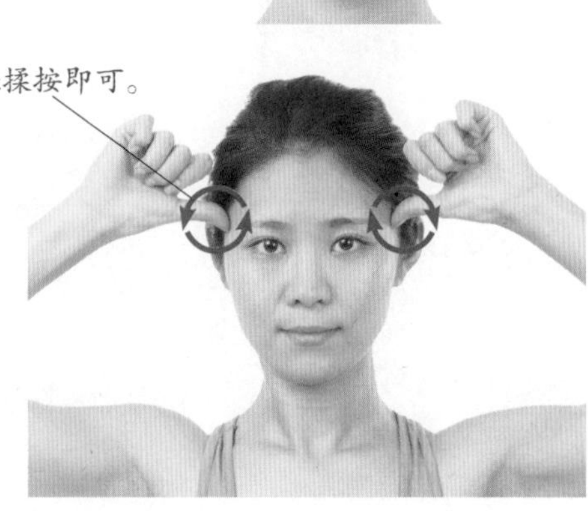

2 太阳穴：用拇指指腹按揉两侧太阳穴各2~3分钟，力度宜轻柔。

头痛防治小妙招

长期坚持按摩头部,能使头痛缓解,有效预防头痛的发生,还有助于延缓大脑衰老。

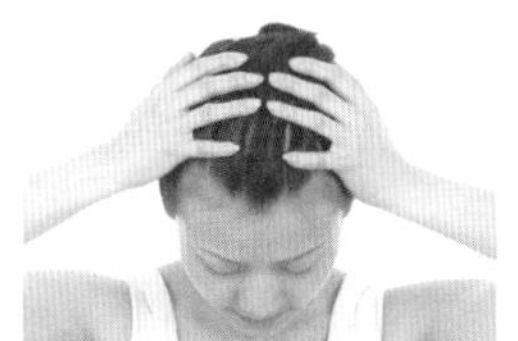

揉头皮

双手张开置于头上,十指指尖相对,做揉捏动作。操作前宜将指甲修剪整齐。

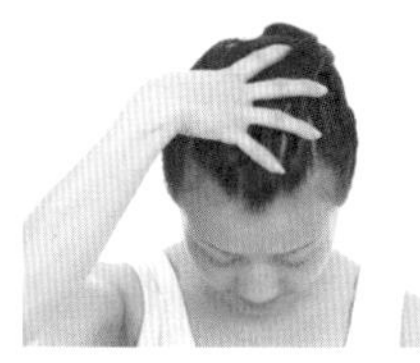

抓捏头顶

一手置于头顶,用手指在头顶抓捏。可两手交替进行。

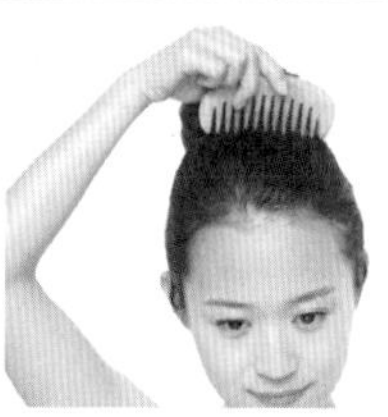

叩击头皮

用木梳齿轻轻叩击头皮3~5分钟。梳齿的尖端要圆钝,不可过于尖锐。

3 风池穴:用拇指指腹按揉风池穴2~3分钟。

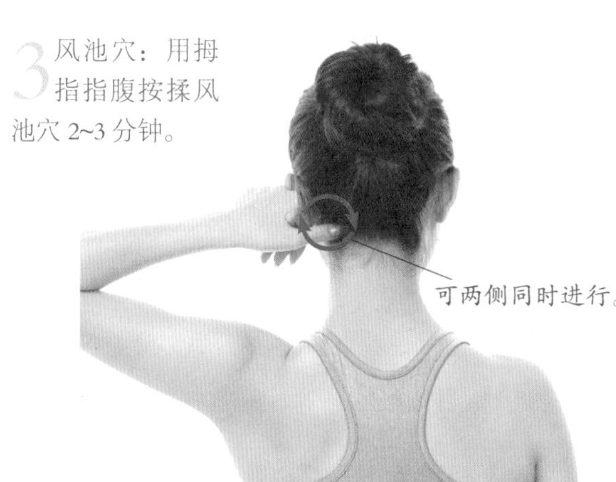

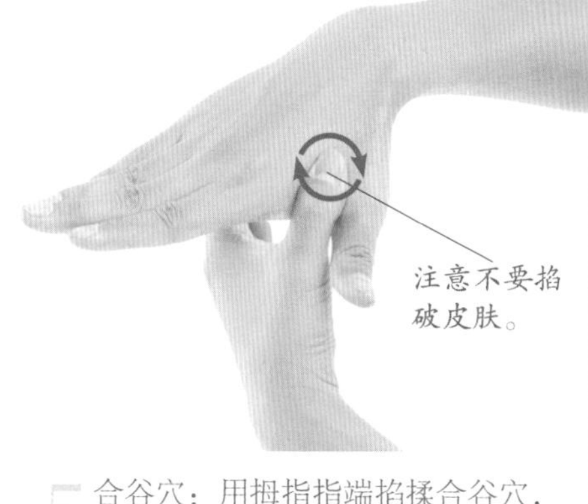

5 合谷穴:用拇指指端掐揉合谷穴,每次掐1秒,重复10~20次。

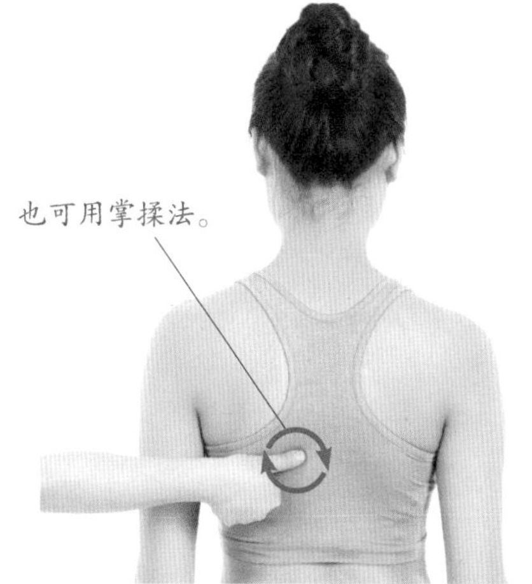

4 膈俞穴:用拇指指腹按揉膈俞穴2~3分钟。

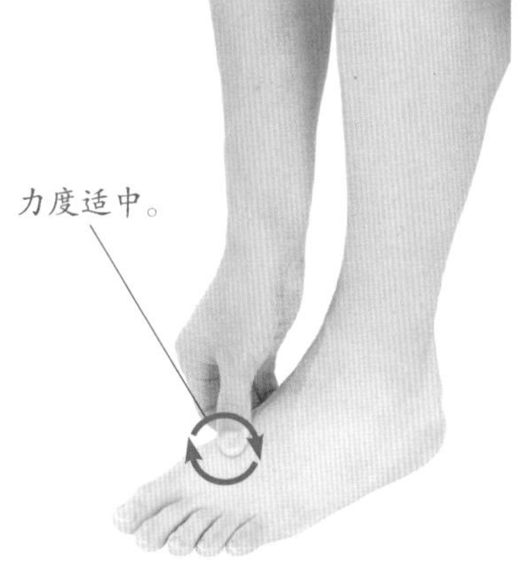

6 太冲穴:用拇指指腹按揉太冲穴2~3分钟。

风湿型｜头痛有拘急感。

材料

苍耳子、大米。

做法

苍耳子捣烂放入纱布袋中，与大米同煮成粥即可。

功效

祛风胜湿。

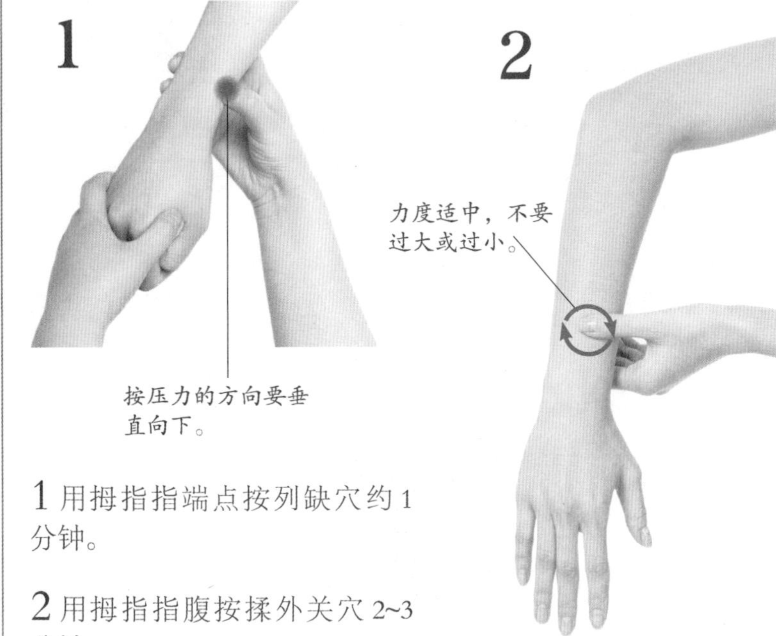

1 用拇指指端点按列缺穴约 1 分钟。

2 用拇指指腹按揉外关穴 2~3 分钟。

肝阳上亢型｜头痛而眩、心烦易怒、夜眠不宁、面红口苦。

材料

菊花、决明子、绿茶。

做法

将所有茶材一起放入杯中，加入开水闷泡 10 分钟即可。

功效

平肝息风。

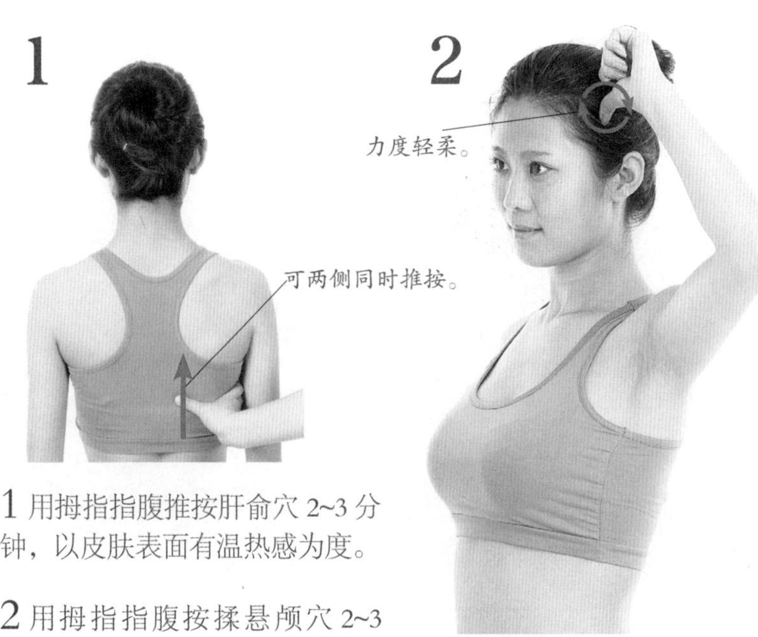

1 用拇指指腹推按肝俞穴 2~3 分钟，以皮肤表面有温热感为度。

2 用拇指指腹按揉悬颅穴 2~3 分钟。

痰湿型 | 头痛昏蒙，胸脘满闷，呕恶痰涎，舌苔白腻，脉滑或弦滑。

材料

陈皮、荷叶、薏米。

做法

将以上茶材用沸水冲泡 15 分钟即可。

功效

健脾化湿。

1

也可用点按法。

2

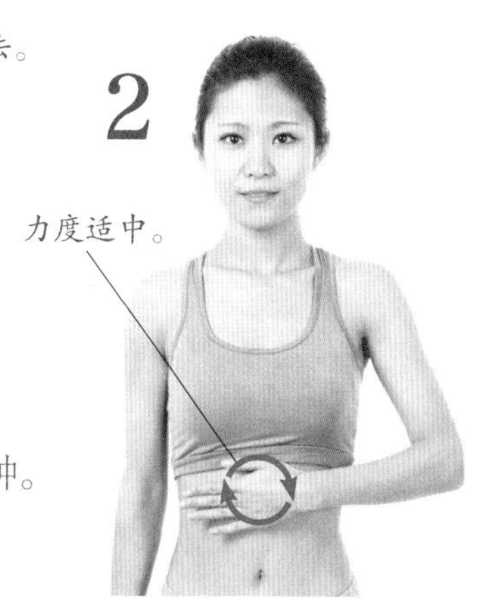

1 用拇指指腹摩揉百会穴 2~3 分钟。

2 用手掌按揉中脘穴 2~3 分钟。

血虚型 | 头痛而晕、心悸不宁、神疲乏力、面色苍白。

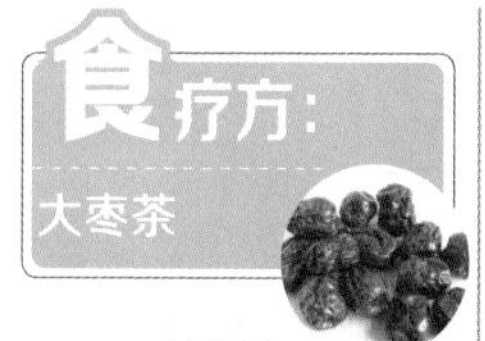

材料

葡萄干、大枣。

做法

二者用沸水冲泡 15 分钟即可。

功效

补血补气。

1

可微用力。

2

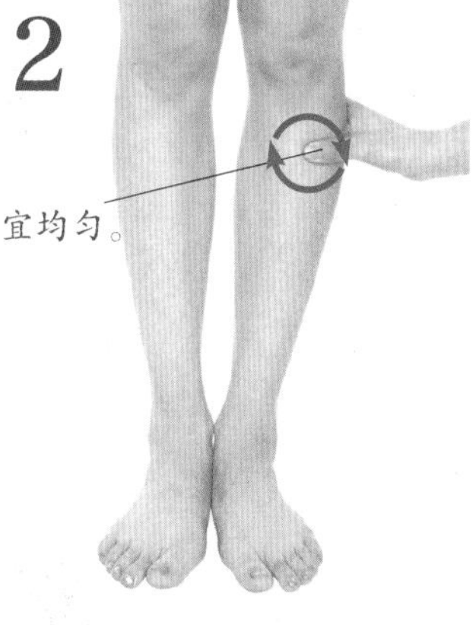

1 用拇指指腹按揉血海穴，左右穴各 1 分钟。

2 用拇指指腹按揉足三里穴 2~3 分钟。

瘀血型 | 头痛经久不愈，痛处固定不移，痛如锥刺；或有头部外伤史。

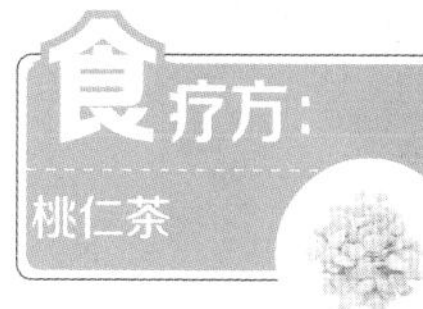

材料

桃仁、茉莉花茶。

做法

二者用沸水冲泡 15 分钟即可。

功效

活血化瘀。

1

按压力的方向要垂直向下。

2

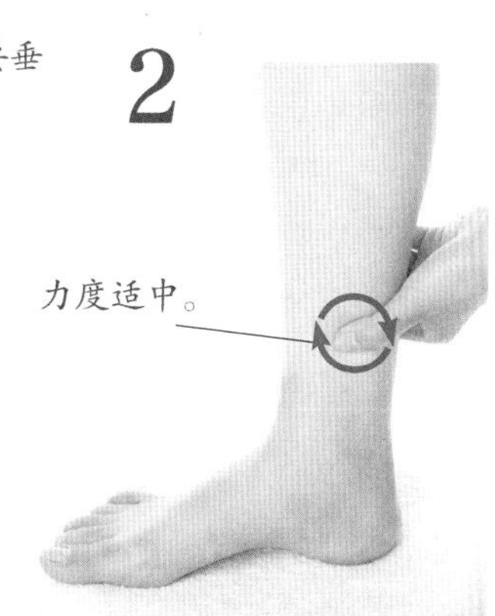

1 用拇指指腹按压头维穴 1~3 分钟。

2 用拇指指腹按揉三阴交穴 2~3 分钟。

牙痛

牙痛大多是由牙龈炎和牙周炎、龋齿或折裂牙而导致牙髓感染所引起的。此外，不正确的刷牙习惯、缺乏维生素等也会导致牙痛。俗话说“牙痛不是病，痛起来要人命”，牙痛是难以忍受的，按摩疗法可以缓解牙痛。

牙痛防治小课堂：

- 牙痛通用按摩方
- 风火型
- 风热型
- 胃火型
- 虚火型

牙痛取穴图

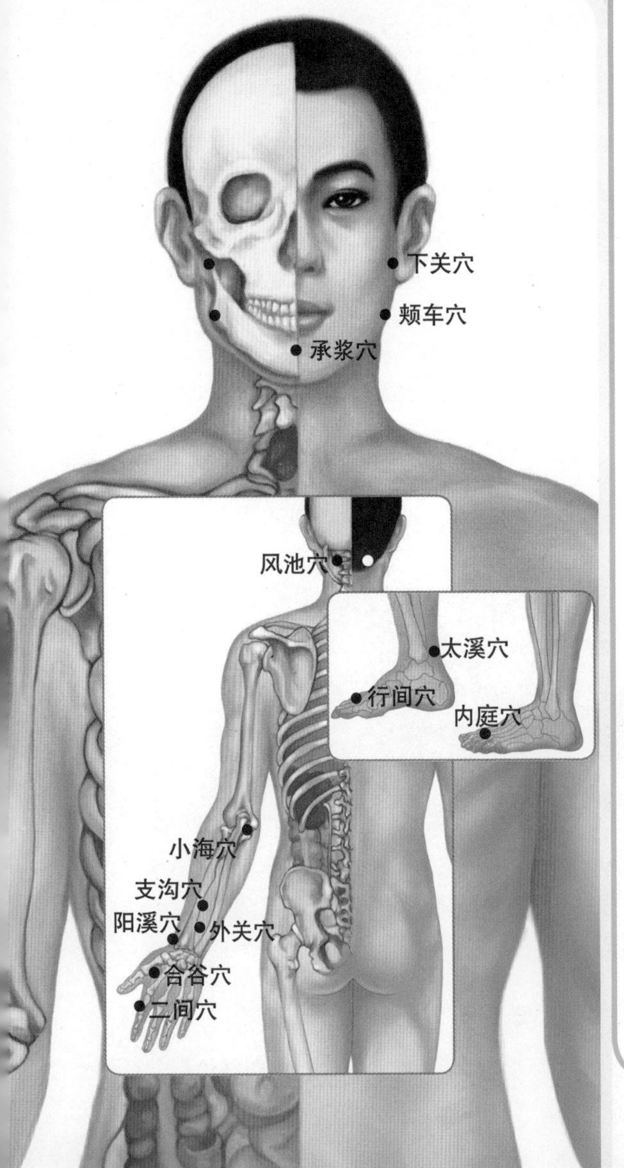

牙痛通用按摩方

下关穴可清胃泻火、消肿止痛。颊车穴可疏风清热。合谷穴可疏通经络、活血止痛。承浆穴、太溪穴可疏通气血、滋阴降火、清胃泻火。

1 下关穴：用食指和中指指腹叠加按揉下关穴2分钟。

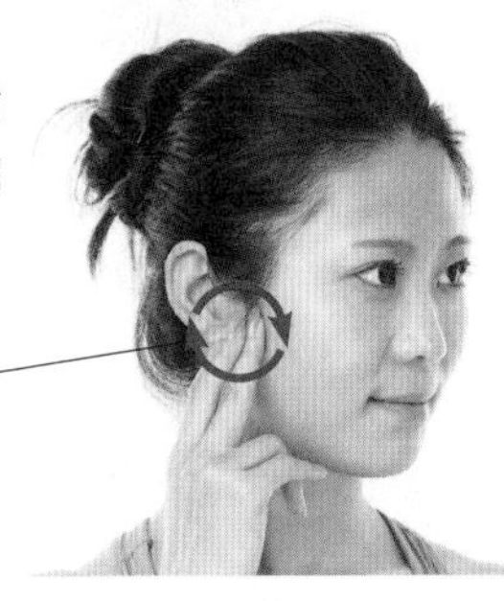

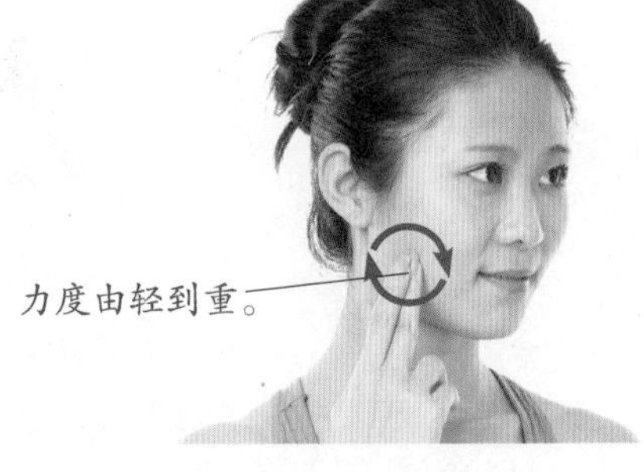

2 颊车穴：食指叠加在中指上，按揉颊车穴1分钟。

牙痛防治小妙招

牙痛疼起来难以忍受,平时掌握一些防治牙痛的小妙招非常有必要。

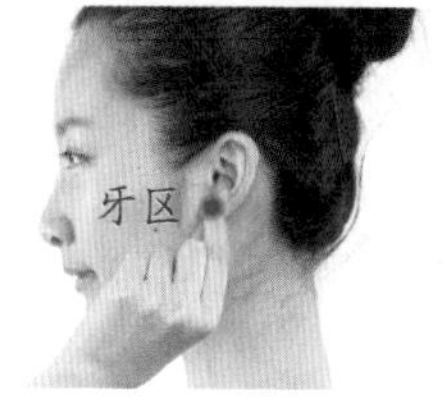

揉捏耳垂

因上火导致牙齿、牙龈肿痛时,可以揉捏耳垂反射区上的牙区,每次揉捏1分钟。

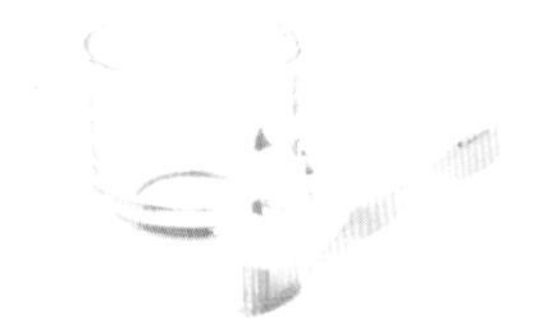

饭后不宜立即刷牙

饭后半小时内不宜刷牙,以免破坏牙釉质,损害牙齿健康。

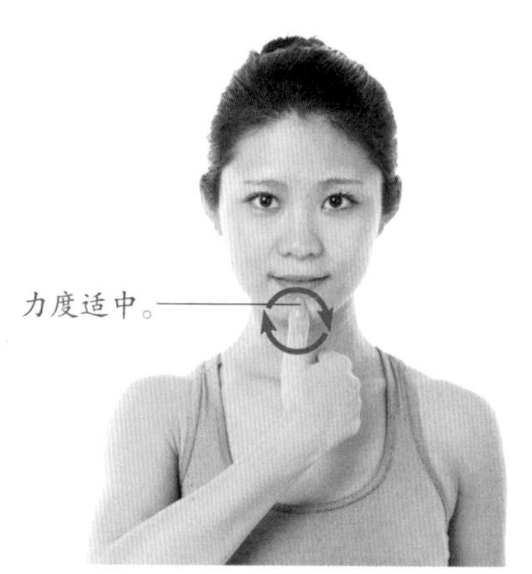

3 承浆穴:用拇指指腹按揉承浆穴2~3分钟。

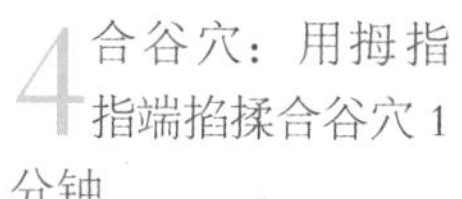

4 合谷穴:用拇指指端掐揉合谷穴1分钟。

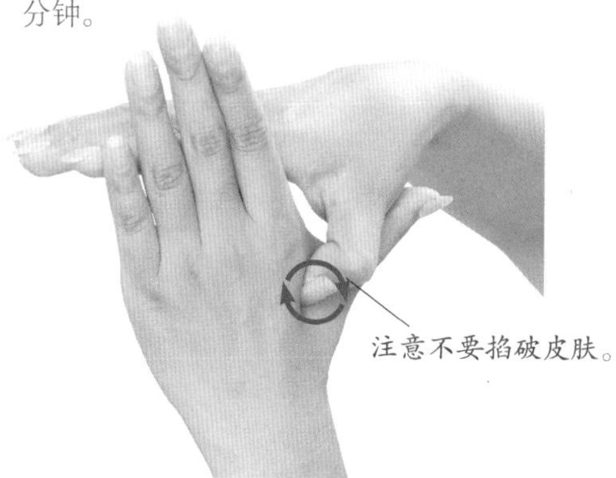

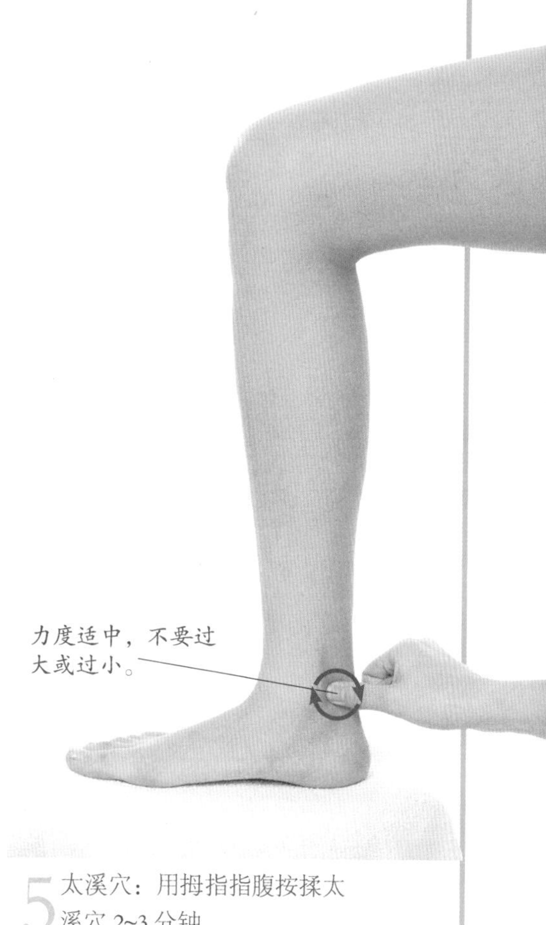

5 太溪穴:用拇指指腹按揉太溪穴2~3分钟。

风火型 | 牙齿痛，牙龈红肿、疼痛，遇冷则痛减，遇热则痛甚。

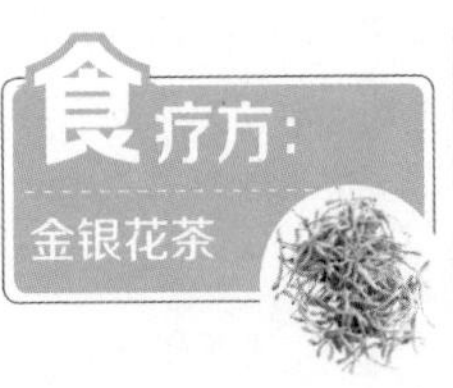

材料

金银花、菊花、生甘草。

做法

金银花、菊花和生甘草放入杯中，用开水冲泡 15 分钟即可。

功效

清热降火。

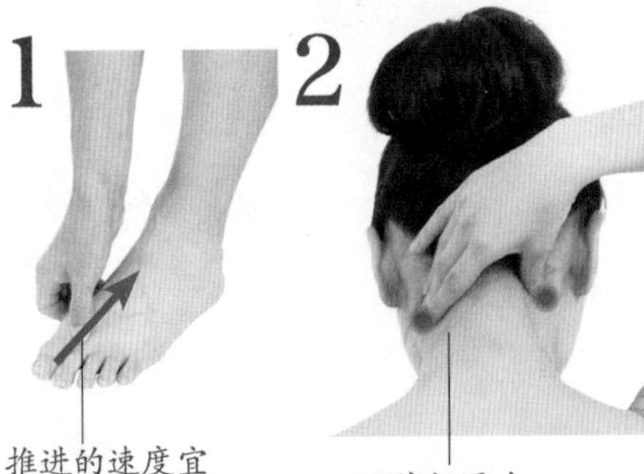

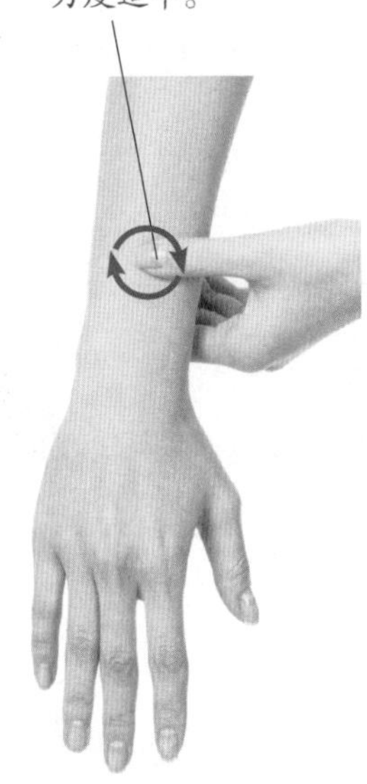

1 用拇指指腹适当用力推按行间穴 1 分钟。

2 用拇指、食指指腹相对用力点按双侧风池穴 2~3 分钟。

3 用拇指指腹按揉外关穴 2~3 分钟。

风热型 | 牙齿痛，呈阵发性，遇风发作。

食疗方：

二花山楂茶

材料

山楂干、金银花、菊花。

做法

将所有茶材放入杯中，倒入开水冲泡 15 分钟即可。

功效

息风止痉。

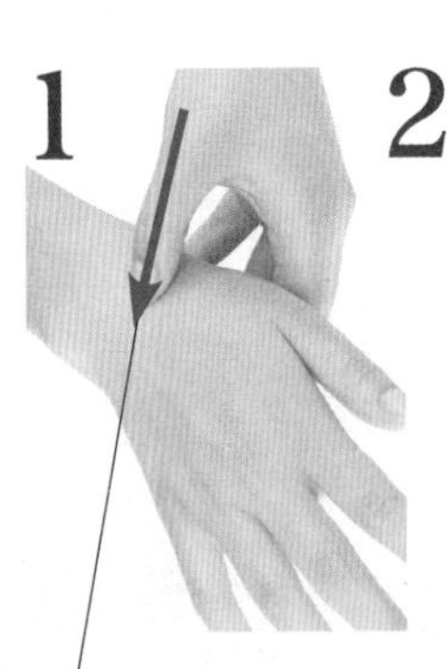

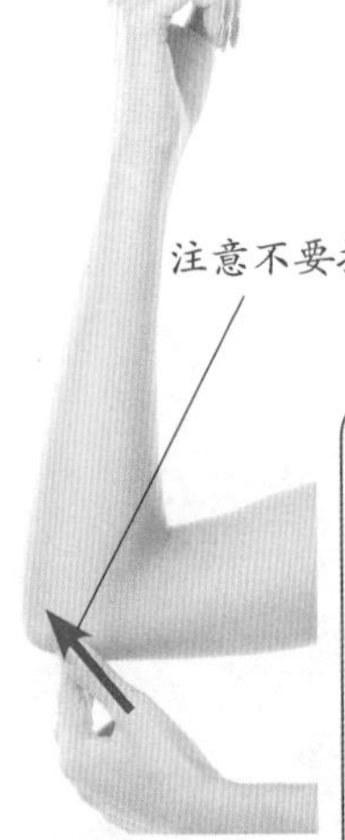

1 用拇指指端掐按阳溪穴 1 分钟。

2 用拇指指端掐按小海穴 1 分钟，再刮痧小海穴。

刮痧小海穴

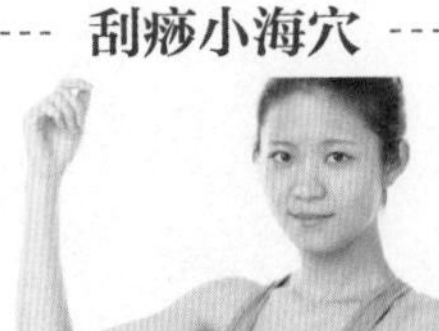

手持刮痧板，用角刮法刮拭小海穴 1~3 分钟。

胃火型 | 牙龈红肿或化脓渗血，牵及颌面疼痛。

材料

柏子仁、合欢花。

做法

柏子仁和合欢花一起放入杯中，加入开水冲泡 15 分钟即可。

功效

清胃火。

1

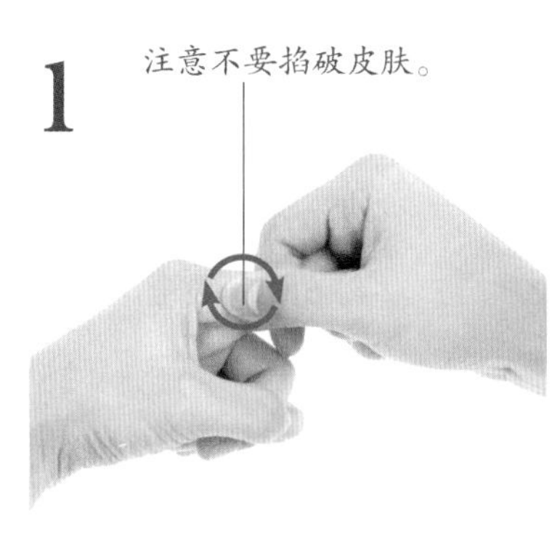

2

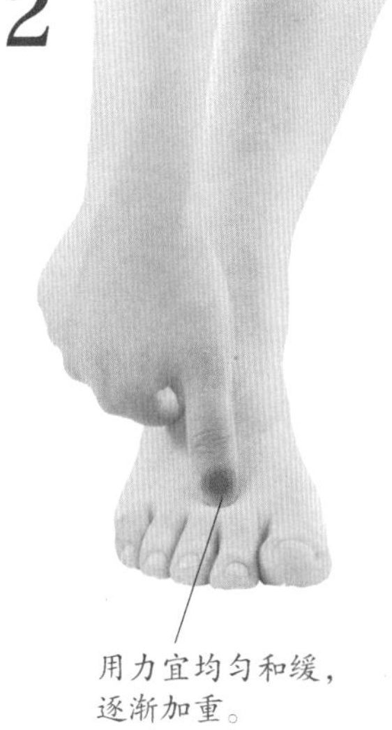

1 用拇指指端掐揉二间穴 2~3 分钟。

2 用拇指指腹点按内庭穴 1 分钟。

虚火型 | 牙齿隐隐作痛，牙龈微红、微肿，久则牙龈萎缩。

材料

玉竹、麦冬。

做法

玉竹和麦冬一起放入杯中，加入开水冲泡 15 分钟即可。

功效

滋阴、消虚火。

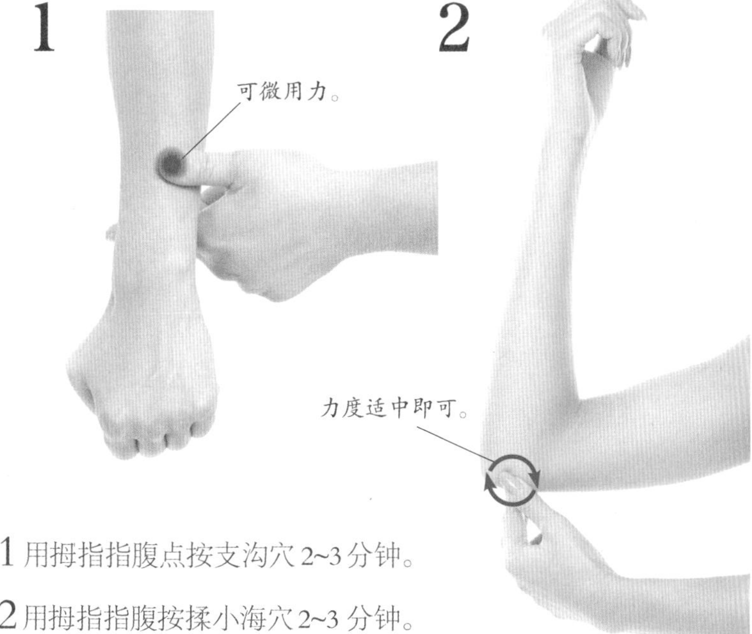

1 用拇指指腹点按支沟穴 2~3 分钟。

2 用拇指指腹按揉小海穴 2~3 分钟。

咽喉肿痛

咽喉肿痛通常是由扁桃体发炎引起的。大多数患者为了减轻咽喉肿痛，会服用一些润喉糖或选择药物治疗。其实，用按摩疗法也能缓解咽喉肿痛带来的不适。

咽喉肿痛防治小课堂：

- 咽喉肿痛通用按摩方

咽喉肿痛取穴图

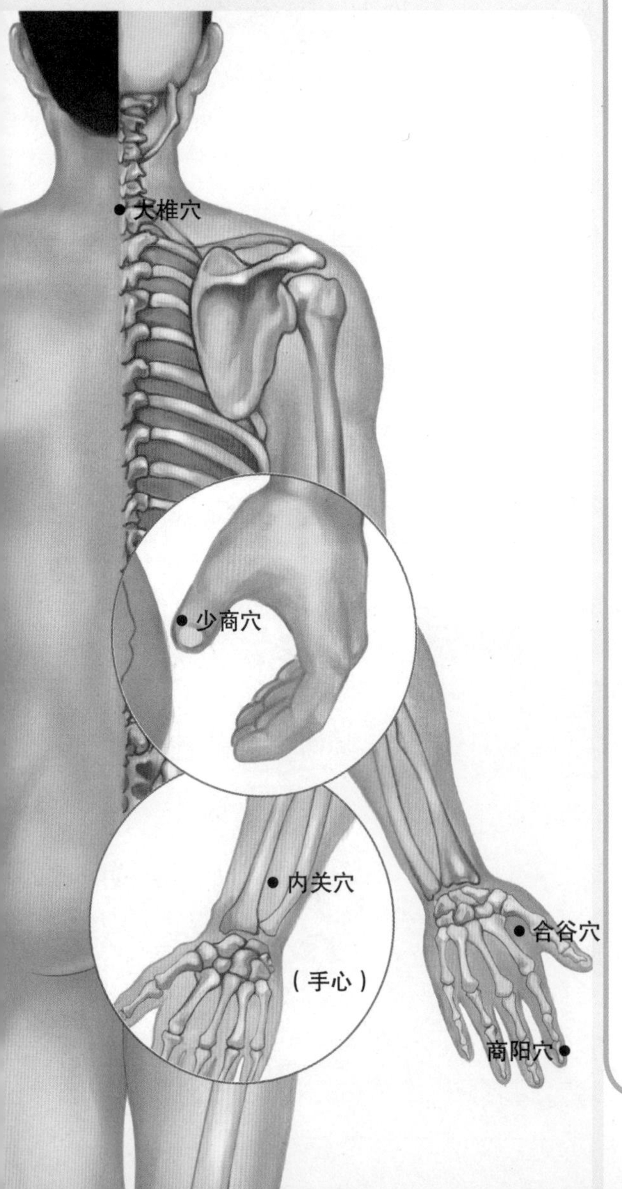

咽喉肿痛通用按摩方

大椎穴可清热解表。合谷穴可清热和营、泻火利咽。内关穴可理气止痛。少商穴、商阳穴可疏经通络、泻火利咽。

1 大椎穴：用拇指指腹按揉大椎穴2~3分钟。

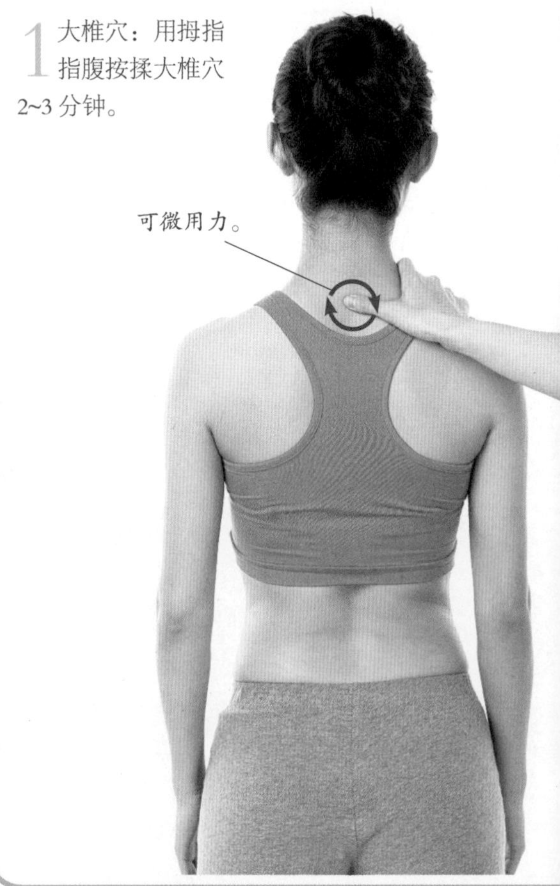

咽喉肿痛防治小妙招

春秋季或季节交替时，天气干燥，人们容易感冒、咳嗽、扁桃体发炎、上火等，这些疾病都会引起喉咙疼痛。下面介绍几个缓解咽喉肿痛的小方法，操作简单且有效。

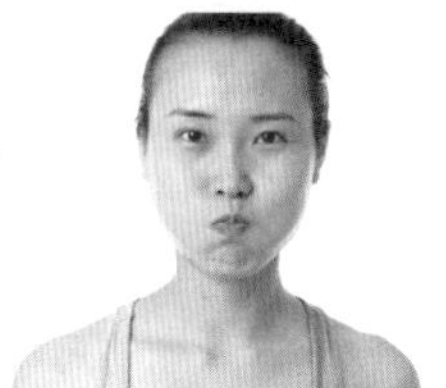

咽津法

闭嘴，舌尖抵住牙齿，舌头顺时针转 20 次，再逆时针转 20 次，然后再将唾液分为三次咽下，早晚各 1 次，可缓解嗓子干燥瘙痒。

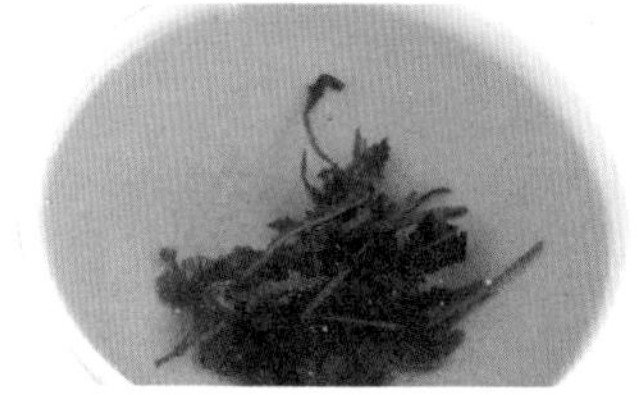

喝蒲公英茶

将蒲公英洗净，放入杯中，加开水冲泡 15 分钟即可饮用。有助于咽喉清热消肿。

2 内关穴：用拇指指腹按揉内关穴 2~3 分钟。

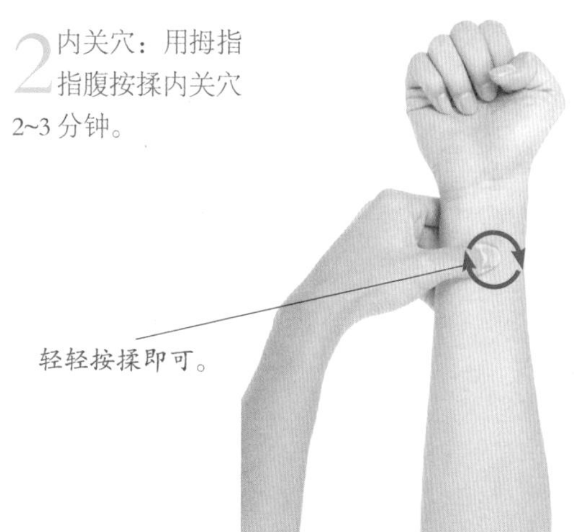

4 少商穴：用拇指指端点掐少商穴 30 次。

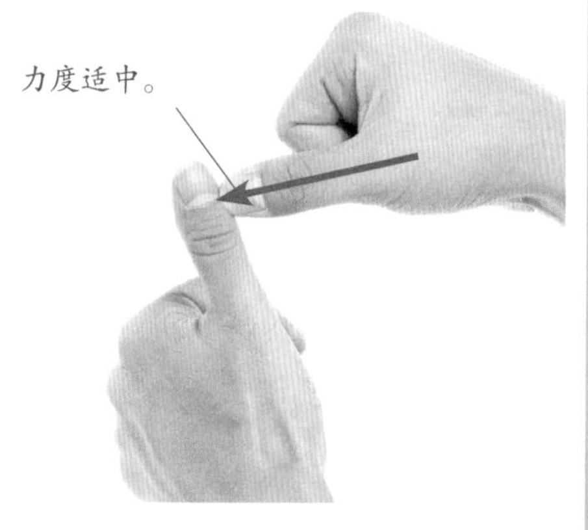

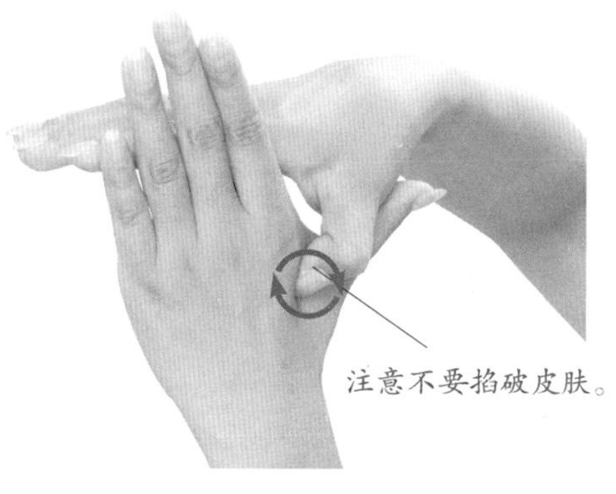

3 合谷穴：用拇指指端掐揉合谷穴 30 次。

5 商阳穴：用拇指指端点掐商阳穴 2~3 分钟。

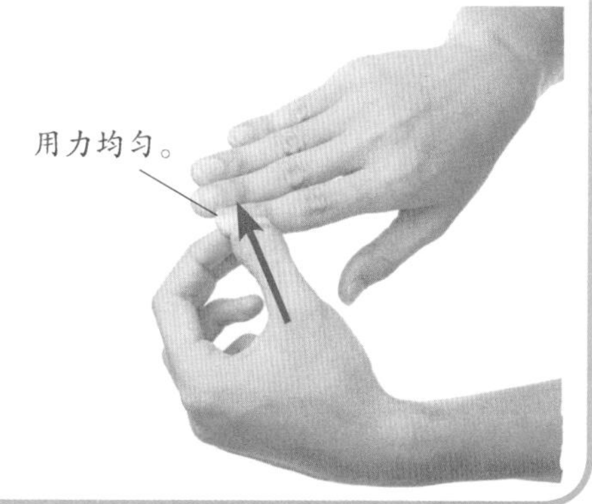

食欲不振

食欲不振主要临床表现为进食的欲望降低，若完全不思进食则称为厌食，需将两者区分开来。偶发的食欲不振主要是由情志不和或饮食不节造成的，去除病因后即可缓解。

食欲不振防治小课堂：

- 食欲不振通用按摩方
- 寒邪侵入型
- 湿浊犯胃型
- 饮食所伤型
- 肝气犯胃型

食欲不振取穴图

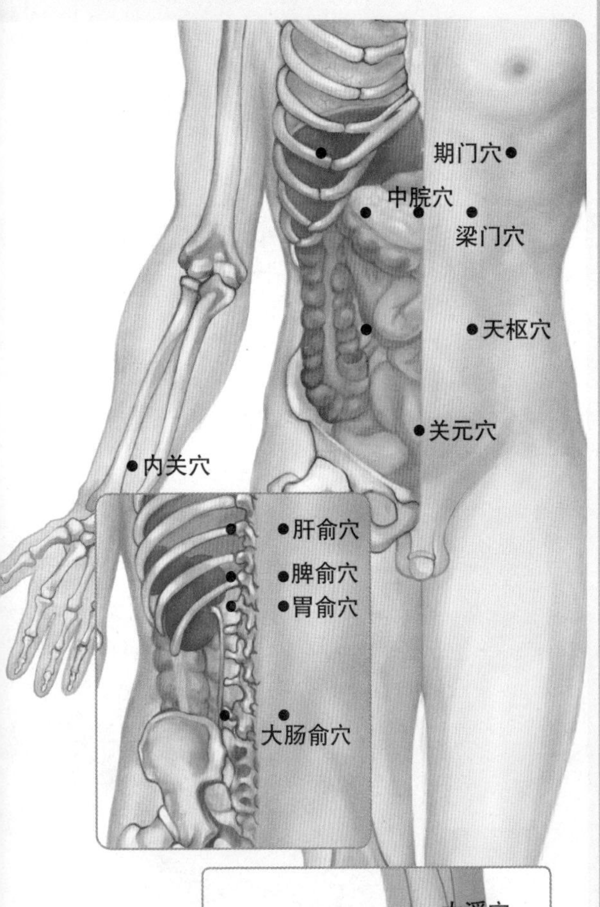

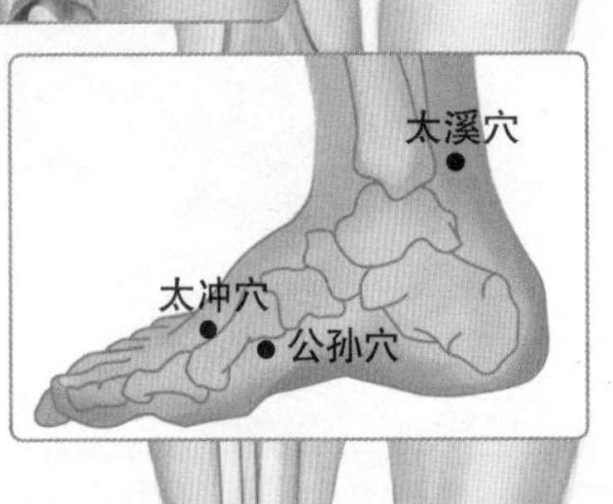

食欲不振通用按摩方

中脘穴、足三里穴可健脾和胃、温中散寒。内关穴可理气和胃。天枢穴、关元穴、梁门穴可补益元气、理气和血。

1 中脘穴：用拇指指腹按揉中脘穴2~3分钟。

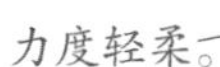

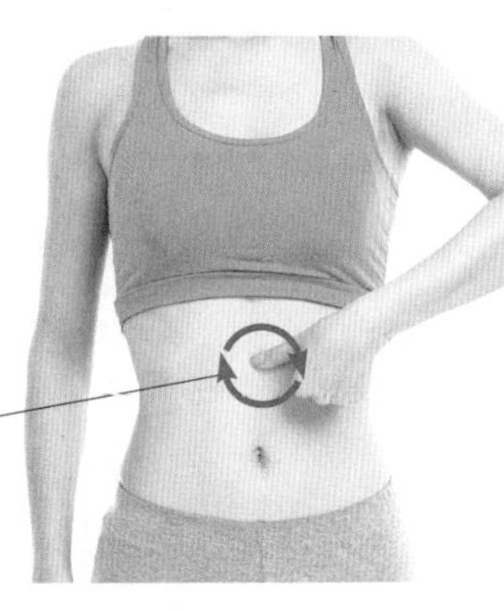

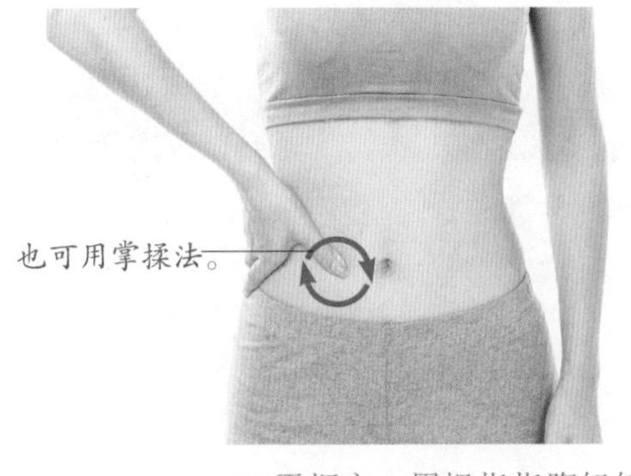

2 天枢穴：用拇指指腹轻轻按揉天枢穴2~3分钟。

食欲不振防治小妙招

食欲不振几乎是每个人都会有的症状，特别是在炎热的夏季，更容易发生。下面，介绍两个有助于防治食欲不振的小方法。

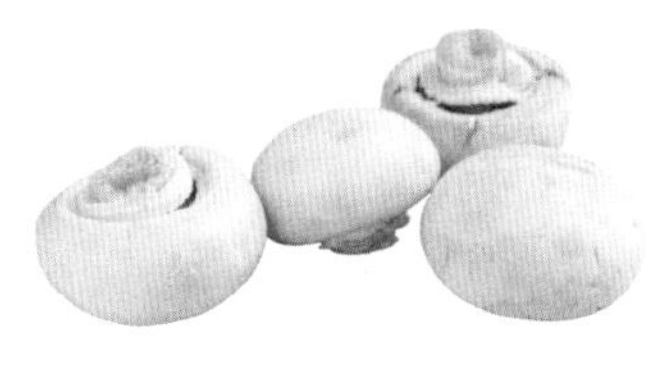

适量吃含锌的食物

锌有促进食欲的作用，可适量吃含锌丰富的食物，如蘑菇、山核桃等。

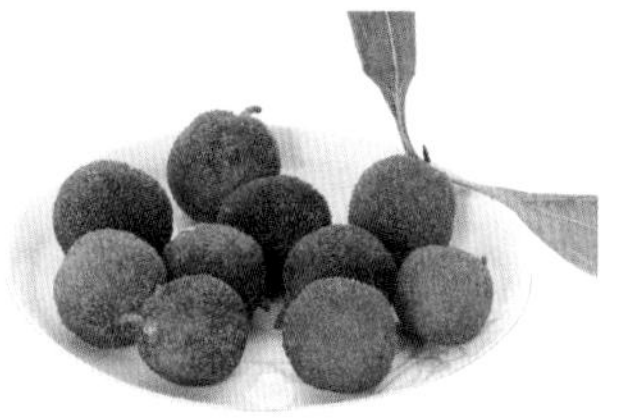

适量吃有酸味的食物

适量吃有酸味的食物，如杨梅、山楂等，可以增加胃液分泌，增强食欲。

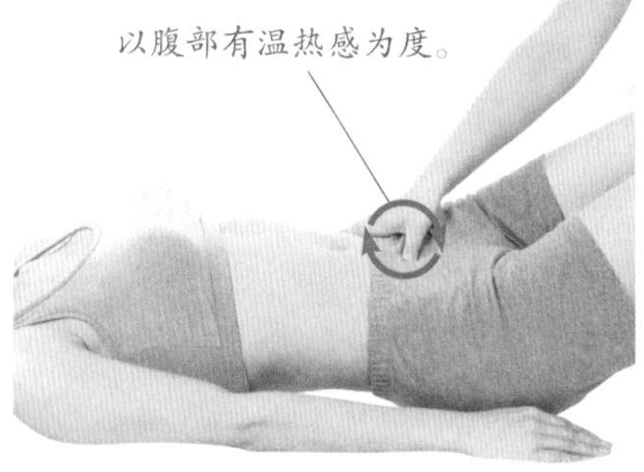

3 关元穴：用拇指指腹按揉关元穴2~3分钟。

4 内关穴：用拇指指腹按揉内关穴2~3分钟。

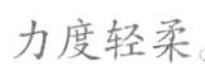

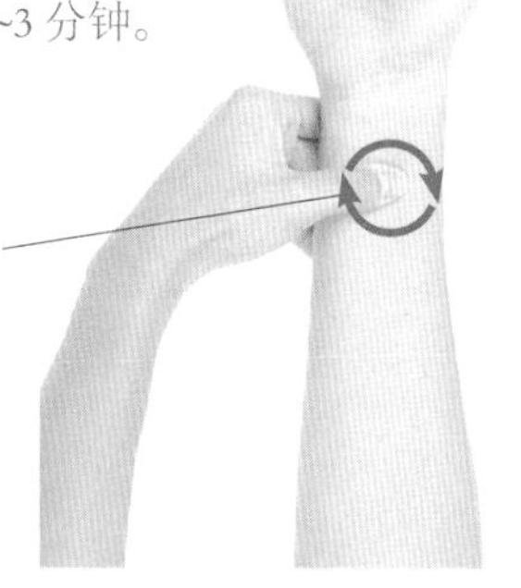

5 梁门穴：用拇指指腹按揉梁门穴2~3分钟。

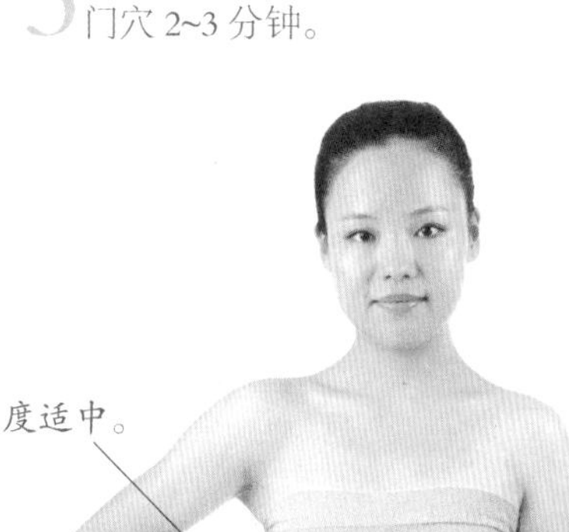

推进的速度宜缓慢均匀。

6 足三里穴：用拇指指腹推按足三里穴1分钟。

寒邪侵入型 | 外感寒邪，胃脘痞胀、隐痛，嗳气，吐清水。

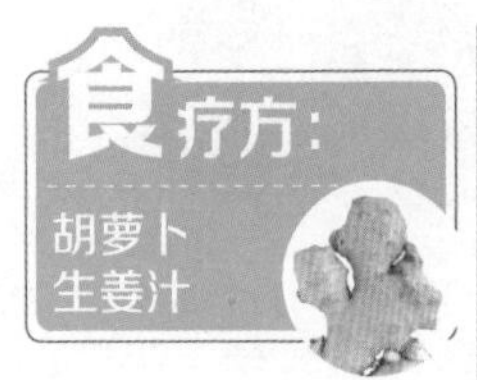

材料

胡萝卜、苹果、生姜。

做法

胡萝卜、苹果和生姜加水共同榨汁即可。

功效

温中散寒。

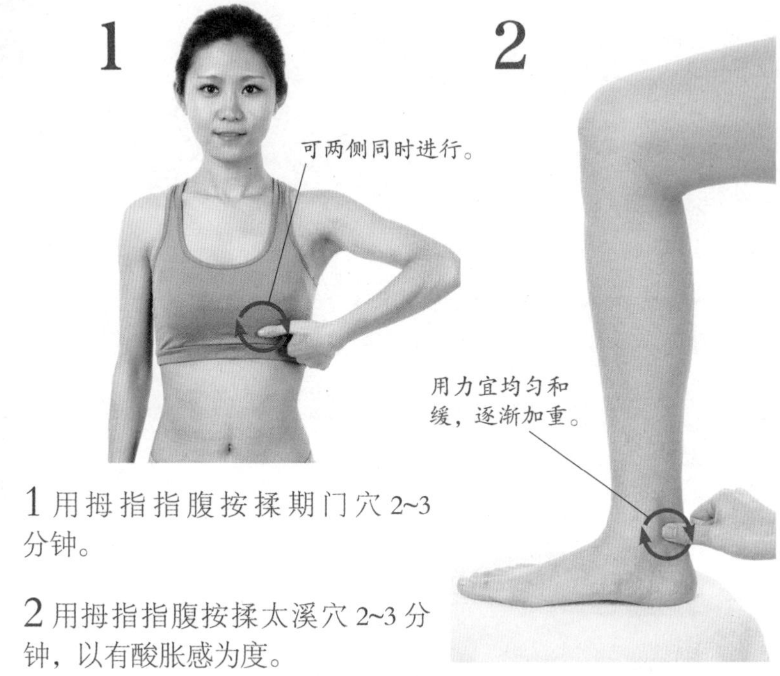

1 用拇指指腹按揉期门穴 2~3 分钟。

2 用拇指指腹按揉太溪穴 2~3 分钟，以有酸胀感为度。

湿浊犯胃型 | 脘中痞闷，身重乏力，思睡昏重，倦怠懒言，口甘、黏腻。

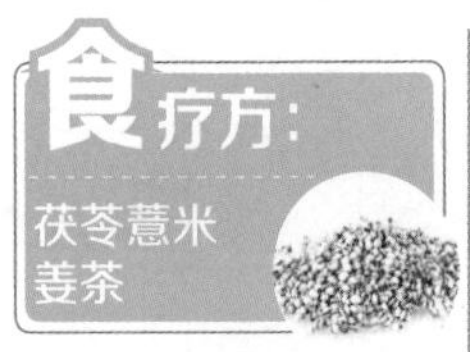

材料

茯苓、薏米、生姜。

做法

将薏米浸泡 4 小时后和茯苓、生姜片一起煎煮 30 分钟，取汁即可。

功效

健脾祛湿、养胃。

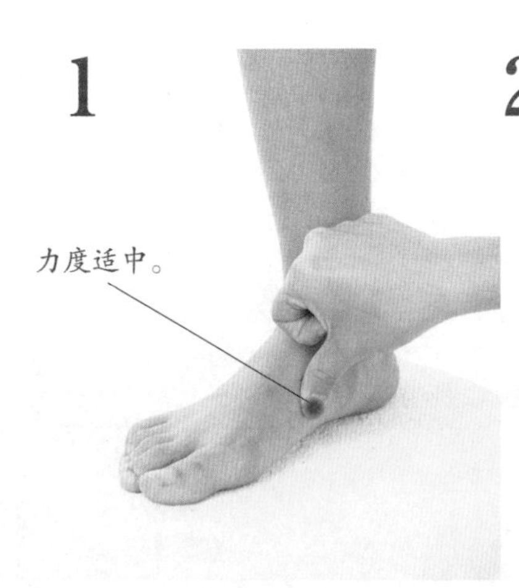

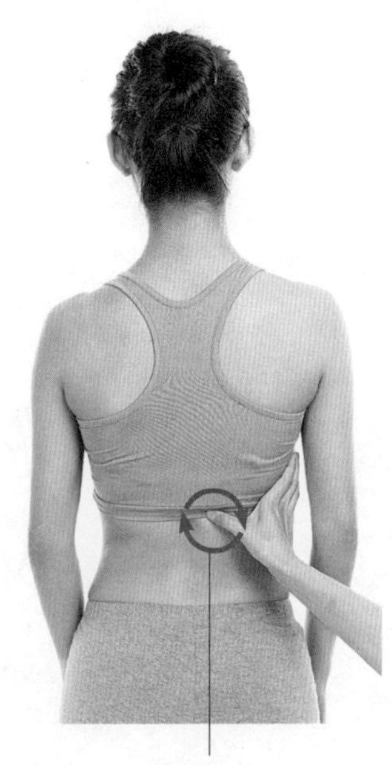

1 用拇指指腹点按公孙穴 1 分钟。

2 用拇指指腹摩揉胃俞穴 2~3 分钟。

饮食所伤型

脘腹发胀、恶食、嗳气酸腐、呕吐秽臭。

材料

白萝卜。

做法

白萝卜切丝煮水，代茶频饮即可。

功效

行气消食。

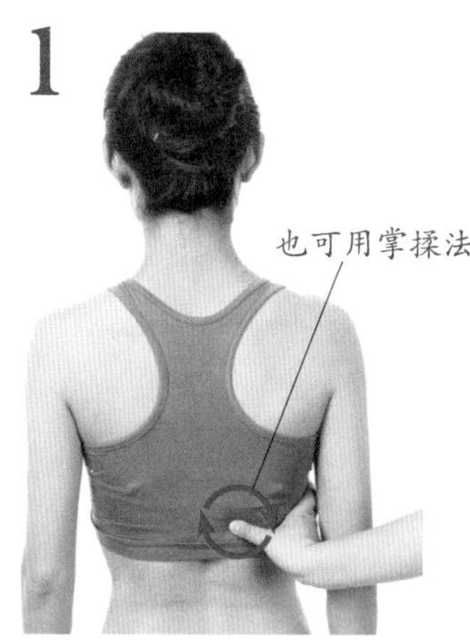

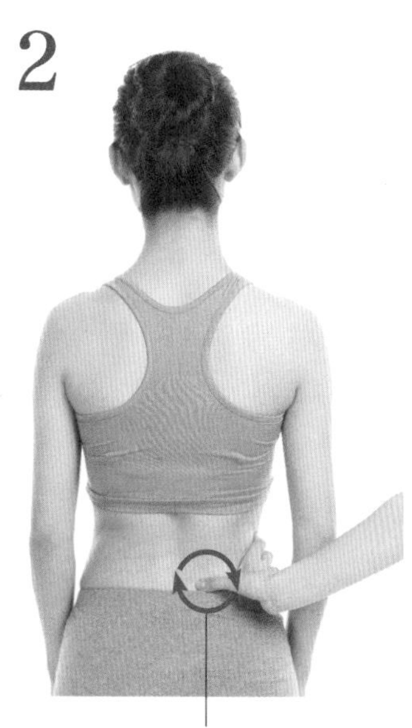

1 用拇指指腹按揉脾俞穴 2~3 分钟。

2 用拇指指腹按揉大肠俞穴 2~3 分钟。

肝气犯胃型

不思饮食，嗳气频作，两胁苦满，胸胁胀闷、胀痛。

材料

决明子、绿茶。

做法

决明子和绿茶放入杯中，用沸水冲泡 15 分钟即可。

功效

疏肝和胃。

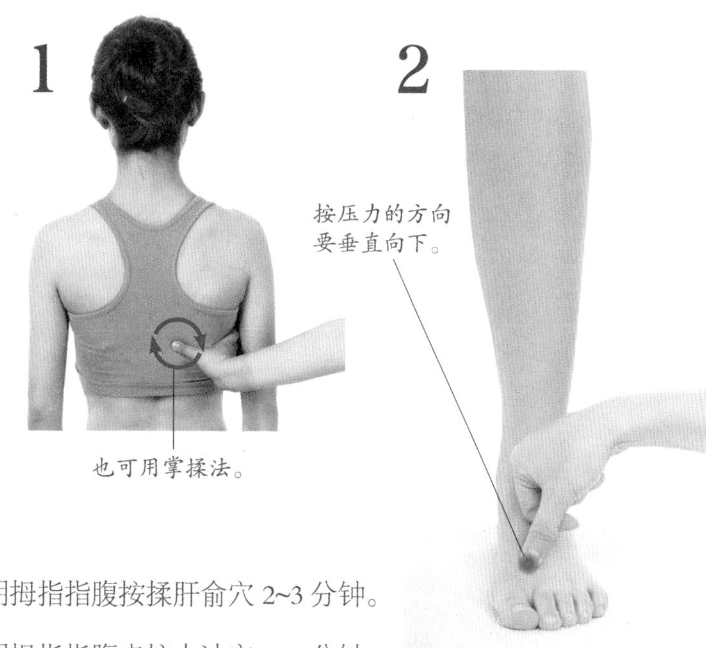

1 用拇指指腹按揉肝俞穴 2~3 分钟。

2 用拇指指腹点按太冲穴 2~3 分钟。

腹泻

腹泻可分为急性腹泻和慢性腹泻，若腹泻次数过多，会导致体内大量的电解质及水分流失，出现全身乏力症状，也会严重影响正常的工作及生活。因此，大家应给予足够重视。

腹泻防治小课堂：

- 腹泻通用按摩方
- 湿邪侵袭型
- 饮食所伤型
- 脾胃虚弱型
- 脾肾阳虚型

腹泻取穴图

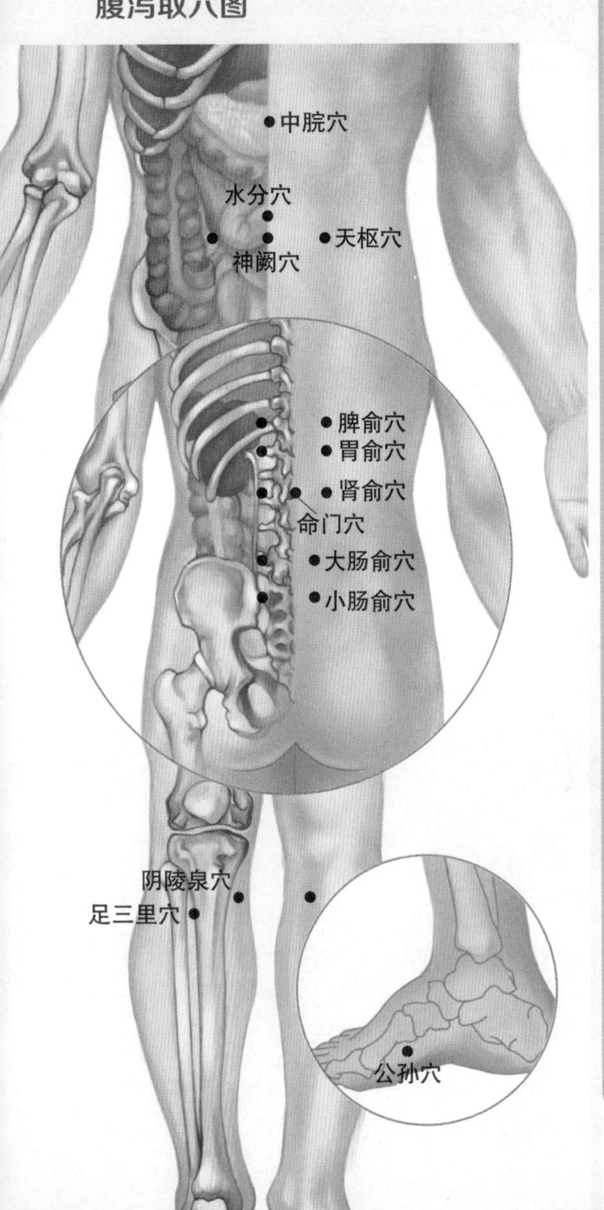

腹泻通用按摩方

命门穴可温肾固脾、利水固脱。大肠俞穴可调和肠胃。天枢穴可和中止泻。足三里穴可健脾和胃。中脘穴、神阙穴可调理脾胃、补中益气。

1 命门穴：用拇指指腹按揉命门穴1分钟。

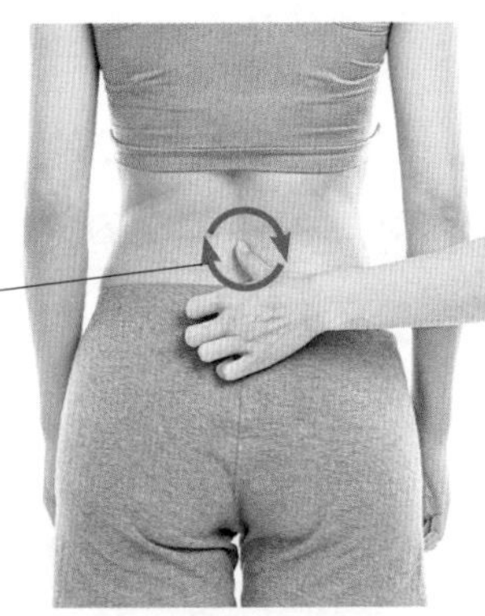

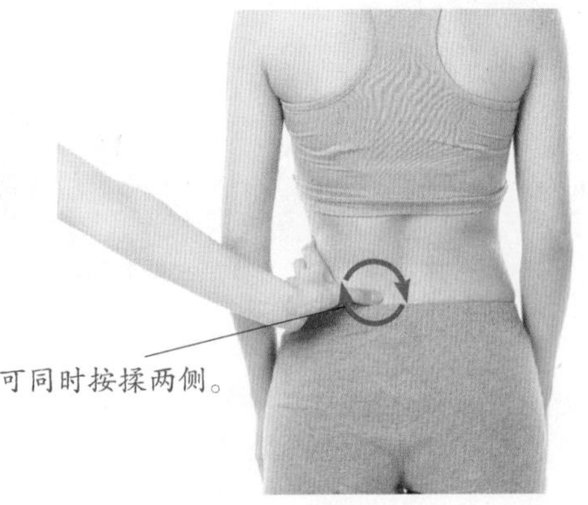

2 大肠俞穴：用拇指指腹按揉大肠俞穴3~5分钟。

腹泻防治小妙招

腹泻不仅让人身体难受，还会不停地跑厕所，让人困扰及尴尬。有什么好办法可以防治腹泻呢？一起来看看吧！

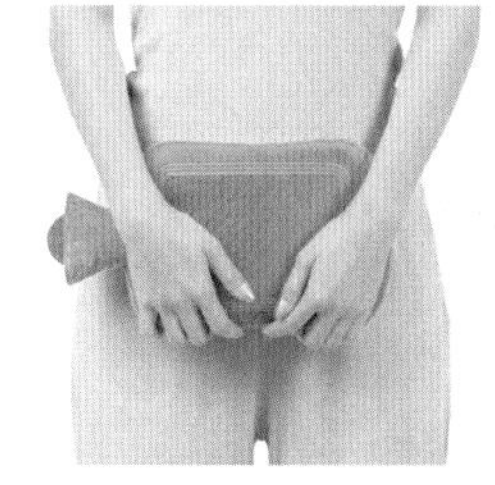

脐腹部保暖

脐腹部怕受风寒，是我们人体相对虚弱的部位，要特别注意脐腹部保暖，以免受凉引起腹泻。

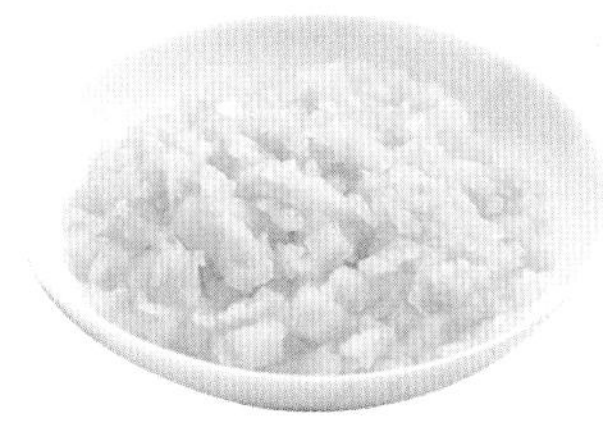

吃热苹果

将苹果洗好之后，放进锅里蒸热食用。苹果中的果胶有收敛、止泻的功效。

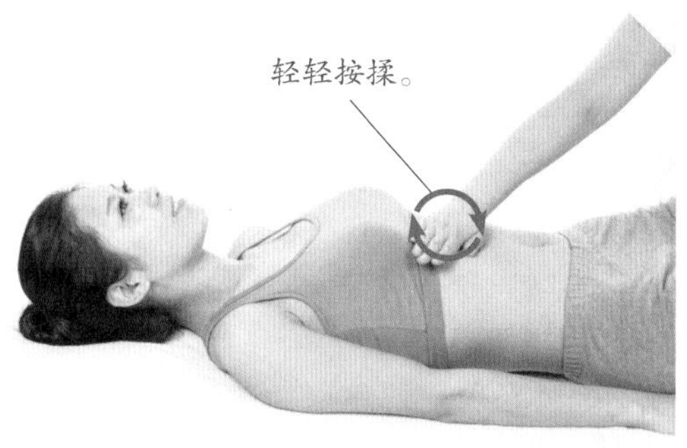

3 中脘穴：用掌根按揉中脘穴2~3分钟。

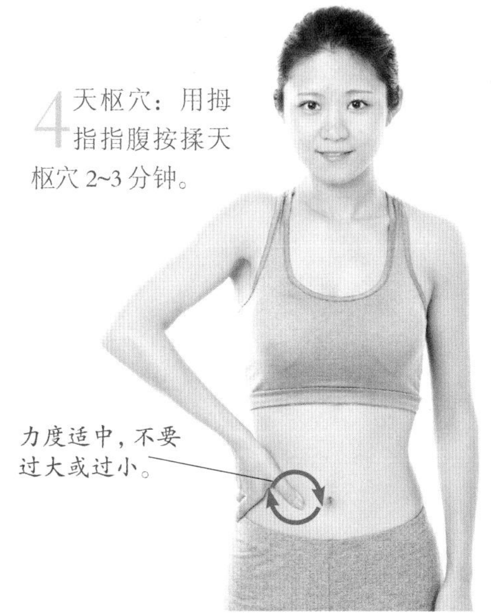

4 天枢穴：用拇指指腹按揉天枢穴2~3分钟。

5 神阙穴：用掌摩法摩揉神阙穴3~5分钟。

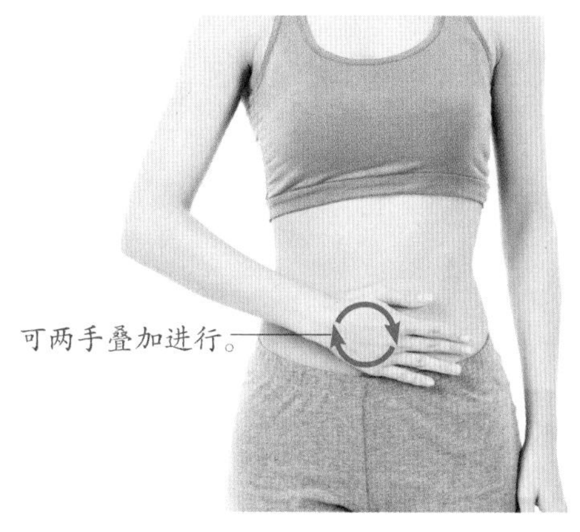

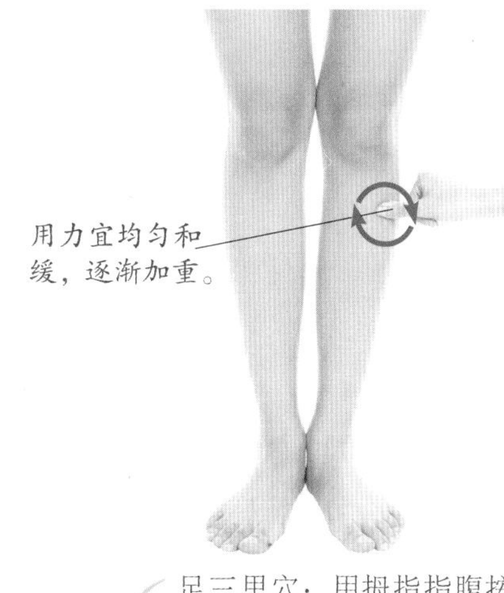

6 足三里穴：用拇指指腹按揉足三里穴约1分钟。

湿邪侵袭型 | 腹痛即泻、大便黏腻不爽。

材料

红花、绿茶。

做法

红花和绿茶放入杯中，加入开水冲泡10分钟即可。

功效

祛湿活血。

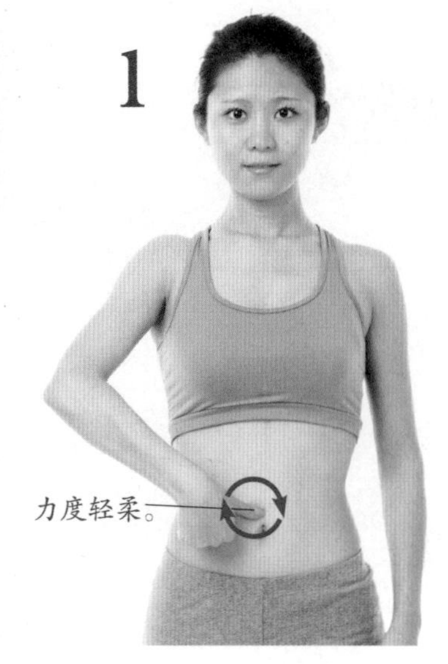

2

力度适中，不要过大或过小。

1 用拇指指腹按揉水分穴2~3分钟。

2 用拇指指腹按揉阴陵泉穴2~3分钟。

饮食所伤型 | 泻下便臭、泻后痛减。

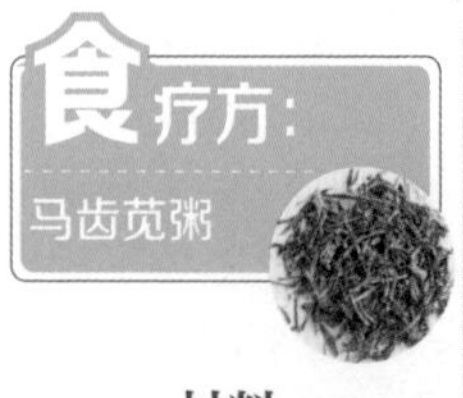

材料

马齿苋、葱、大米。

做法

大米煮成粥，加入马齿苋碎、葱花即可。

功效

清热利湿、除脾胃湿热。

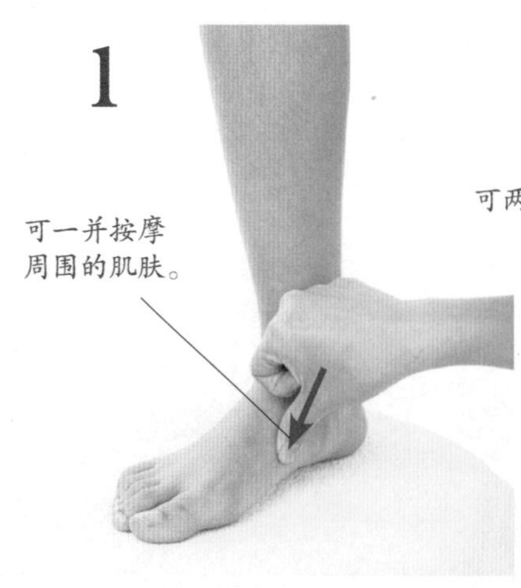

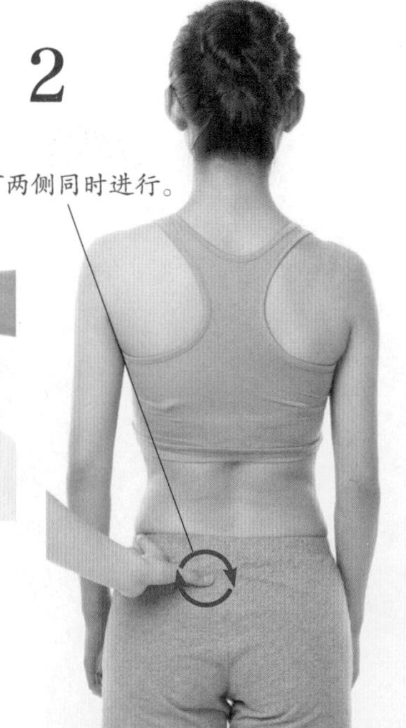

1 用拇指指腹按压公孙穴2~3分钟。

2 用拇指指腹按揉小肠俞穴2~3分钟。

脾胃虚弱型 | 大便溏薄、完谷不化。

材料

粟米、山药。

做法

粟米煮成粥，再加入山药块微煮即可。

功效

健脾强胃。

可两侧同时进行。

1

2

也可用掌揉法。

1 用拇指指腹按揉脾俞穴 2~3 分钟。

2 用拇指指腹点按胃俞穴 2~3 分钟。

脾肾阳虚型 | 黎明前泻、下肢不温。

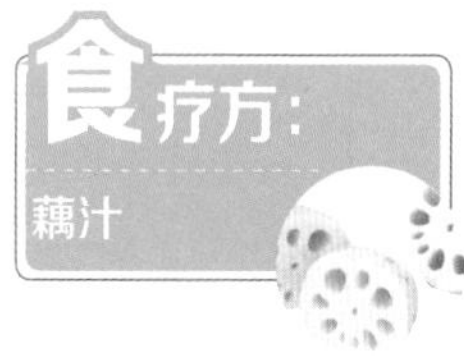

材料

莲藕、杏仁。

做法

将杏仁、莲藕片一起榨汁即可。

功效

温阳健脾、补气血。

1

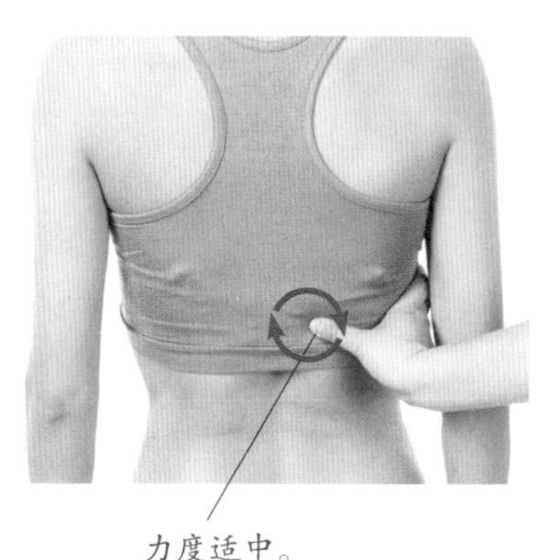

力度适中。

2

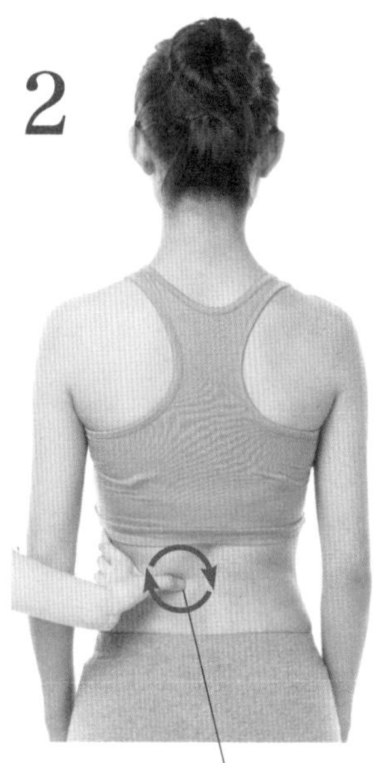

按压力的方向要垂直向下。

1 用拇指指腹按揉脾俞穴 2~3 分钟。

2 用拇指指腹按揉肾俞穴 2~3 分钟。

消化不良

消化不良是一种临床症候群，是由胃动力障碍所引起的疾病，主要分为功能性消化不良和器质性消化不良。本书中的按摩疗法适用于功能性消化不良。

消化不良防治小课堂：

•消化不良通用按摩方

消化不良取穴图

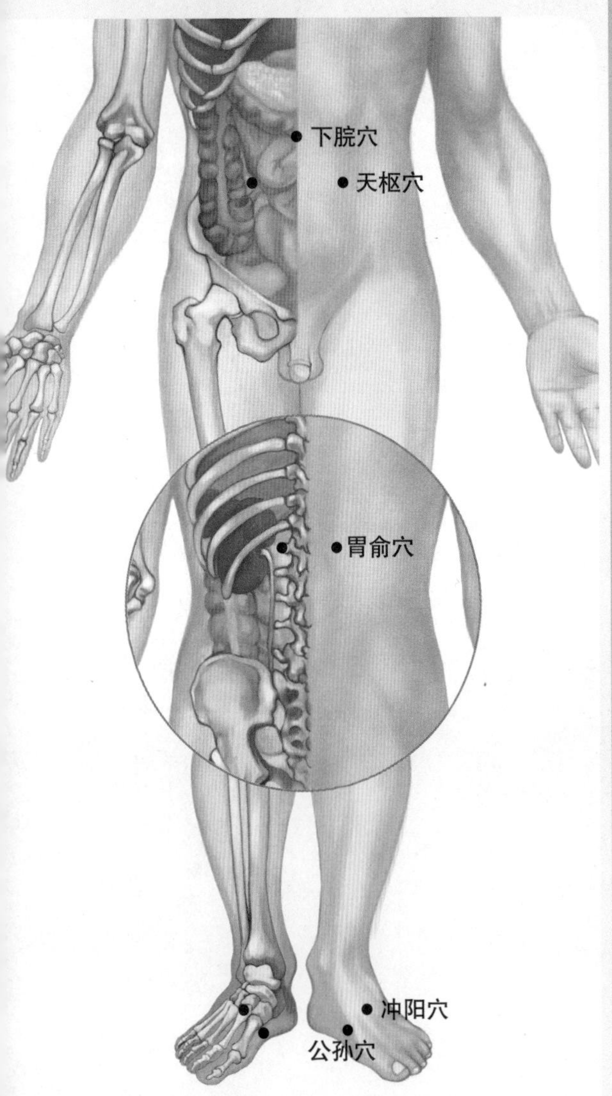

消化不良通用按摩方

下脘穴、天枢穴、公孙穴、冲阳穴、胃俞穴诸穴相配，可健脾开胃，改善消化不良、食欲缺乏等消化系统疾病。

1 胃俞穴：握拳叩击胃俞穴，每次2~3分钟。

力度轻柔。

2 天枢穴：用拇指指腹按揉天枢穴2~3分钟。

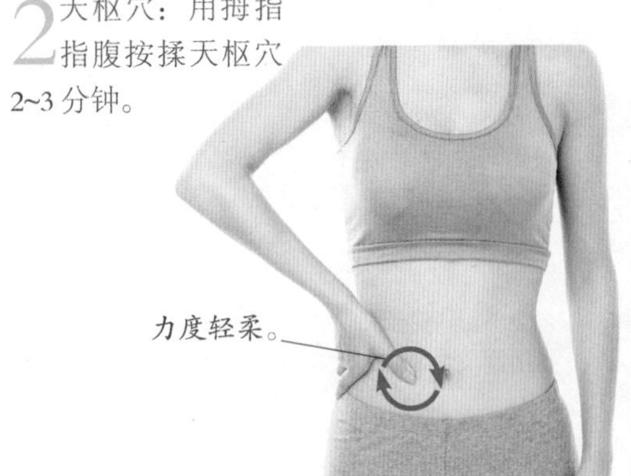

消化不良防治小妙招

日常生活中，很多人都会出现消化不良的情况，或多或少会影响到正常生活质量。那么，防治消化不良的小妙招有哪些呢？

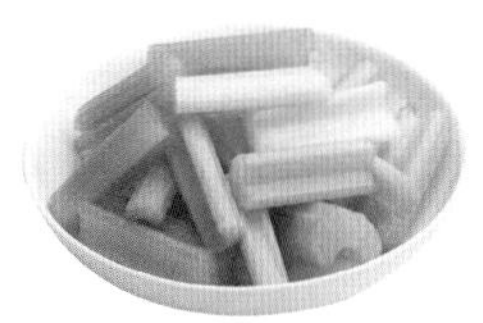

吃高纤维食物

适量吃一些高纤维食物，比如芹菜、玉米、紫菜等，可促进肠胃蠕动。

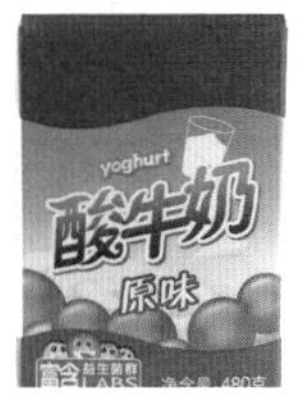

吃含有消化酶的食物

适量吃含有消化酶的食物，如酸奶、木瓜等，以增强胃肠消化功能。

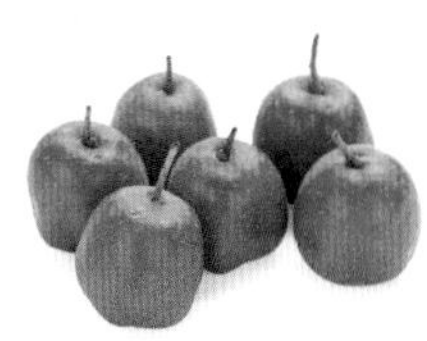

吃山楂

山楂具有很好的助消化作用。但不宜过量食用，不宜空腹食用。

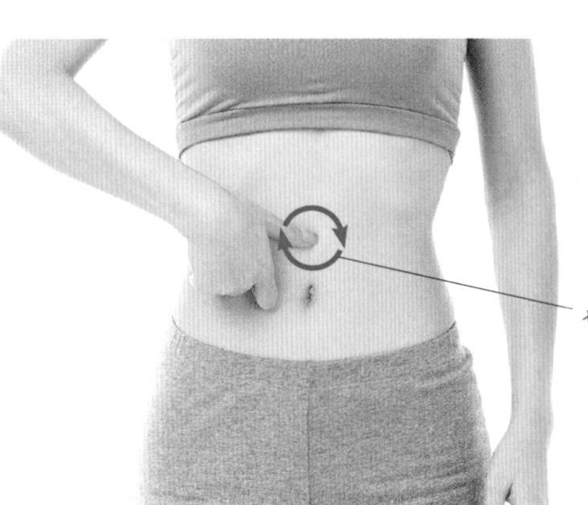

3 下脘穴：用拇指指腹轻轻按揉下脘穴 2~3 分钟。

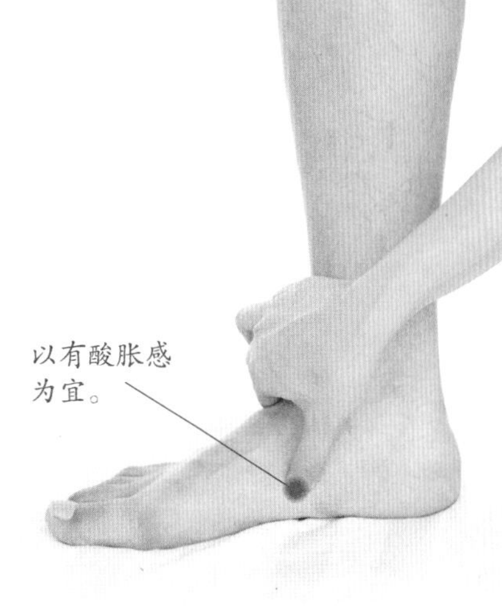

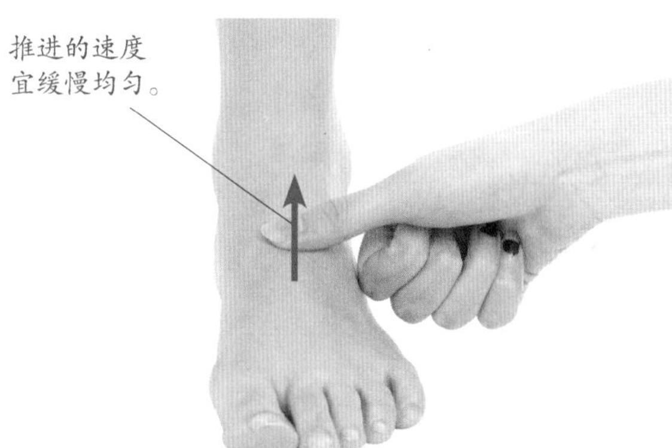

4 冲阳穴：用拇指指腹用力推按冲阳穴 2~3 分钟。

5 公孙穴：用手指指腹点按公孙穴 1~3 分钟。

便秘

正常人每日排便 1~2 次或 1~2 日排便 1 次，便秘患者每周排便少于 3 次，并且排便费力，粪质硬结、量少。便秘是大多数人都有过的经历，特别是老年人。

便秘防治小课堂：

- 便秘通用按摩方
- 胃肠积热型
- 气机郁滞型
- 阴血亏虚型
- 阴寒凝滞型

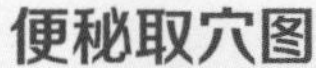

便秘取穴图

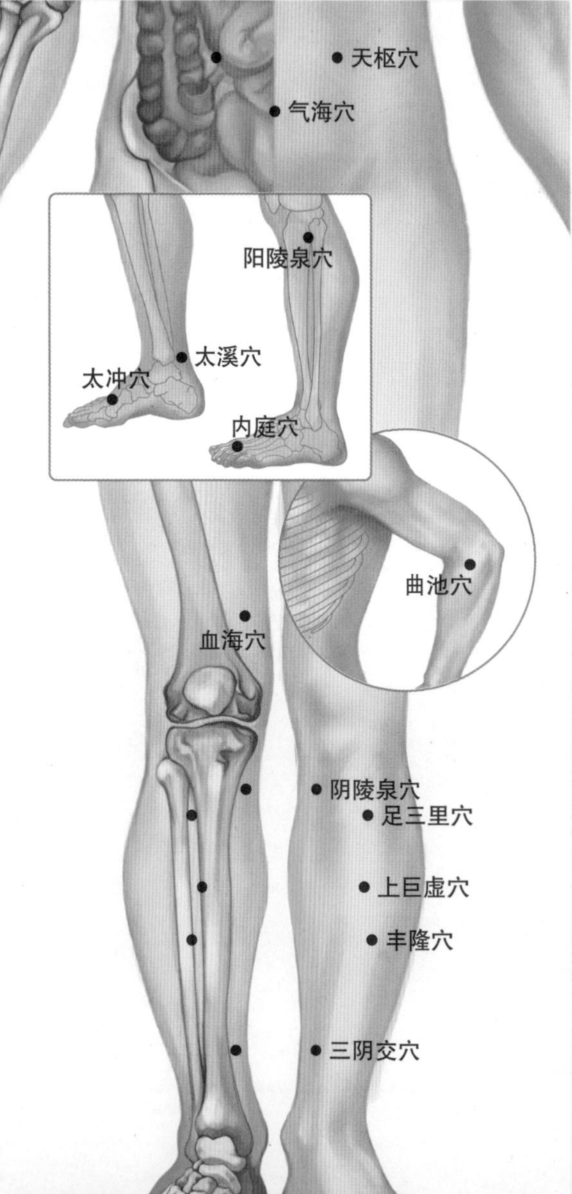

便秘通用按摩方

天枢穴可调理肠胃、通络泄浊。足三里穴可调理脾胃、疏通经络。上巨虚穴可理气通便。三阴交穴、太溪穴可调补肝肾、调和肠胃。

1 天枢穴：用拇指指腹按压天枢穴 2~3 分钟。

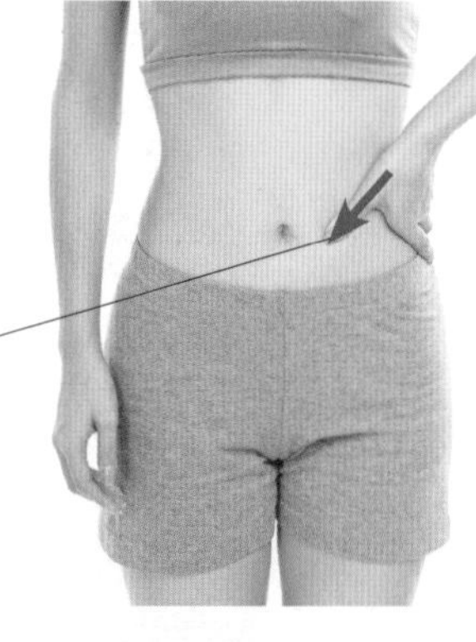

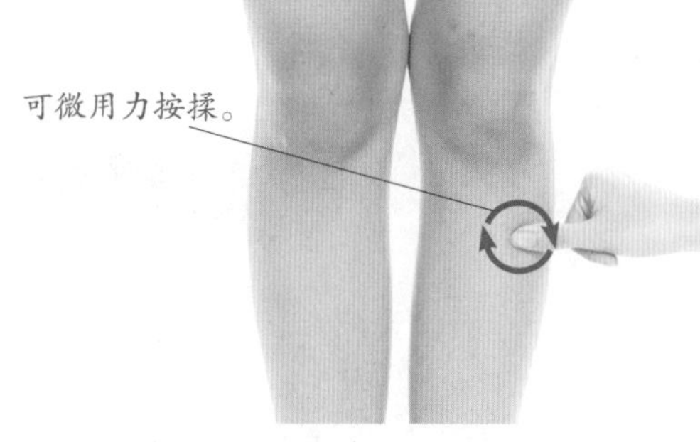

2 足三里穴：用拇指指腹按揉足三里穴 2~3 分钟。

便秘防治小妙招

有的便秘患者长期服用泻药来缓解便秘，其实泻药只能治标，不但不能从根源上解决问题，还会造成肠损伤，反而加重病情。因此，很有必要了解一下防治便秘的小妙招。

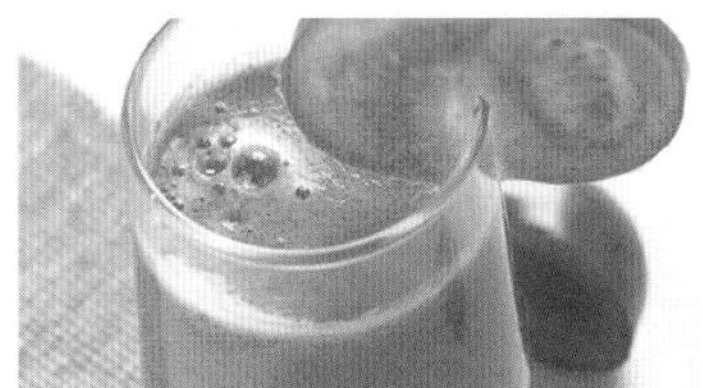

吃西红柿

经常吃西红柿或喝西红柿汁，对防治便秘有较好的作用。

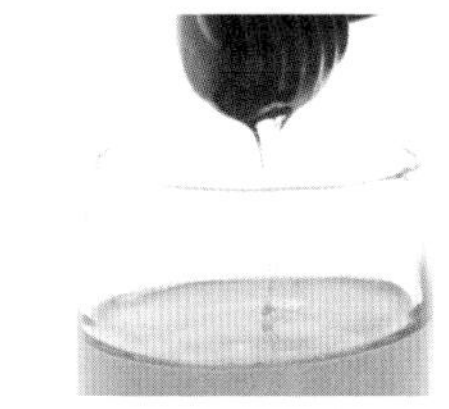

喝蜂蜜水

便秘期间，适量喝蜂蜜水，有润肠通便的功效。

3 上巨虚穴：用拇指指腹按揉上巨虚穴2~3分钟。

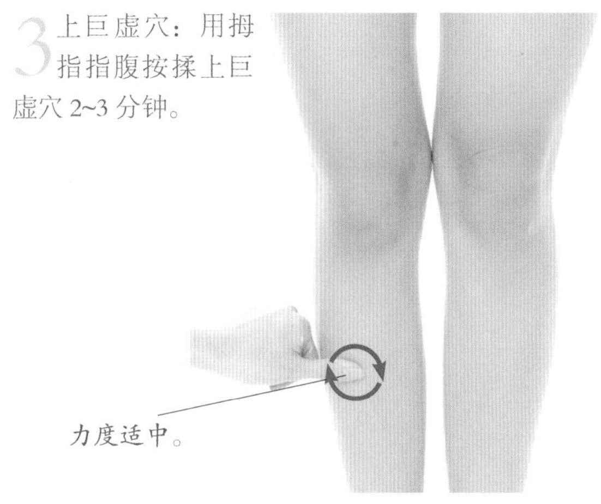

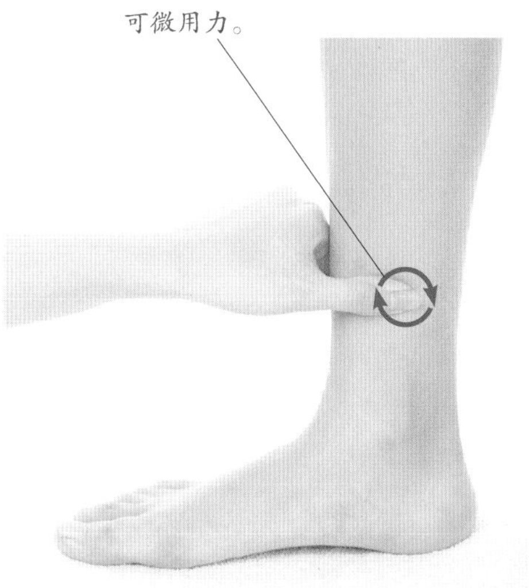

4 三阴交穴：用拇指指腹按揉三阴交穴2~3分钟。

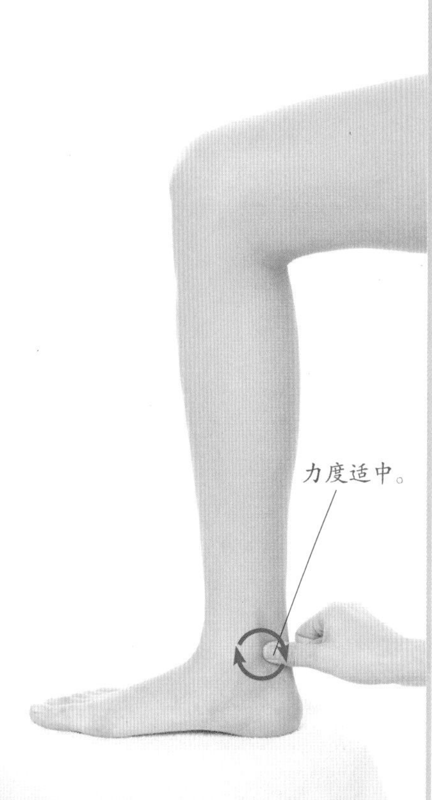

5 太溪穴：用拇指指腹按揉太溪穴1分钟。

胃肠积热型｜面红身热，口干、口臭。

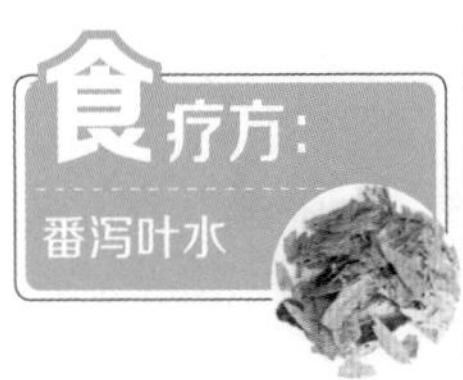

材料

番泻叶。

做法

番泻叶用沸水冲泡15分钟。

功效

泻热行滞。

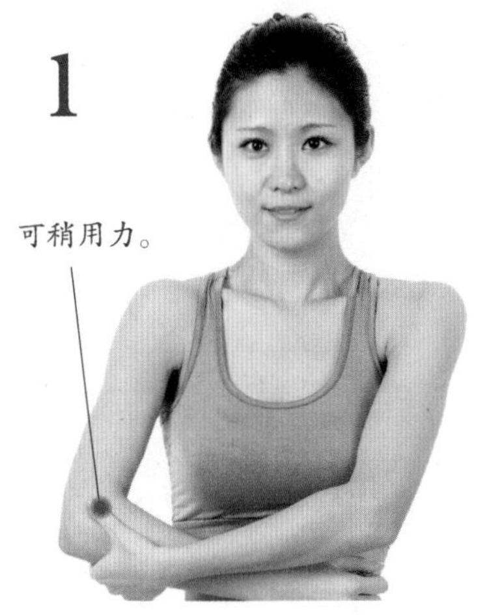

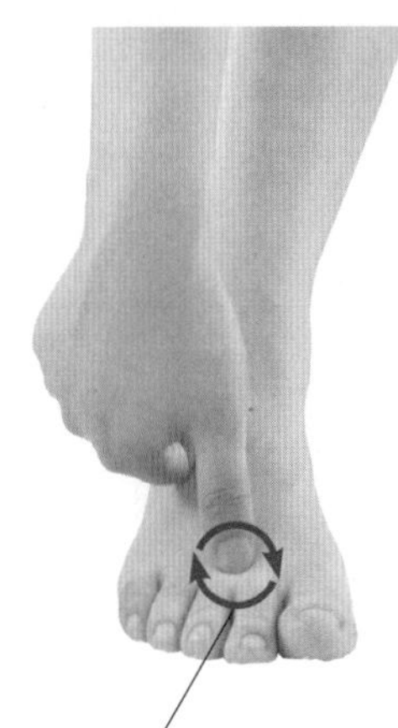

1 用拇指指腹点按曲池穴约1分钟。

2 用拇指指腹按揉内庭穴2~3分钟。

气机郁滞型｜腹胀痛牵连两胁、嗳气。

材料

薏米、干山楂片。

做法

干山楂片、薏米共同煎煮20分钟即可。

功效

行气化滞。

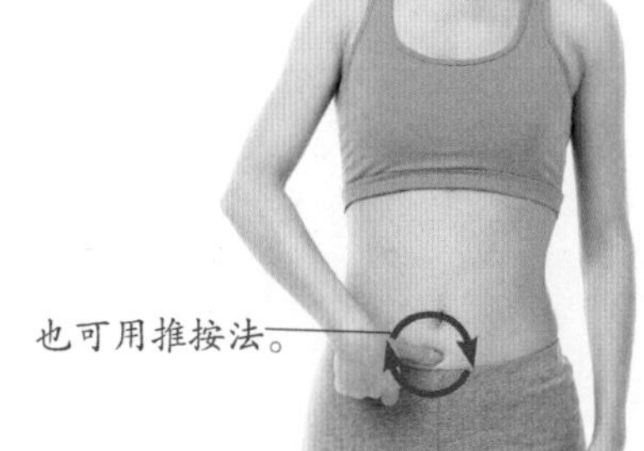

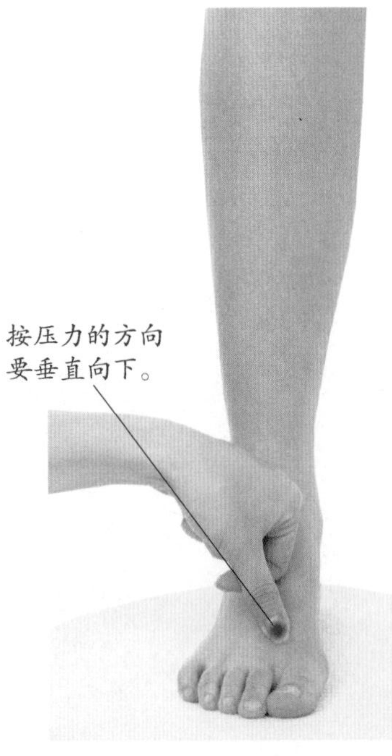

1 用拇指指腹按揉气海穴2~3分钟。

2 用拇指指腹点按太冲穴2~3分钟。

阴血亏虚型 | 口干欲饮、烦热、消瘦。

材料

黑芝麻、牛奶。

做法

黑芝麻炒香，研成粉末与牛奶同煮即可。

功效

润燥滑肠、滋阴。

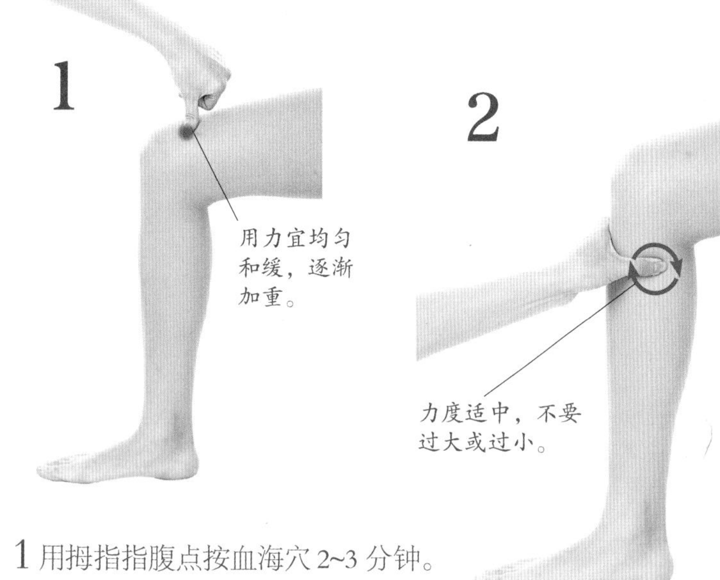

1 用拇指指腹点按血海穴 2~3 分钟。

2 用拇指指腹按揉阴陵泉穴 2~3 分钟。

阴寒凝滞型 | 面色白、畏寒肢冷。

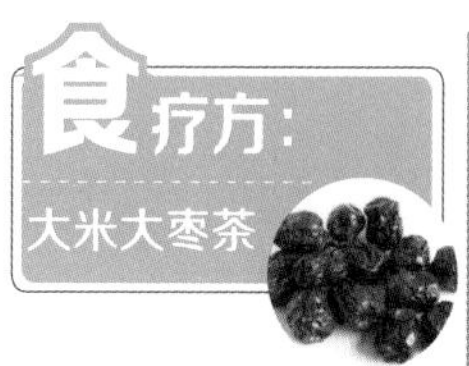

材料

大米、大枣。

做法

将大枣、大米一起煎煮 30 分钟即可。

功效

温阳散寒。

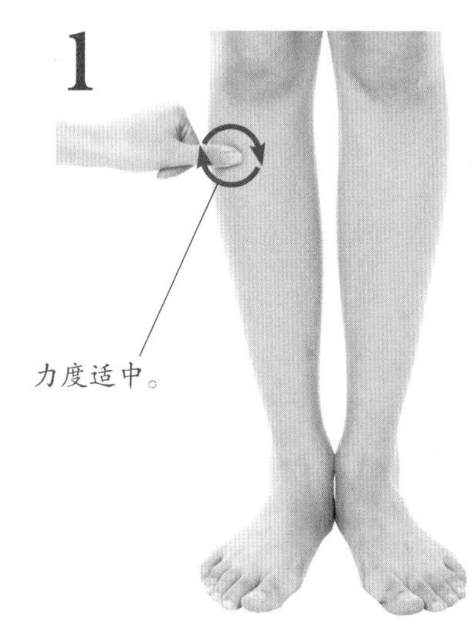

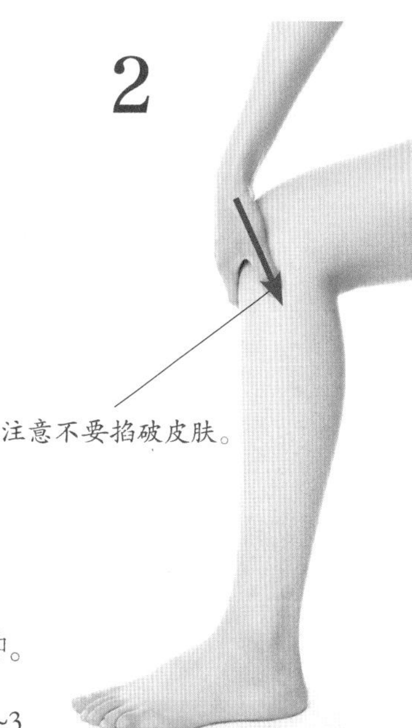

1 用拇指指腹按揉丰隆穴 2~3 分钟。

2 用拇指指端掐按阳陵泉穴 2~3 分钟。

胃痉挛

胃痉挛即胃部肌肉抽搐，是胃呈现的一种强烈收缩状态，主要表现为上腹痛、呕吐等，多由神经功能性异常导致，亦可因胃出现器质性疾病引起。本书的按摩疗法适用于治疗功能性胃痉挛。

胃痉挛防治小课堂：

- 胃痉挛通用按摩方
- 寒邪犯胃型
- 宿食阻滞型
- 肝气犯胃型
- 脾胃虚寒型

胃痉挛取穴图

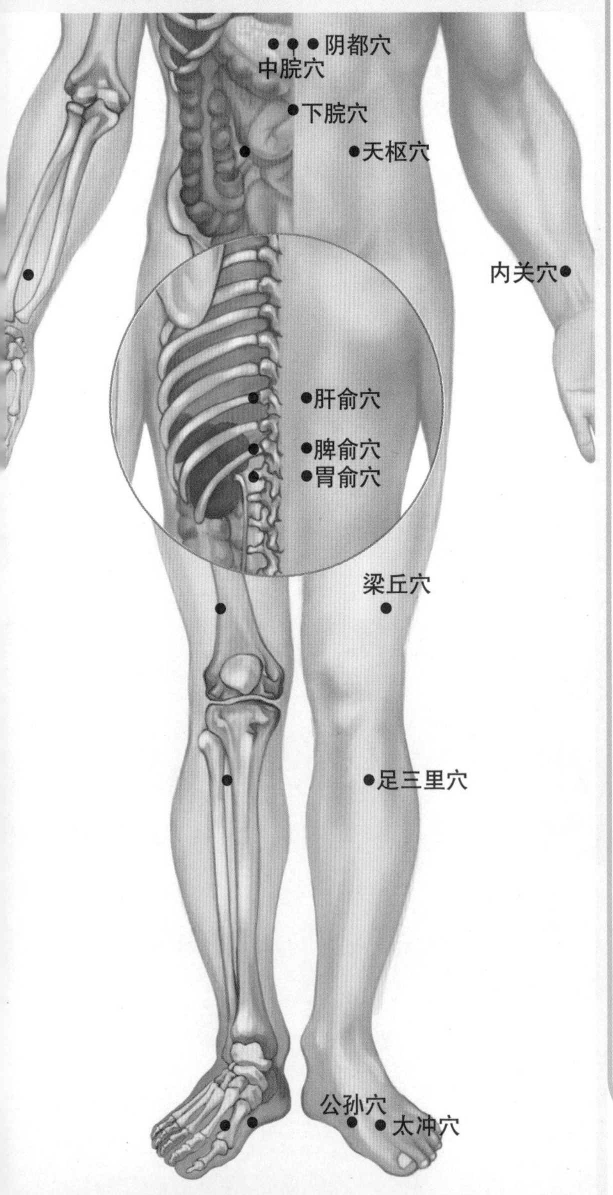

胃痉挛通用按摩方

足三里穴、梁丘穴具有和胃健脾的功效。阴都穴、中脘穴对胃痉挛、腹胀、胃痛有很好的辅助治疗效果。胃俞穴是胃的常用保健穴，可增强脾胃功能。

1 足三里穴：用拇指指腹按揉足三里穴 2~3 分钟。

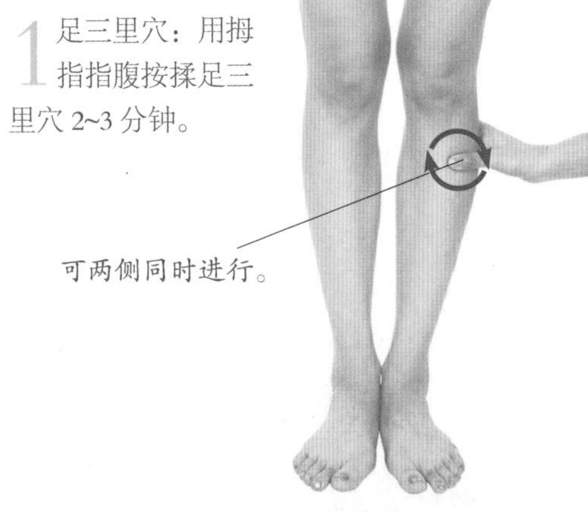

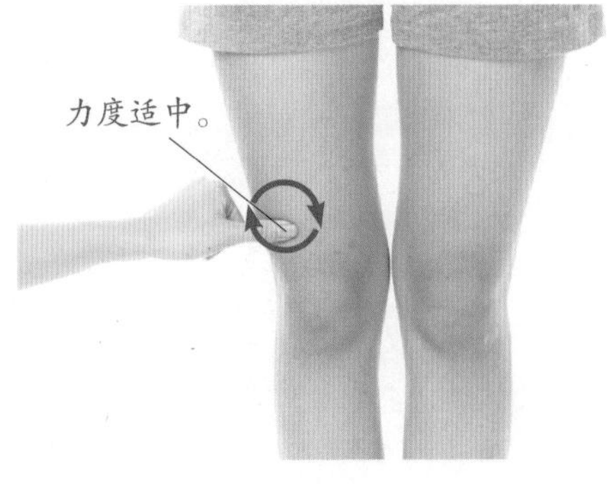

2 梁丘穴：用拇指指腹摩揉梁丘穴 2~3 分钟。

胃痉挛防治小妙招

引起胃痉挛的原因有很多，可能是饮食不当，也可能是胃部受凉，怎么做可以防治胃痉挛呢？下面给出一些简单有效的方法。

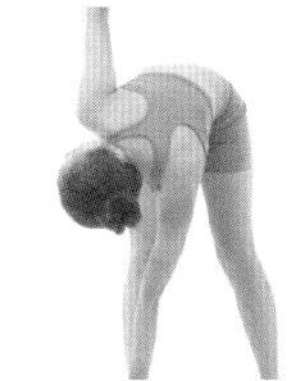

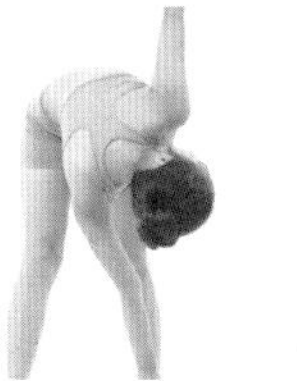

用手触脚

双脚分开与肩同宽站立，弯腰；左手放右脚上，右臂向后摆，保持姿势15秒。再右手放左脚上，左臂向后摆，同样保持姿势15秒。

伏地挺身

俯卧，全身放松，抬起头、胸部，直到感觉胸腹完全抬起，保持姿势15秒。

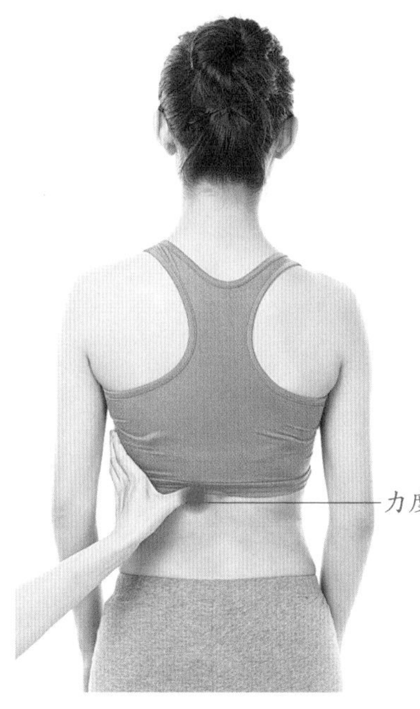

3 胃俞穴：用拇指指腹在胃俞穴施点按法1分钟。

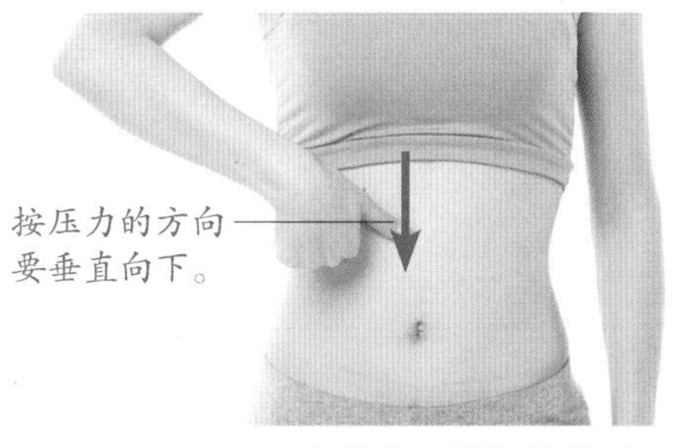

4 阴都穴：用拇指指腹按压阴都穴2~3分钟。

5 中脘穴：用手掌掌根轻轻按揉中脘穴2~3分钟。

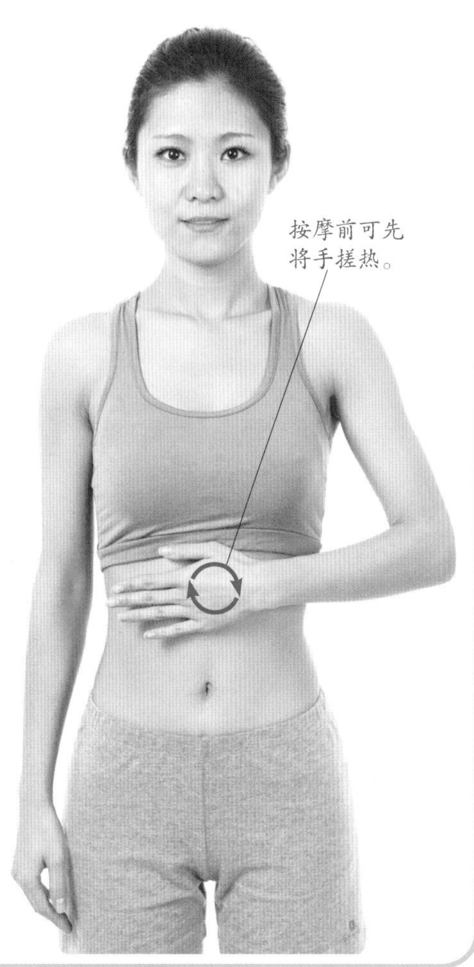

寒邪犯胃型 | 胃痛暴作、得温痛减。

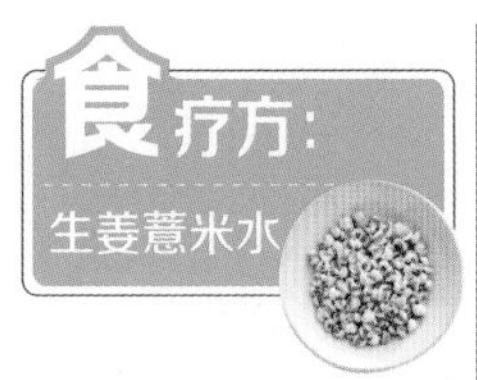

材料

生姜、薏米、枸杞子。

做法

先将薏米煮熟，再放入枸杞子、生姜丝略煮即可。

功效

驱寒暖胃。

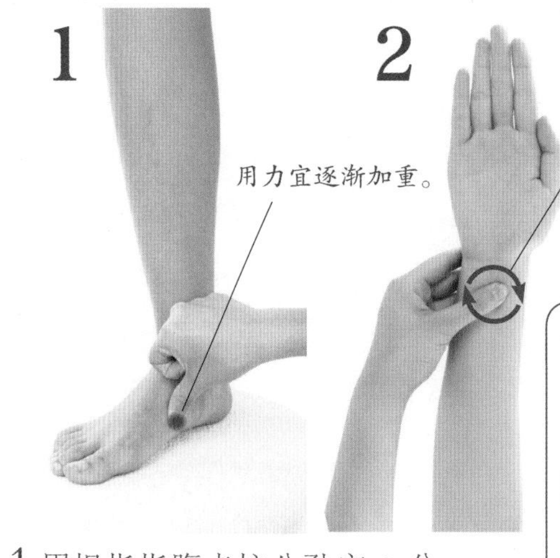

1 用拇指指腹点按公孙穴 1 分钟，再艾灸公孙穴。

2 用拇指指腹按揉内关穴 2~3 分钟。

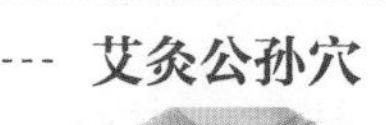

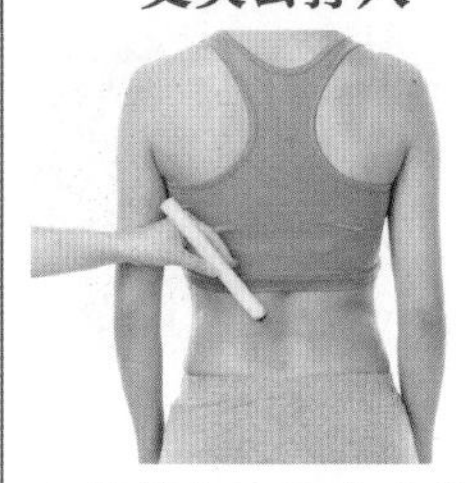

点燃艾条，距离皮肤 5 厘米，对准穴位处皮肤，温和灸公孙穴 5 分钟。

宿食阻滞型 | 胀痛、嗳腐吞酸、大便不爽。

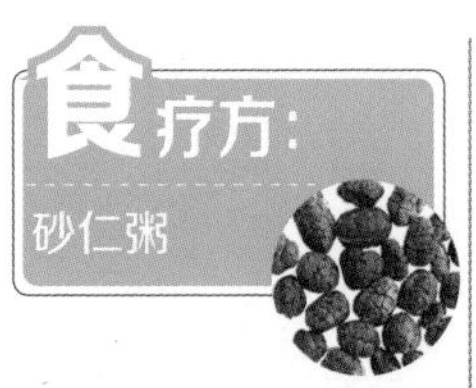

材料

砂仁、大米。

做法

大米煮成粥，加入捣成末的砂仁微煮即可。

功效

健胃消食。

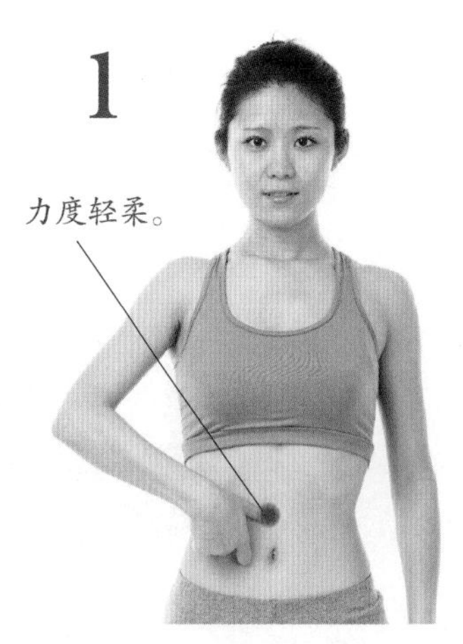

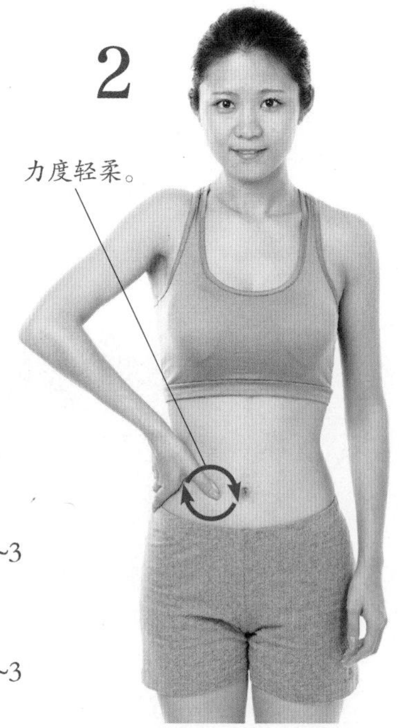

1 用拇指指腹点按下脘穴 2~3 分钟。

2 用拇指指腹按揉天枢穴 2~3 分钟。

肝气犯胃型 | 胃痛即泻、泻后痛缓，小腹拘急。

材料

玫瑰花、洋甘菊、陈皮。

做法

将所有茶材一起放入杯中，用开水冲泡15分钟即可。

功效

疏肝和胃。

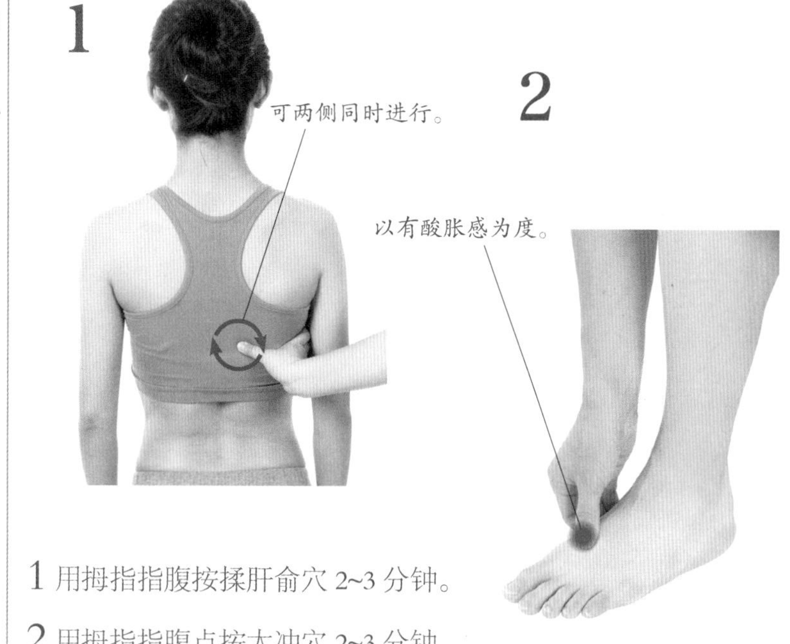

1 用拇指指腹按揉肝俞穴2~3分钟。

2 用拇指指腹点按太冲穴2~3分钟。

脾胃虚寒型 | 胃隐痛、泛吐清水、喜温喜按。

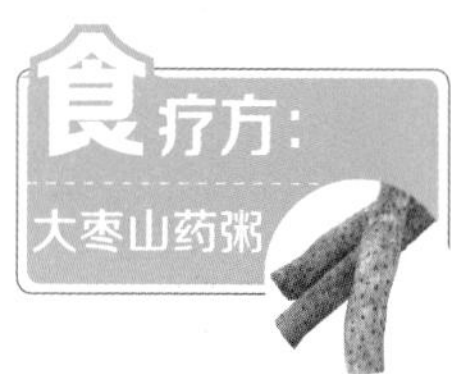

材料

山药、大枣、大米。

做法

先将大米煮成粥。再放入山药片和大枣微煮即可。

功效

益胃补脾、补中益气。

1

可微用力。

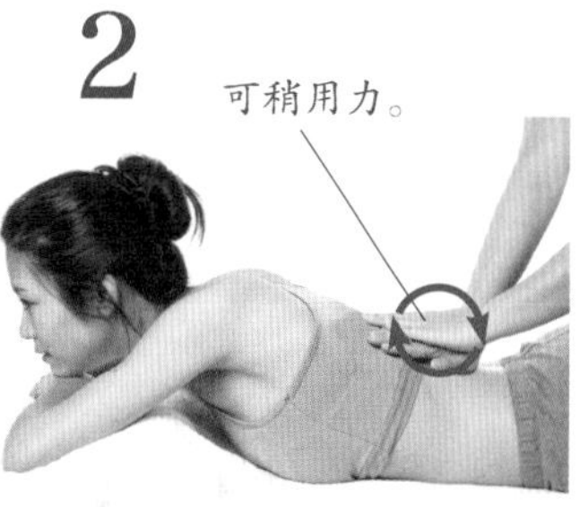

1 双掌叠加或单掌摩揉脾俞穴2~3分钟。

2 双掌叠加或单掌摩揉胃俞穴2~3分钟。

耳鸣

有些人常感到耳朵里有一些特殊的声音，如嗡嗡声等，但周围却找不到相应的声源，这种情况通常就是耳鸣。耳鸣会使人心烦意乱、坐卧不安，严重者可影响正常的生活和工作。

耳鸣防治小课堂：

- 耳鸣通用按摩方
- 风邪外袭型
- 肝火上亢型
- 肾精亏虚型
- 痰火邪结型
- 脾胃虚弱型

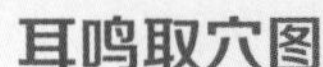

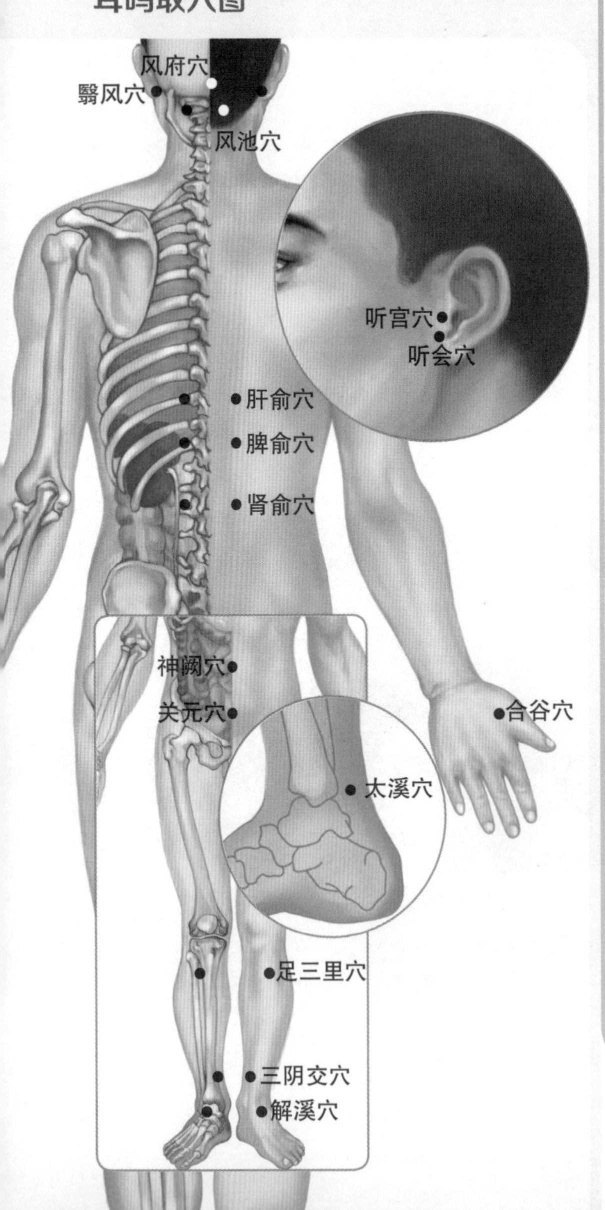

耳鸣通用按摩方

风池穴可疏通气血、通利耳窍。听宫穴可疏风散寒、聪耳益听。听会穴可聪耳开窍、化瘀清热。太溪穴、肾俞穴、三阴交穴可滋阴益肾，从而利耳。

1 风池穴：用拇指指腹推按风池穴2~3分钟。

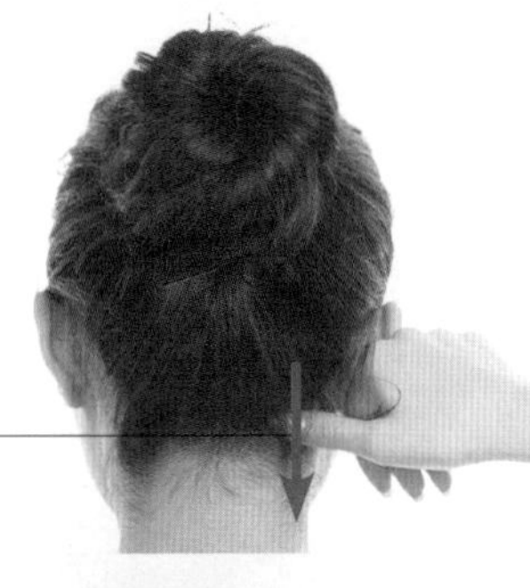

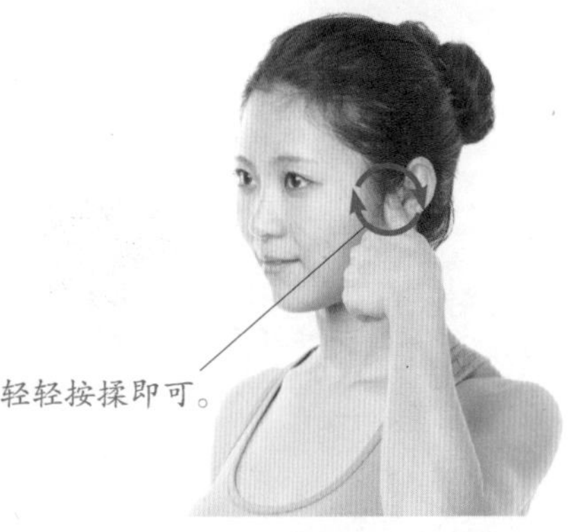

2 听宫穴：用拇指指腹按揉听宫穴2~3分钟。

耳鸣防治小妙招

你还在因为每天耳鸣而困扰吗？你还在因此每天晚上失眠烦恼吗？快试试下面的小妙招吧！

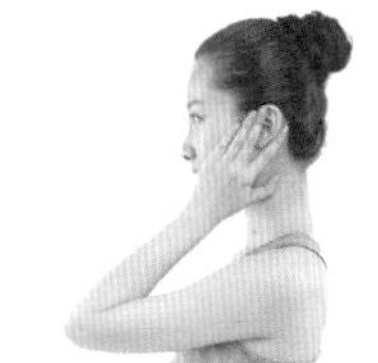

抹耳

两手分别抹左右侧耳郭，连续抹 20 次。

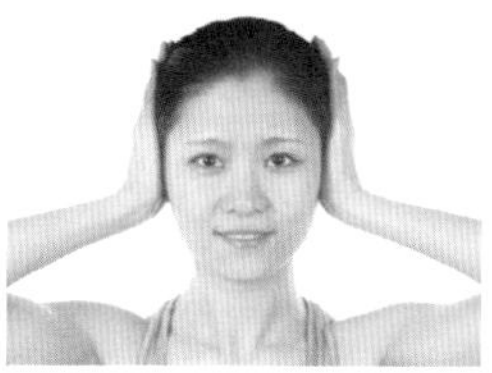

捂耳

用搓热的两手掌心分别捂住两耳，然后两掌突然松开。一捂一松为一次，重复 20 次

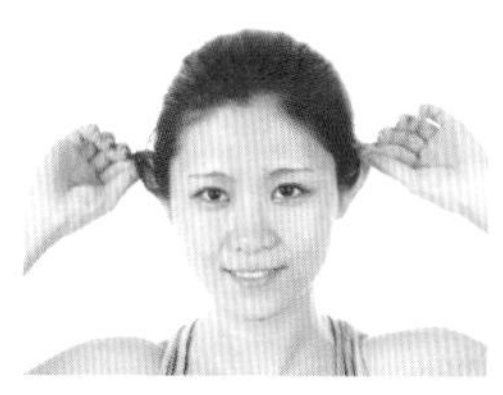

提耳

两手分别轻轻提起左右耳尖，再松开。一提一松为 1 次，重复 20 次。

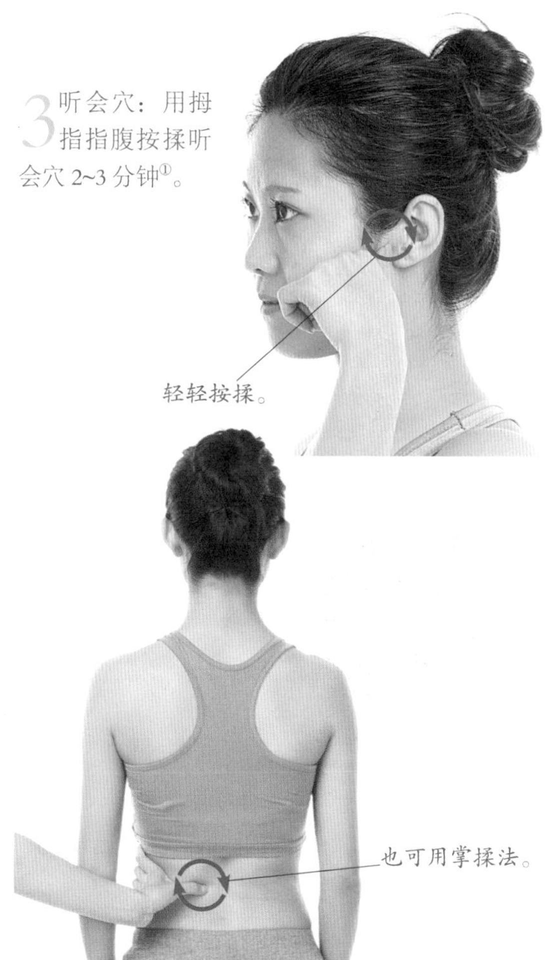

3 听会穴：用拇指指腹按揉听会穴 2~3 分钟①。

4 肾俞穴：用拇指指腹按揉肾俞穴 2~3 分钟。

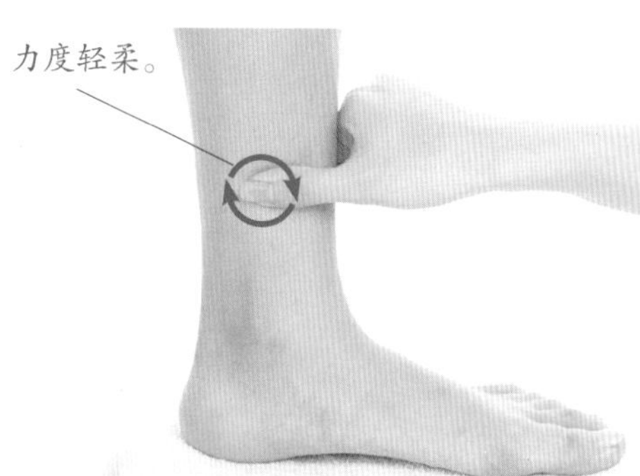

5 三阴交穴：用拇指指腹按揉三阴交穴 1~3 分钟。

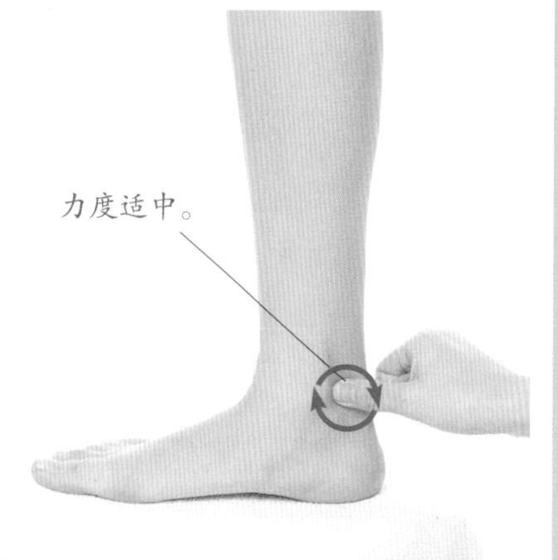

6 太溪穴：用拇指指腹按揉太溪穴 1 分钟。

①听宫穴、听会穴相距较近，实际操作时可同时按揉，详见演示视频。

风邪外袭型 | 耳胀耳鸣、听力下降、头痛恶寒、发热口干。

食疗方：

桑菊粥

材料

桑叶、菊花、大米。

做法

大米、桑叶和菊花加水一起熬煮成粥即可。

功效

疏风解表。

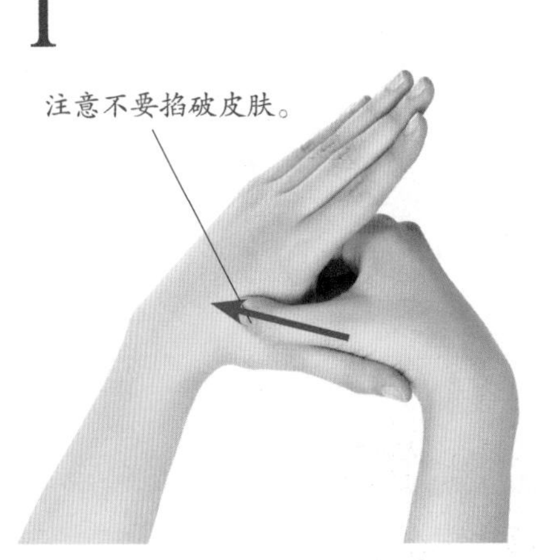

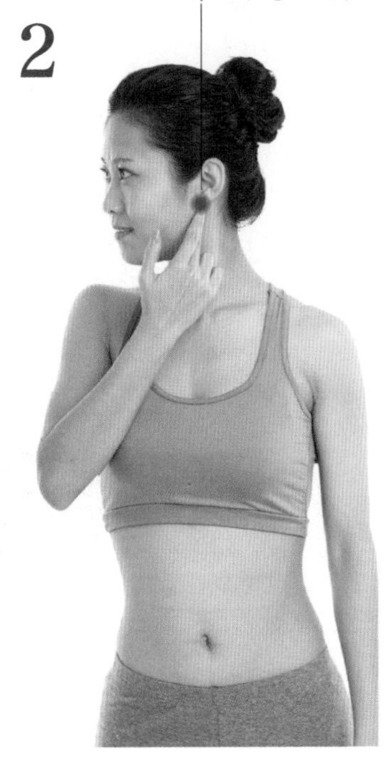

1 用拇指指端掐按合谷穴 2~3 分钟。

2 用食指点按翳风穴 2~3 分钟。

肝火上亢型 | 耳如雷鸣、耳胀耳痛、头痛眩晕、目红面赤，生气加重。

食疗方：

灯心草竹叶茶

材料

灯心草、鲜竹叶。

做法

灯心草和鲜竹叶放入杯中，用开水冲泡 15 分钟即可。

功效

清热生津、安神定志。

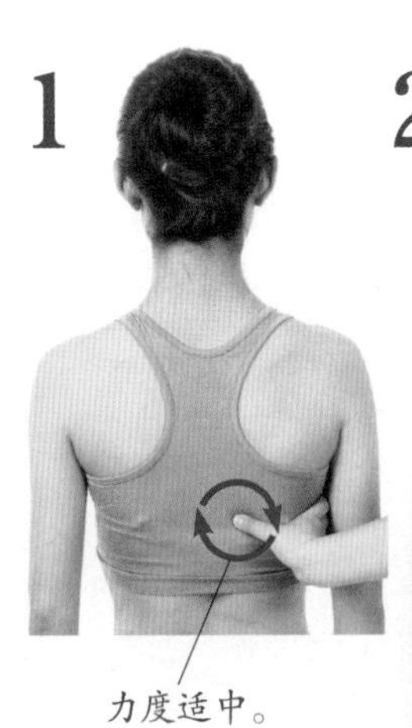

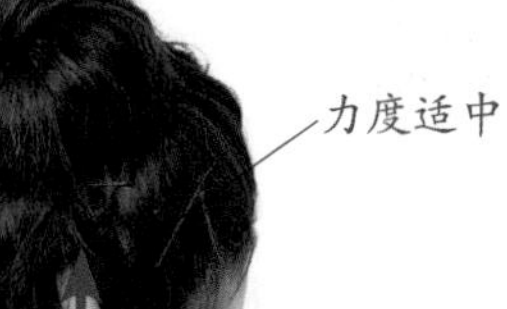

1 用拇指指腹按揉肝俞穴 2~3 分钟，再刮痧肝俞穴。

2 用拇指指腹推按风府穴 1 分钟。

刮痧肝俞穴

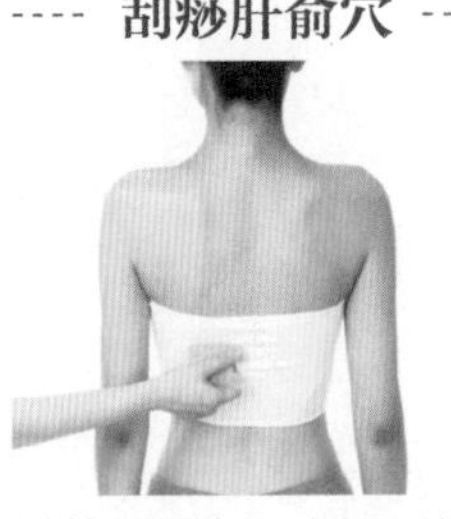

手持刮痧板，用面刮法刮拭肝俞穴 3~5 分钟。

肾精亏虚型 | 耳如蝉鸣，夜间较甚；听力下降，头晕眼花，腰膝酸软。

材料

黑豆。

做法

浸泡后的黑豆倒入豆浆机中，加水打豆浆。

功效

补肾强身。

1

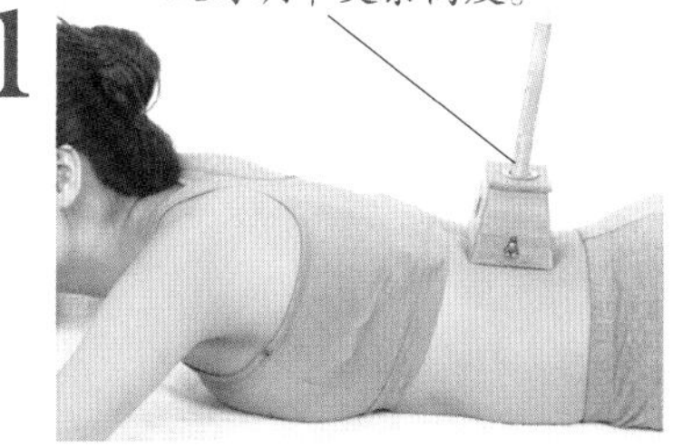

及时调节艾条高度。

2

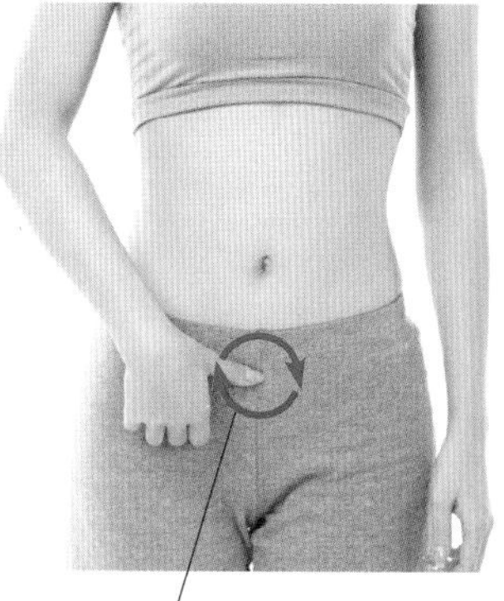

也可用掌揉法。

1 在通用疗法中按揉肾俞穴的基础上，再艾盒灸肾俞穴 5 分钟。

2 用拇指指腹按揉关元穴 2~3 分钟。

痰火邪结型 | 耳如蝉鸣、听力下降、头昏沉重、胸闷脘痞、咳嗽痰多。

材料

莲藕、梨。

做法

上述材料加水榨汁。

功效

祛痰降火。

1

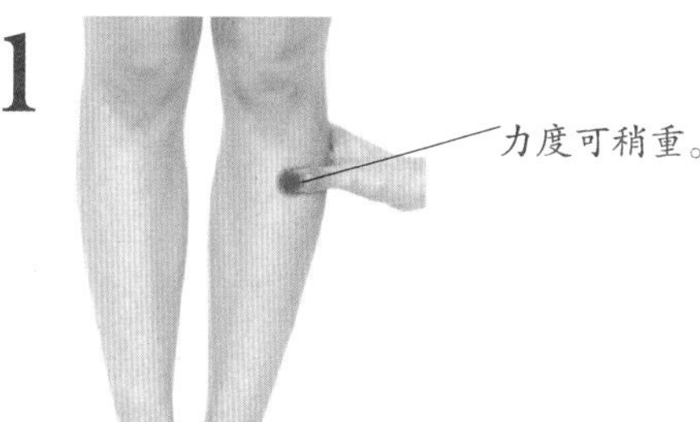

力度可稍重。

2

以有酸胀感为度。

1 用拇指指腹点按足三里穴 1 分钟。

2 用拇指指腹按揉解溪穴 2~3 分钟。

脾胃虚弱型 | 耳鸣，劳累后加重；耳内空虚或发凉。

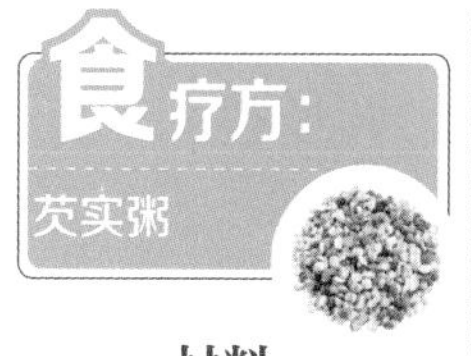

材料

芡实、大米。

做法

芡实研粉，与大米同煮成粥即可。

功效

和胃健脾。

1

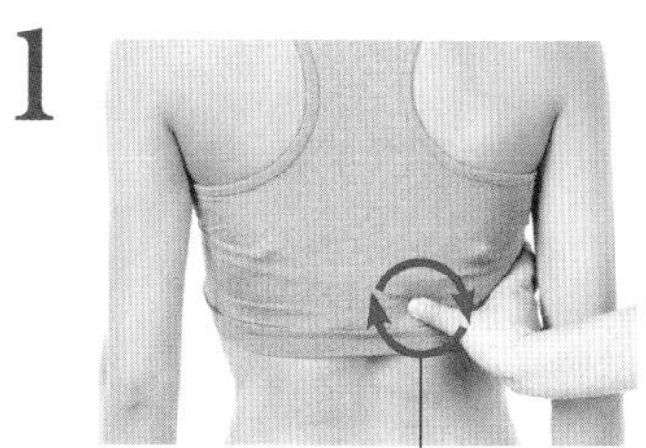

也可用掌揉法。

2

也可按揉。

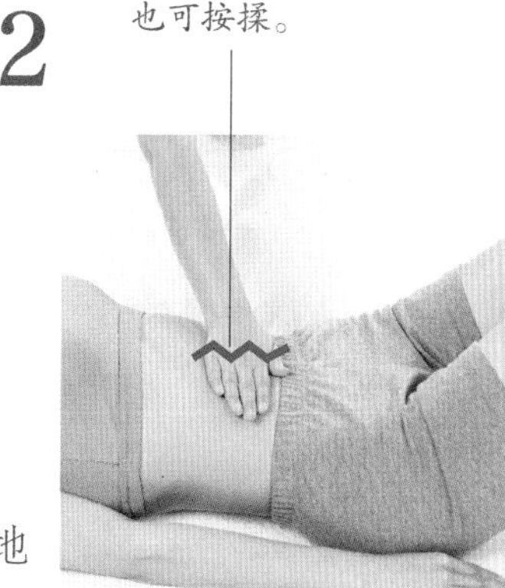

1 用拇指指腹按揉脾俞穴 5 分钟。

2 将手掌按压在神阙穴上，有节律地振动 2~3 分钟，力度轻柔。

呃逆

呃逆俗称“打嗝”，是一种不能人为控制的病症。它常常是因为进食吞咽仓促、受凉或精神刺激等因素，引起的膈肌暂时性痉挛，其中胃气上逆是根本原因。

呃逆防治小课堂：

- 呃逆通用按摩方
- 寒凝胃脘型
- 胃火上逆型
- 脾胃阳虚型
- 胃阴不足型

呃逆取穴图

扶突穴
缺盆穴
气舍穴
气户穴
膻中穴
中脘穴
神阙穴
气海穴
关元穴
脾俞穴
胃俞穴
足三里穴
三阴交穴
内庭穴

呃逆通用按摩方

扶突穴有较好的止嗝疗效。气户穴主治咳逆上气、肺气不利等。气舍穴可清咽利肺、理气散结。中脘穴可治疗呕吐、呃逆。膻中穴有理气止嗝的作用。

1 扶突穴：用拇指指腹按压扶突穴5分钟。

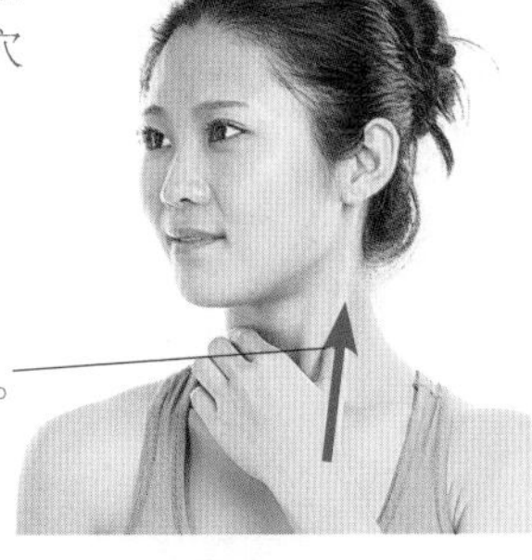

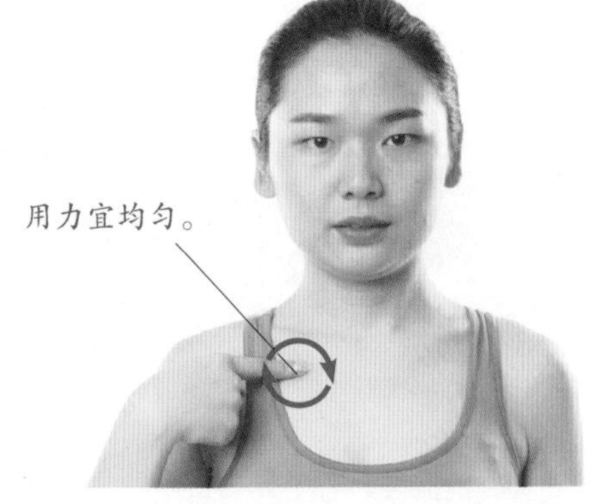

2 气户穴：用手指指腹揉气户穴1分钟。

呃逆防治小妙招

不少人可能会觉得打嗝不是什么大问题，但是对于一打嗝就停不下来的人来说，这就是一件很痛苦的事情了。那么，有什么办法能减轻打嗝症状呢？

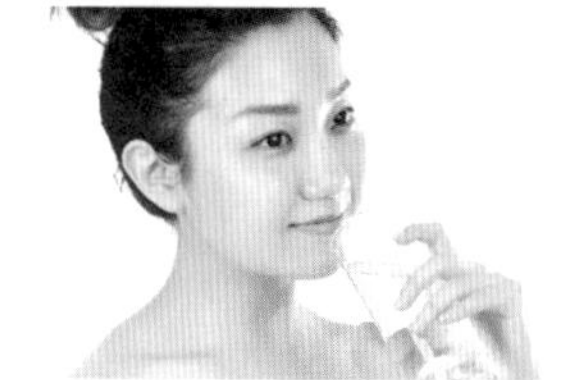

喝水弯腰法

喝几口温开水，慢慢咽下后，做弯腰 90° 的动作，保持姿势 15 秒。

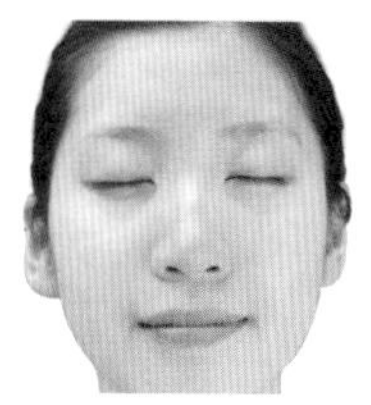

深呼吸

若在进食时发生呃逆，可以先暂停进食，作几次深呼吸，吸气后尽量憋长一些时间再呼出。

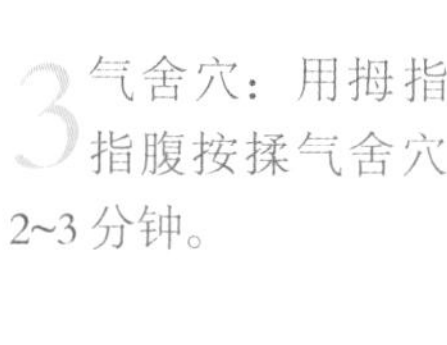

3 气舍穴：用拇指指腹按揉气舍穴 2~3 分钟。

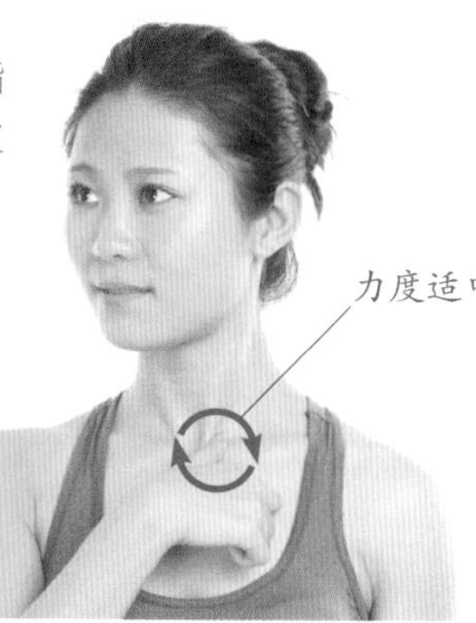

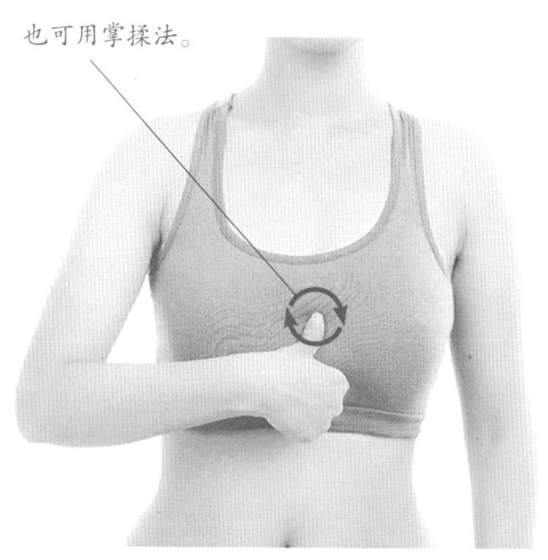

4 膻中穴：用拇指指腹按揉膻中穴 2~3 分钟。

5 中脘穴：用拇指指腹按揉中脘穴 2~3 分钟，力度轻柔。

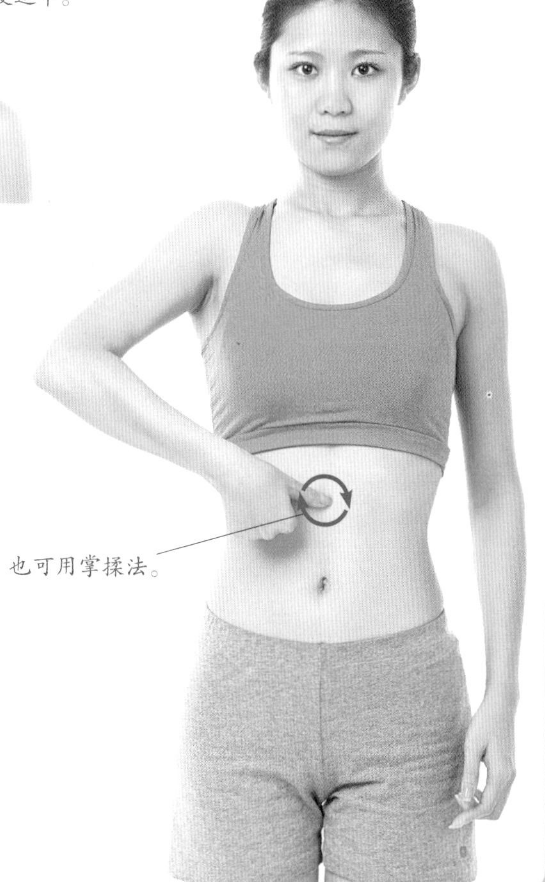

寒凝胃腑型 | 胃脘不舒，得热则减，得寒则甚。

材料

黄豆、黑米。

做法

黄豆、黑米先浸泡4小时，再共同放入豆浆机中打豆浆即可。

功效

驱寒暖胃。

1

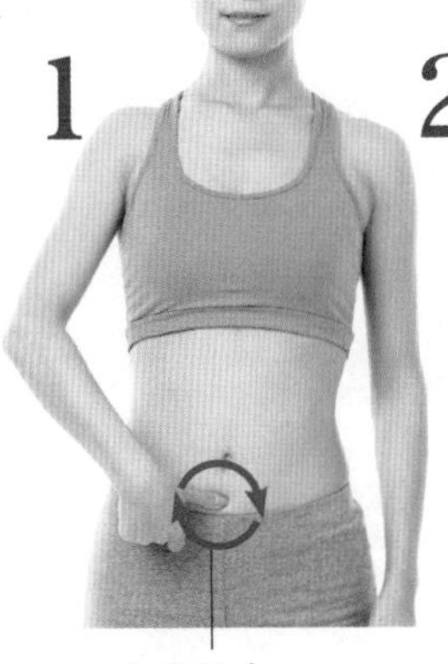

力度适中。

2

用力宜均匀。

1 用拇指指腹按揉气海穴2~3分钟，再艾灸气海穴。

2 用拇指指端按压内庭穴，力度适中，每次3~5分钟。

艾灸气海穴

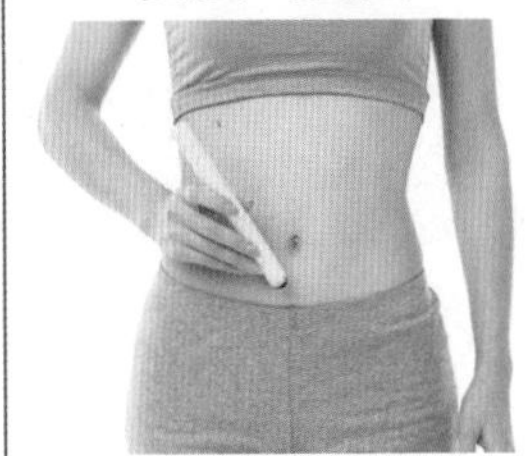

点燃艾条，对准穴位处皮肤，温和灸气海穴5分钟。

胃火上逆型 | 口臭烦渴、喜冷饮，小便短赤、大便坚实。

材料

鲜芦根、雪梨、竹沥。

做法

上述材料加水煎煮15分钟即可。

功效

清热泻火、除烦止呕。

1

按压力的方向要垂直向下。

2

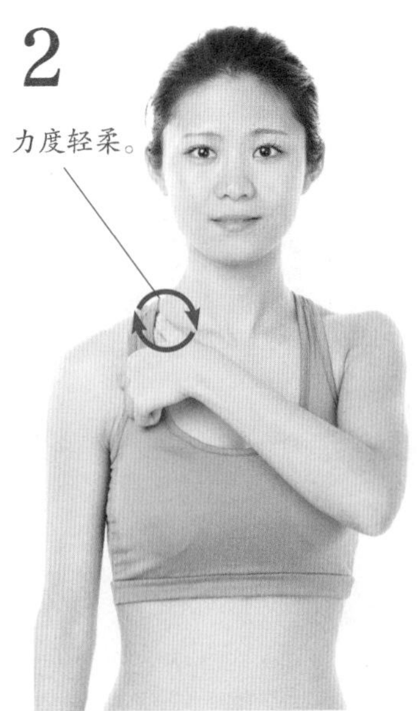

力度轻柔。

1 用拇指指腹按压胃俞穴2~3分钟。

2 用拇指指腹按揉缺盆穴2~3分钟。

脾胃阳虚型 | 气不接续、手足不温、面色苍白。

材料

木瓜、小米、红薯。

做法

将全部食材放入豆浆机中，加水打成汁即可。

功效

健脾和胃。

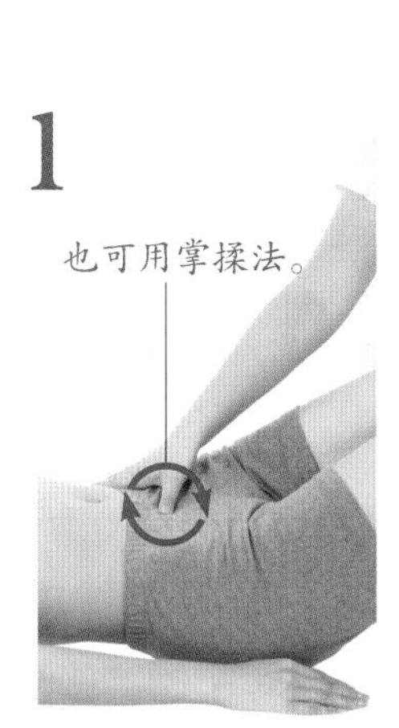

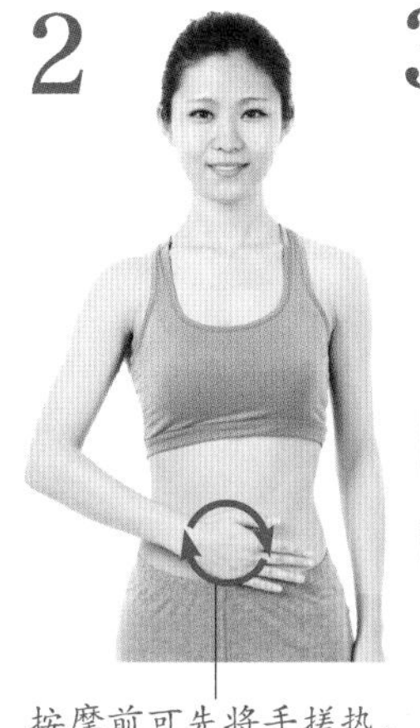

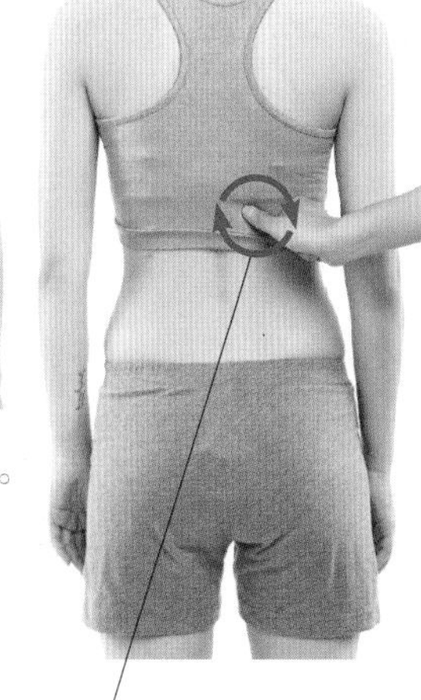

1 用拇指指腹按揉关元穴 2~3 分钟。

2 用手掌揉神阙穴 2~3 分钟。

3 用拇指指腹按揉脾俞穴 2~3 分钟。

胃阴不足型 | 渴不思饮、喜冷饮、烦渴不安。

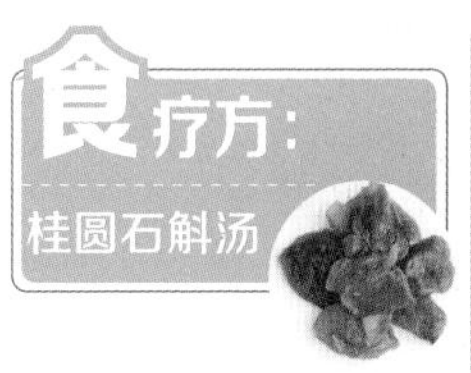

材料

桂圆肉、石斛。

做法

桂圆肉、石斛加清水煎煮半小时即可。

功效

养阴生津、和胃益中。

1

注意不要掐破皮肤。

2

力度适中。

1 用拇指指尖掐按三阴交穴 2~3 分钟。

2 用拇指指腹按揉足三里穴 2~3 分钟。

有效改善慢性疾病

血压高

世界卫生组织定义的成年人正常血压范围是收缩压（高压）小于等于 135mmHg，舒张压（低压）小于等于 85mmHg。当收缩压大于等于 140mmHg 或舒张压大于等于 90mmHg 时，一般属于血压高。血压高除用药物治疗外，还可用按摩疗法进行辅助治疗。

血压高防治小课堂：

- 血压高通用按摩方
- 肝郁化火型
- 痰湿中阻型
- 阴虚阳亢型
- 阴阳两虚型

血压高取穴图

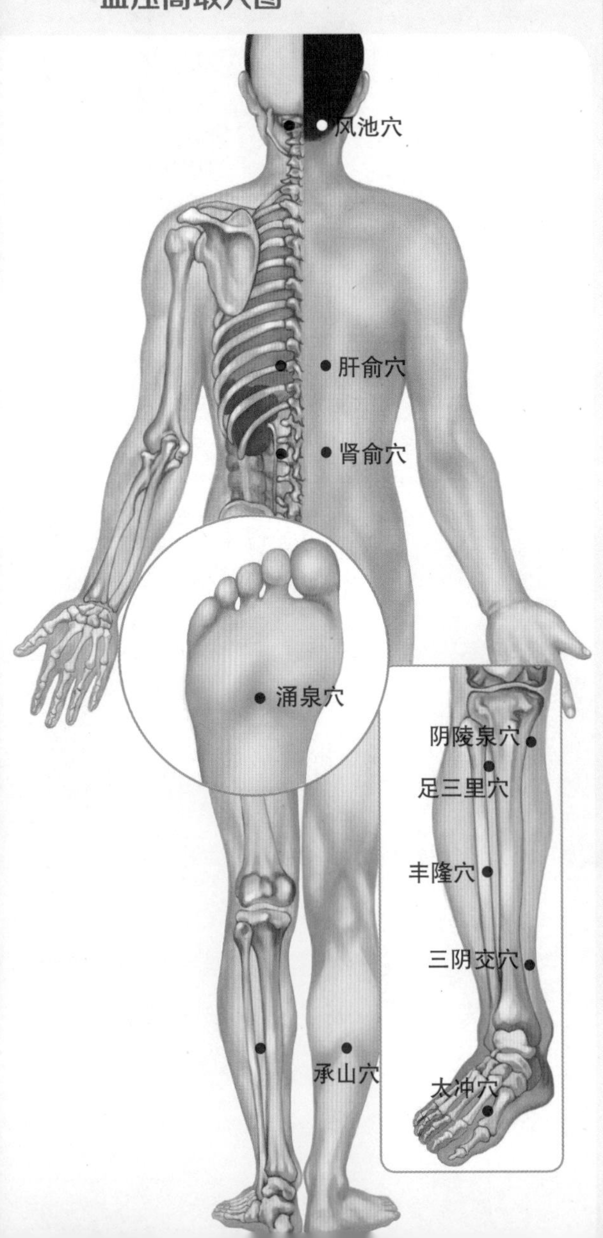

血压高通用按摩方

风池穴、肾俞穴、肝俞穴可疏风散寒，利肝肾。足三里穴可健脾和中、燥湿利水。丰隆穴可祛湿化痰、通经活络。涌泉穴可排湿祛毒、补益肾气。

1 风池穴：用拇指指腹按揉风池穴 1~2 分钟。

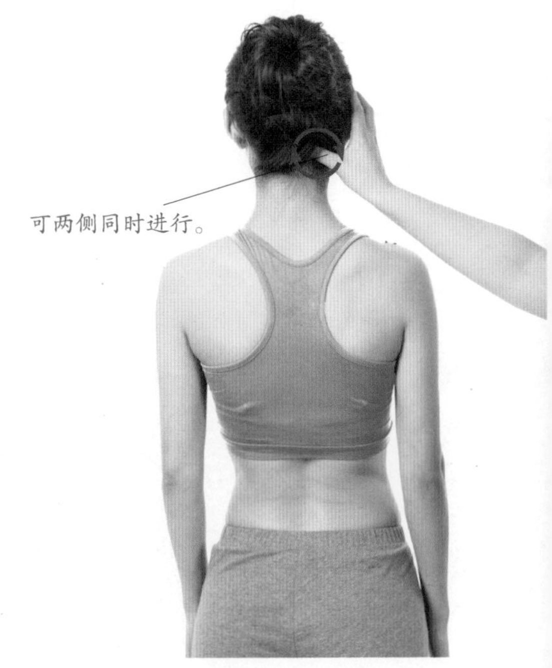

血压高防治小妙招

在临床治疗上，血压高分1期、2 期、3 期。1 期的保健治疗效果是最好的。因此，一定要及早诊治并进行保健。

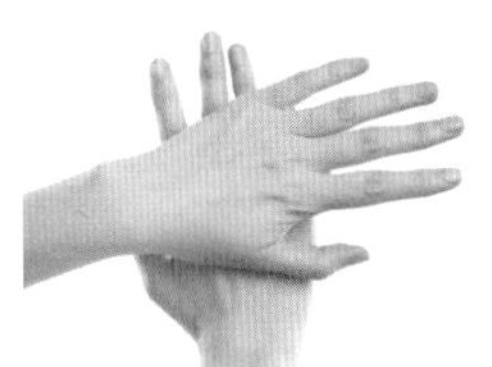

搓手

用左手心搓右手背，再用右手心搓左手背，各搓 2 分钟，搓至双手发热为宜。

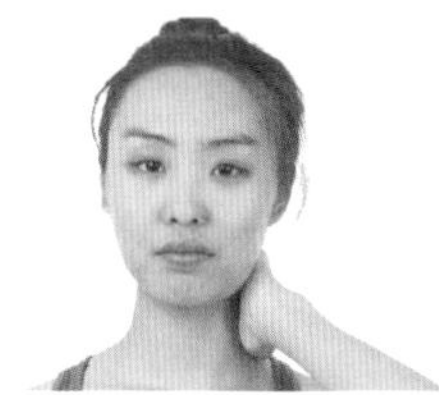

擦颈部

双手互相擦热，然后用手擦颈，亦可两侧同时进行，以促进气血运行。

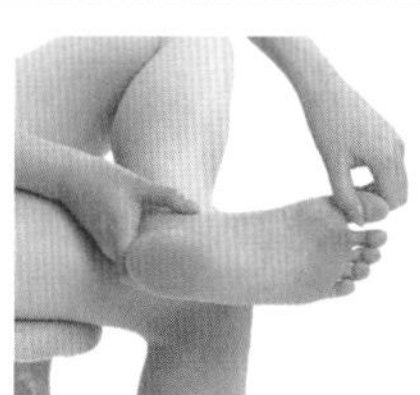

捏大脚趾

用手指尖捏住大脚趾与趾掌关节横纹的正中央，每次 2 分钟。

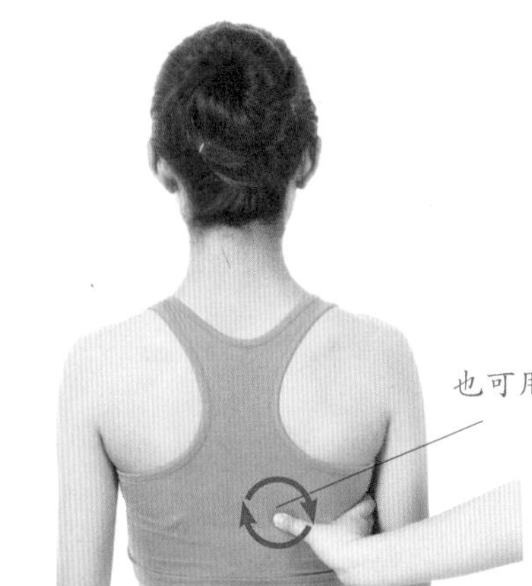

2 肝俞穴：用拇指指腹按揉肝俞穴 2~3 分钟。

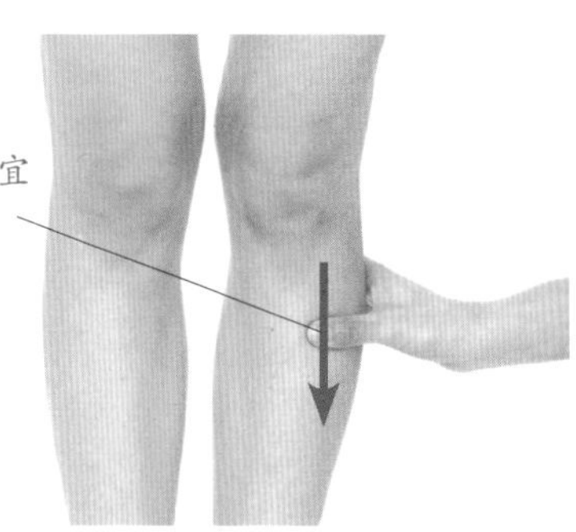

4 足三里穴：用拇指指腹推按足三里穴 1 分钟。

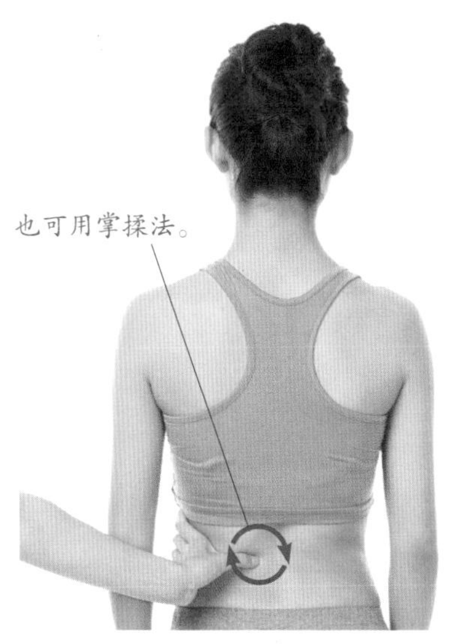

3 肾俞穴：用拇指指腹按揉肾俞穴，持续 2~3 分钟。

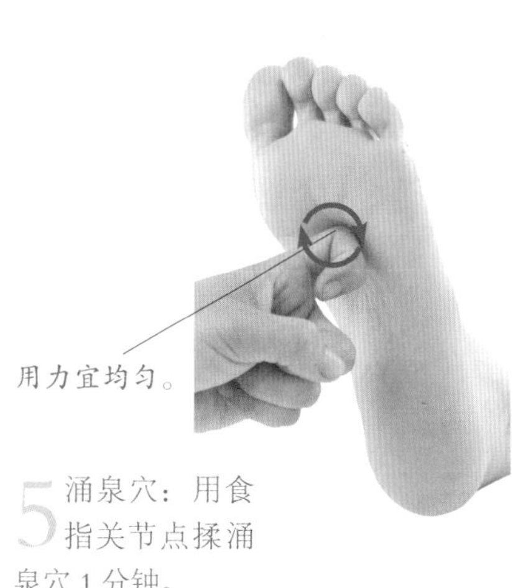

5 涌泉穴：用食指关节点揉涌泉穴 1 分钟。

肝郁化火型 | 肌肉跳动、手抖、唇舌及肢体麻木。

材料

菊花、大米。

做法

大米加适量水煮成粥，放入菊花略煮即可。

功效

疏肝解郁。

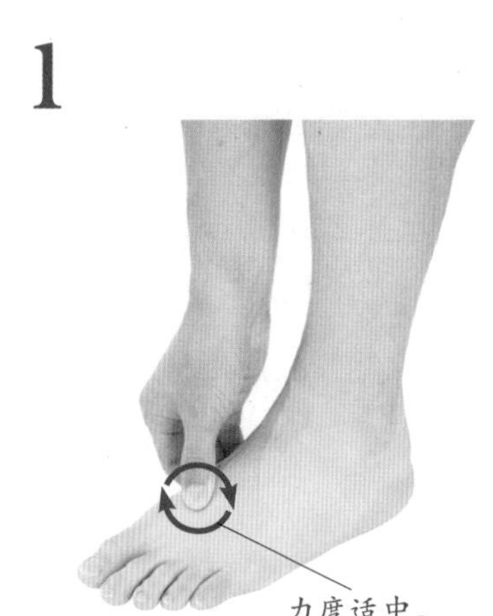

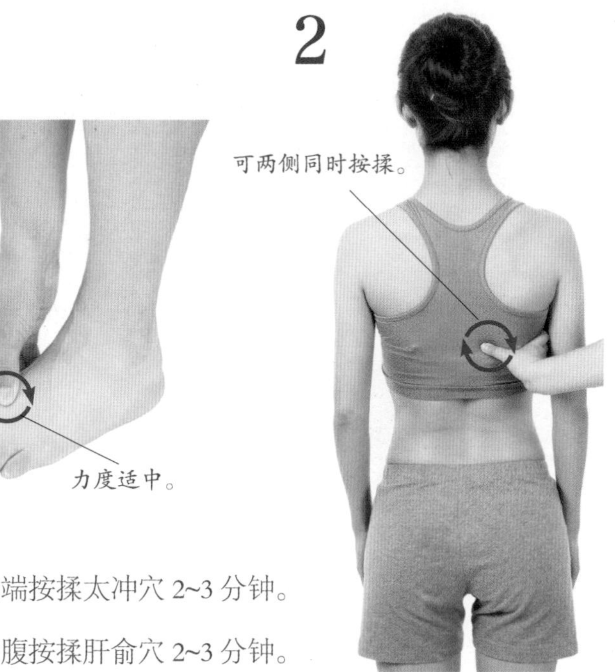

1 用拇指指端按揉太冲穴 2~3 分钟。

2 用拇指指腹按揉肝俞穴 2~3 分钟。

痰湿中阻型 | 咳痰稠黏、体质多偏肥胖、尿黄。

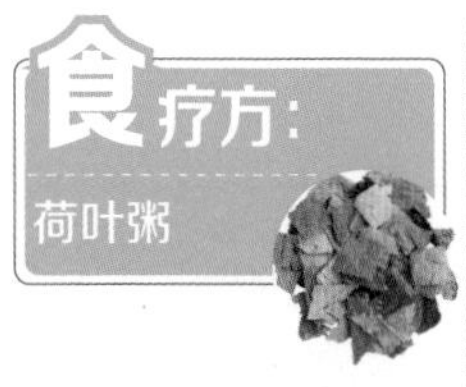

材料

荷叶、大米。

做法

荷叶加水煎汤，再用荷叶汤同大米煮粥即可。

功效

化痰祛湿。

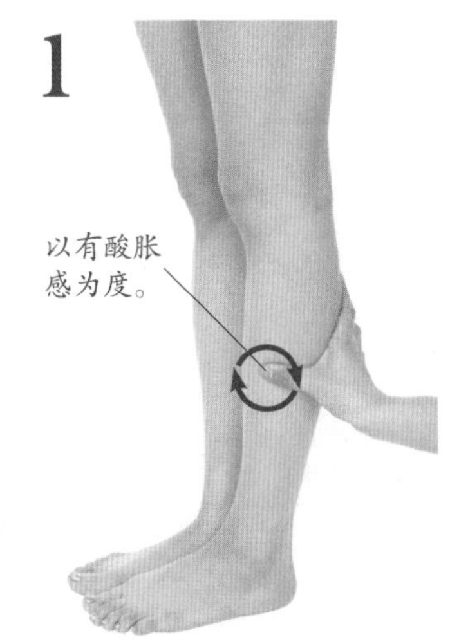

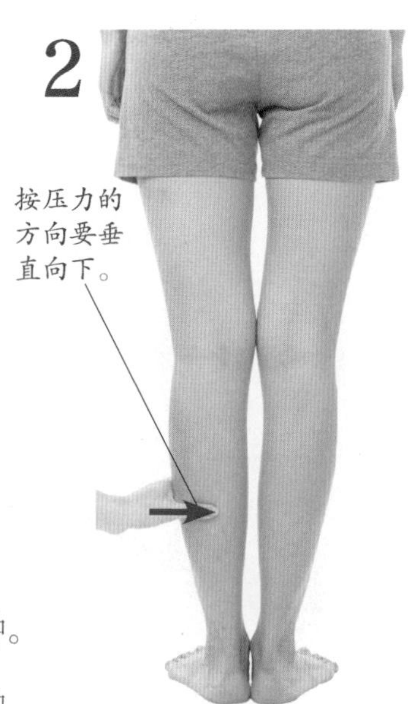

1 用拇指指腹按揉丰隆穴 1 分钟。

2 用拇指指腹按压承山穴 1 分钟。

阴虚阳亢型｜头晕目眩、面色苍白、畏寒肢冷。

材料

栗子、牛奶。

做法

栗子煮熟去壳，与牛奶一起倒入榨汁机中搅打成汁即可。

功效

滋阴润燥。

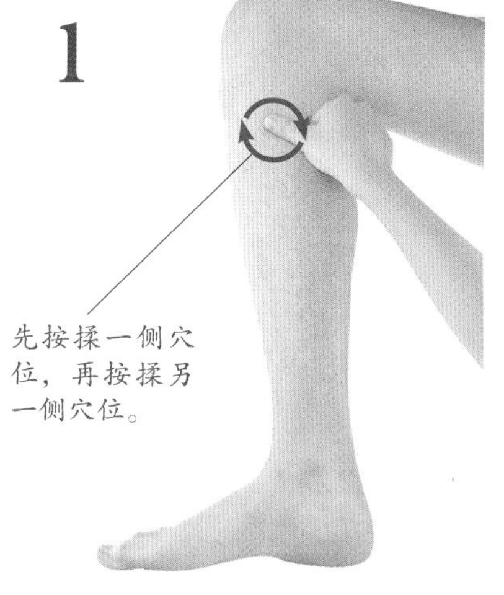

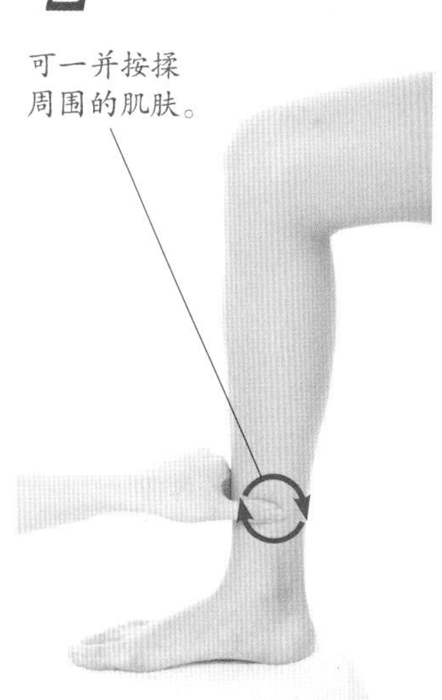

1 用拇指指腹按揉阴陵泉穴 2~3 分钟。

2 用拇指指腹按揉三阴交穴 2~3 分钟。

阴阳两虚型｜头晕目眩、五心烦热、汗后背部畏冷。

食疗方：
黑豆山药粥

材料

黑豆、山药、枸杞子。

做法

黑豆浸泡后和山药块、枸杞子一起煮成粥即可。

功效

滋阴补肾。

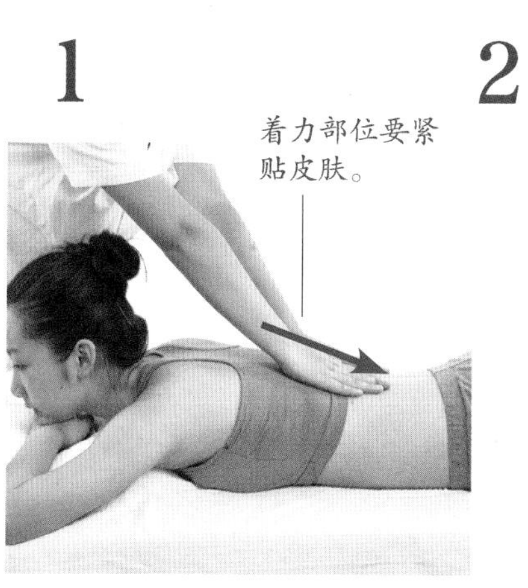

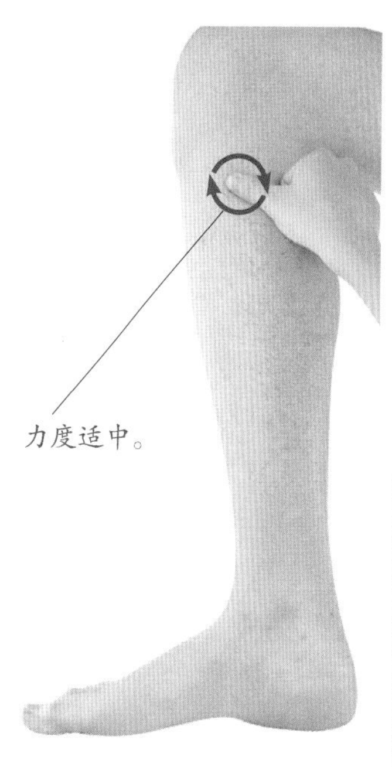

1 用双手手掌推按背部两侧膀胱经 3~5 分钟。

2 用拇指指腹按揉阴陵泉穴 2~3 分钟。

血糖高

血糖高不一定是糖尿病，但如果血糖值两次或两次以上超过标准值，一般可考虑为糖尿病。糖尿病在中医中称为消渴，典型症状为“三多一少”，即多饮、多食、多尿、体重减少。

血糖高防治小课堂：

- 血糖高通用按摩方
- 肺胃燥热型
- 肾阴亏虚型
- 气阴两虚型
- 阴阳两虚型

血糖高取穴图

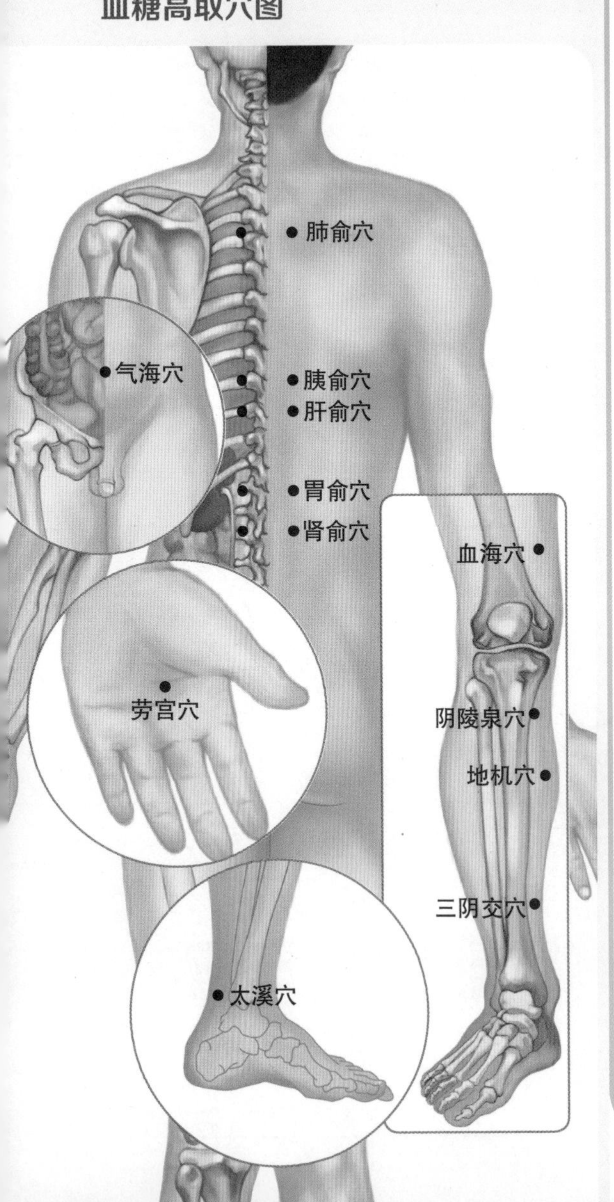

血糖高通用按摩方

胰俞穴、太溪穴、血海穴、地机穴、劳宫穴都是缓解血糖高的常用穴，诸穴相配有助于调节血糖。

1 胰俞穴：用拇指指腹按揉胰俞穴2~3分钟。

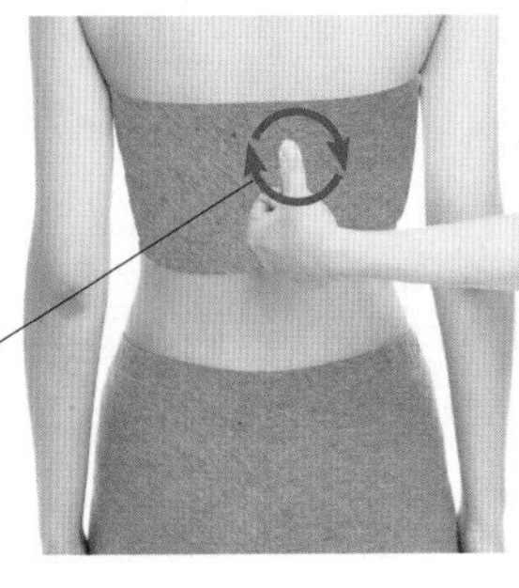

也可用掌揉法。

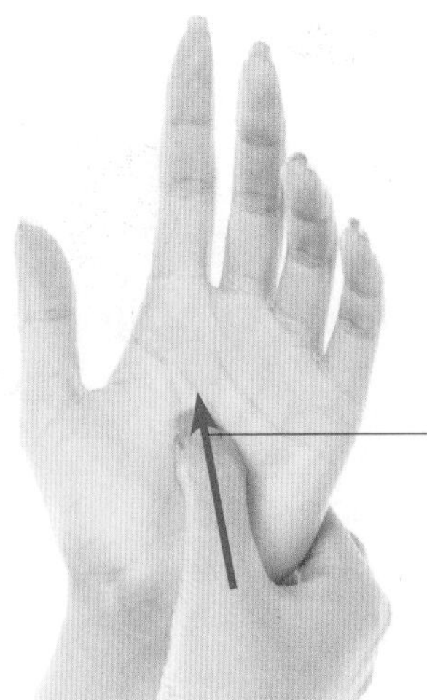

掐按力度以自我耐受为度。

2 劳宫穴：用拇指指尖掐按劳宫穴1分钟。

血糖高防治小妙招

如果不及时控制住血糖,可能会导致多种并发症,严重损害我们的身体。下面介绍几个小妙招,能够帮助控制血糖。

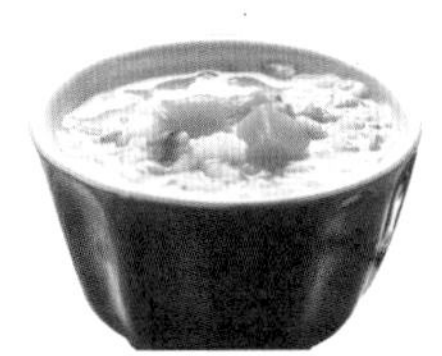

早餐不宜喝稠粥

很多人早餐都有喝粥的习惯,不过血糖高的人不适宜喝过于浓稠的粥。

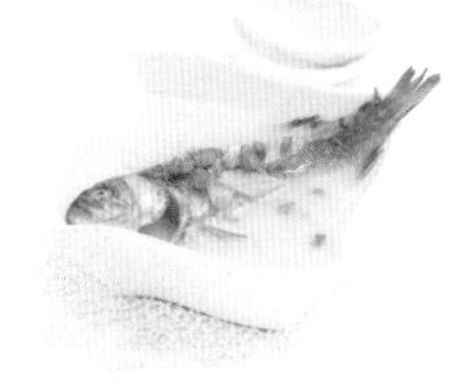

适量食用鱼类

适量食用鱼类也有助于降血糖,但不宜用油炸的方式烹饪。

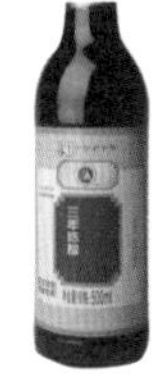

适量摄入醋

食用醋有助于减少食物对血糖的影响,不过注意要适量,不可大量食用。

3 血海穴:用拇指指腹按揉血海穴2~3分钟。

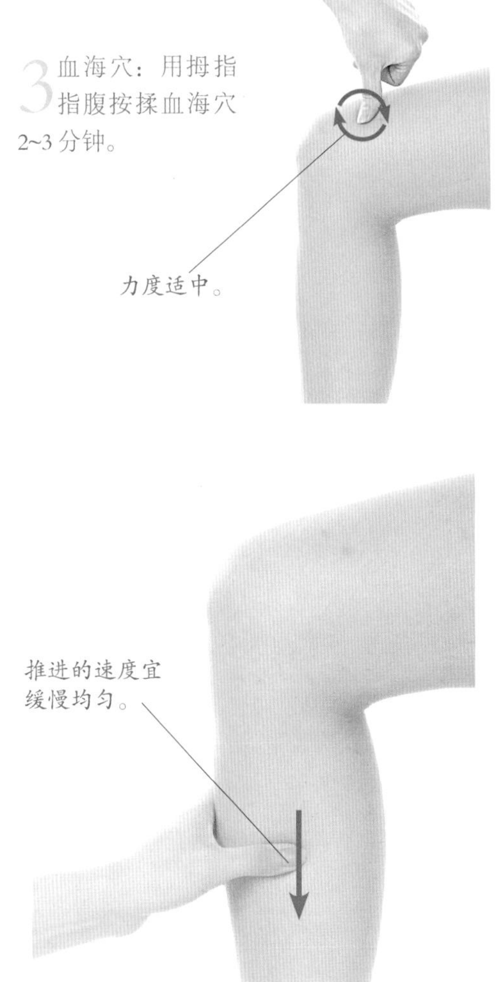

4 地机穴:用拇指指腹推按地机穴1分钟。

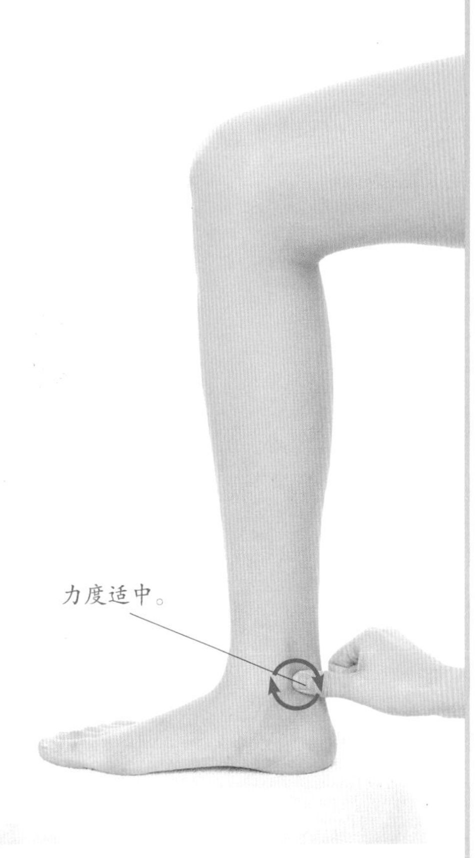

5 太溪穴:用拇指指腹按揉太溪穴2~3分钟。

肺胃燥热型｜渴饮无度、咽干舌燥、形体消瘦。

材料

苦瓜、大米。

做法

大米熬煮成粥，放入焯水的苦瓜片略煮即可。

功效

清热降火。

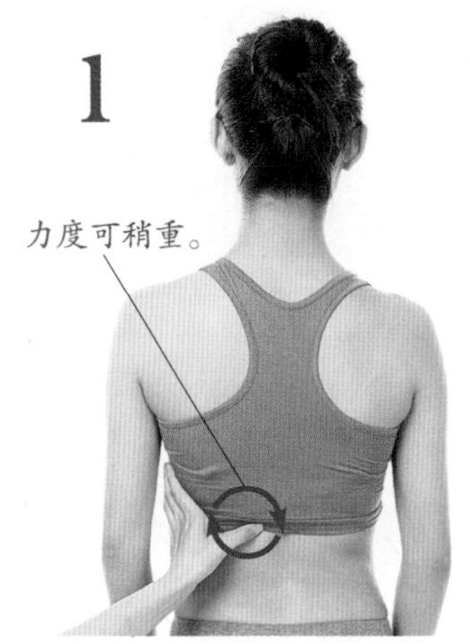

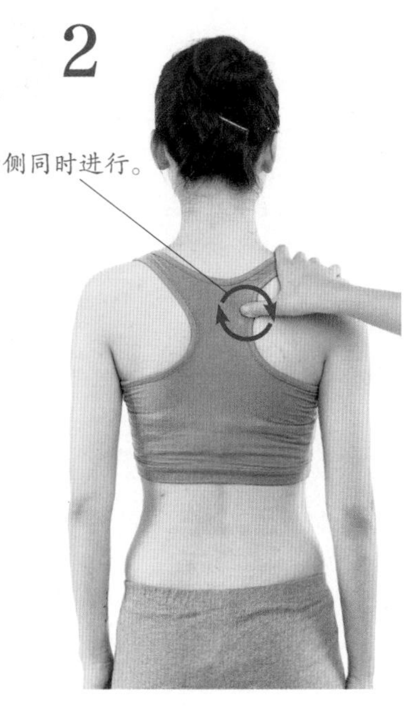

1 用拇指指腹按揉胃俞穴 2~3 分钟。

2 用拇指指腹按揉肺俞穴 2~3 分钟。

肾阴亏虚型｜多饮多尿、腰腿酸软、五心烦热。

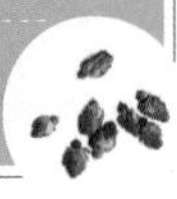

材料

铁观音、玫瑰花。

做法

将玫瑰花和铁观音一起放入茶杯中，用开水冲泡 15 分钟即可。

功效

补肝肾、益精血。

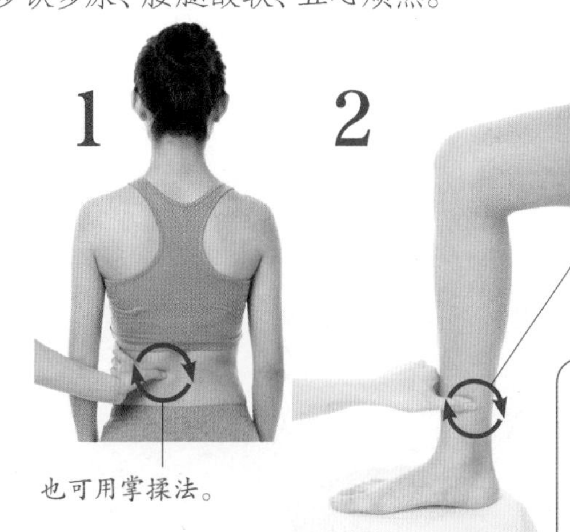

1 用拇指指腹置于肾俞穴按揉 2~3 分钟，再艾灸肾俞穴。

2 用拇指指腹按揉三阴交穴 2~3 分钟。

艾灸肾俞穴

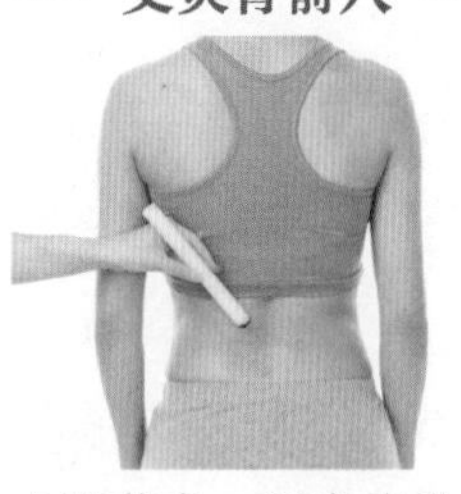

点燃艾条，距离皮肤 5 厘米，温和灸肾俞穴 5 分钟。

气阴两虚型

倦怠乏力、心慌气短、头晕耳鸣、失眠多梦、自汗盗汗。

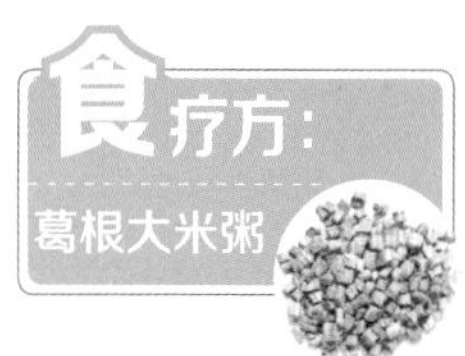

材料

葛根粉、大米。

做法

大米加水先煮成粥,再放入葛根粉略煮即可。

功效

滋阴益气。

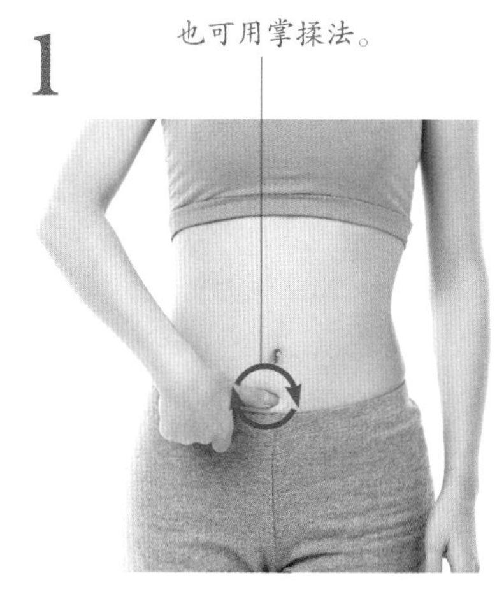

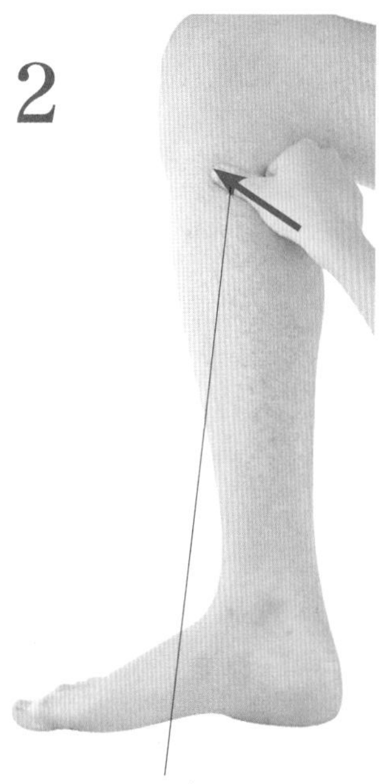

1 用拇指指腹按揉气海穴 2~3 分钟,力度适中。

2 用拇指指腹按压阴陵泉穴 2~3 分钟。

阴阳两虚型

畏寒肢冷、面色黧黑、水肿、毛发干枯无华、耳鸣耳聋。

材料

山药、黄豆、枸杞子。

做法

将以上所有食材放入豆浆机中,加水打成豆浆即可。

功效

养阴温阳。

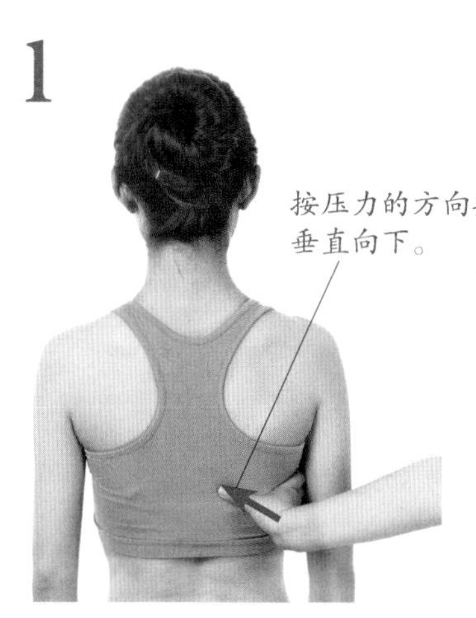

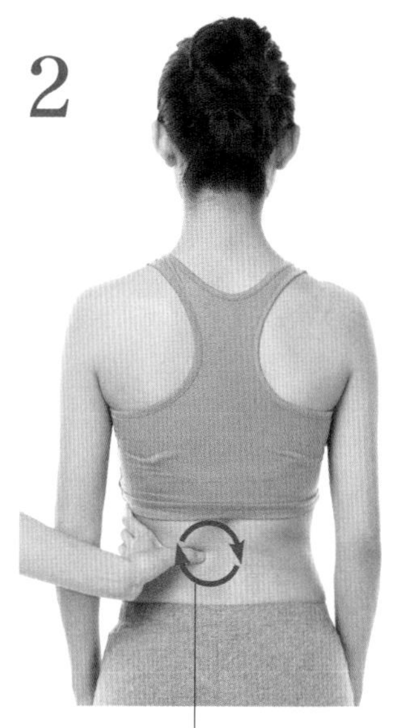

1 用拇指指腹按压肝俞穴 2~3 分钟,力度适中。

2 用拇指指腹按揉肾俞穴 2~3 分钟。

冠心病

冠心病是冠状动脉粥样硬化性心脏病的简称，亦称缺血性心脏病，属中医胸痹的范畴。一般来说，人到中年之后，体质逐渐下降，五脏渐衰，脏腑功能失调，加上身体阳气不足或受寒暑等邪气侵袭，都可能引发冠心病。

冠心病防治小课堂：

- 冠心病通用按摩方
- 肝气郁结型
- 痰浊壅滞型
- 心脉瘀阻型
- 寒凝心脉型

冠心病取穴图

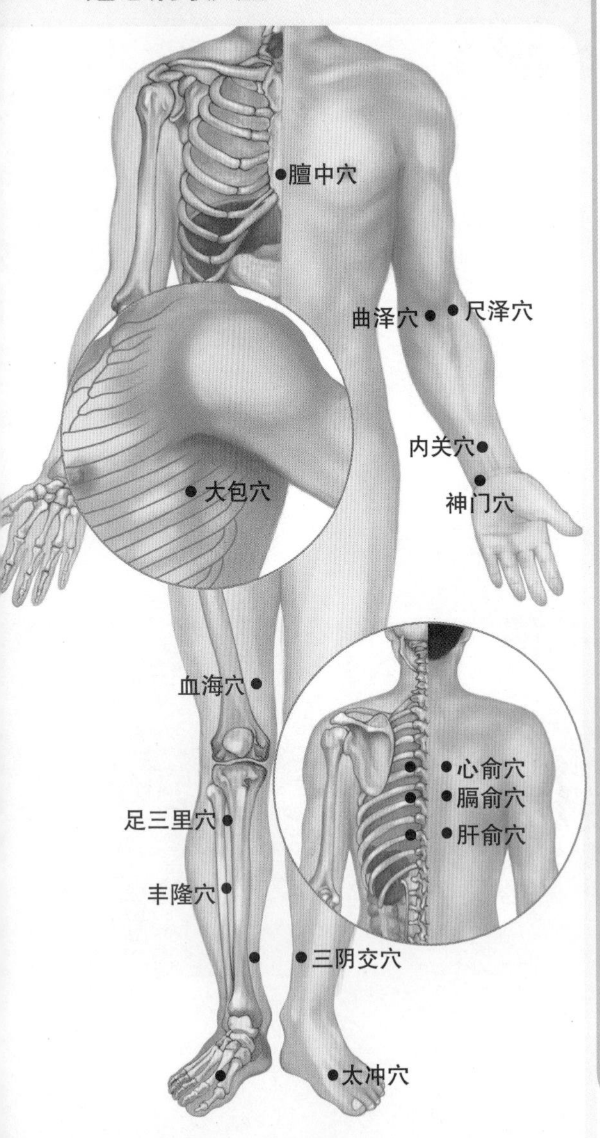

冠心病通用按摩方

内关穴、神门穴有安神养心的功效。膻中穴、大包穴为强心要穴，有助于增加心肌血液供应。血海穴、三阴交穴是调节心血管的要穴。

1 内关穴：用拇指指腹指腹按揉内关穴 2~3 分钟。

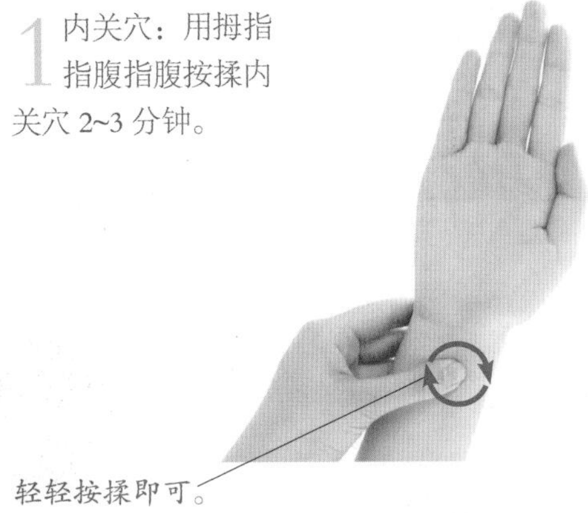

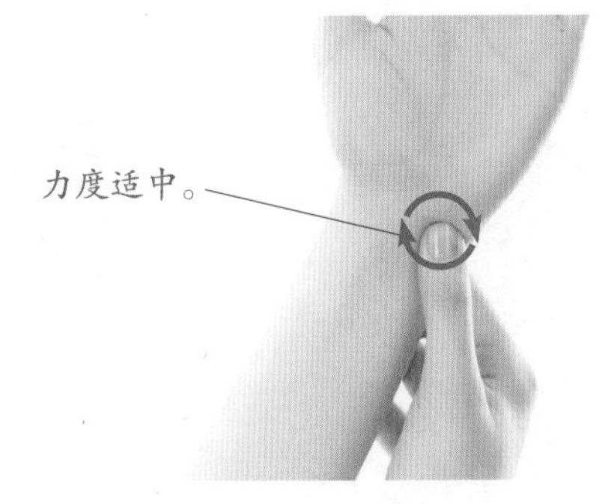

2 神门穴：用拇指指腹按揉神门穴 2~3 分钟。

冠心病防治小妙招

冠心病病位在心脏，并可牵连至肺、脾、肝、肾诸脏。在日常生活中，保健心脏很重要。

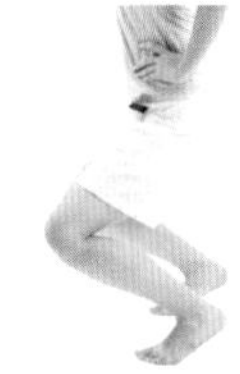

下蹲

常练习下蹲有助改善人体血管功能，锻炼心脏的应激能力。开始下蹲时只做屈膝状，逐渐至半蹲，不宜急速起身。

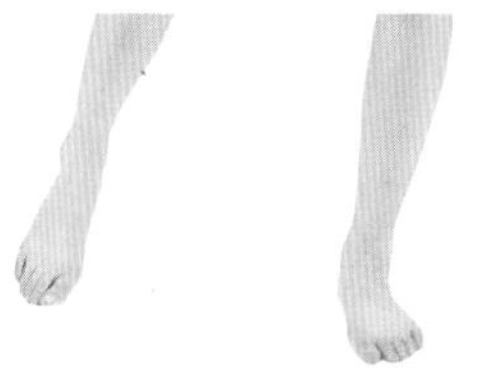

旋转脚踝

脚踝上分布着淋巴管、血管、神经等众多重要组织，时常旋转脚踝，可以带动全身血脉的通畅。

3 膻中穴：用拇指指腹按揉膻中穴 1 分钟。

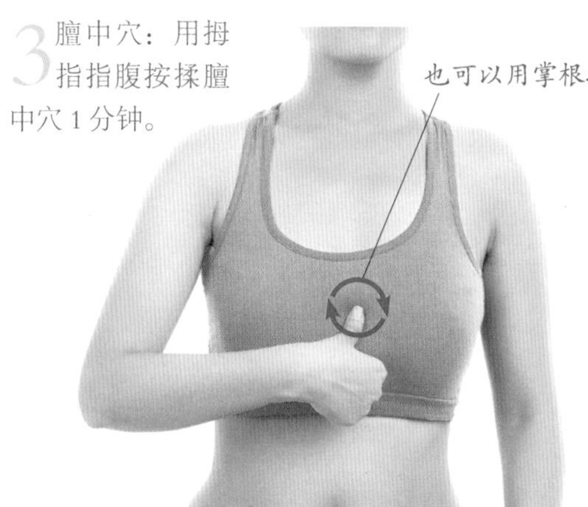
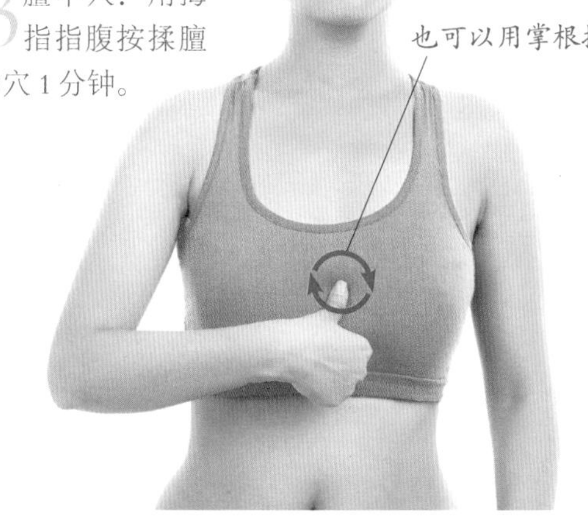

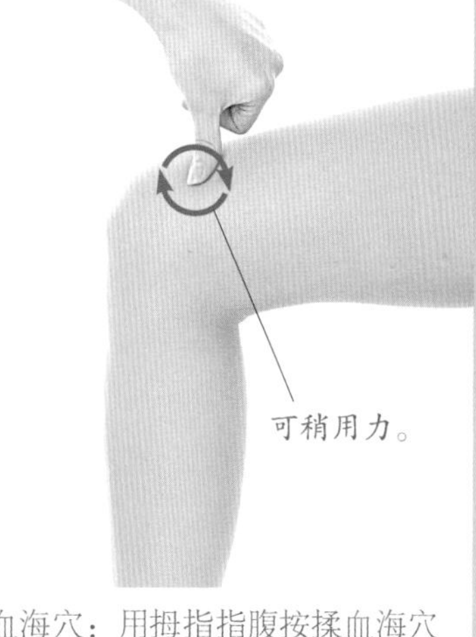

5 血海穴：用拇指指腹按揉血海穴 2~3 分钟。

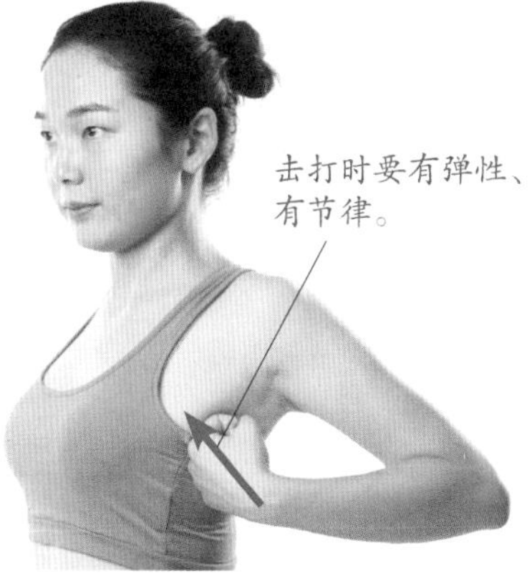

4 大包穴：手握拳叩击大包穴 2~3 分钟，力度轻柔。

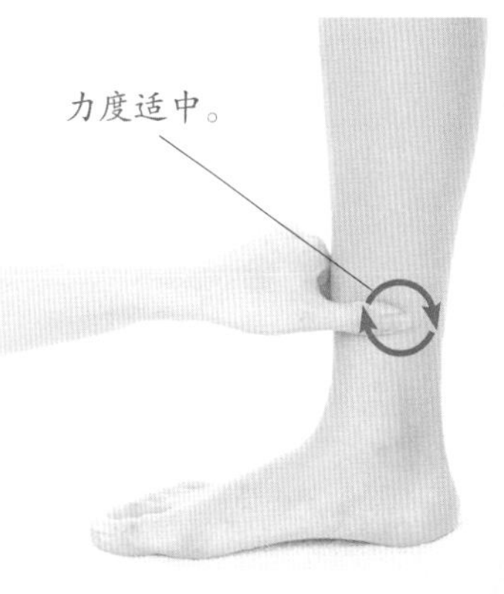

6 三阴交穴：用拇指指腹按揉三阴交穴 2~3 分钟。

肝气郁结型 | 脾气急躁、易怒。

做法

花旗参、玫瑰花、绿茶。

做法

将所有茶材一起放入杯中，加入开水冲泡15分钟即可。

功效

疏肝理气。

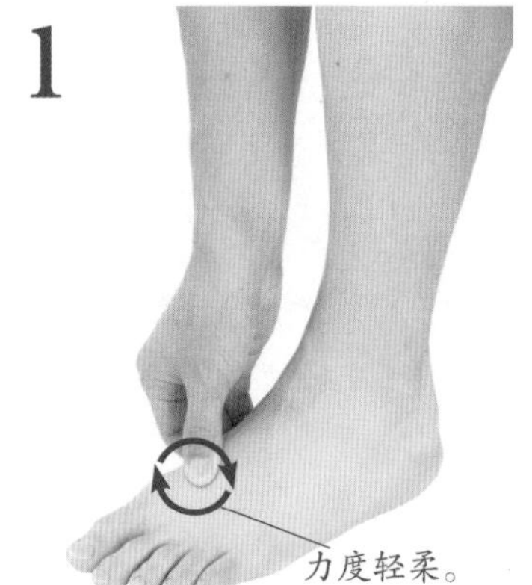

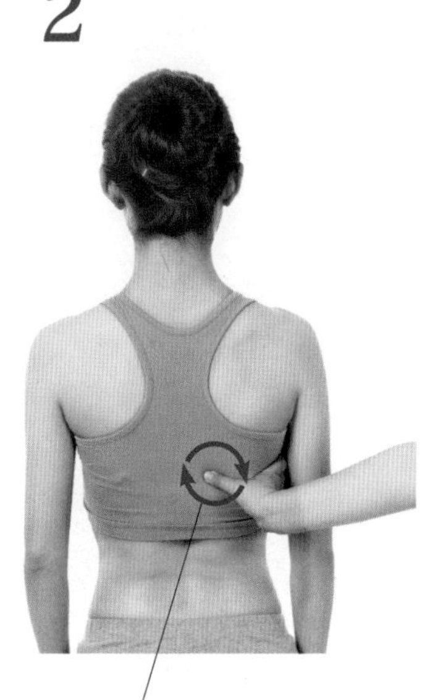

1 用拇指指腹按揉太冲穴2~3分钟。

2 用拇指指腹按揉肝俞穴，每次按揉2~3分钟。

痰浊壅滞型 | 体形偏胖或腹部臃赘。

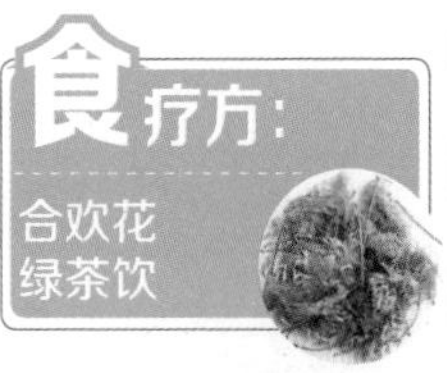

材料

合欢花、胖大海、绿茶。

做法

将所有茶材一起放入杯中，加入开水冲泡15分钟即可。

功效

化痰导滞。

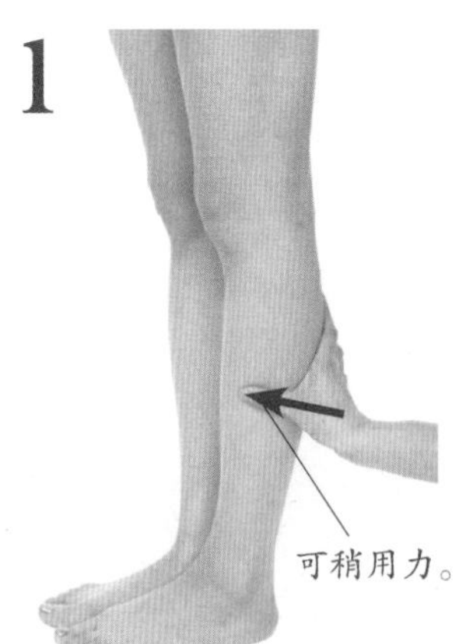

2

用力宜均匀。

1 用拇指指腹按压丰隆穴2~3分钟。

2 用拇指指腹按压足三里穴2~3分钟。

心脉瘀阻型

胸闷，气短，剧烈胸痛、阵痛、疼痛固定。

材料

桃花、红花、藕粉。

做法

把桃仁和红花一起煎煮取汁，再加入藕粉拌匀即可。

功效

活血化瘀。

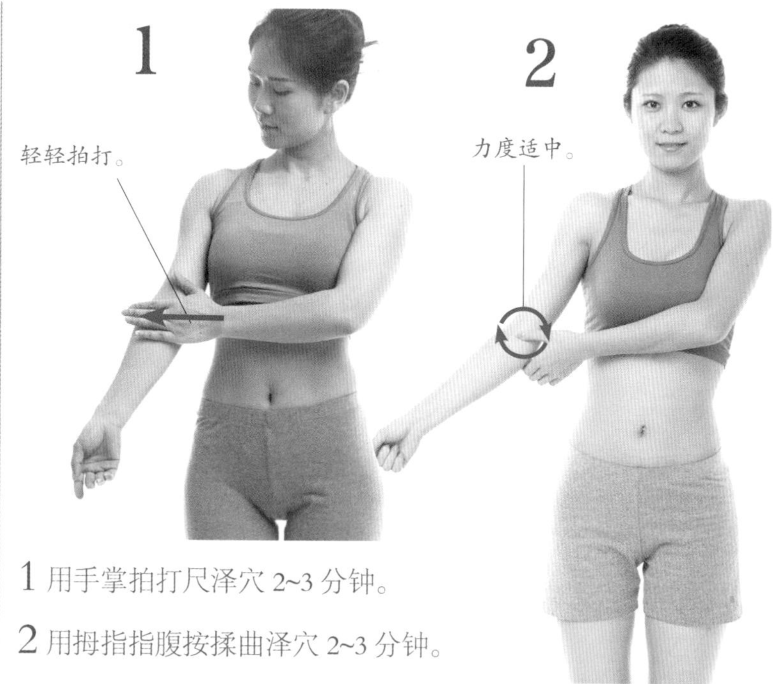

1 用手掌拍打尺泽穴 2~3 分钟。

2 用拇指指腹按揉曲泽穴 2~3 分钟。

寒凝心脉型

舌苔薄白、脉弦紧、遇寒心痛、牵掣背部、怕冷肢凉。

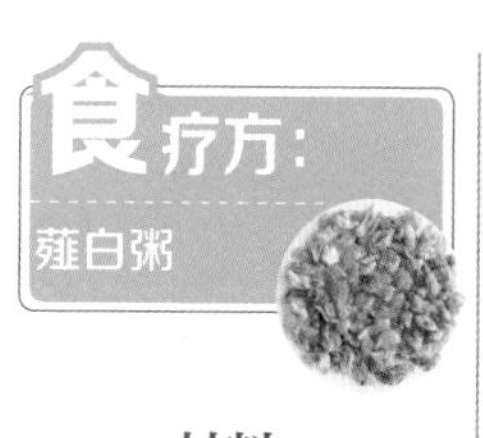

材料

薤白、大米。

做法

大米加水煮成粥，加薤白略煮即可。

功效

通阳行气。

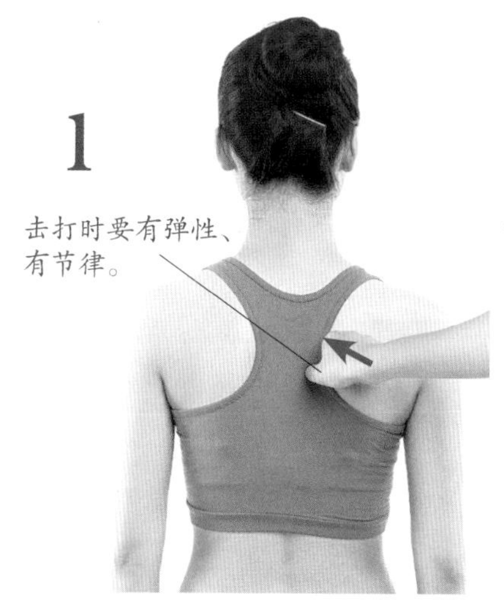

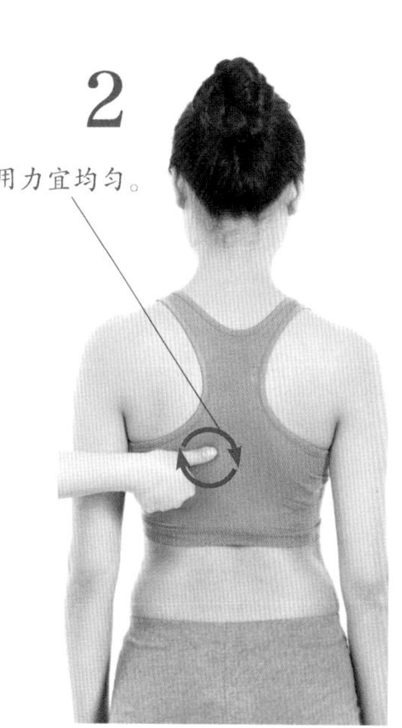

1 手握拳叩击心俞穴 1 分钟。

2 用拇指指腹按揉膈俞穴 1 分钟。

血脂高

血脂高又称高脂血症，血脂是血浆或血清中脂类的总称，主要成分为胆固醇、甘油三酯、磷脂、游离脂肪酸等。人体脂肪代谢不正常，血中脂类含量超过正常值一般称为血脂高。中医一般将其归入胸痹、痰湿等范畴。

血脂高防治小课堂：

- 血脂高通用按摩方
- 痰浊化热型
- 痰浊瘀滞型
- 脾肾两虚型
- 气滞血瘀型

血脂高取穴图

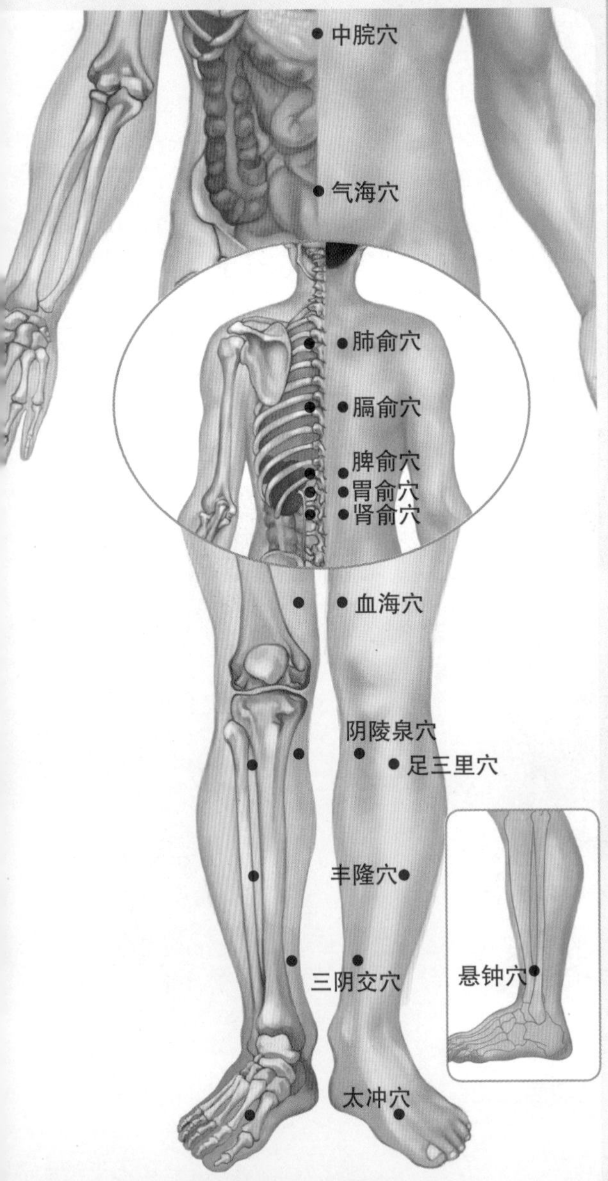

血脂高通用按摩方

气海穴可益肾固精。脾俞穴、胃俞穴、三阴交穴可调理气血、活血通络。丰隆穴可祛湿化痰、通经活络。

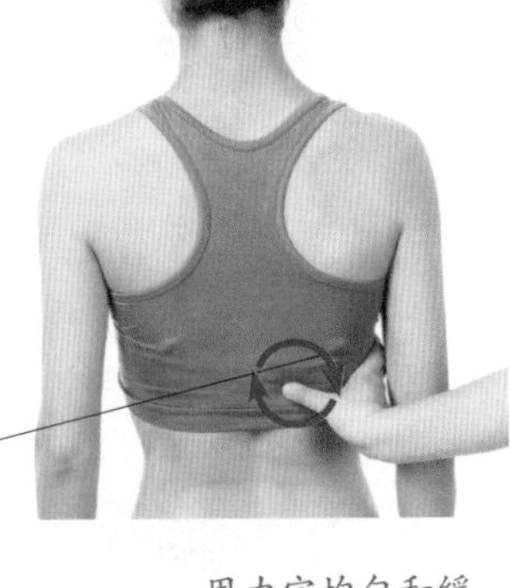

1 脾俞穴：用拇指指腹按揉脾俞穴 2~3 分钟。

可两侧同时进行。

用力宜均匀和缓，逐渐加重。

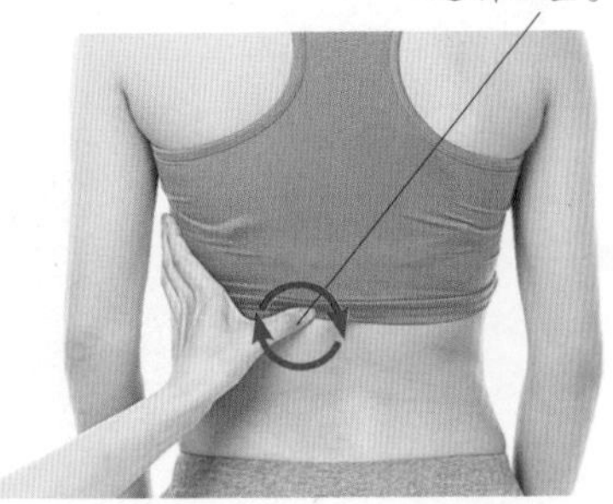

2 胃俞穴：用拇指指腹按揉胃俞穴 2~3 分钟。

血脂高防治小妙招

血脂高可直接引起一些严重危害人体健康的疾病，如动脉粥样硬化、冠心病、胰腺炎等。日常生活中，我们要注意预防血脂高。

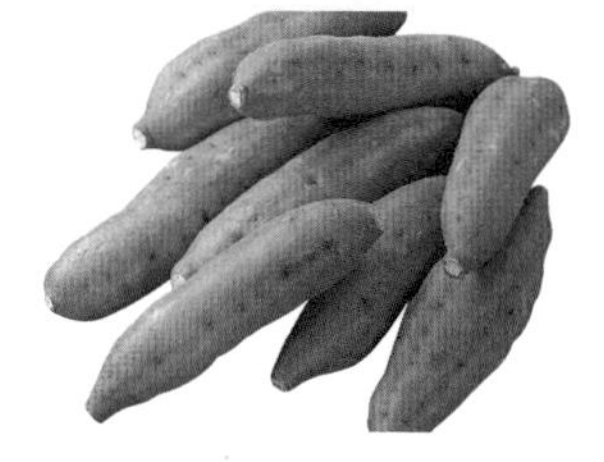

适量吃纤维含量高的食物

多食纤维含量较高的蔬菜，比如红薯、南瓜、山药、白菜等。

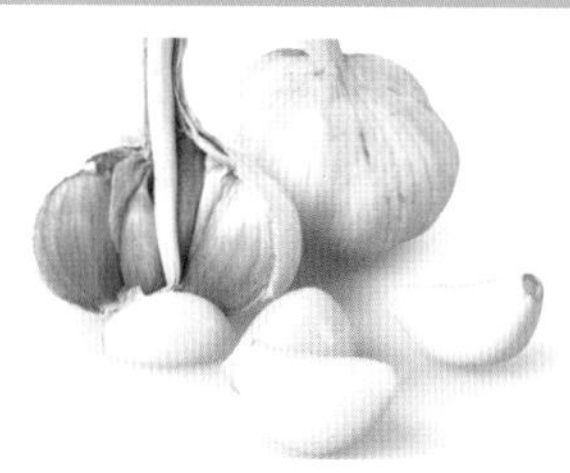

每天 3 瓣大蒜

每天吃 3 瓣大蒜，持续一段时间，有助于降低血中“坏胆固醇①”的浓度。注意不可长期过量食用。

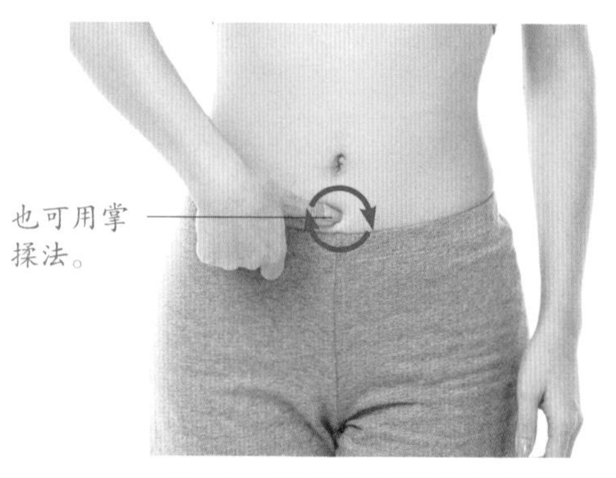

3 气海穴：用拇指指腹按揉气海穴 2~3 分钟。

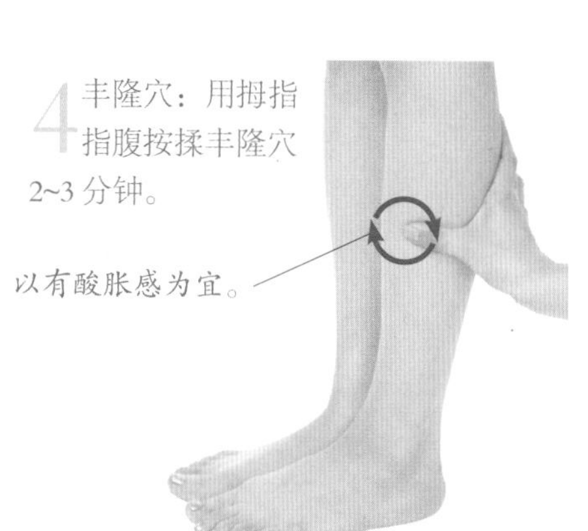

4 丰隆穴：用拇指指腹按揉丰隆穴 2~3 分钟。

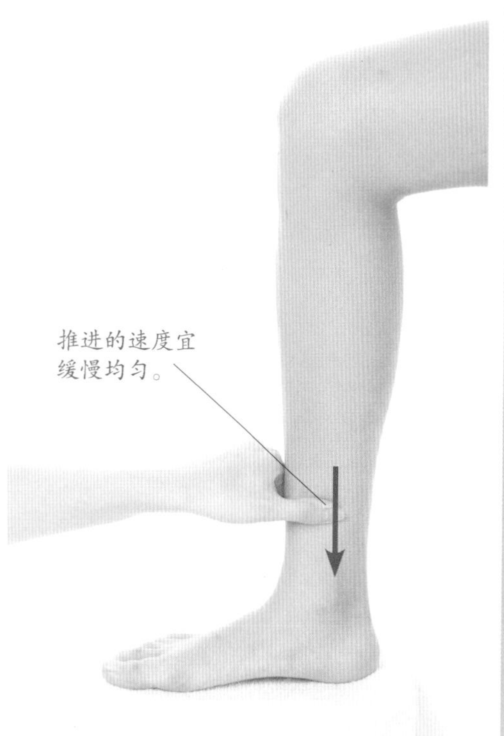

5 三阴交穴：用拇指指腹推按三阴交穴 3~5 分钟。

①胆固醇分为高密度胆固醇和低密度胆固醇两种，前者对心血管有保护作用，通常称之为“好胆固醇”；后者若偏高，冠心病的危险性就会随之增加，通常称之为“坏胆固醇”。

痰浊化热型

肢体困倦、眼睑有黄色斑。

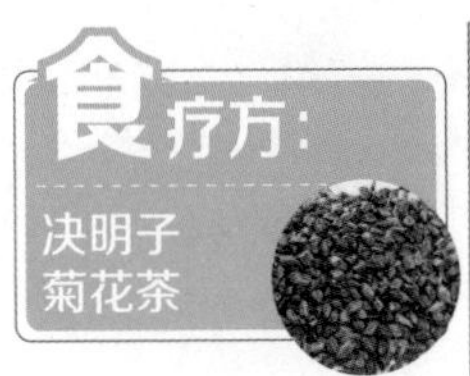

材料

决明子、干菊花。

饮法

将所有茶材一起放入杯中，加入开水冲泡15分钟即可。

功效

清热涤痰。

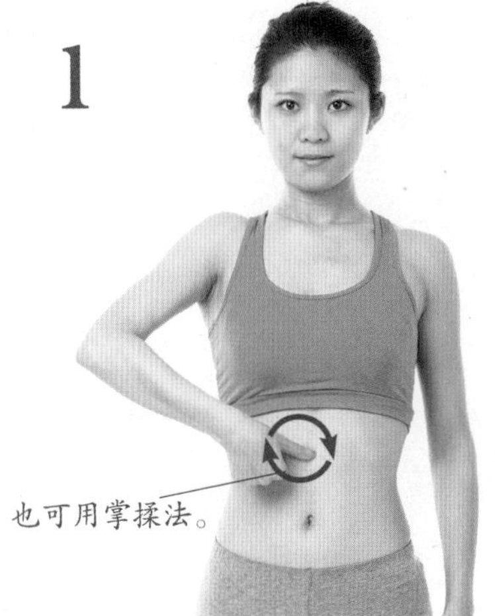
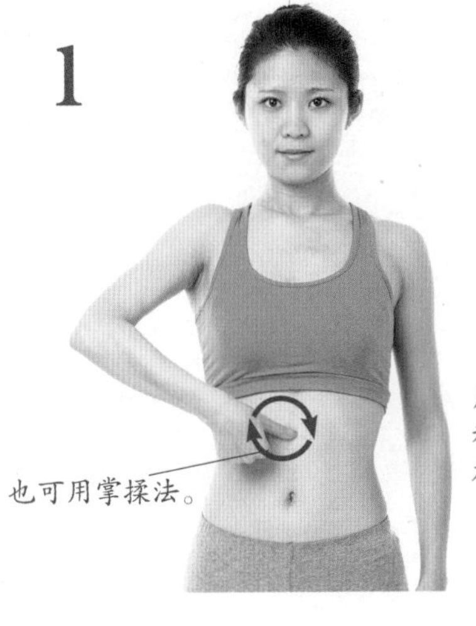

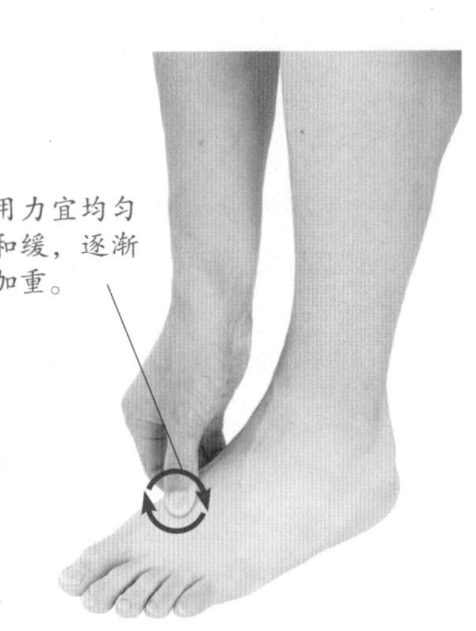

1 用拇指指腹按揉中脘穴 2~3 分钟。

2 用拇指指腹按揉太冲穴 3~5 分钟。

痰浊瘀滞型

咳嗽有痰、大便偏溏。

材料

荷叶、乌龙茶、鲜西瓜皮。

做法

上述茶材用纱布包好，锅中加水，煎煮15分钟取汁即可。

功效

清热、利水、化痰。

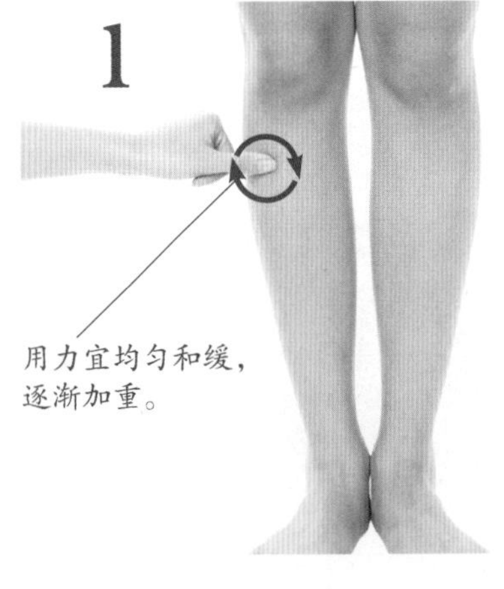

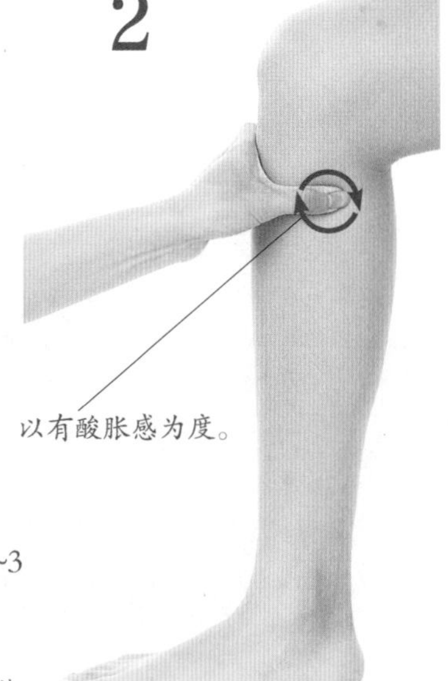

1 用拇指指腹按揉足三里穴 2~3 分钟。

2 用拇指指腹按揉阴陵泉穴 2~3 分钟，力度可稍重。

脾肾两虚型

面色萎黄、耳鸣眼花。

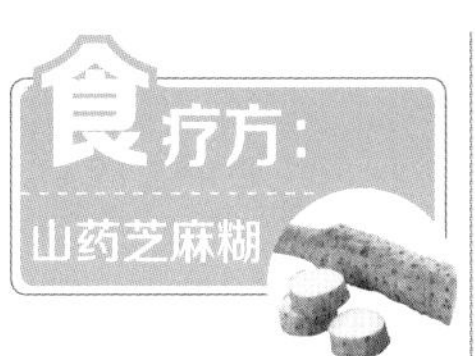

材料

山药、黑芝麻、大米、牛奶。

做法

将山药块和剩余食材一同放入豆浆机中搅打成糊即可。

功效

补脾益肾。

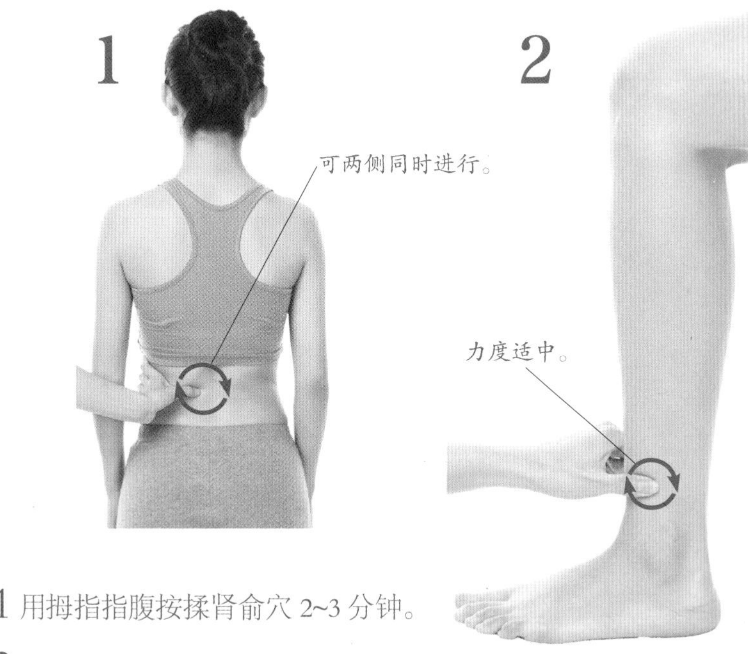

1 用拇指指腹按揉肾俞穴 2~3 分钟。

2 用拇指指腹按揉悬钟穴 2~3 分钟。

气滞血瘀型

脸色发暗、胸闷、情绪易波动。

材料

干菊花、干山楂片。

做法

干山楂片与干菊花一起放入杯中，用开水冲泡 15 分钟即可。

功效

化瘀行滞。

1

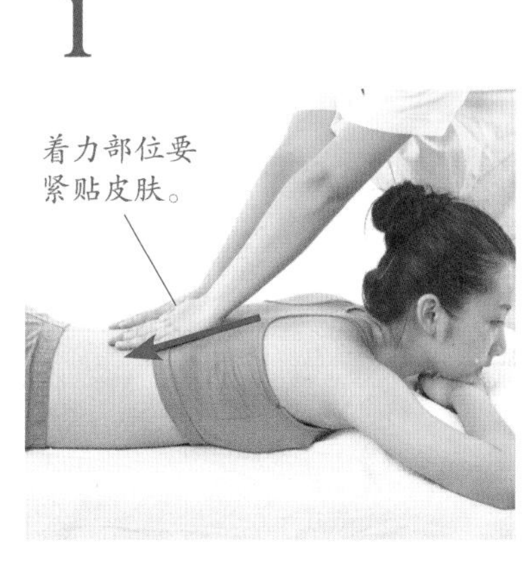

2

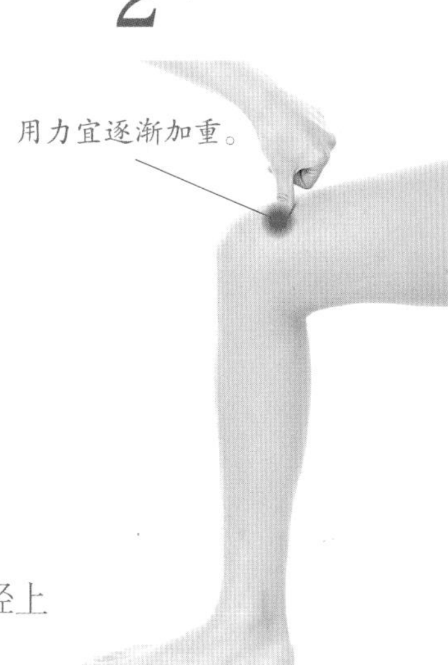

1 用双手手掌推按背部两侧膀胱经上的肺俞穴至膈俞穴 3~5 分钟。

2 用拇指指腹点按血海穴 2~3 分钟。

慢性鼻炎

慢性鼻炎是鼻腔黏膜和黏膜下层的慢性炎症。若表现为鼻黏膜的慢性充血肿胀，称为慢性单纯性鼻炎。若发展为鼻黏膜和鼻甲骨的增生肥厚，称为慢性肥厚性鼻炎。若鼻黏膜深红色，表面干燥无光，鼻道有丝状分泌物，称为慢性干燥性鼻炎。

慢性鼻炎防治小课堂：

- 慢性鼻炎通用按摩方

慢性鼻炎取穴图

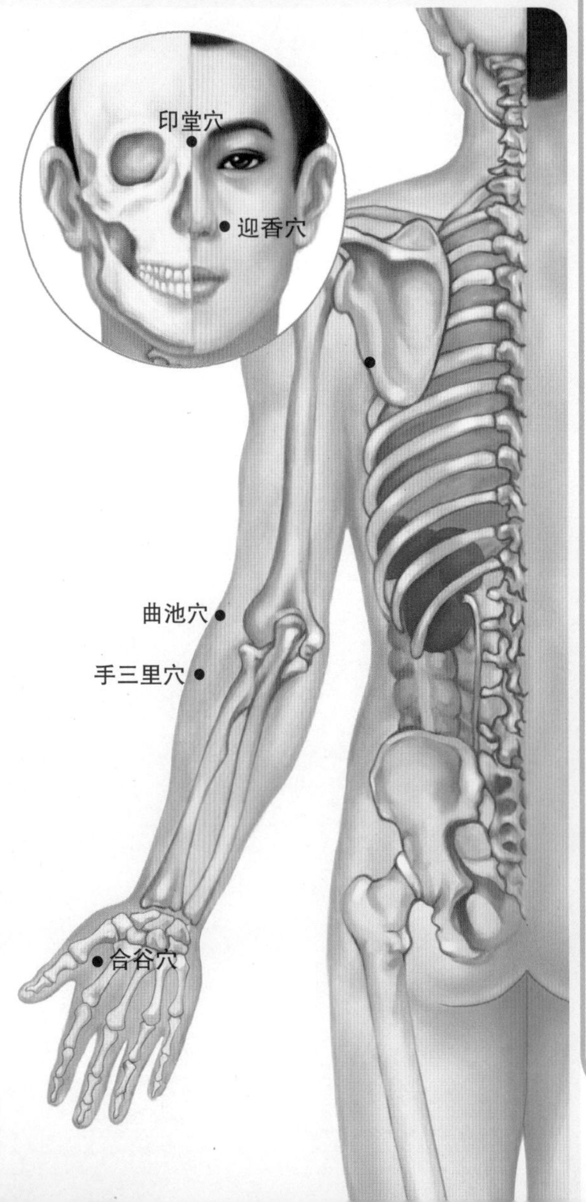

慢性鼻炎通用按摩方

印堂穴可温阳散寒、通鼻开窍。迎香穴可散风清热、宣通鼻窍。手三里穴可增强免疫力。曲池穴可调和气血、清热解表。合谷穴可祛风解表。

1 印堂穴：用拇指指腹推按印堂穴50次。

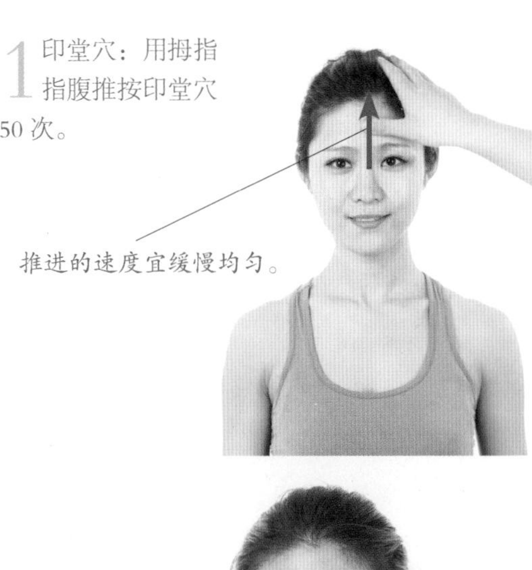

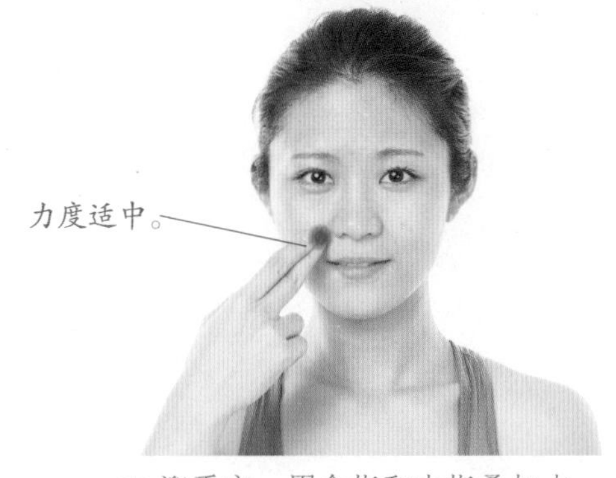

2 迎香穴：用食指和中指叠加点按迎香穴30次。

慢性鼻炎 防治小妙招

鼻炎患者常对烟尘、花粉或各种有味气体，甚至冷空气等产生过敏，引起毛细血管扩张。日常可多掌握一些小妙招来应对鼻炎发作。

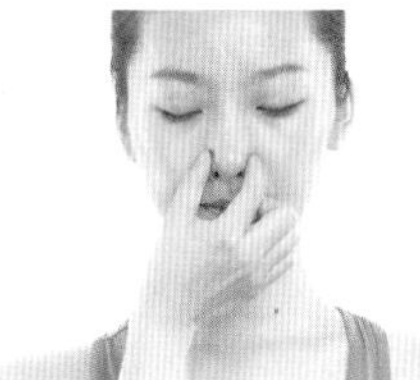

搓鼻翼

食指和拇指分别放在鼻两侧搓擦，用力均匀，搓擦1分钟。

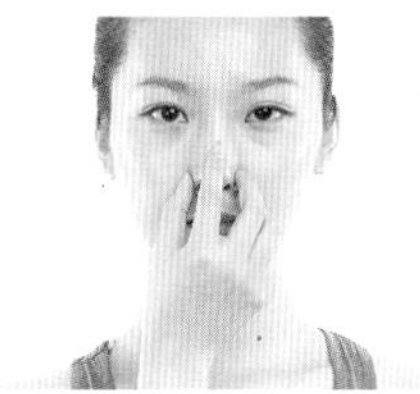

揉鼻尖

用食指指腹放在鼻尖处，以顺时针和逆时针方向各揉动15秒。轻揉即可。

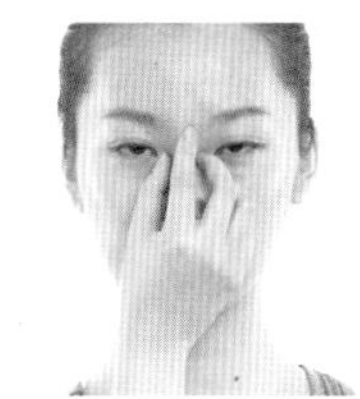

擦鼻梁

用食指指腹由鼻根往鼻尖擦1分钟。速度宜缓慢均匀。

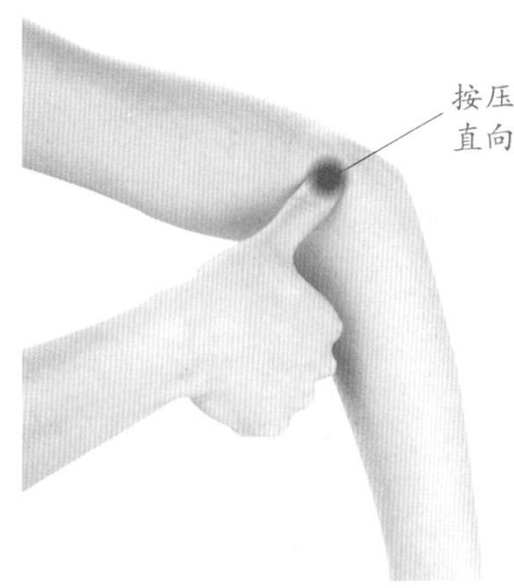

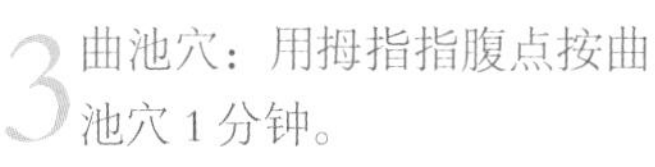

3 曲池穴：用拇指指腹点按曲池穴1分钟。

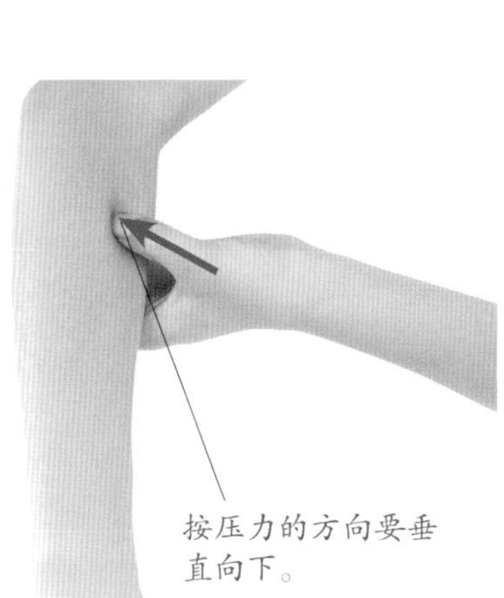

4 手三里穴：用拇指指腹按压手三里穴1分钟。

5 合谷穴：用拇指指尖掐按合谷穴1分钟。

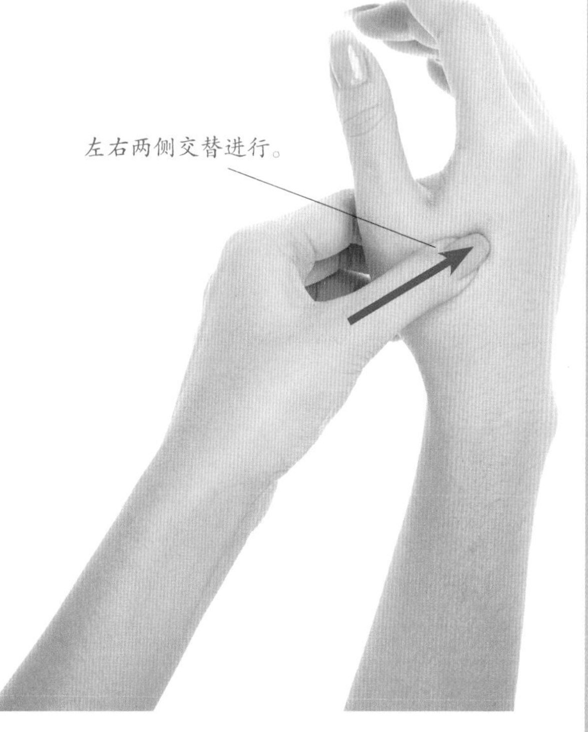

慢性支气管炎

慢性支气管炎是由支气管慢性炎症造成反复咳嗽、咳痰等一系列症状的疾病。排除其他疾病后，患者反复咳嗽、咳痰每年累计 3 个月，持续 2 年以上的，一般可诊断为慢性支气管炎。

慢性支气管炎防治小课堂：

- 慢性支气管炎通用按摩方
- 风寒束肺型
- 风热犯肺型
- 痰热壅肺型
- 脾虚痰湿型

慢性支气管炎取穴图

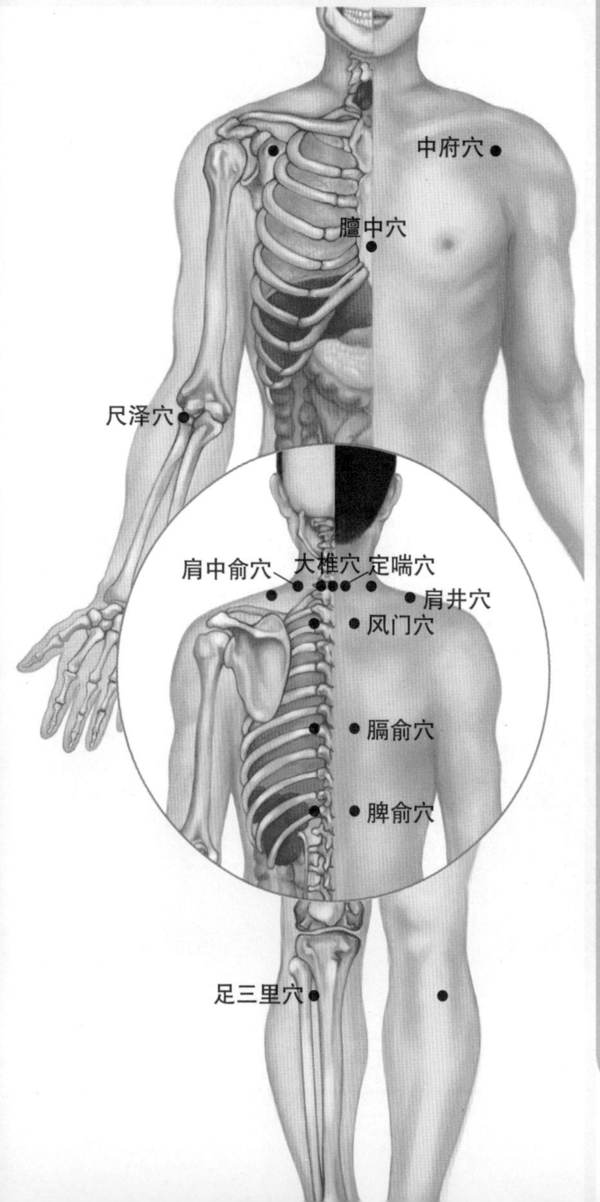

慢性支气管炎通用按摩方

大椎穴、定喘穴、风门穴可通宣理肺。中府穴可肃降肺气、止咳平喘。尺泽穴可清宣肺气。膻中穴可宽胸理气、止咳平喘。

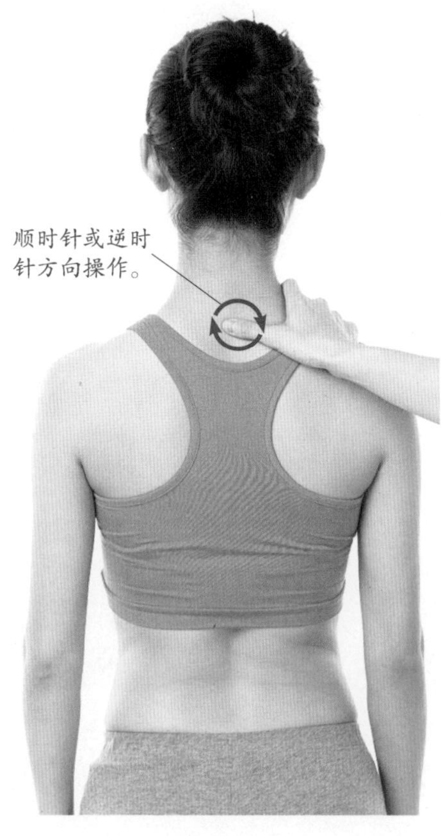

1 大椎穴：用拇指指腹在大椎穴处按揉 3~5 分钟。

慢性支气管炎防治小妙招

气温骤降、免疫功能下降等都容易引起慢性支气管炎复发，所以平时要注意预后防护。

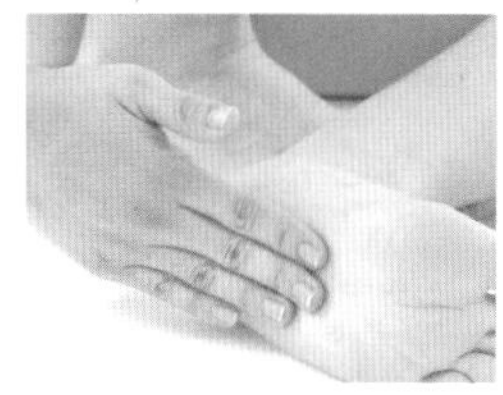

搓脚心

睡前搓脚心 3~5 分钟，有助于促进血液循环。

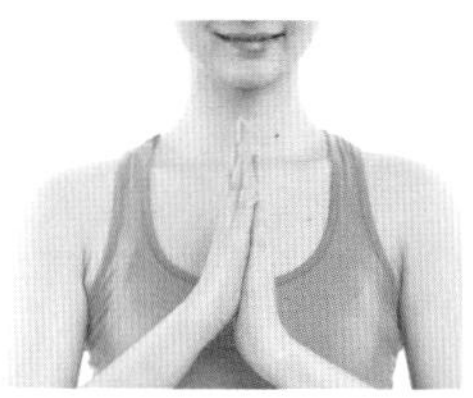

搓手心

两手掌快速对搓300次，以双掌变红、变热为宜。

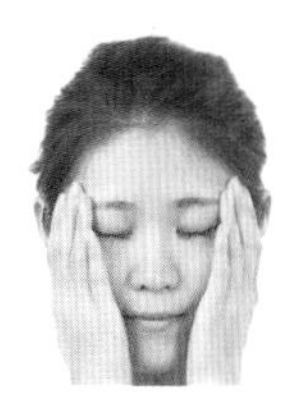

捂脸

将搓热的手掌捂在脸上15秒钟，反复几次即可。

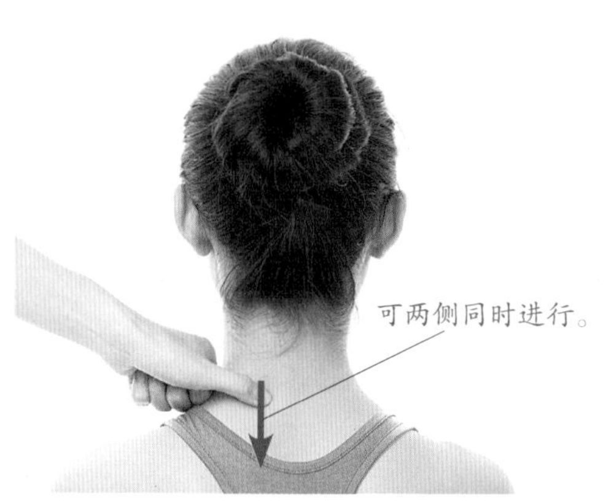

2 定喘穴：用拇指指腹推按定喘穴3~5 分钟。

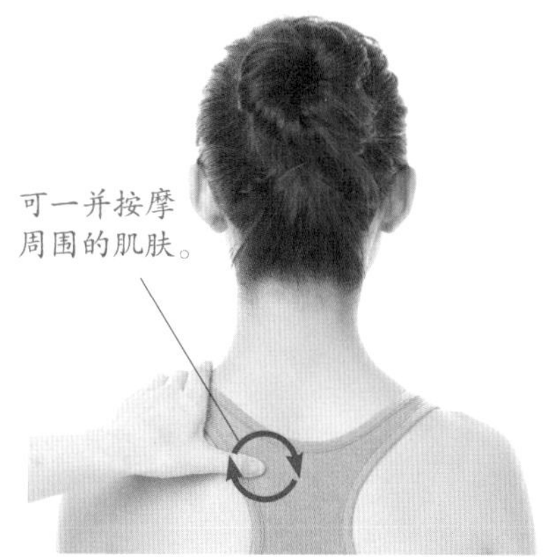

3 风门穴：用拇指指腹按揉风门穴 5 分钟。

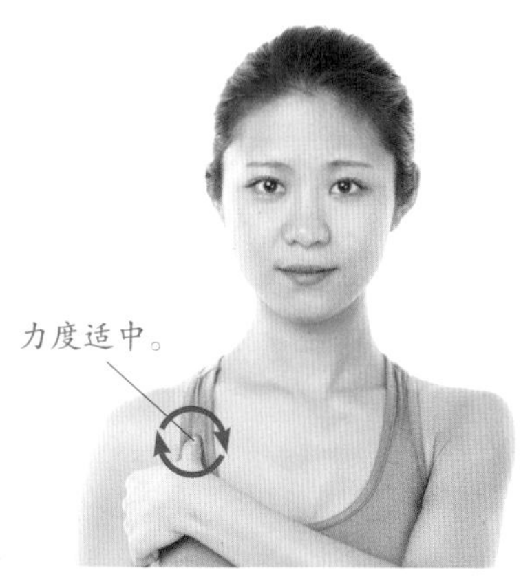

4 中府穴：将拇指指腹放在中府穴上，按揉 1~2 分钟。

5 膻中穴：将拇指指腹放于膻中穴上，按揉 3 分钟。

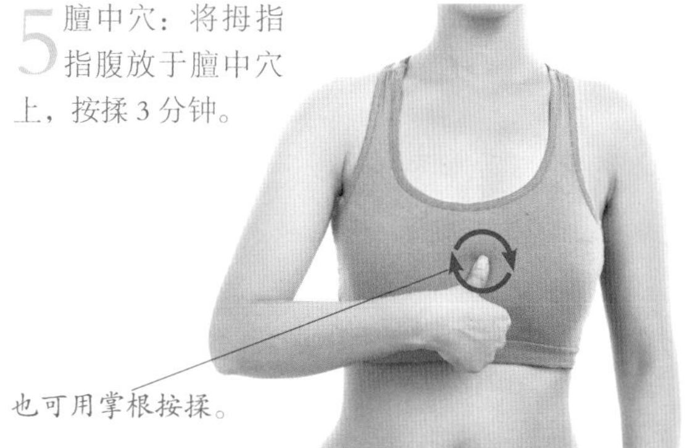

风寒束肺型 | 喘急胸闷、咳嗽、痰稀薄色白。

材料

梨、橙子。

做法

将梨、橙子放入榨汁机中，加适量水榨汁即可。

功效

生津润肺。

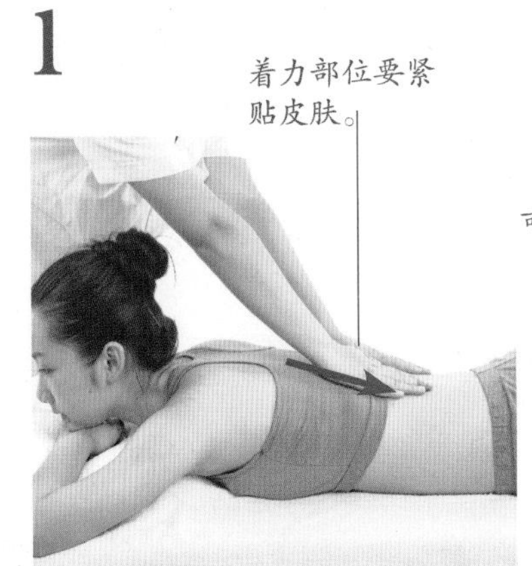

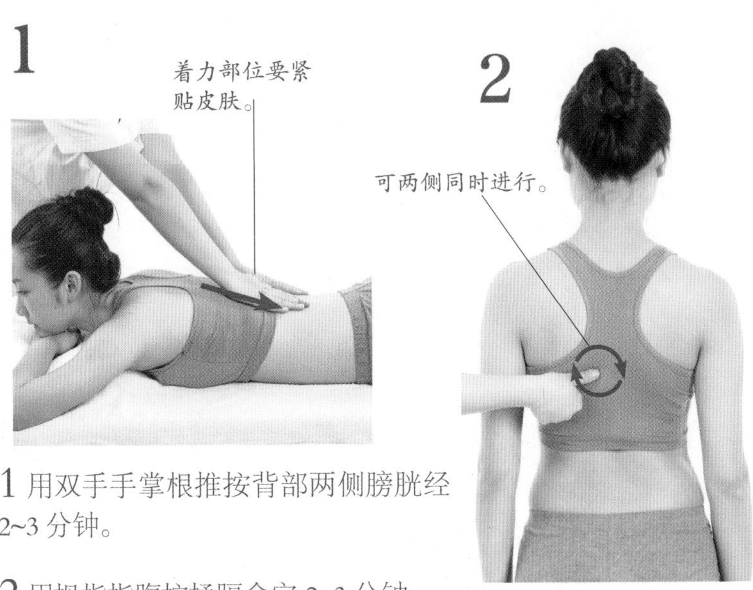

1 用双手手掌根推按背部两侧膀胱经 2~3 分钟。

2 用拇指指腹按揉膈俞穴 2~3 分钟。

风热犯肺型 | 喘促气促、咳嗽、痰黄黏稠、胸闷烦躁。

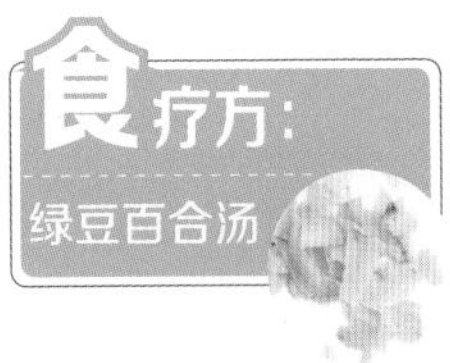

材料

绿豆、干百合。

做法

绿豆、干百合加水煎煮 20~30 分钟即可。

功效

润肺止咳、滋阴清热。

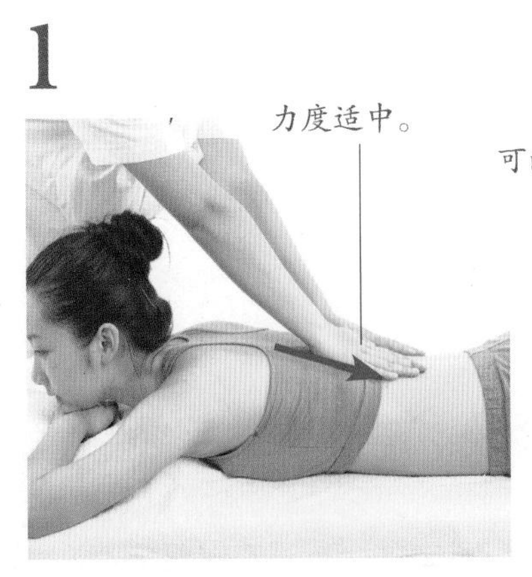

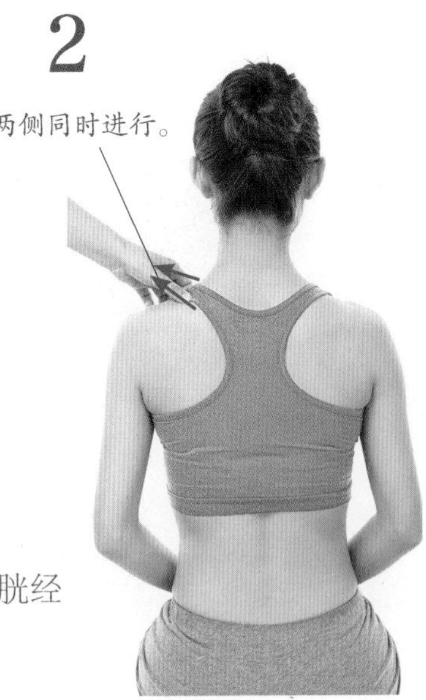

1 用双手手掌根推按背部两侧膀胱经 2~3 分钟。

2 用三指拿法拿捏肩井穴 5 分钟。

痰热壅肺型 | 气喘咳嗽、痰多而黏、咳出不爽。

材料

金橘、白萝卜。

做法

金橘、白萝卜榨成汁即可。

功效

止咳化痰、清热解渴。

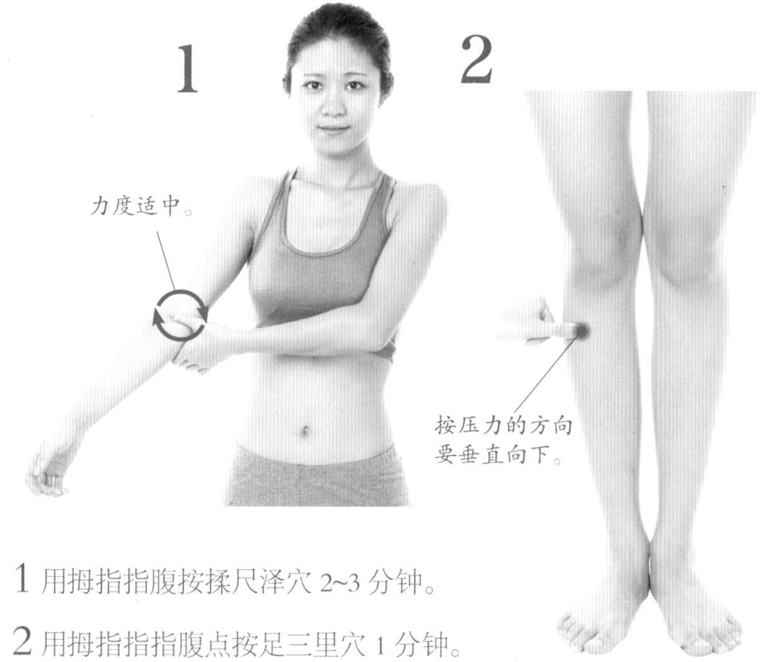

1 用拇指指腹按揉尺泽穴2~3分钟。

2 用拇指指指腹点按足三里穴1分钟。

脾虚痰湿型 | 喘促气短、言语无力、呼长吸短。

材料

山药、冬瓜。

做法

将两者去皮、洗净、切块，同煮成汤即可。

功效

健脾祛湿。

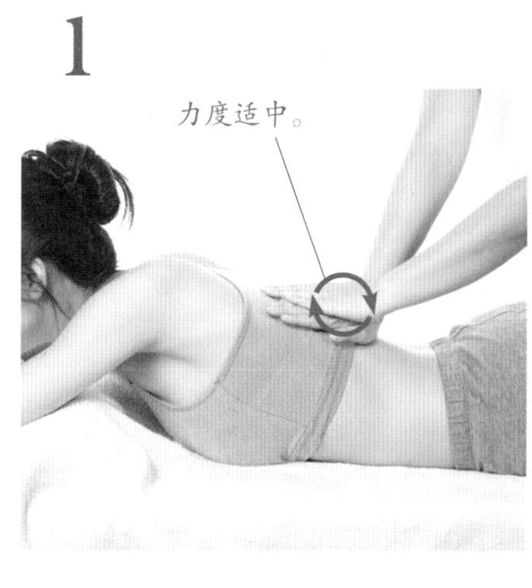

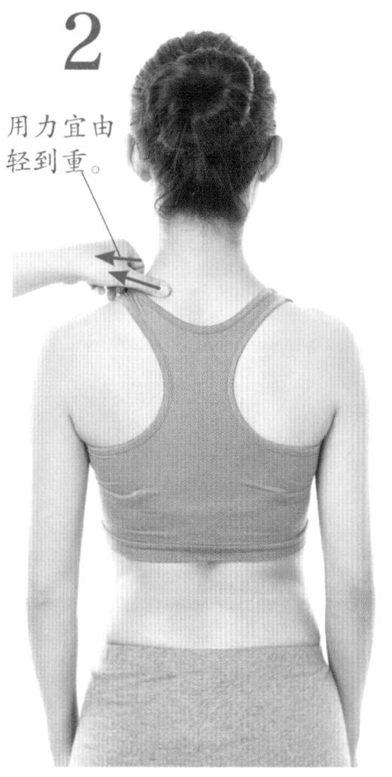

1 用两掌叠加按揉背部脾俞穴2~3分钟。

2 用三指拿法拿捏肩中俞穴5分钟。

类风湿性关节炎

类风湿性关节炎是一种以关节病变为主的慢性自身免疫性疾病。主要临床表现为小关节滑膜所致的关节肿痛，继而出现软骨破坏、关节间隙变窄。晚期因严重骨质破坏可导致关节僵直、畸形、功能障碍。

类风湿性关节炎防治小课堂：

- 类风湿性关节炎通用按摩方
- 风寒湿型
- 风湿热型
- 气血两虚型
- 脾肾阳虚型

类风湿性关节炎取穴图

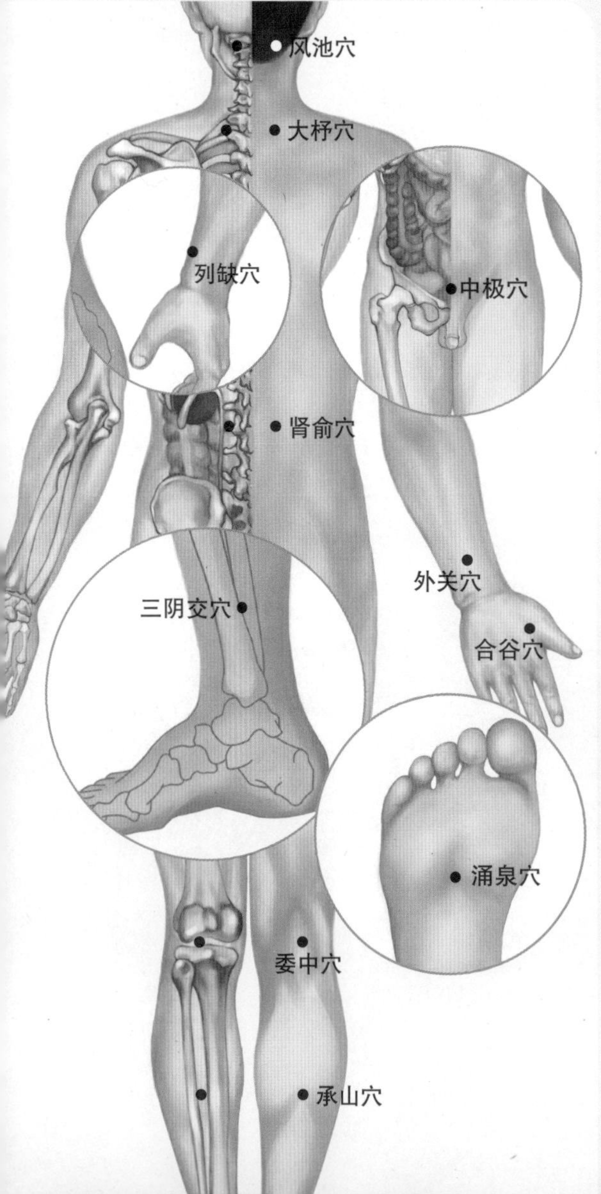

类风湿性关节炎通用按摩方

大杼穴可强筋健骨、除风祛邪。肾俞穴可益肾纳气、填精补髓。承山穴、委中穴可驱寒除湿、通络祛寒、活血止痛。三阴交穴可健脾利湿、活血通络。

可两侧同时进行。

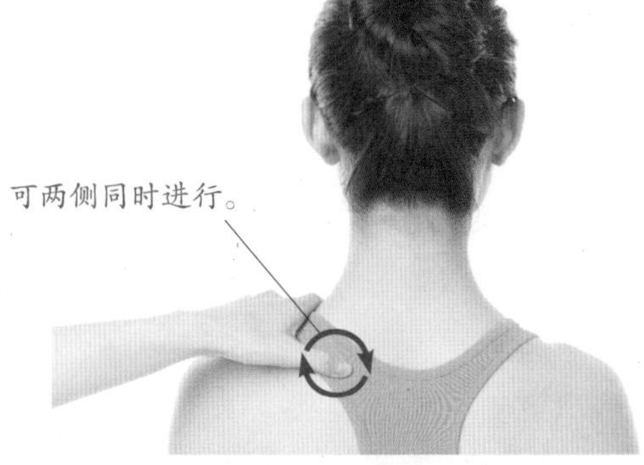

1 大杼穴：用拇指指腹按揉大杼穴 2~3 分钟，可稍用力。

也可用掌揉法。

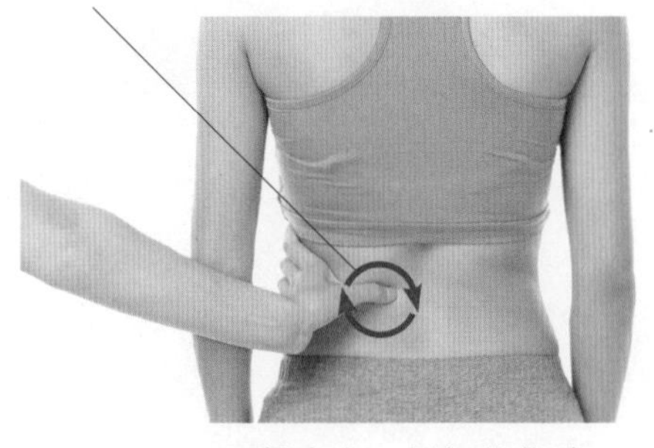

2 肾俞穴：用拇指指腹按揉肾俞穴 3~5 分钟。

类风湿性关节炎防治小妙招

目前本病还没有很好的根治方法，为一种易反复发作的疾病，若不注重预后或预后不良，致残率较高。在日常生活中，需要注意以下几点。

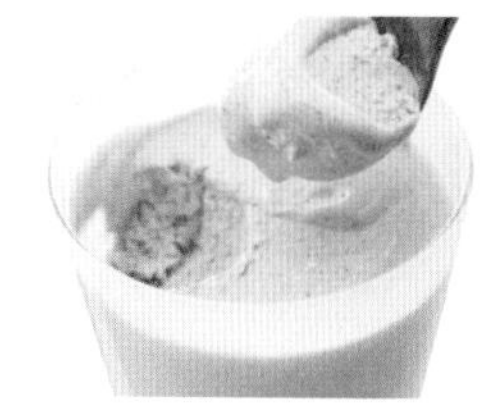

慎食生冷食物

生冷食物易加重病情，所以不宜吃冰激凌、冰镇西瓜等生冷食物。

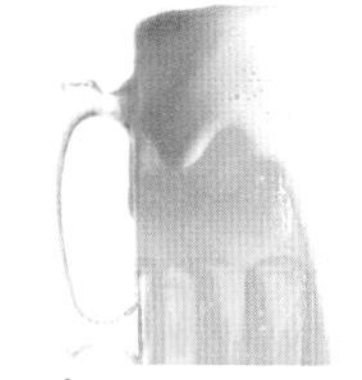

远离烟酒

尽量不喝酒、不吸烟，同时注意避免吸二手烟。烟酒都易加剧关节炎的恶化。

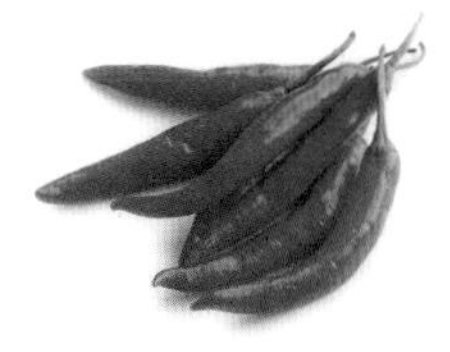

慎食辛辣刺激性食物

平时要慎食辣椒等刺激性食物。服药期间尤其要注意。

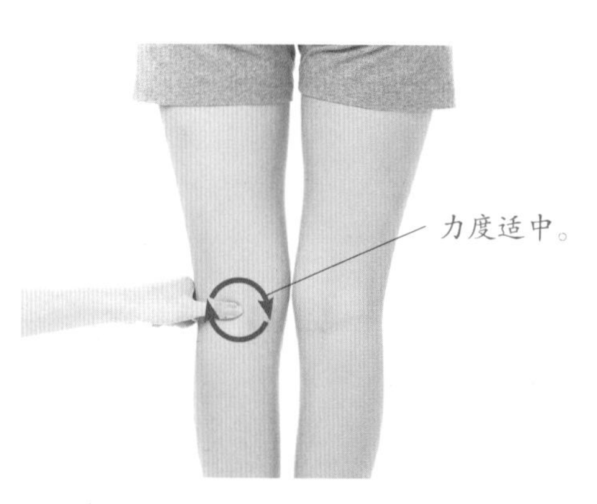

3 委中穴：用拇指指腹按揉委中穴，每次 2~3 分钟。

4 承山穴：用拇指指腹用力按压承山穴 2~3 分钟。

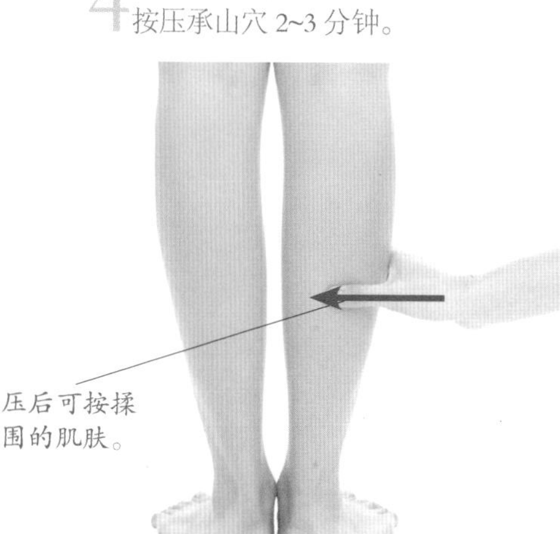

5 三阴交穴：用拇指指腹按压三阴交穴 1 分钟。

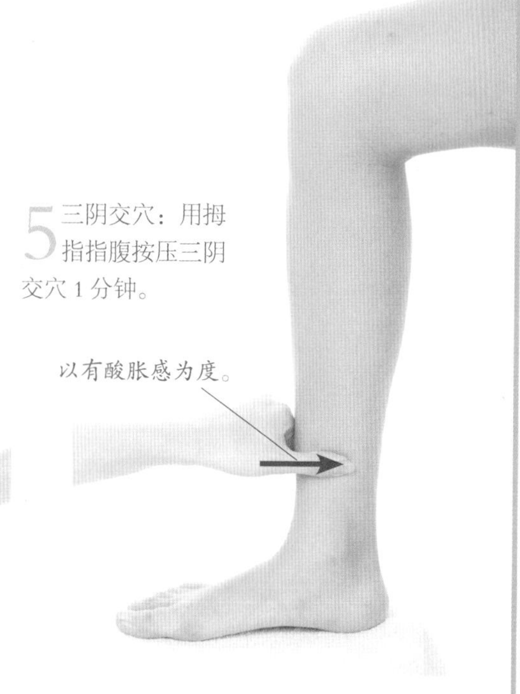

风寒湿型

关节肿痛，游走不定、痛有定处，遇寒加重，得热则减。

材料

生姜、萝卜、红糖。

做法

生姜、萝卜共同加水煎煮 10～15 分钟，再加入红糖稍煮即可。

功效

祛风散寒。

1

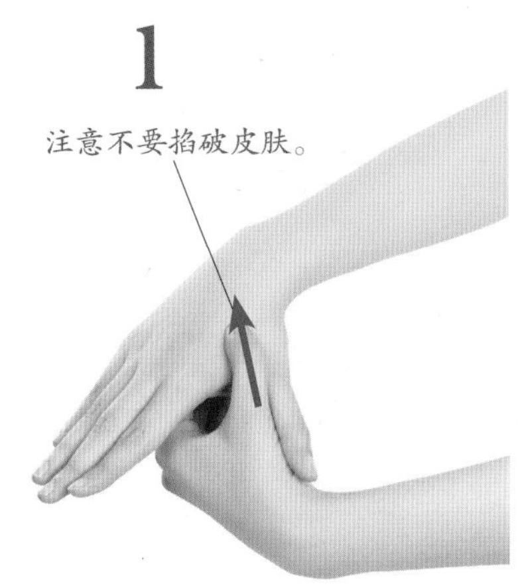

2

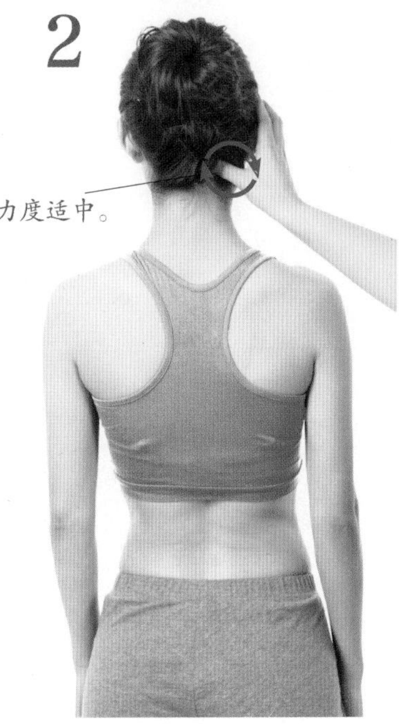

1 用拇指指尖掐合谷穴 1 分钟。

2 用拇指指腹按揉风池穴 2~3 分钟。

风湿热型

起病较急，关节肿胀、疼痛剧烈，局部灼热发红。

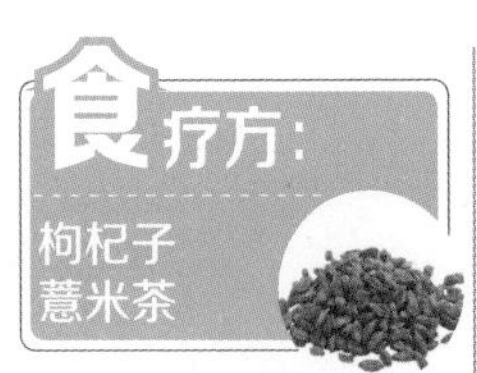

材料

枸杞子、薏米、大枣。

做法

薏米加水煮汤，约 30 分钟后放入其他材料同煮片刻即可。

功效

祛湿活络。

1

力度适中。

2

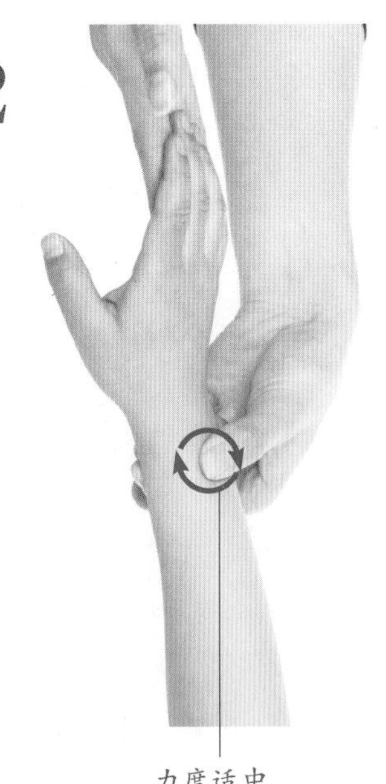

1 用拇指指腹按揉列缺穴约 1 分钟。

2 用拇指指腹按揉外关穴 2~3 分钟。

气血两虚型

关节疼痛、肿胀变形、面色发白、心悸乏力。

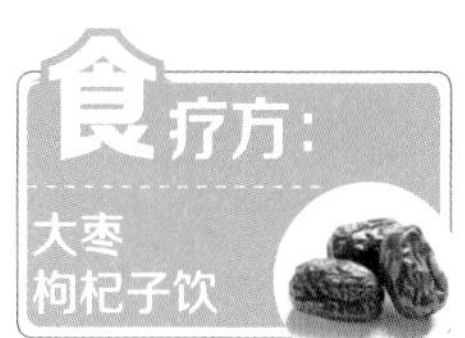

材料

大枣、枸杞子、冰糖。

做法

把大枣、枸杞子、冰糖加水同煮15分钟即可。

功效

补养气血。

1

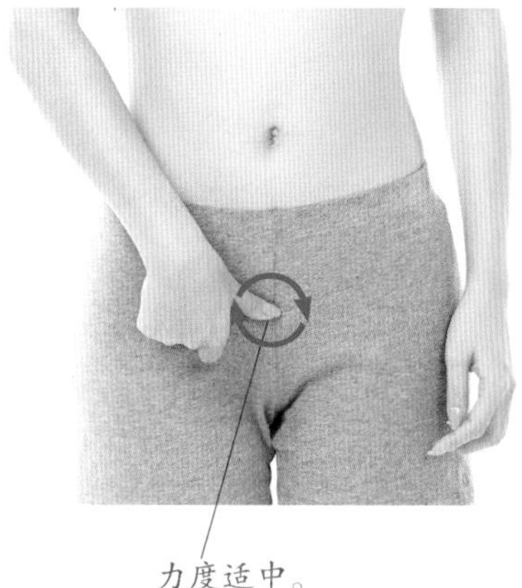

力度适中。

2

及时调节艾条高度。

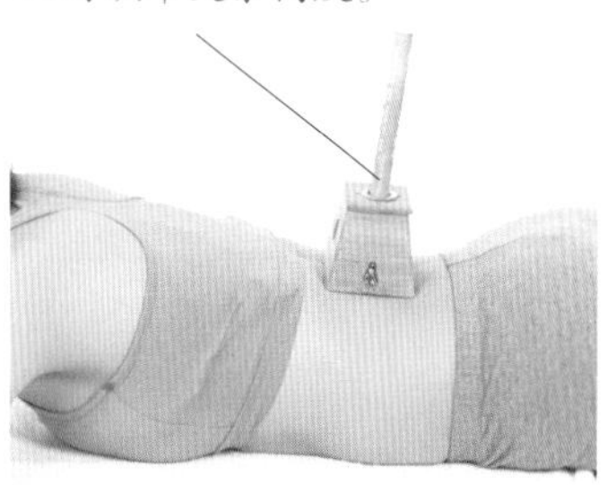

1 用拇指指腹按揉中极穴1分钟。

2 在通用疗法中按揉肾俞穴的基础上，再艾盒灸肾俞穴5分钟。

脾肾阳虚型

关节肿痛、长期反复难愈、病变骨节僵硬、活动受限。

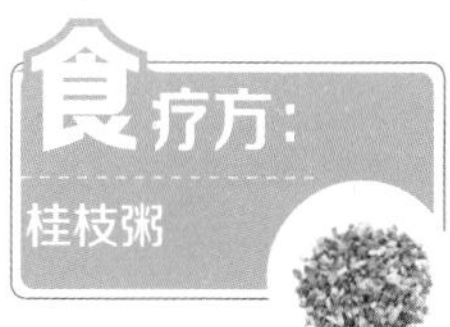

材料

桂枝、大米。

做法

桂枝水煎取汁，桂枝汁与大米煮粥即可。

功效

温阳通痹。

1

及时调节艾条高度。

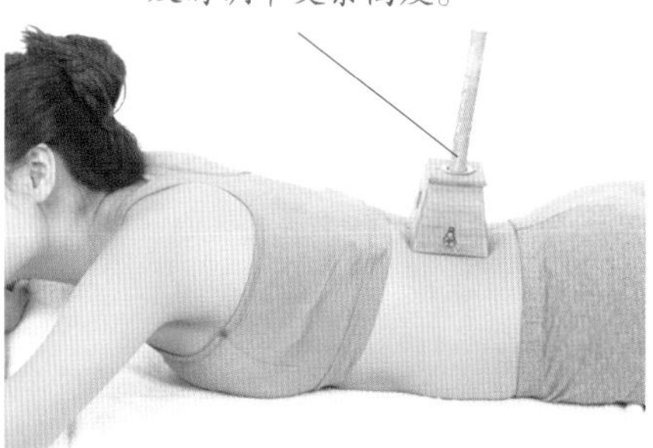

2

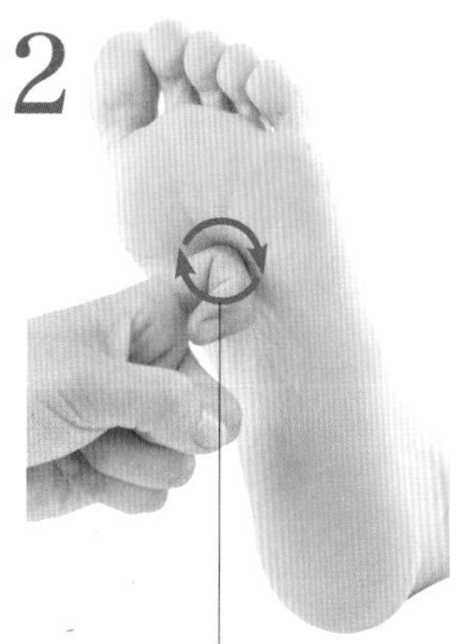

力度稍重，可按摩周围的肌肤。

1 在通用疗法中按揉肾俞穴的基础上，再艾盒灸肾俞穴5分钟。

2 用食指关节点揉涌泉穴3分钟。

中风

中风在临床上分为中经络和中脏腑两大类，中经络一般无神志变化，病症轻；中脏腑常表现为神志不清，病情重。其中，中脏腑有闭证和脱证的区别。闭证以邪实内闭为主，属实证；脱症以阳气欲脱为主，属虚证。

中风防治小课堂：

- 中风通用按摩方
- 风邪阻络型（中经络）
- 肝阳暴亢型（中经络）
- 肝风夹痰型（中经络）
- 闭证型（中脏腑）
- 脱证型（中脏腑）

中风取穴图

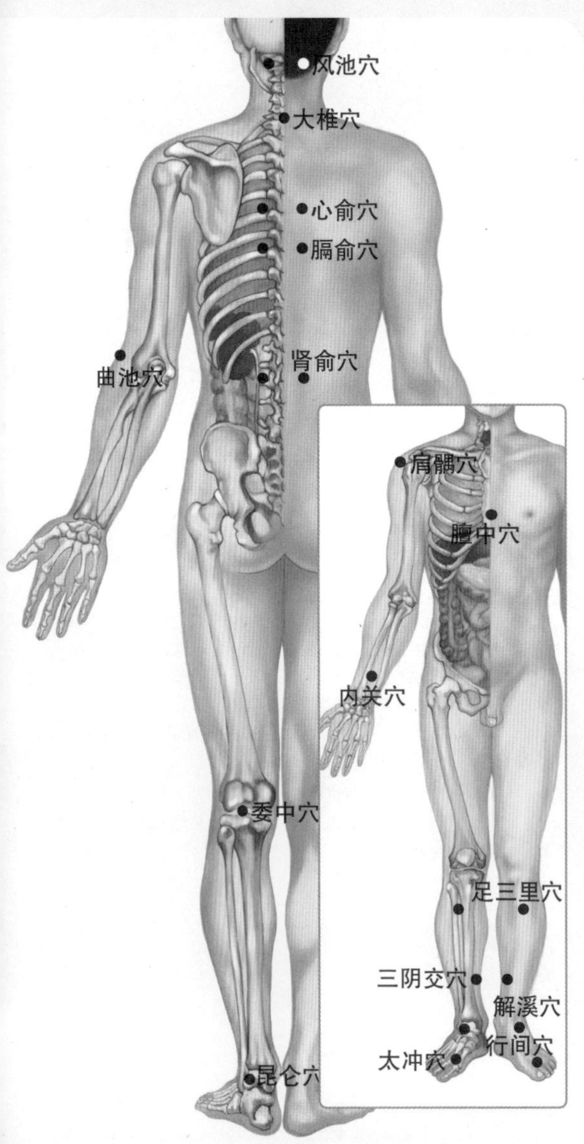

中风通用按摩方

曲池穴、风池穴、大椎穴可疏通经络。内关穴可疏通气血、养血安神。委中穴可舒筋通络、散瘀活血。三阴交穴可补肾填精、益髓健脑。

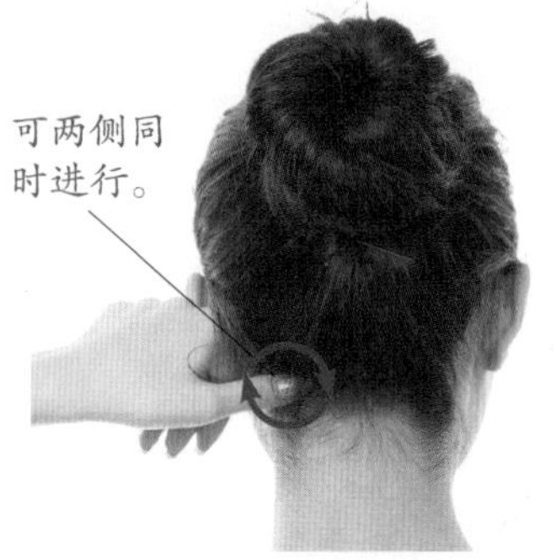

1 风池穴：用拇指指腹按揉风池穴 3~5 分钟。

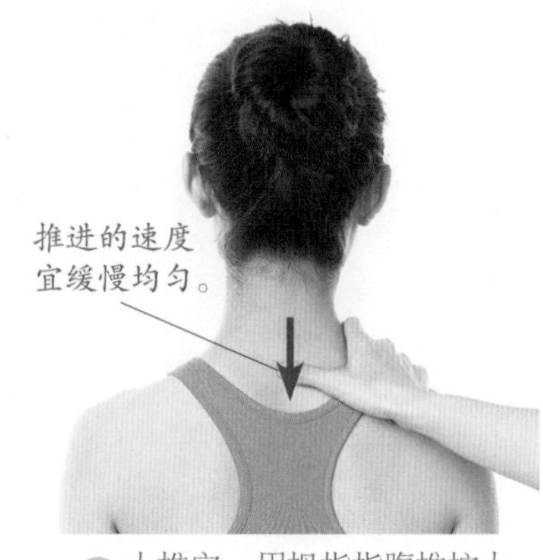

2 大椎穴：用拇指指腹推按大椎穴 2~3 分钟。

中风防治小妙招

如果中风患者不能得到及时的治疗，其后续治疗就会遇到很大的障碍。一起了解一下预防中风的小妙招吧。

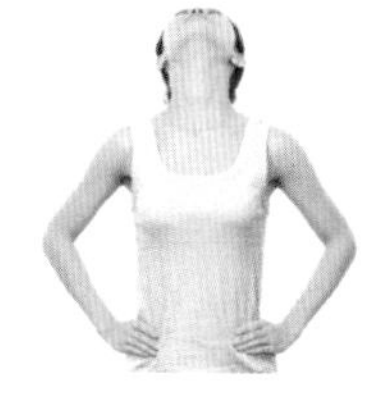

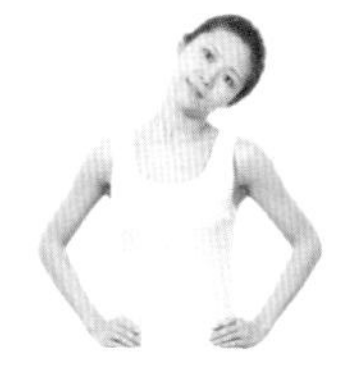

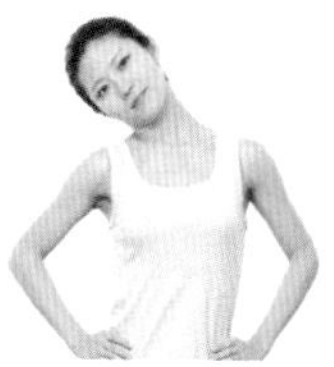

金狮摇头

取站立位或坐位，双手叉腰，头向后仰，保持姿势 15 秒钟。结束后仰，头摆正。头向左侧倾，保持姿势 15 秒钟。结束左倾，头摆正。头向右侧倾，保持姿势 15 秒钟。

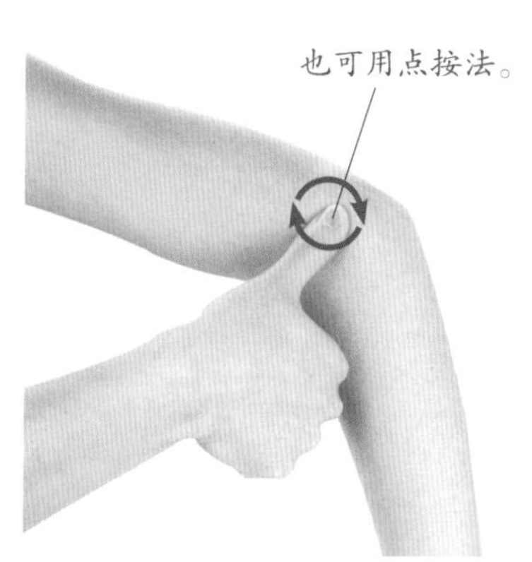

3 曲池穴：用拇指指腹按揉曲池穴 1~3 分钟。

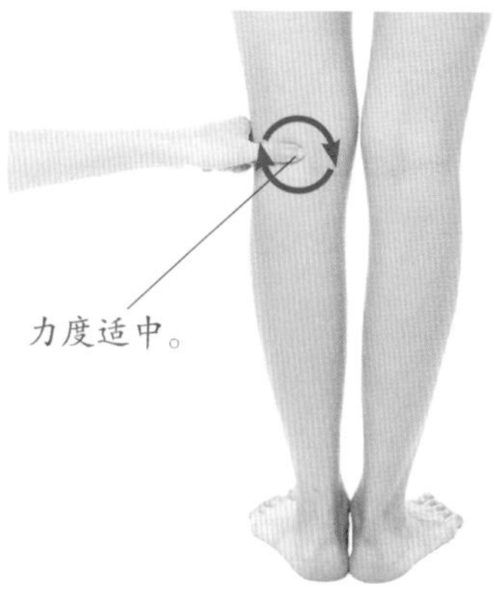

5 委中穴：用拇指指腹按揉委中穴 2~3 分钟。

4 内关穴：用拇指指腹按揉内关穴 2~3 分钟。

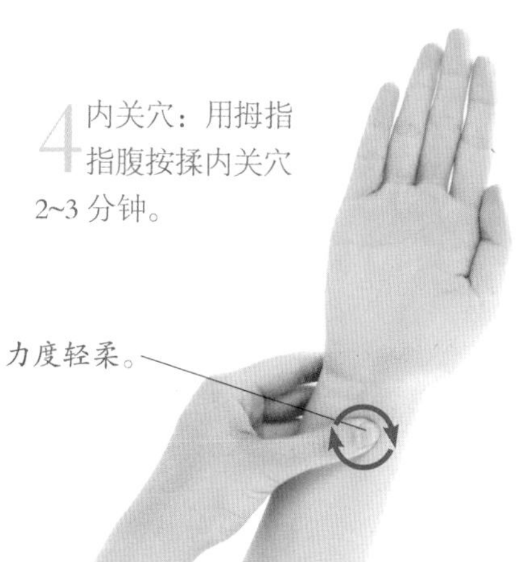

6 三阴交穴：用拇指指腹点揉三阴交穴 2~3 分钟。

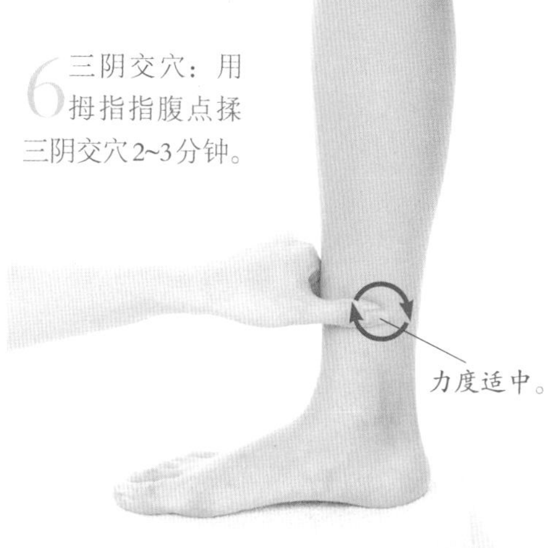

风邪阻络型（中经络）| 畏寒肢冷、面色青白。

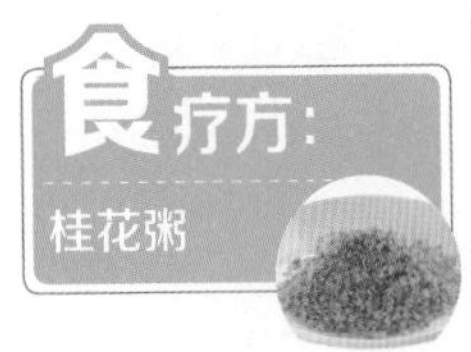

材料
干桂花、大米。

做法
大米加水煮成粥，放入干桂花略煮即可。

功效
祛风通络。

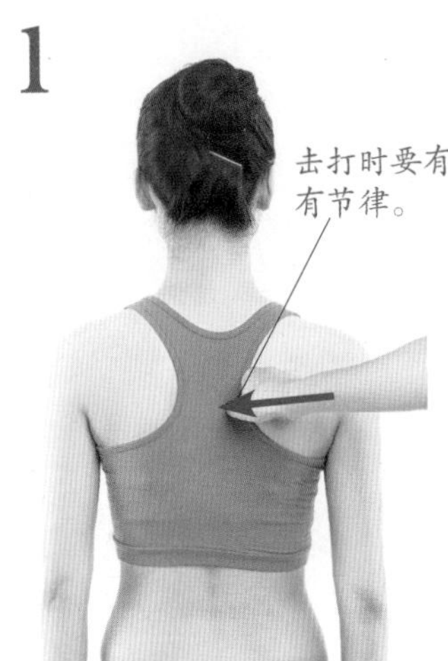

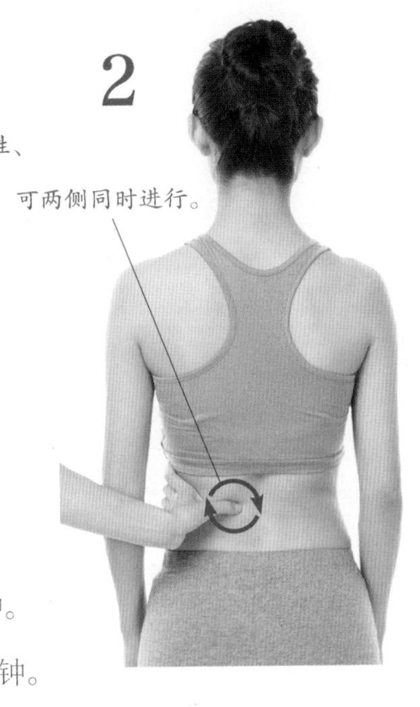

1 手握拳叩击心俞穴 2~3 分钟。

2 用按揉法在肾俞穴施术 3 分钟。

肝阳暴亢型（中经络）| 有高血压病史、心烦易怒。

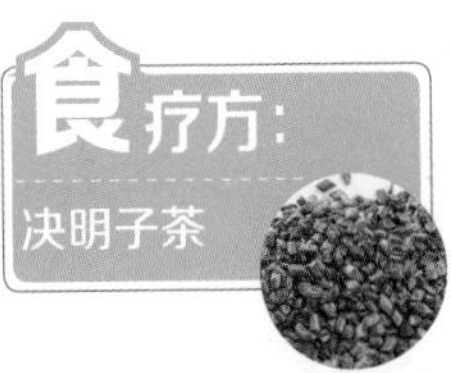

材料
决明子。

做法
将决明子放入杯中，用开水冲泡 10 分钟即可。

功效
疏肝理气。

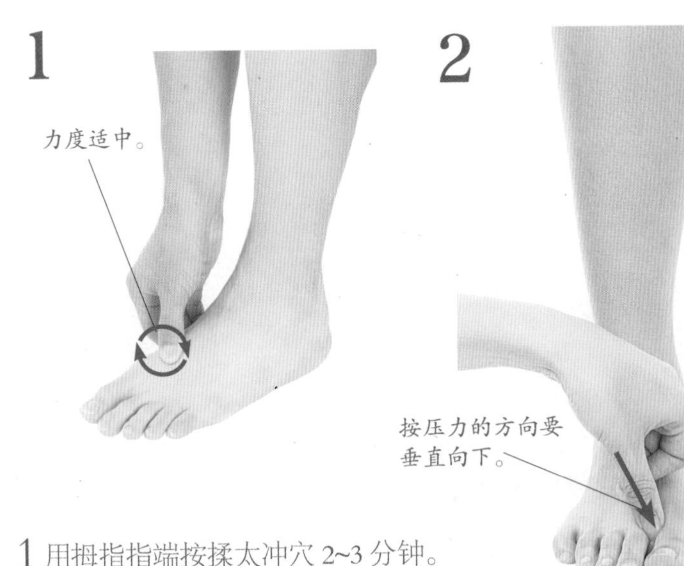

1 用拇指指端按揉太冲穴 2~3 分钟。

2 用拇指指端按压行间穴 2~3 分钟。

肝风夹痰型（中经络）| 神疲乏力、面白少华。

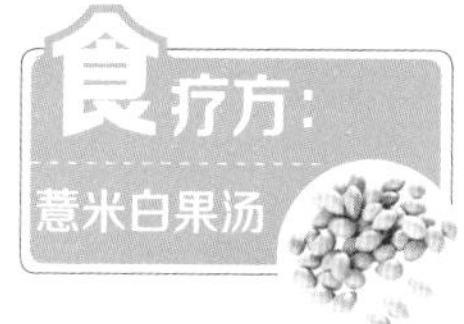

材料
薏米、白果。

做法
上述材料煎汤即可。

功效
疏肝涤痰。

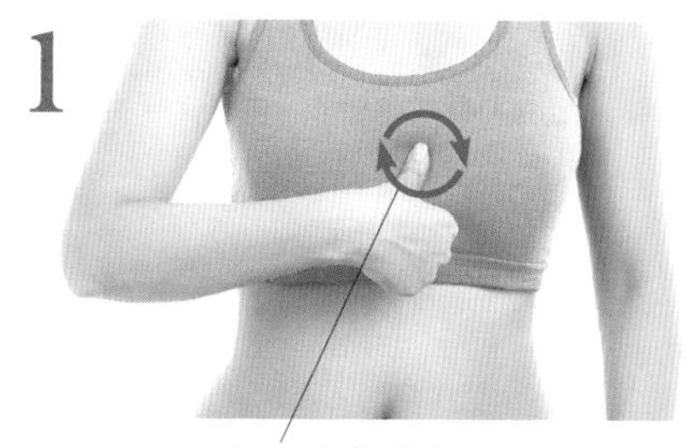

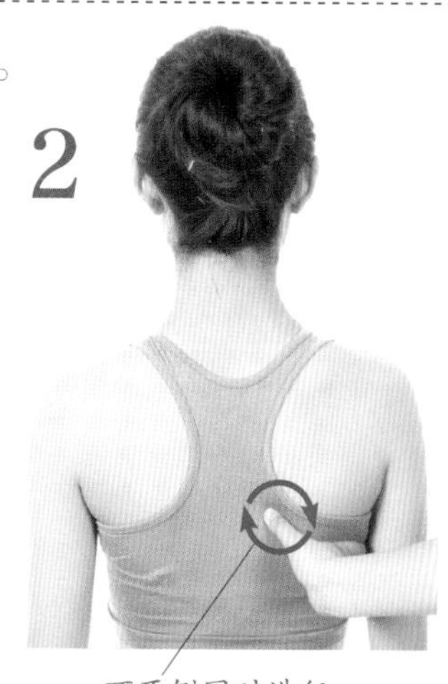

1 用拇指指腹按揉膻中穴 1 分钟。

2 用拇指指腹摩揉膈俞穴 2~3 分钟。

闭证型（中脏腑）| 牙关紧闭、手指握固、二便闭塞。

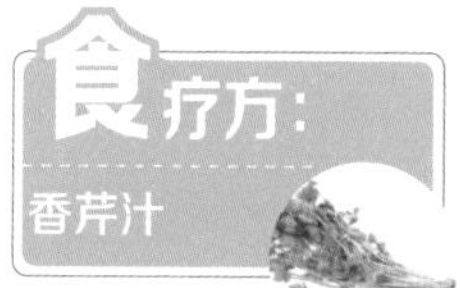

材料
香芹。

做法
香芹加水榨汁即可。

功效
祛邪。

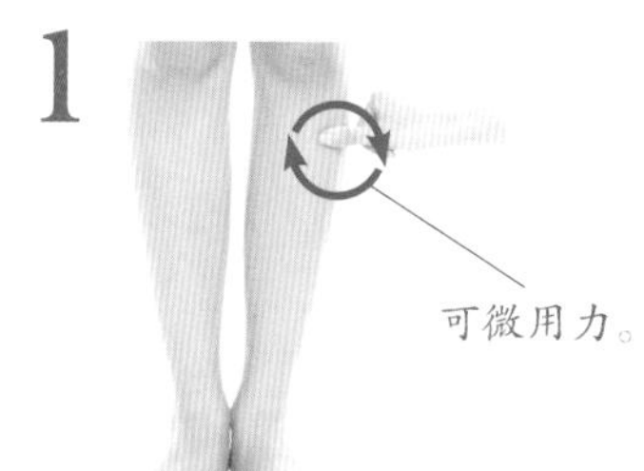

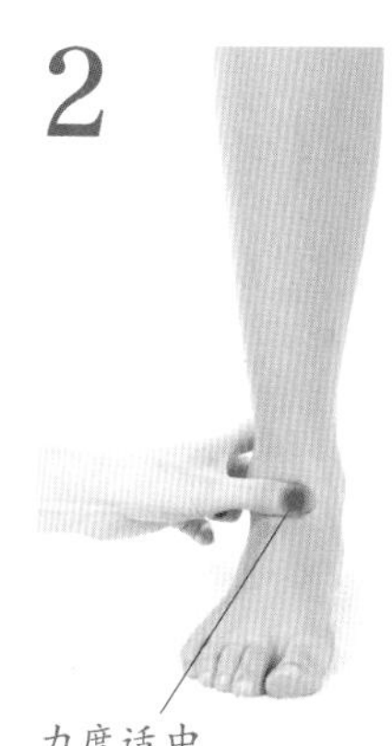

1 用拇指指腹按揉足三里穴 1 分钟。

2 用拇指指腹点按解溪穴 1 分钟。

脱证型（中脏腑）| 目合口张、二便失禁、肢体松软。

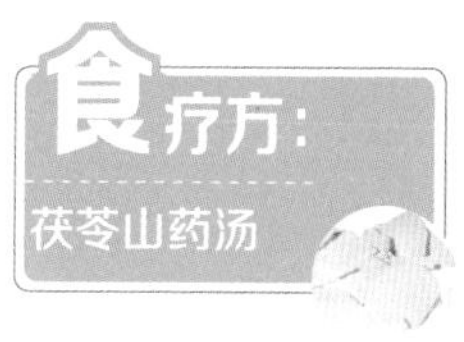

材料
茯苓、山药。

做法
上述材料煎汤即可。

功效
扶正。

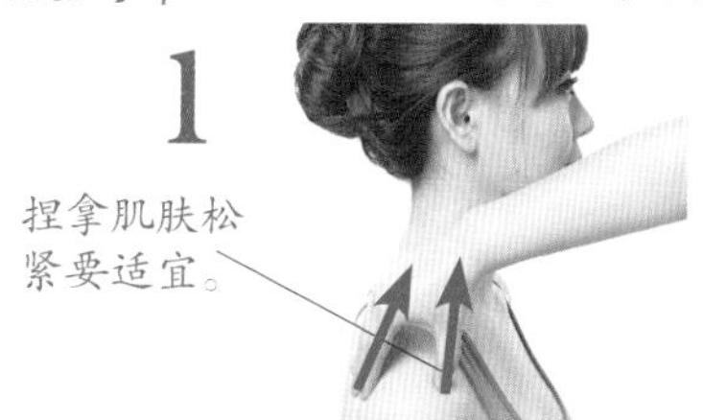

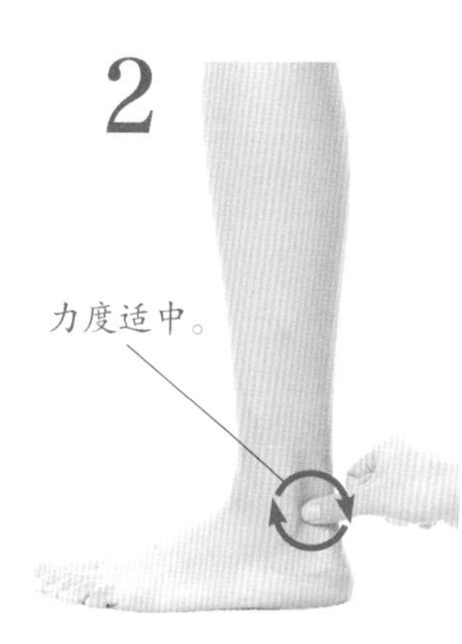

1 用拇指和其余四指相对拿捏肩髃穴 2~3 分钟，以有酸胀感为佳。

2 用拇指指腹按揉昆仑穴 1 分钟。

难言之隐不再愁

月经不调

月经的周期或经量出现异常，都称为月经不调。月经不调是困扰女性的常见病。中医学认为，女子为阴柔之体，以气血为先天，月经不调与气血不和有很大关系。

月经不调防治小课堂：

- 月经不调通用按摩方
- 阳盛血热型
- 肝郁化热型
- 气血两虚型
- 寒凝血瘀型

月经不调取穴图

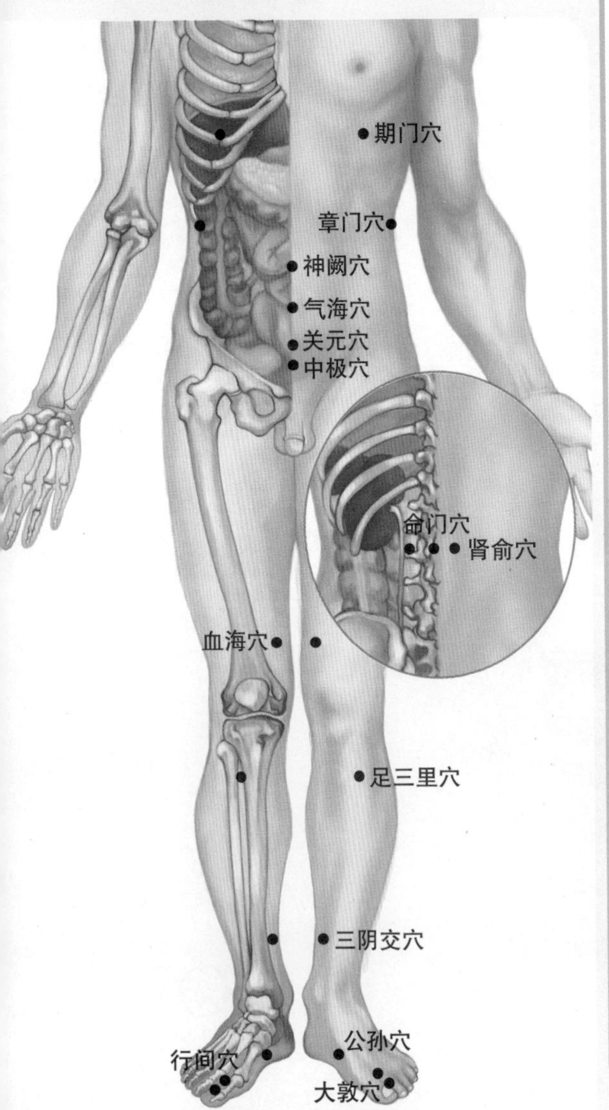

月经不调通用按摩方

关元穴可培补元气。气海穴、三阴交穴可滋阴益肾、调经止带。足三里穴可温肾补阳。血海穴可调经统血、健脾化湿。公孙穴可补益下焦。

1 关元穴：用拇指指腹按揉关元穴 2~3 分钟。

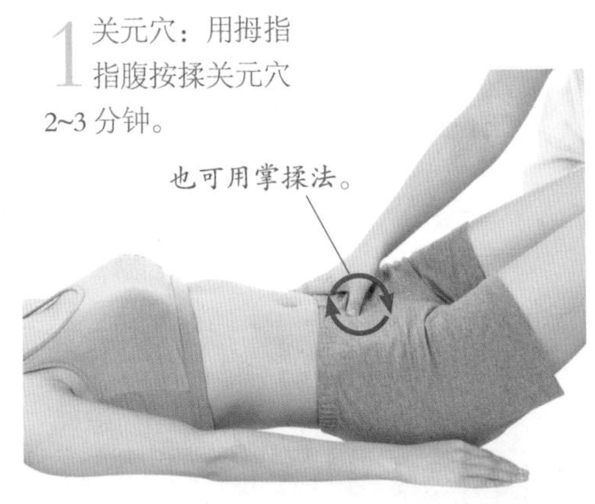

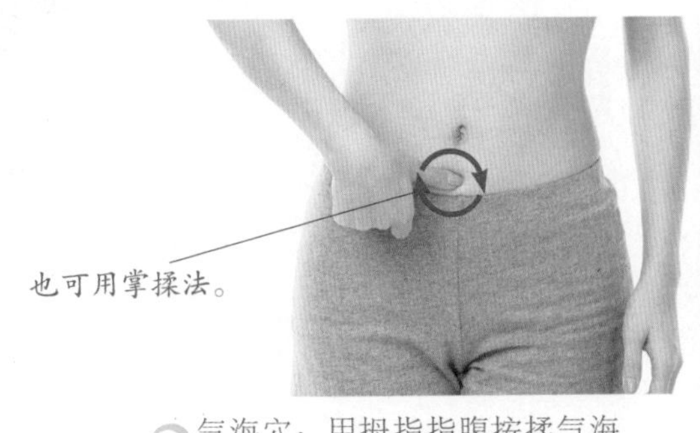

2 气海穴：用拇指指腹按揉气海穴 1 分钟。

月经不调
防治小妙招

情绪异常、寒冷刺激、饮食不节、节食、不良生活习惯等都会引起月经不调。在平时生活中就应该掌握保健小妙招，防治月经不调。

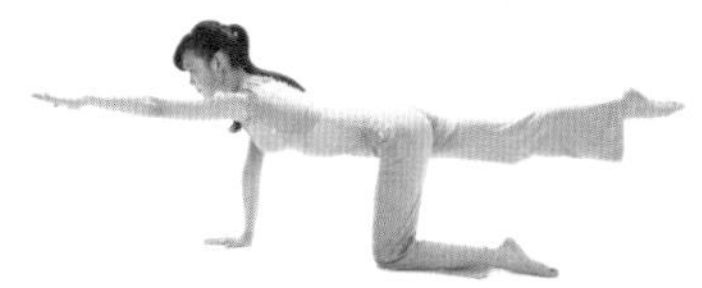

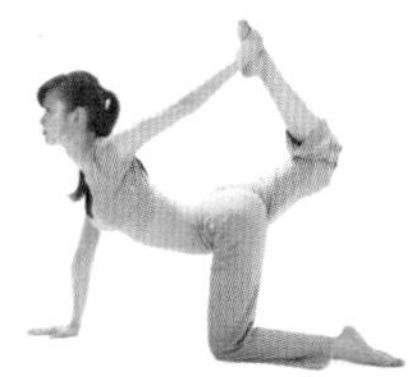

弓式运动

取跪姿，右手着地，左臂伸向前方，右腿伸向后方，保持身体平衡。跷起右脚，用左手握右脚，保持 15 秒。左右侧交替进行。

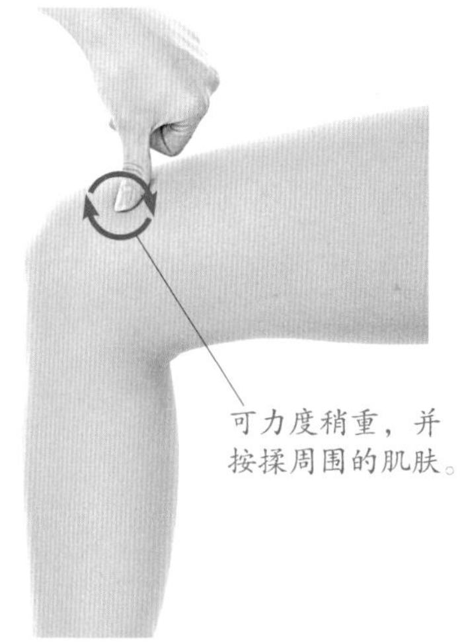

3 血海穴：用拇指指腹按揉血海穴 2~3 分钟。

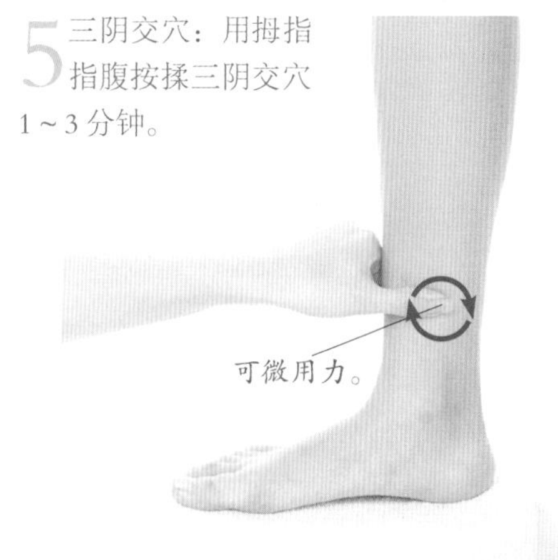

5 三阴交穴：用拇指指腹按揉三阴交穴 1～3 分钟。

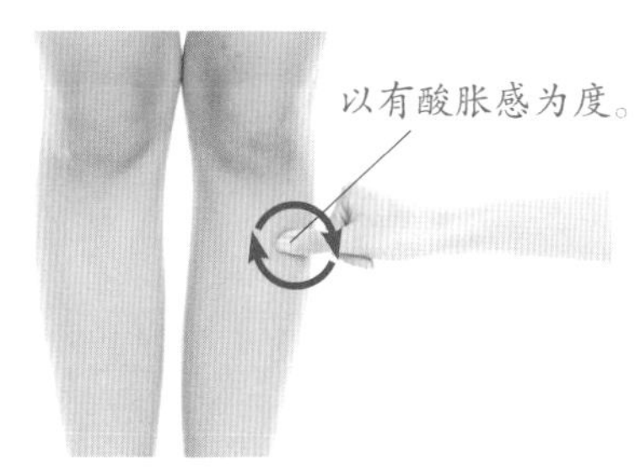

4 足三里穴：用拇指指腹按揉足三里穴 1~3 分钟。

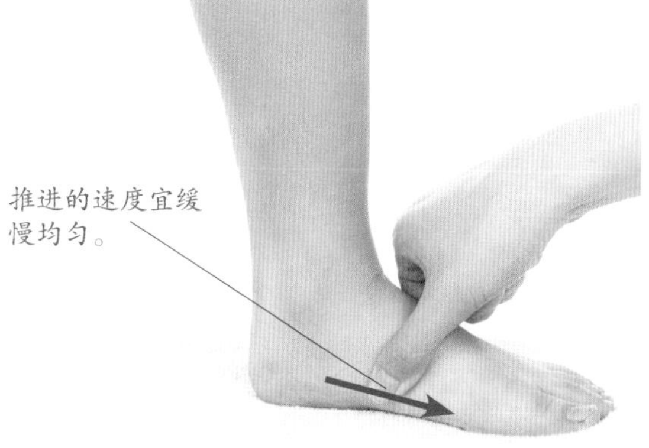

6 公孙穴：用拇指指腹推按公孙穴 1 分钟。

阳盛血热型 | 月经先期，量多，色深红或紫红，质浓。

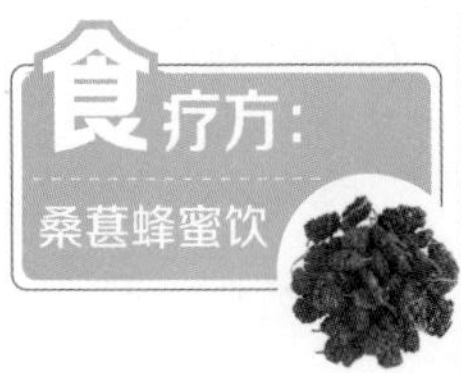

材料

桑葚、蜂蜜。

做法

将桑葚用水煎煮取汁，调入蜂蜜即可。

功效

滋阴、清热凉血。

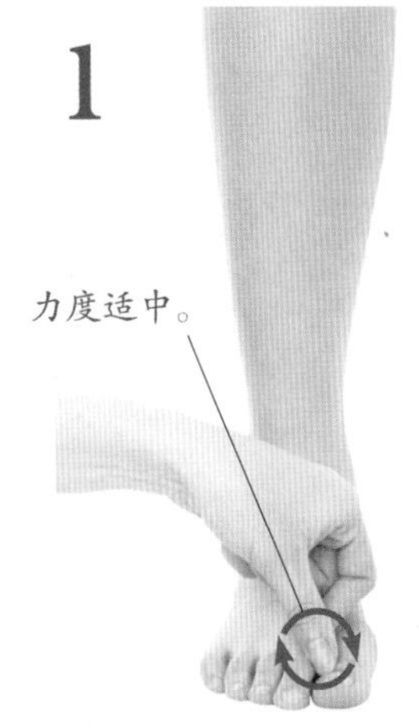

2

以有酸胀感为度。

1 用拇指指端掐按大敦穴 3 分钟。

2 用拇指指端按揉行间穴 2~3 分钟，力度可稍重。

肝郁化热型 | 月经后期，量少，色正常或暗红，小腹胀痛，胸闷不舒。

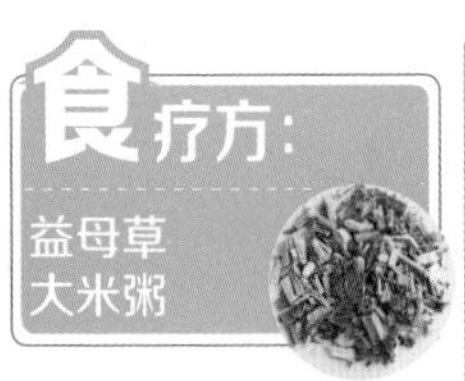

材料

益母草、大米。

做法

水煎益母草取汁；药汁与大米熬煮成粥即可。

功效

理气解郁。

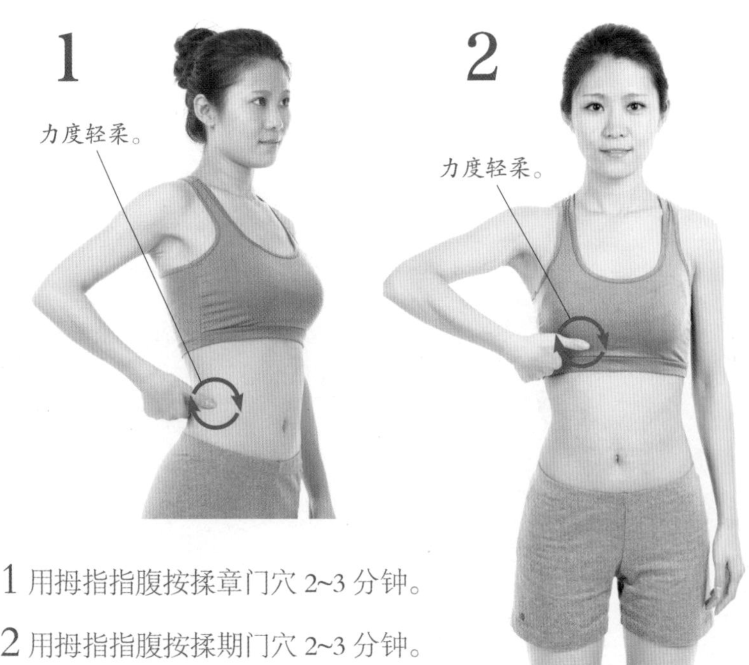

1 用拇指指腹按揉章门穴 2~3 分钟。

2 用拇指指腹按揉期门穴 2~3 分钟。

气血两虚型 | 经血色淡质稀、神疲肢倦。

材料

干玫瑰花、柠檬片。

做法

将玫瑰花和柠檬片一起放入杯中，用开水冲泡15分钟即可。

功效

补益气血。

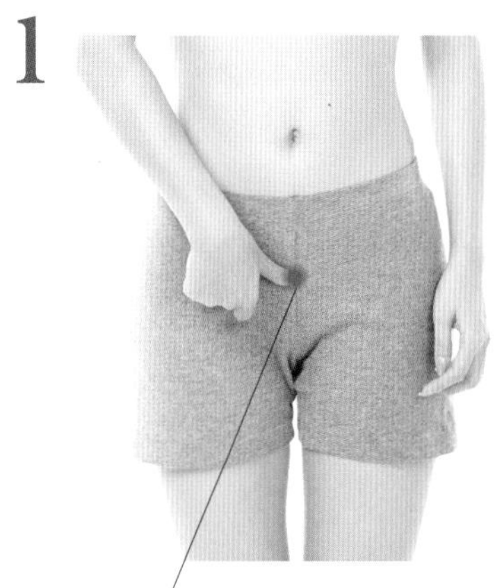

按压力的方向要垂直向下。

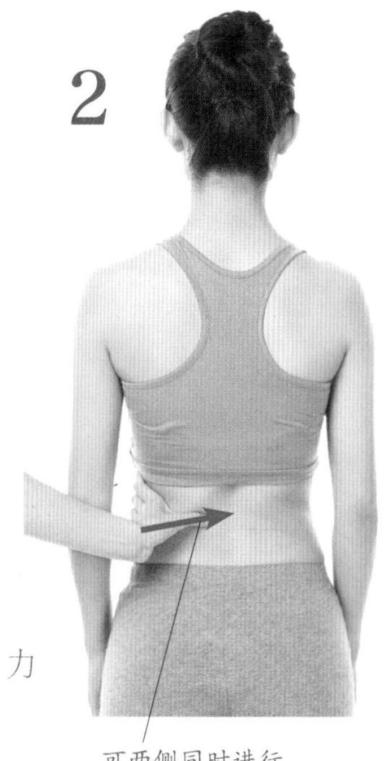

可两侧同时进行。

1 用拇指指腹点按中极穴1分钟，力度宜轻柔。

2 用拇指指腹按压肾俞穴1分钟。

寒凝血瘀型 | 经期延后，量少、色暗有血块，得温则舒。

材料

红花、干玫瑰花。

做法

将干玫瑰花、红花一起放入杯中，用开水冲泡15分钟即可。

功效

活血化瘀。

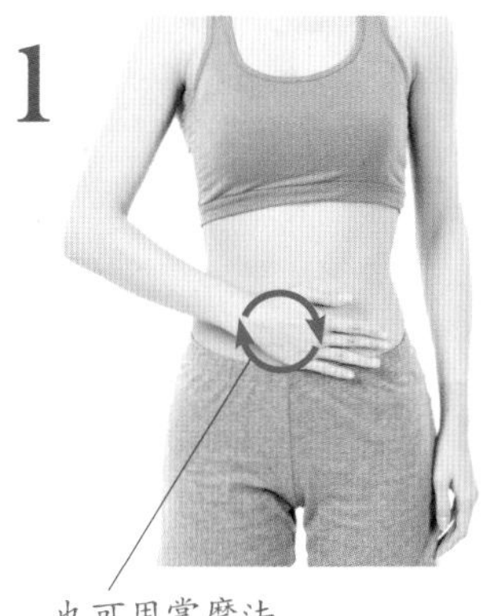

也可用掌摩法。

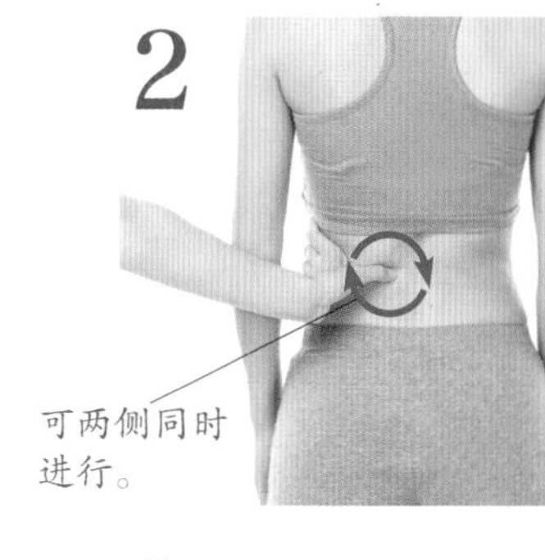

可两侧同时进行。

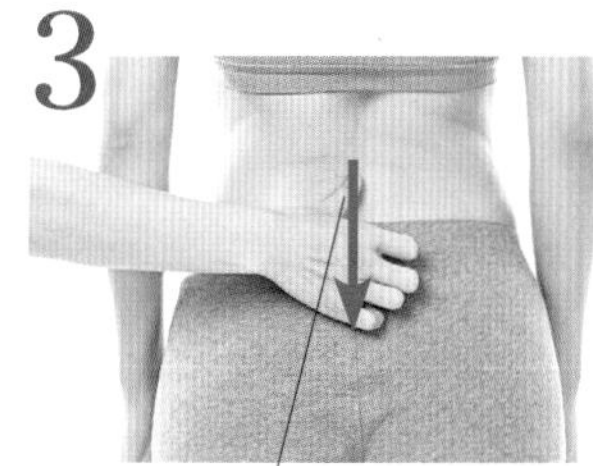

可力度稍重，并按摩周围的肌肤。

1 用手掌掌根按揉神阙穴2~3分钟。

2 用拇指指腹按揉肾俞穴约1分钟。

3 用拇指指腹推按命门穴1分钟。

乳腺增生

乳腺增生是女性常见的乳房疾病。乳腺增生是指乳腺上皮和纤维组织增生，乳腺组织导管和乳小叶在结构上的退行性病变及进行性结缔组织的生长，其发病原因主要是由于内分泌失调。

乳腺增生防治小课堂：

- 乳腺增生通用按摩方
- 痰瘀凝滞型
- 肝郁气滞型
- 阴虚火旺型
- 冲任失调型

乳腺增生取穴图

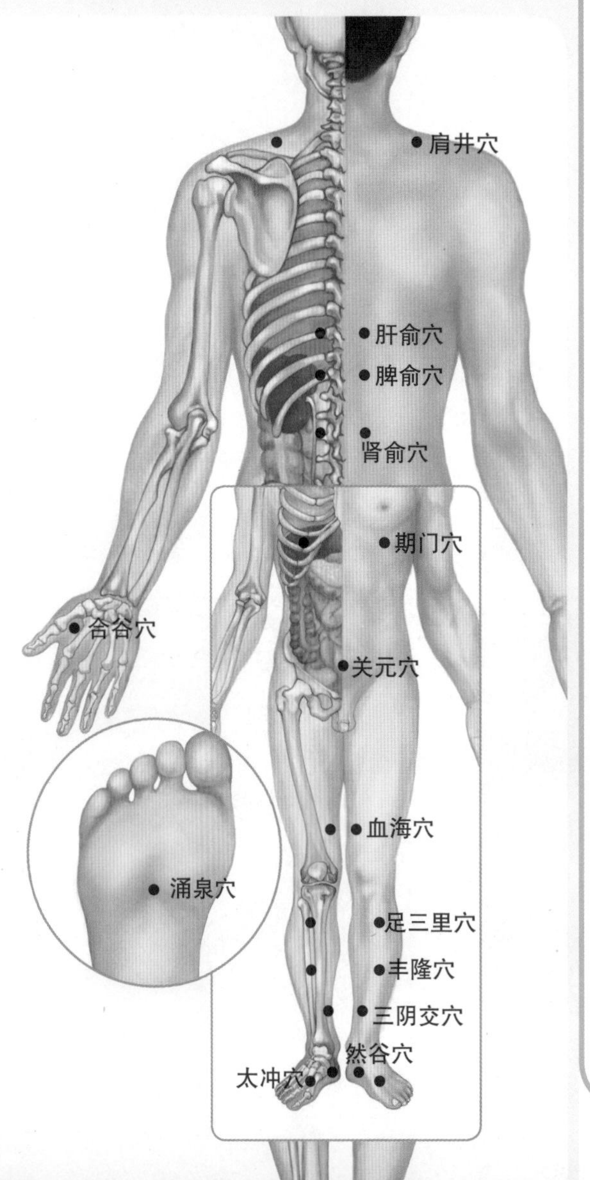

乳腺增生通用按摩方

肝俞穴可疏肝理气、解郁通络。脾俞穴可益气通络。肩井穴可宣通气血、解郁散结。合谷穴、太冲穴可疏肝养血、扶正培元。

1 肝俞穴：用拇指指腹按揉肝俞穴2~3分钟。

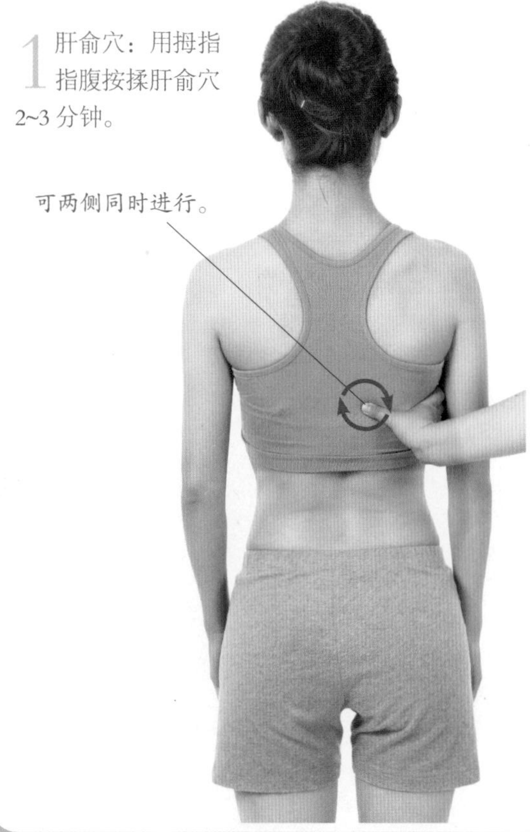

乳腺增生防治小妙招

乳腺增生的典型症状为乳房胀痛和乳内有肿块。该病是女性多发病，好发于中青年女性，应在平时就用心防治，让乳腺保持健康状态。

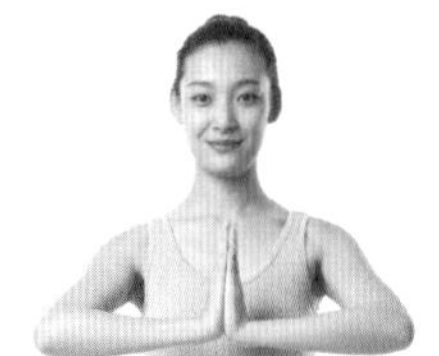

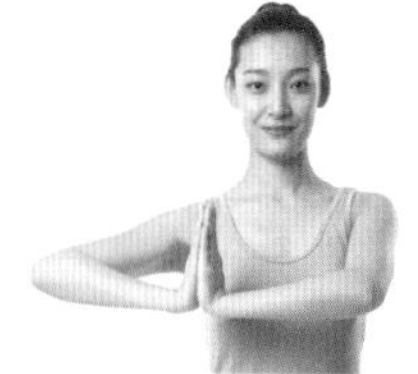

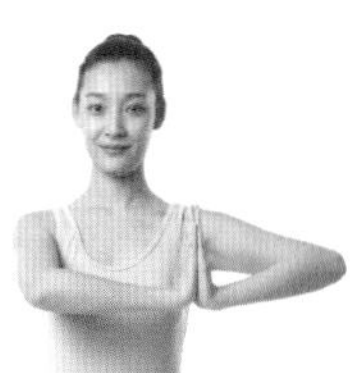

摆臂运动

取站立位或坐位，双手合十置于胸前，然后向右侧摆双臂，保持姿势15秒钟。再向左侧摆双臂，保持姿势15秒钟。

2 脾俞穴：两掌叠加，按揉脾俞穴2~3分钟。

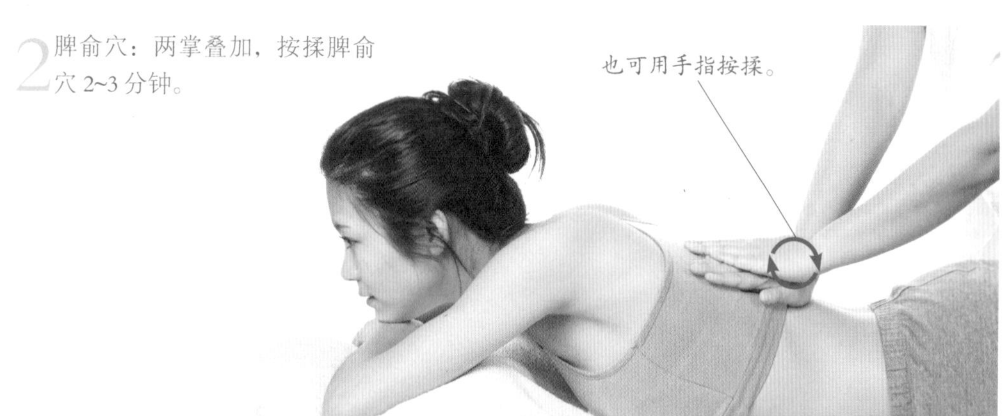

3 肩井穴：拇指与食指、中指相对，拿捏肩井穴2~3分钟。

4 合谷穴：用拇指指端掐揉合谷穴2~3分钟。

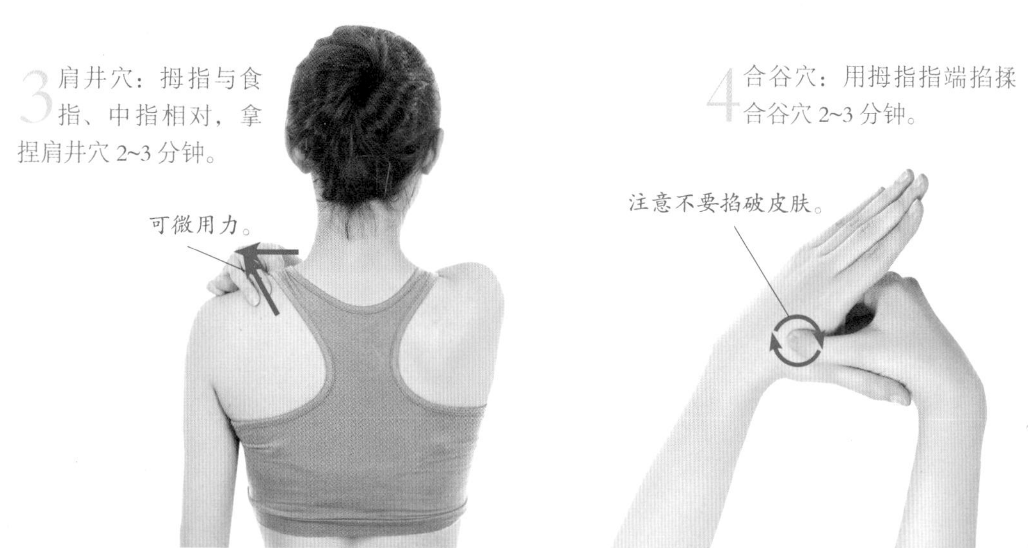

痰瘀凝滞型｜乳胀痛、内有结块，易肥胖。

材料

桔梗、红花。

做法

将桔梗、红花放入杯中，用开水冲泡15分钟即可。

功效

涤痰化瘀。

1

以有酸胀感为度。

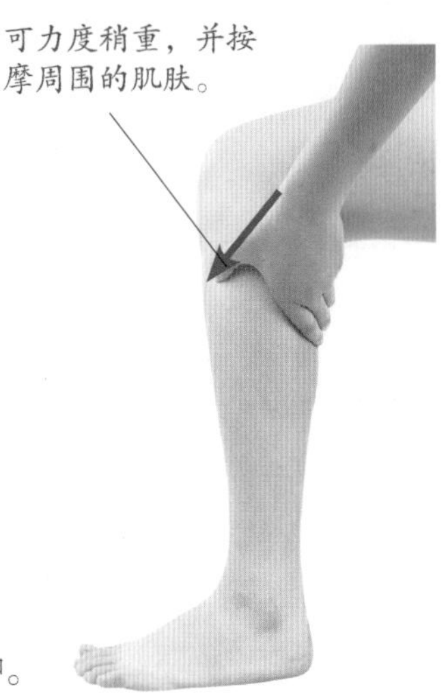

1 用拇指指腹按揉丰隆穴3~5分钟。

2 用拇指指端掐按足三里穴3~5分钟。

肝邪气滞型｜胸满胁痛、急躁易怒。

材料

干山楂片、桔梗。

做法

干山楂片、桔梗一起加开水冲泡15分钟即可。

功效

宽胸理气。

1

可力度稍重，并按摩周围的肌肤。

2

可两侧同时按揉。

1 用拇指指腹按压太冲穴2~3分钟。

2 用拇指指腹按揉期门穴2~3分钟。

阴虚火旺型 | 形体消瘦、乳房胀痛且伴烧灼感、头晕耳鸣。

材料

干菊花、红茶。

做法

干菊花和红茶放入杯中，用开水冲泡15分钟即可。

功效

滋阴降火。

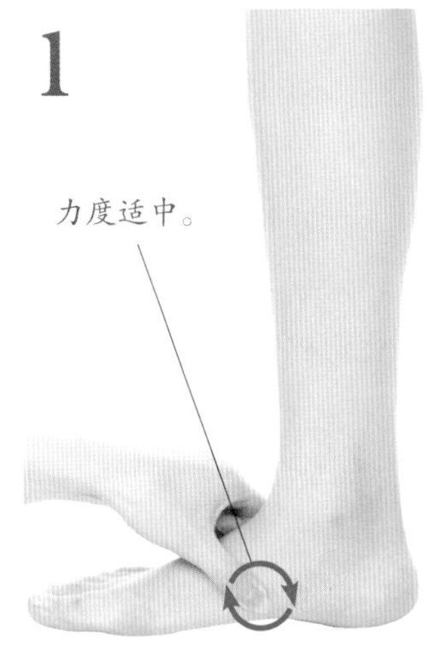

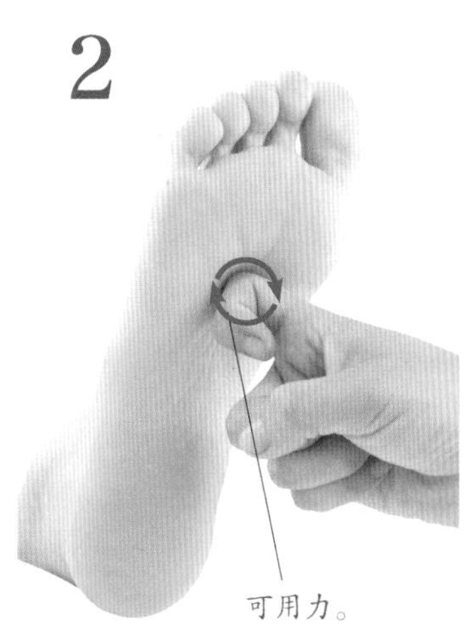

1 用拇指指腹按揉然谷穴2~3分钟。

2 用食指关节点揉涌泉穴2~3分钟。

冲任失调型 | 乳房胀痛、隐痛，乳房内结块疼痛。

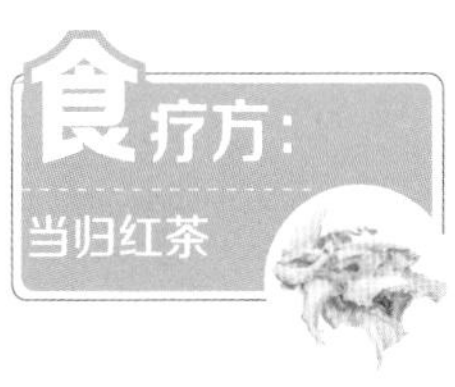

材料

蜜炙当归、红茶。

做法

当归放入锅中加水煎煮20分钟，再加入红茶微煮即可。

功效

补血活血。

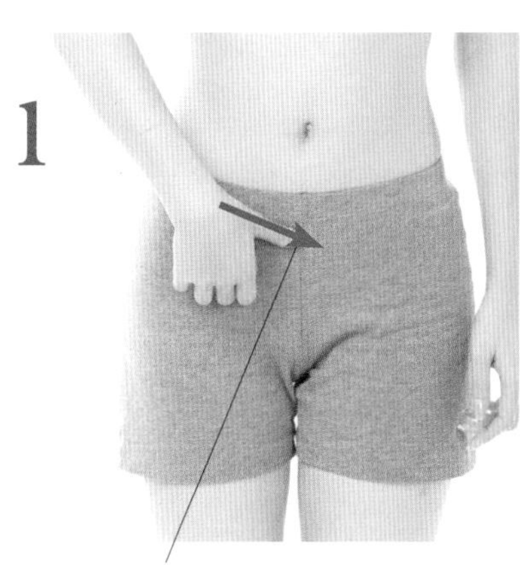

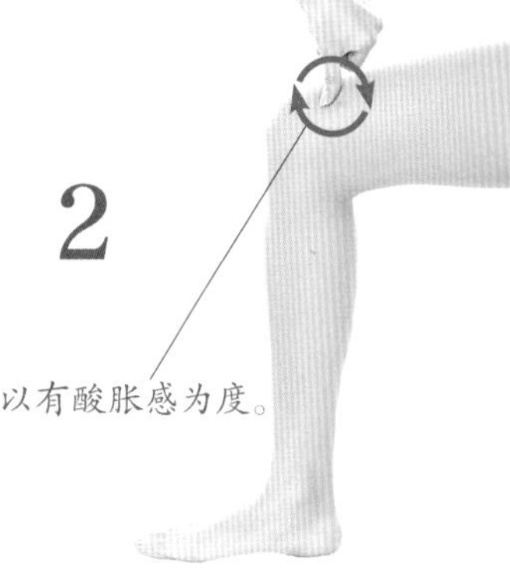

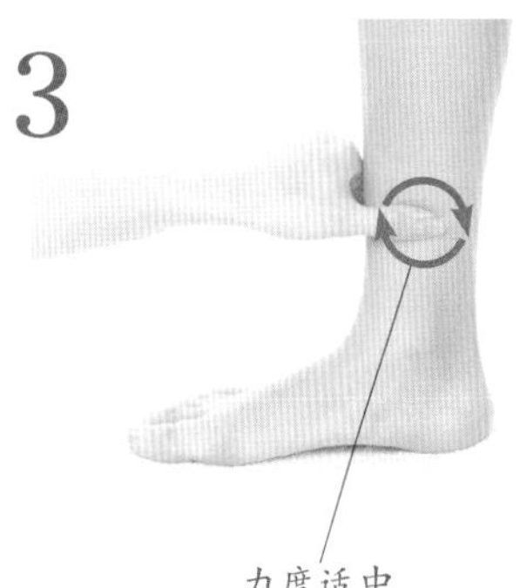

1 用拇指指腹按压关元穴2~3分钟。

2 用拇指指腹按揉血海穴2~3分钟。

3 用拇指指腹按揉三阴交穴2~3分钟。

痛经

女性在行经前后或正值行经期间，小腹及腰部疼痛，甚至剧痛难忍，伴有面色苍白、头面冷汗淋漓、手足厥冷、恶心呕吐等，并随着月经周期发作，称为痛经。痛经可分为原发性和继发性两种。原发性痛经指生殖器官无明显器质性病变的行经疼痛；继发性痛经指生殖器官有器质性病变的行经疼痛。

痛经防治小课堂：

- 痛经通用按摩方
- 寒邪侵袭型
- 气滞血瘀型
- 气血亏虚型
- 肝肾亏虚型

痛经取穴图

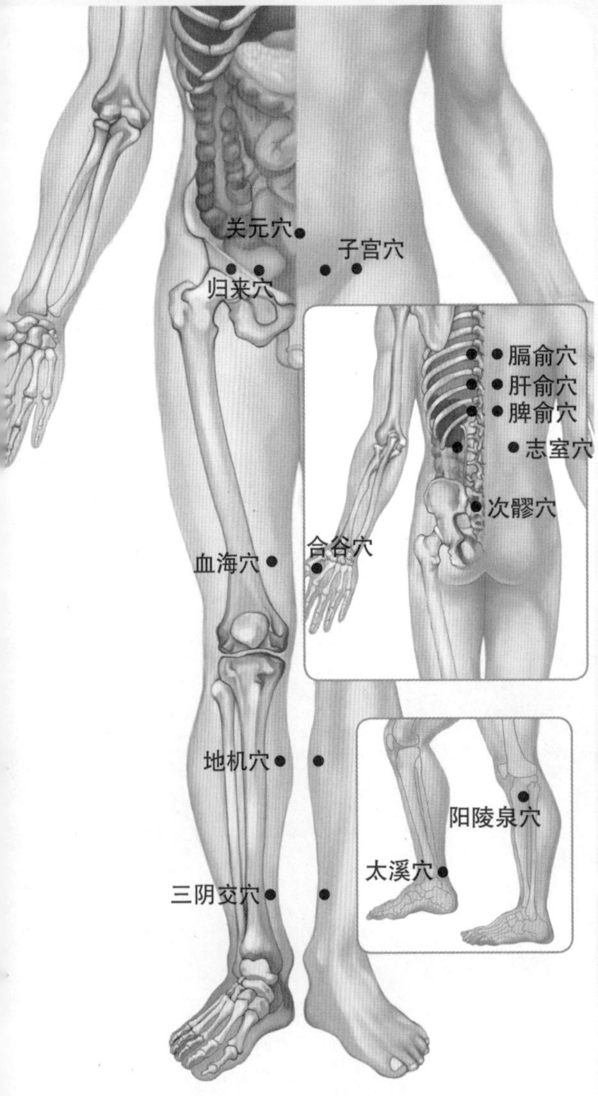

痛经通用按摩方

肝俞穴、脾俞穴、志室穴、归来穴可活血通脉、调经止痛。地机穴可健脾渗湿、调经止带。关元穴可培补元气。

1 肝俞穴：用拇指指腹按揉肝俞穴2~3分钟。

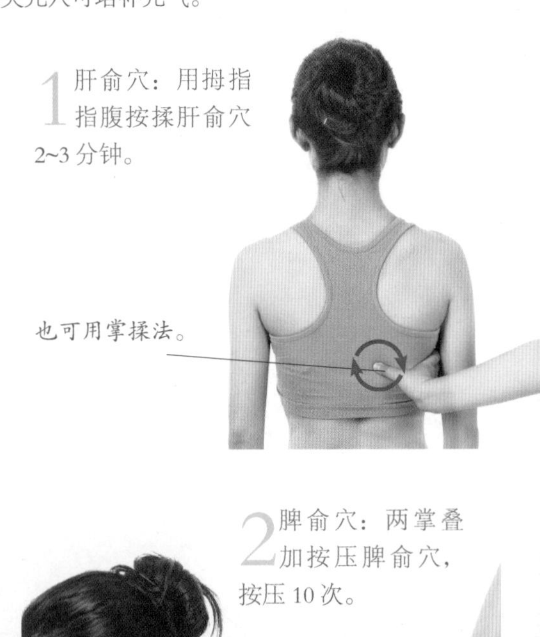

也可用掌揉法。

2 脾俞穴：两掌叠加按压脾俞穴，按压10次。

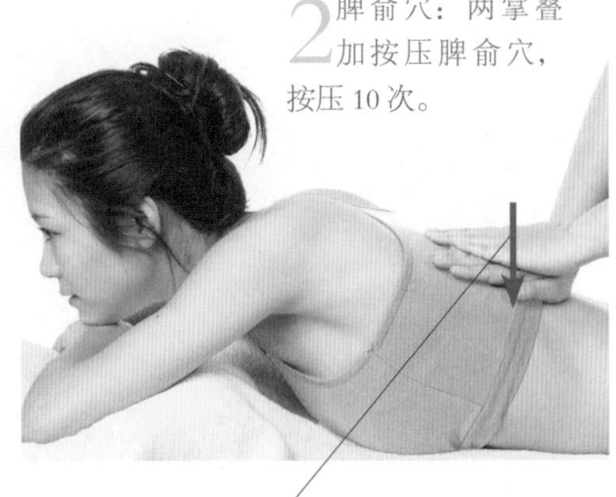

按压力的方向要垂直向下。

痛经防治小妙招

痛经并非不可调治，其实有很多可以缓解痛经的小方法。下面这些小妙招可以让痛经得到缓解，一起来看看吧。

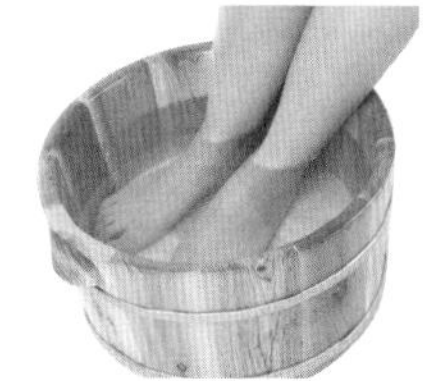

热水泡脚

用热水泡脚 20 分钟，持续 3 个月，有温经散寒、活血化瘀的作用，有助于改善痛经。

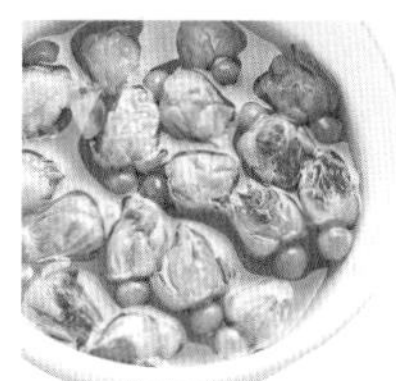

喝玫瑰花茶

经前 3 天可以喝玫瑰花茶，有活血止痛的功效。

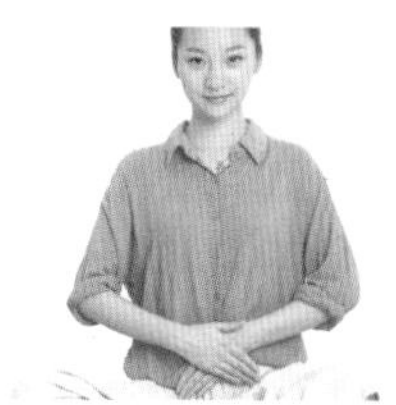

揉肚子

两手搓热，置于小腹部顺时针轻轻揉，切记不要太过用力，也可以用热水袋暖腹。

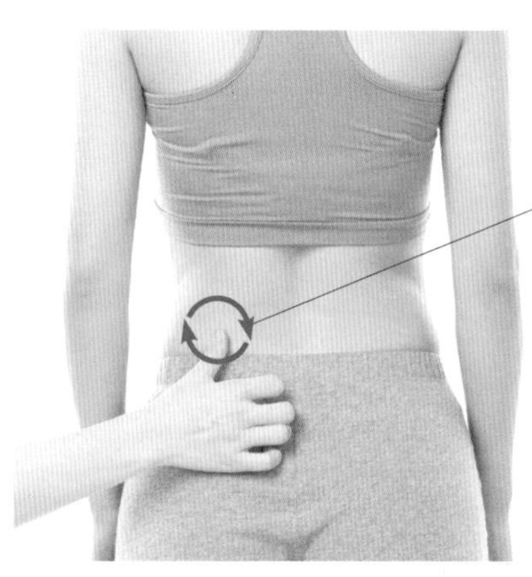

3 志室穴：用拇指指腹按揉志室穴 2~3 分钟。

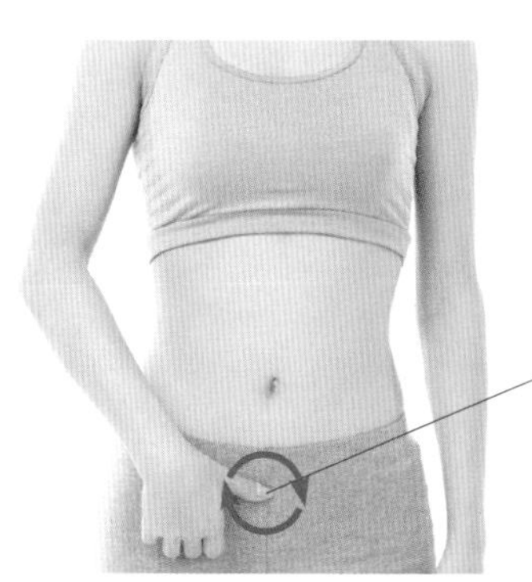

4 关元穴：用拇指指腹按揉关元穴 2~3 分钟。

5 归来穴：用拇指指腹按揉归来穴 2~3 分钟。

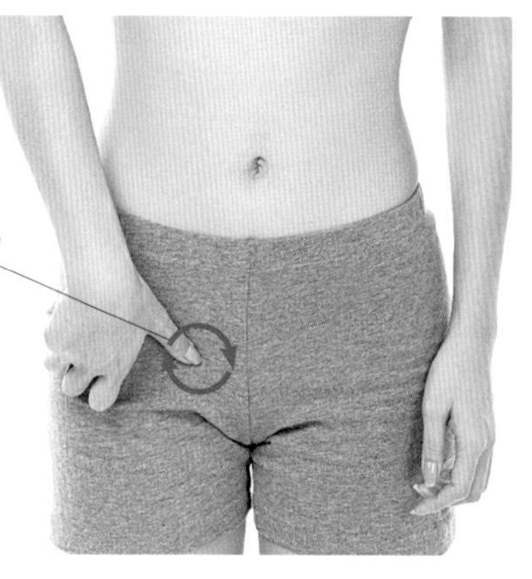

6 地机穴：用拇指指腹点按地机穴 2~3 分钟。

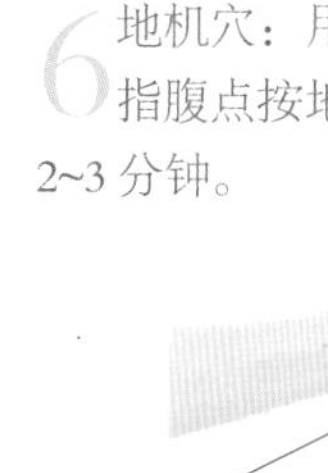

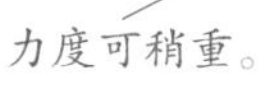

寒邪侵袭型 | 牵掣性疼痛、得温则舒。

材料

红茶、大枣。

做法

大枣、红茶用开水冲泡15分钟即可。

功效

祛寒。

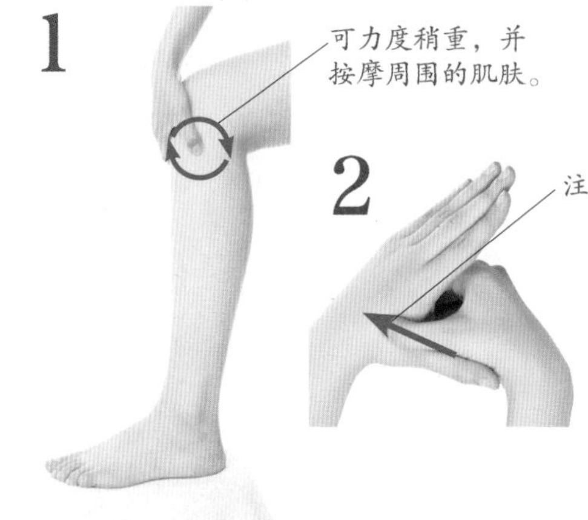

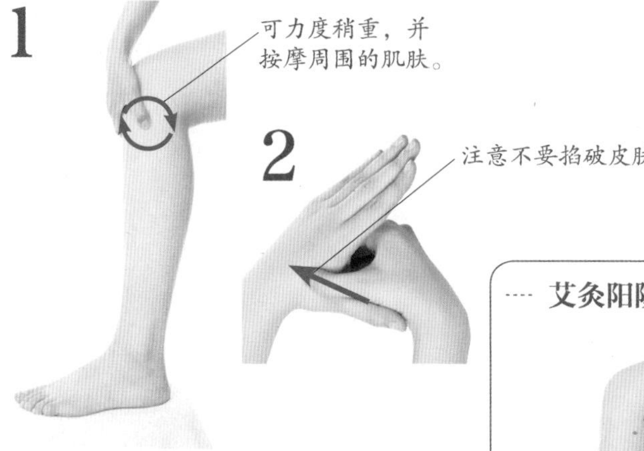

1 用拇指指腹按揉阳陵泉穴 2~3 分钟，再艾灸阳陵泉穴。

2 用拇指指端掐按合谷穴 2~3 分钟。

艾灸阳陵泉穴

点燃艾条，距离皮肤 5 厘米，温和灸阳陵泉穴 5~10 分钟。

气滞血瘀型 | 疼痛如刺如胀、经血紫暗夹血块。

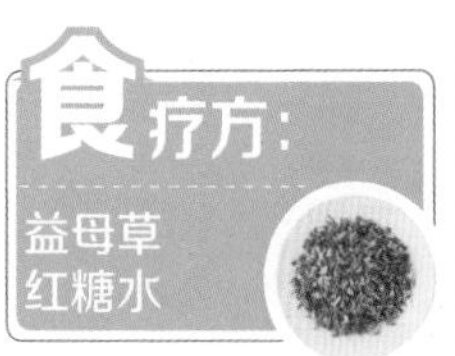

材料

益母草、红糖。

做法

益母草加水煎煮，取汁加入红糖即可。

功效

调经行血。

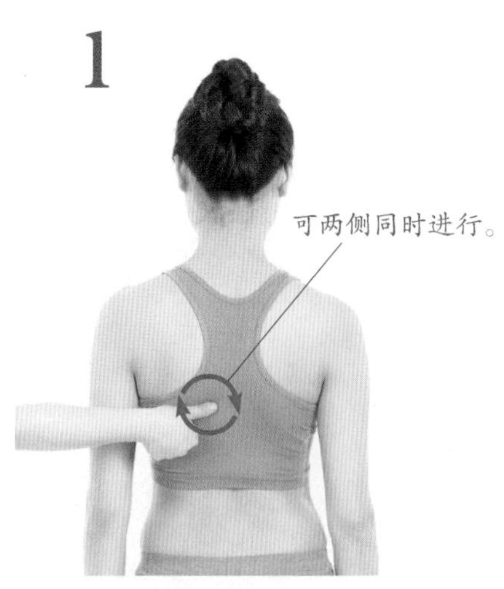

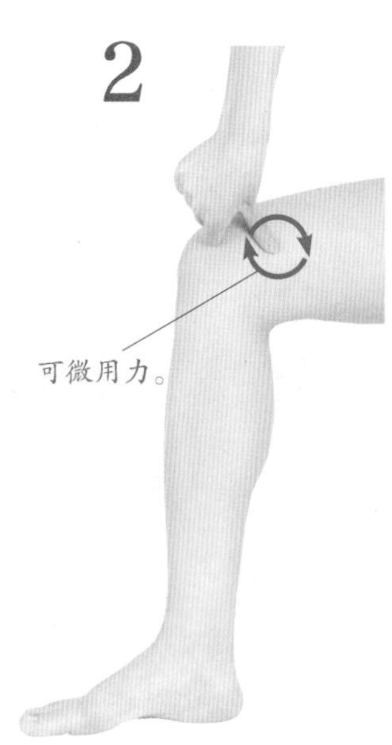

1 用拇指指腹按揉膈俞穴 2~3 分钟。

2 用拇指指腹按揉血海穴 2~3 分钟。

气血亏虚型
经期疼痛为主、面色萎黄、经血色淡。

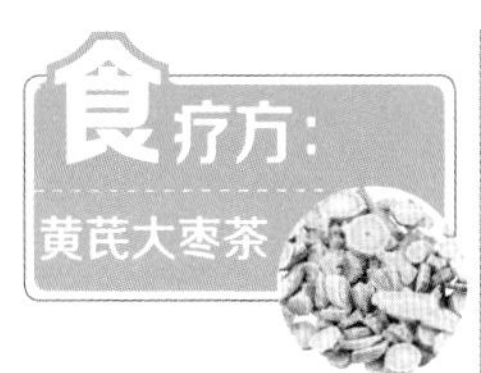

材料

黄芪、大枣片。

做法

将黄芪和大枣片一起放入杯中，加开水冲泡 15 分钟即可。

功效

补气调血。

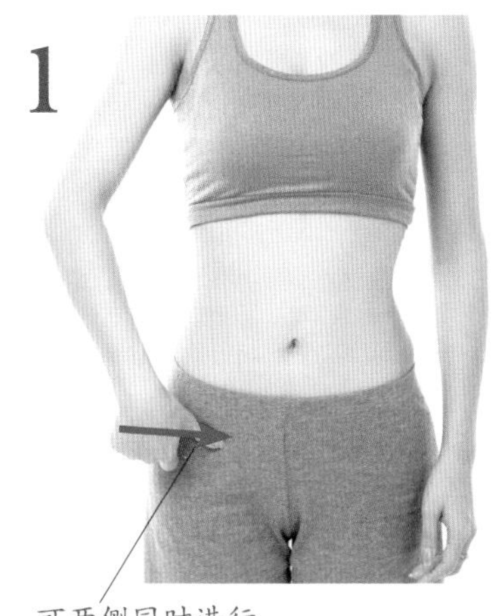

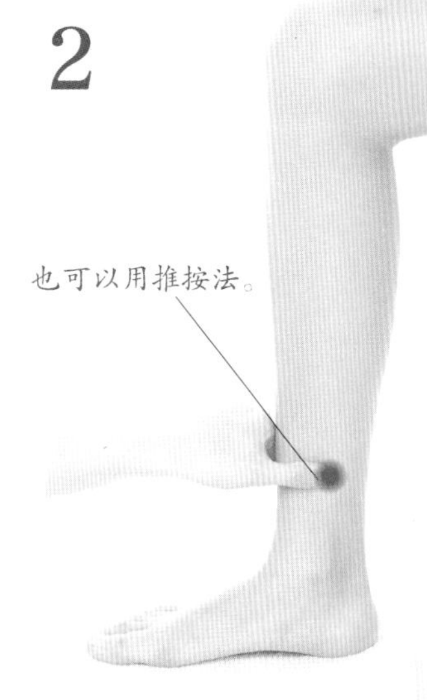

1 用拇指指腹按压子宫穴 2~3 分钟。

2 用拇指指腹点按三阴交穴 2~3 分钟。

肝肾亏虚型
经期小腹隐痛、经血色淡量少、腰部酸楚、头晕耳鸣。

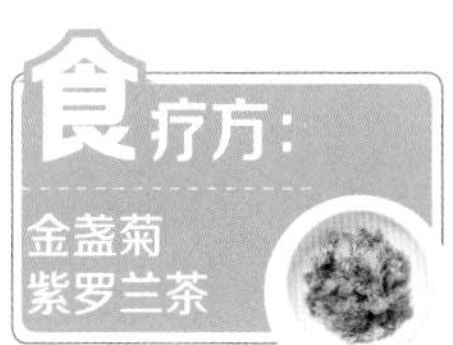

材料

金盏菊、紫罗兰。

做法

将所有茶材放入茶杯中，用开水冲泡 15 分钟即可。

功效

补益肝肾。

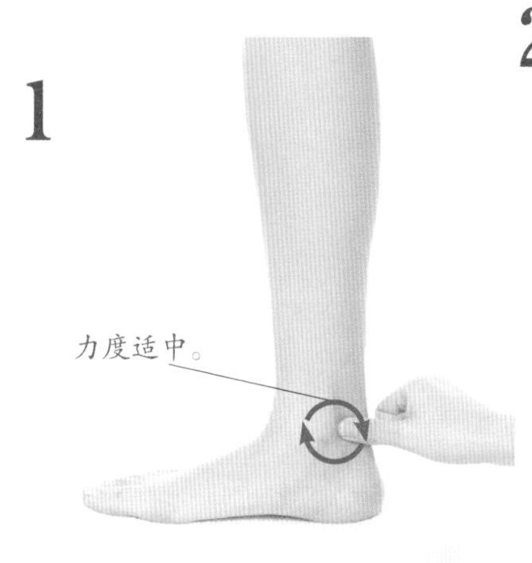

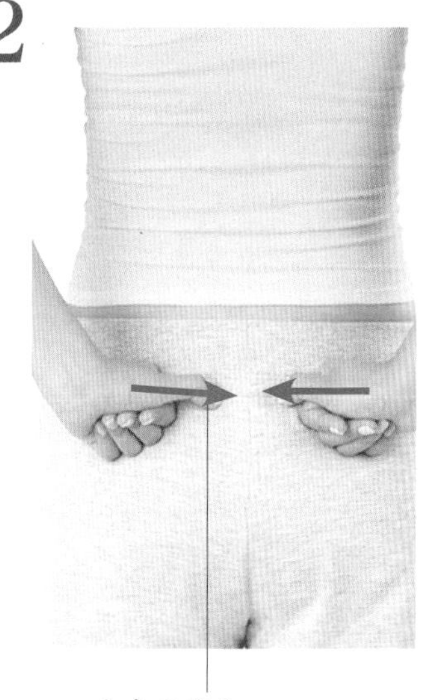

1 用拇指指腹按揉太溪穴 2~3 分钟。

2 手握空拳叩击次髎穴 2~3 分钟，叩击力量宜重。

更年期综合征

中医认为，肾主生殖。女性进入更年期后，肾气渐渐衰退，月经量渐渐减少进而绝经，生殖功能逐渐下降。如果更年期女性身体原本就阴虚或阳虚，再加上受劣质的生活环境等不利因素影响，就更容易出现更年期症状。

更年期综合征防治小课堂：

- 更年期综合征通用按摩方
- 心脾两虚型
- 肝气郁结型
- 肝肾阴虚型
- 脾肾阳虚型

更年期综合征取穴图

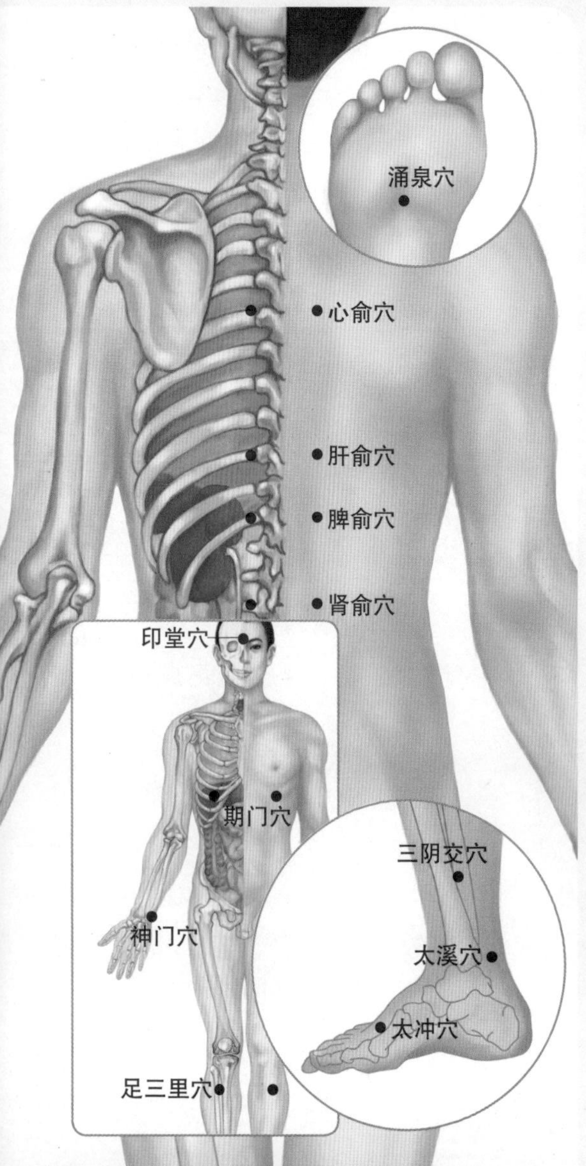

更年期综合征通用按摩方

肝俞穴、太冲穴可平肝清热、疏肝养血。三阴交穴可健脾祛湿。太溪穴可滋阴益肾。神门穴可养心安神、镇静除烦。

1 肝俞穴：用拇指指腹按揉肝俞穴 2~3 分钟。

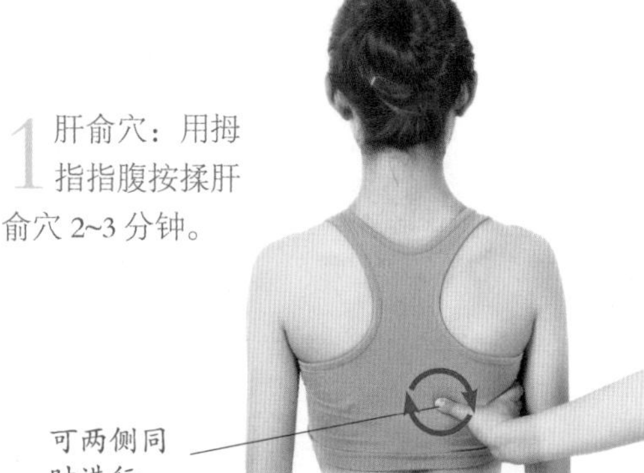

2 三阴交穴：用拇指指腹推按三阴交穴 2~3 分钟。

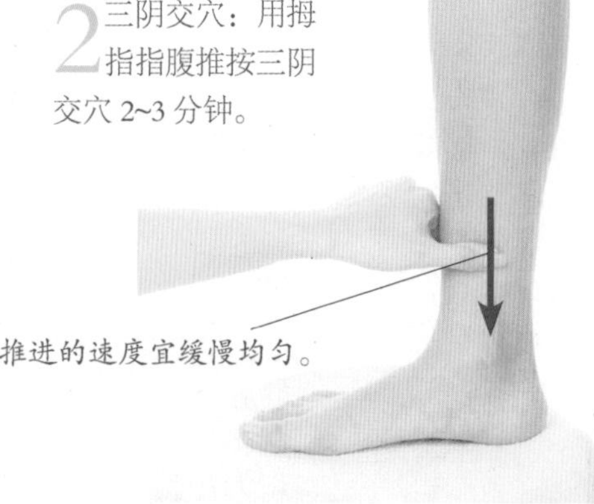

更年期综合征防治小妙招

应注意科学地安排生活，保持作息规律，坚持体育锻炼，少食动物脂肪，多吃蔬菜水果，摄入足量蛋白质和含钙食物。

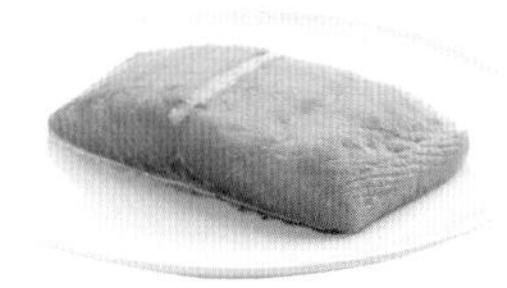

补钙不可忽视

应注意钙质的补充，适量吃含钙量高的食物，如瘦肉、鱼肉等。

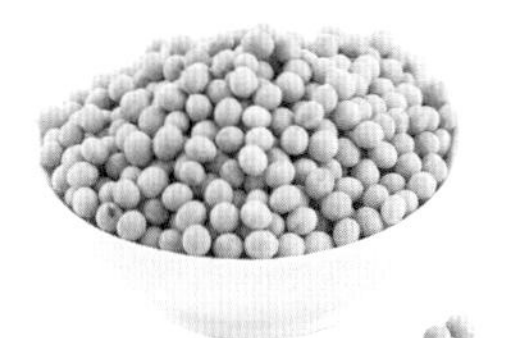

蛋白质不可少

摄入适量的蛋白质，可适量吃豆腐、黄豆等。

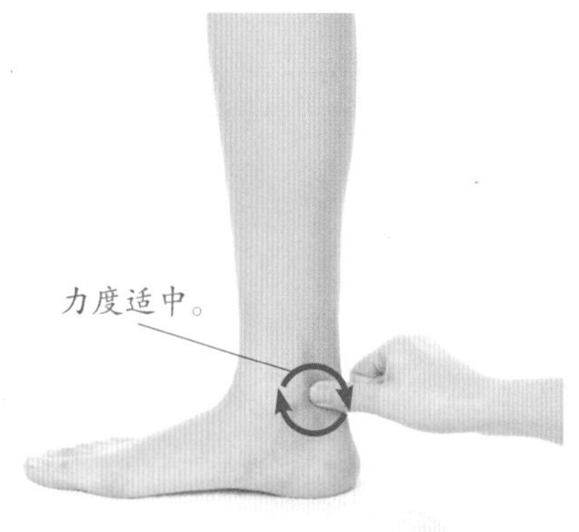

3 太溪穴：用拇指指腹按揉太溪穴 2~3 分钟。

4 太冲穴：用拇指指端按压太冲穴 1 分钟。

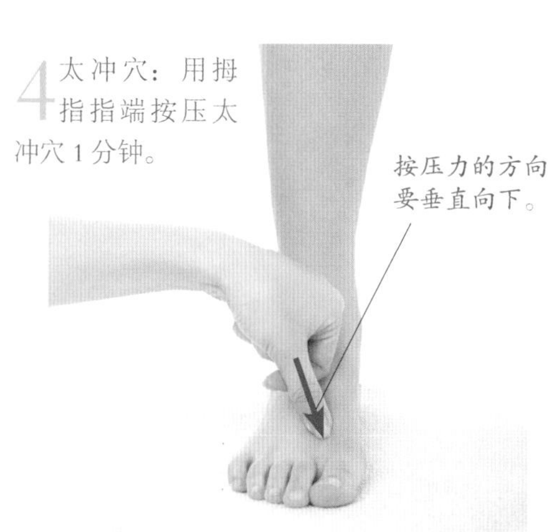

5 神门穴：用拇指指腹推按神门穴 2~3 分钟。

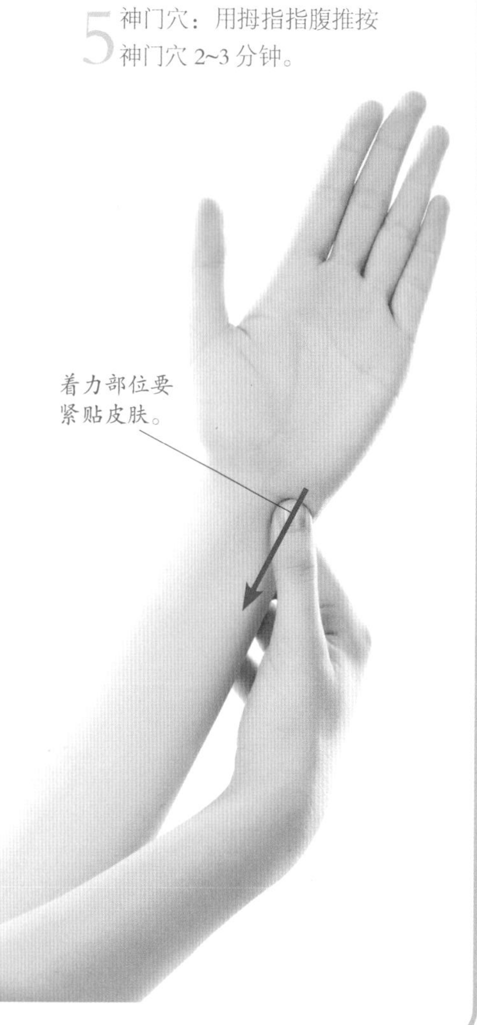

心脾两虚型 | 心悸不寐、恍惚健忘、倦怠乏力。

材料

干薰衣草、红茶。

做法

干薰衣草、红茶放入杯中，加入开水冲泡15分钟即可。

功效

补养心脾。

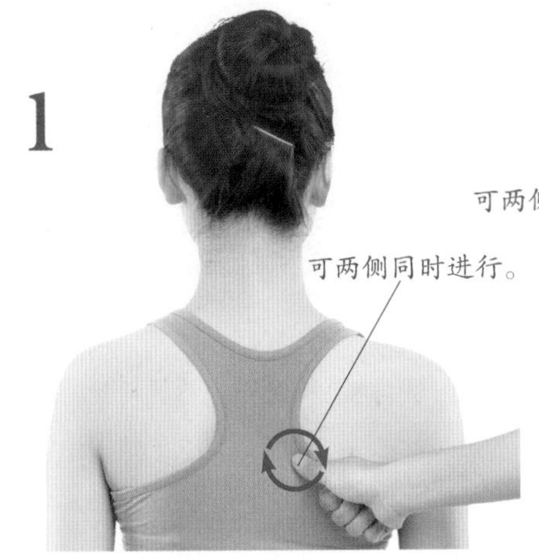

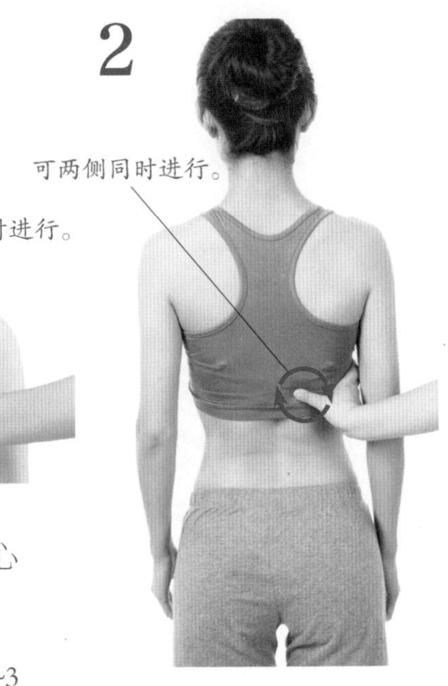

1 用拇指指腹适当用力按揉心俞穴 2~3 分钟。

2 用拇指指腹按揉脾俞穴 2~3 分钟。

肝气郁结型 | 情绪抑郁、乳房胀痛。

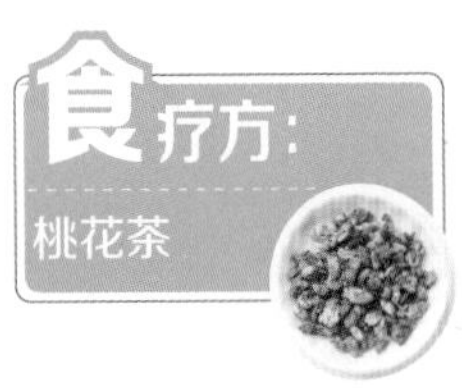

材料

干桃花、冰糖。

做法

将干桃花和冰糖一起放入杯中，加入开水冲泡 15 分钟即可。

功效

疏肝解郁。

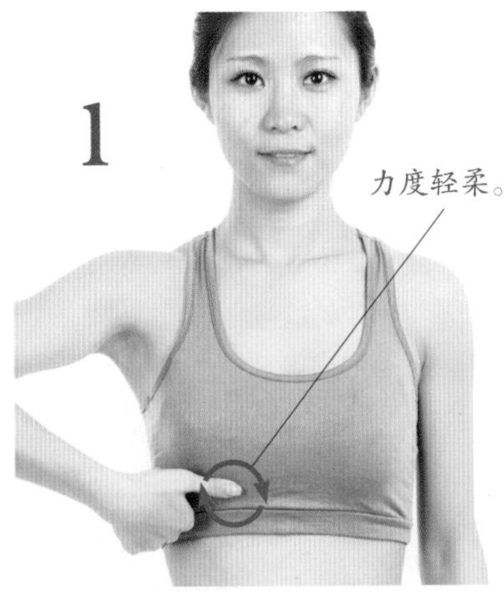

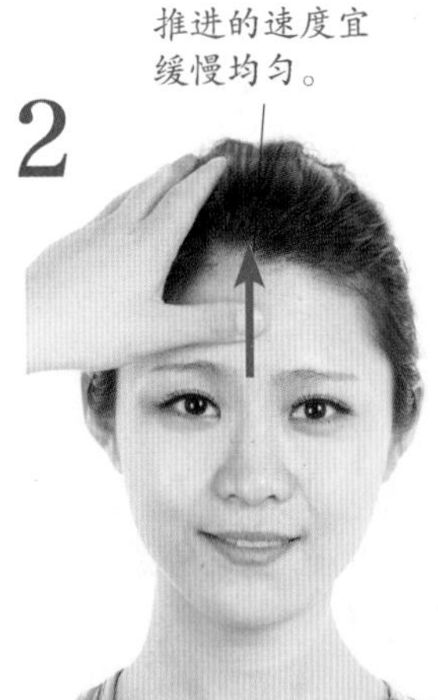

1 用拇指指腹按揉期门穴 2~3 分钟。

2 用拇指指腹沿印堂穴向额头推按 1 分钟。

肝肾阴虚型 | 头昏眼花，耳鸣健忘，腰膝酸软、痛。

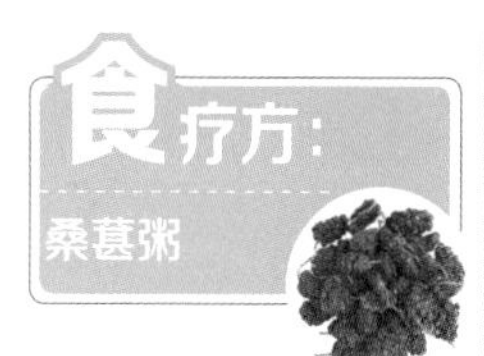

材料

桑葚、糯米、冰糖。

做法

糯米加水煮成粥，再放入桑葚和冰糖微煮即可。

功效

补肝益肾。

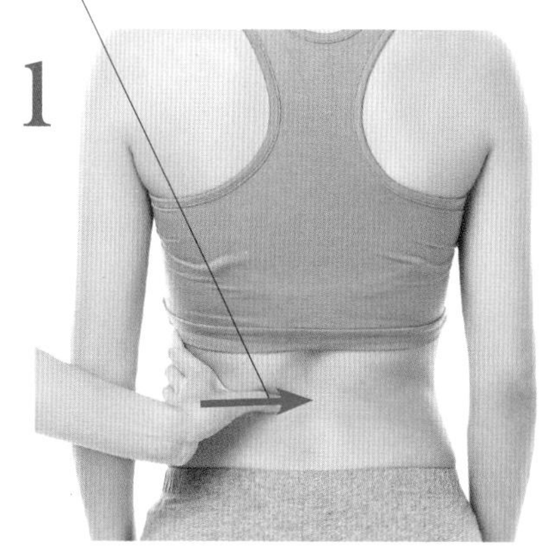

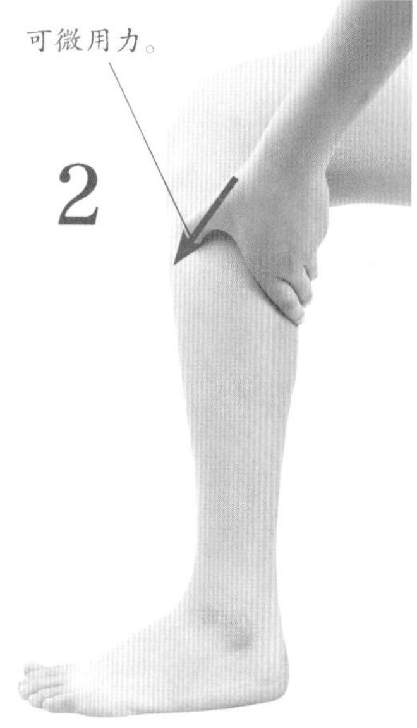

1 用拇指指腹按压肾俞穴 2~3 分钟。

2 用拇指指端掐按足三里穴 2~3 分钟。

脾肾阳虚型 | 面色晦暗、精神萎靡、畏寒肢冷。

材料

砂仁、大米。

做法

砂仁水煎取汁，砂仁汁与大米煮粥即可。

功效

补益脾肾。

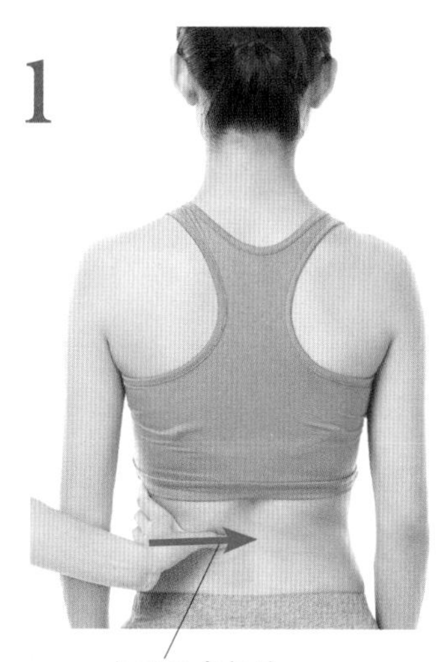

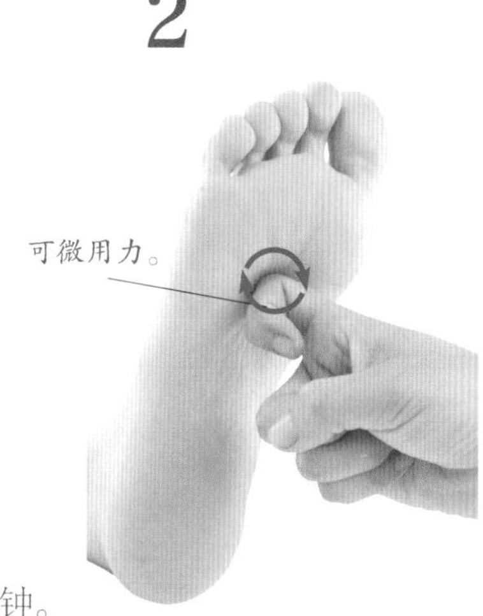

1 用拇指指端掐按肾俞穴 2~3 分钟。

2 用食指关节点揉涌泉穴 3 分钟，以脚心发热为佳。

前列腺炎

前列腺炎一般表现为尿频、尿急、尿痛、性欲减退、阳痿、早泄，还可伴有头晕、头痛、失眠、多梦、乏力等症状，是常见的男科疾病之一。中医认为，其发病跟下焦的湿、热、寒有密切的关系。此外，前列腺炎跟“瘀”也有关，久站久坐、抑郁、生气等都可能导致气血瘀滞，进而引发前列腺炎。

前列腺炎防治小课堂：

- 前列腺炎通用按摩方
- 寒凝肝脉型
- 湿热下注型
- 肝肾阴虚型
- 肾阳不足型

前列腺炎取穴图

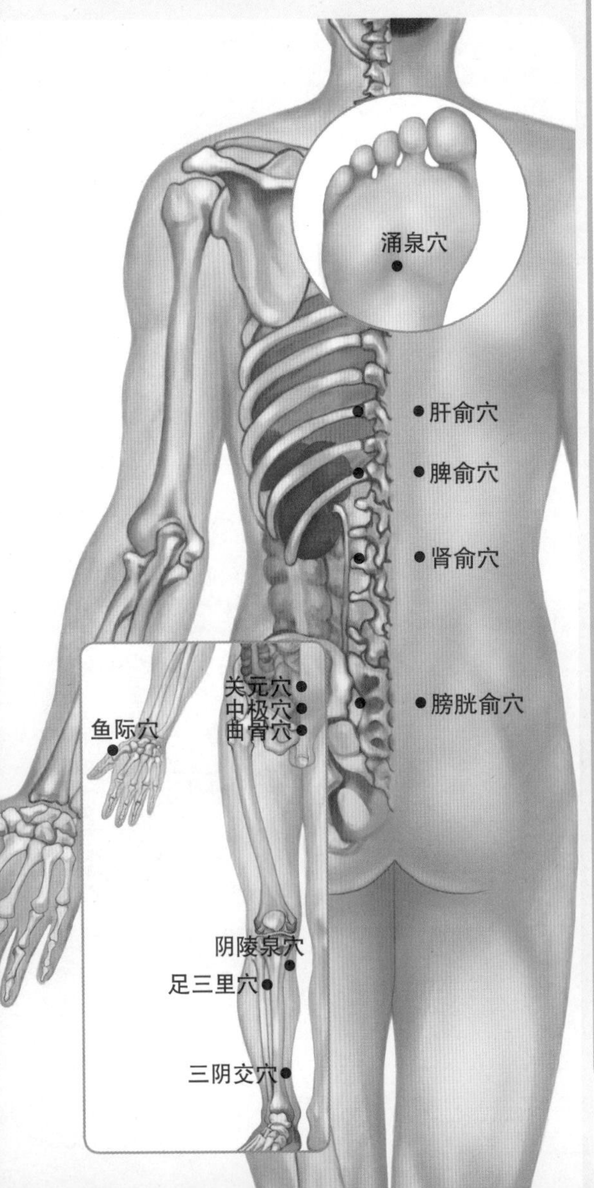

前列腺炎通用按摩方

脾俞穴可健脾祛湿、清利下焦。涌泉穴可益肾助阳、培补元气。关元穴可清热利湿、导赤通淋。足三里穴、膀胱俞穴、中极穴可扶正培元、益肾兴阳。

1 脾俞穴：用拇指指腹按揉脾俞穴 2~3 分钟，用力要轻柔。

也可用掌揉法。

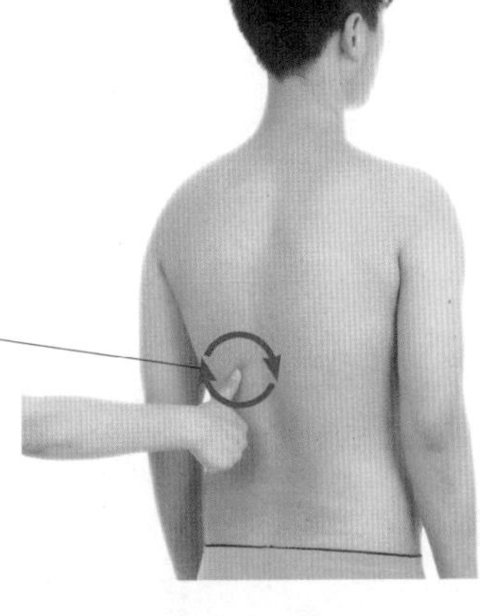

可双侧同时进行。

2 膀胱俞穴：用拇指指腹按揉膀胱俞穴 2~3 分钟。

前列腺炎防治小妙招

对于该病，必须正确认识到其需要配合药物治疗，不要因为感到尴尬就不及时就医。在药物治疗下，还需注意科学饮食，以提高疗效。

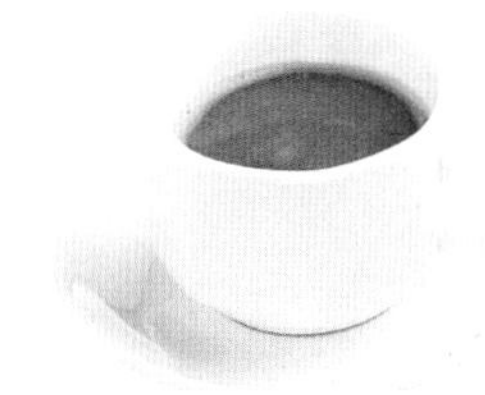

避免喝刺激性饮品

避免喝刺激性的饮品，如浓茶、咖啡等，防止湿热内生于生殖器官，加重前列腺炎。

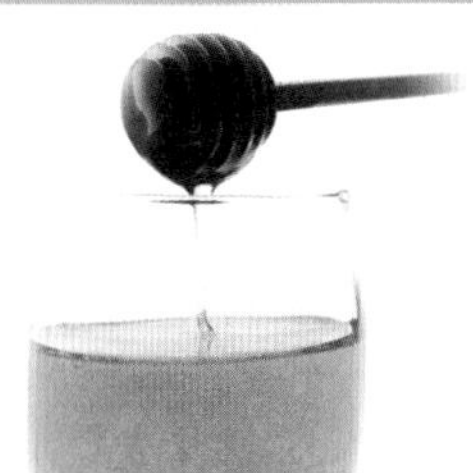

适量吃蜂蜜

蜂蜜中含有花粉的精华，适量食用蜂蜜有助于保护前列腺。但伴有血糖高者不宜食用。

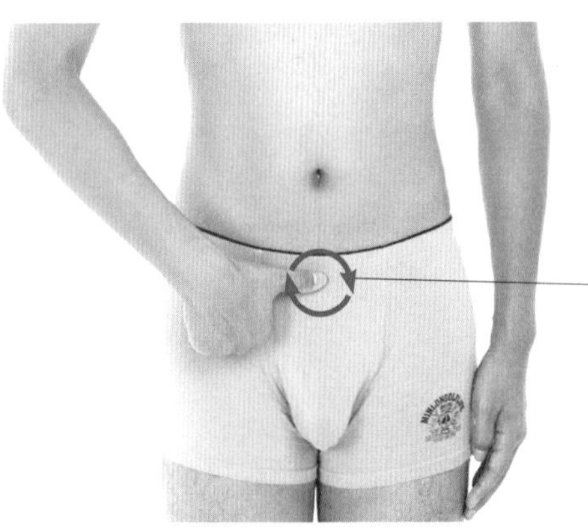

3 关元穴：用拇指指腹按揉关元穴 2~3 分钟。

4 中极穴：用手指指腹按揉中极穴 2~3 分钟。

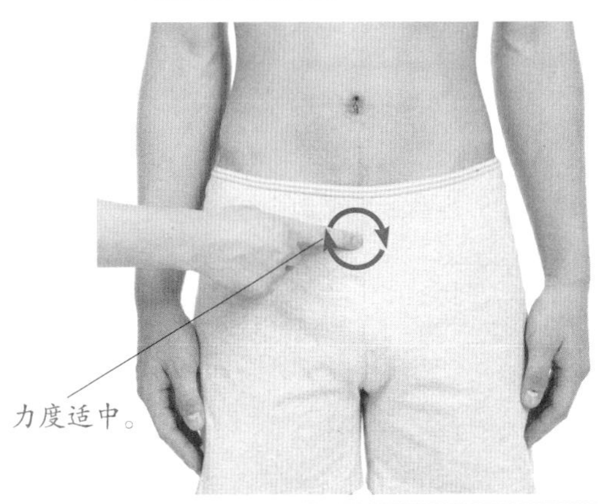

5 足三里穴：用拇指指腹按揉足三里穴 2~3 分钟。

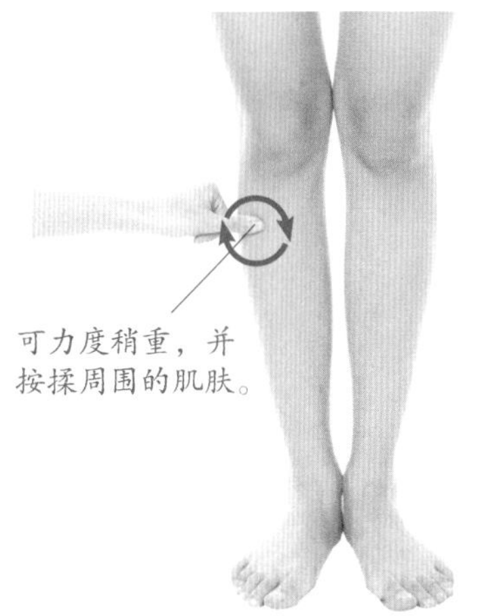

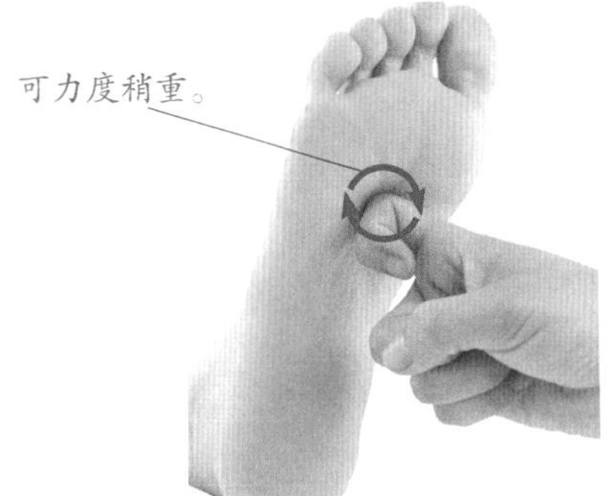

6 涌泉穴：用食指关节点揉涌泉穴 2~3 分钟。

寒凝肝脉型 | 小腹胀痛，阴囊坠胀、肿痛，阴囊收缩，遇寒则甚。

材料
苹果、栗子、大米。

做法
先将大米和栗子加水熬煮成粥，再放入苹果略煮即可。

功效
驱寒升阳。

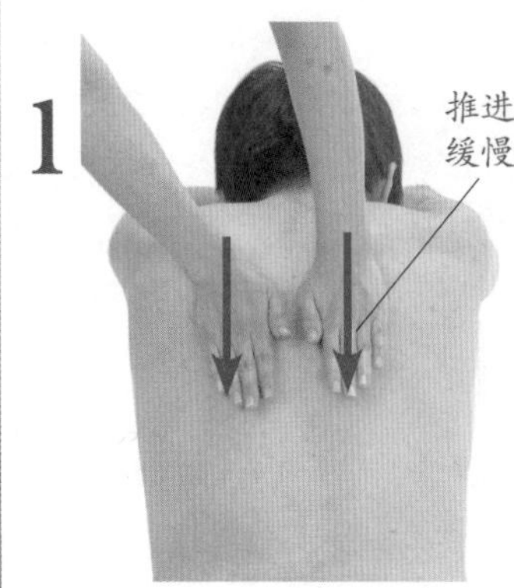

1 用推法施术于背部两侧膀胱经3~5分钟。

2 用拇指指腹按压肝俞穴2~3分钟。

湿热下注型 | 前列腺肿大、压痛明显，甚至有脓液。

材料
蒲公英、党参、苦杏仁。

做法
将所有茶材加水煎煮20分钟即可。

功效
除湿清热。

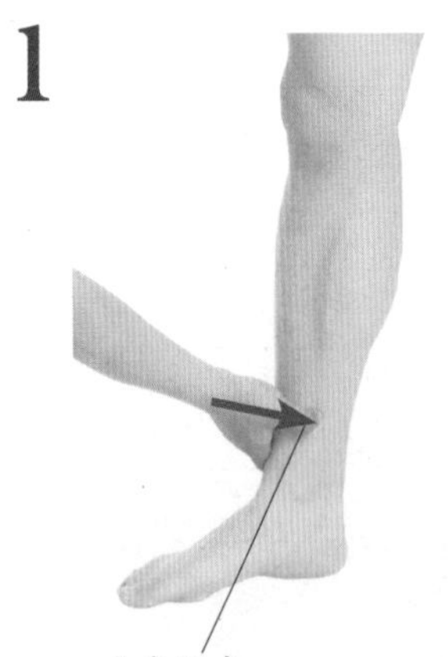

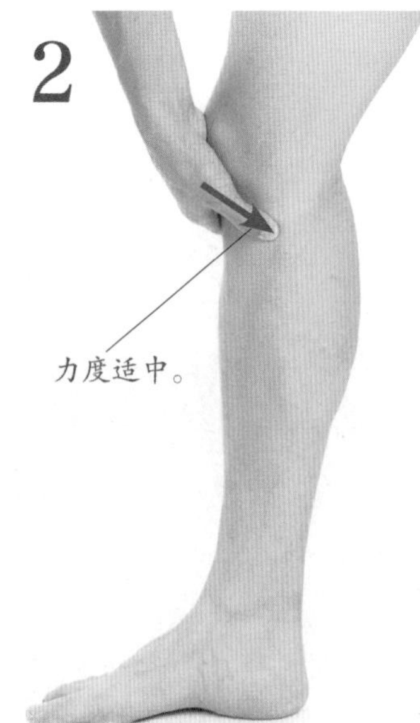

1 用拇指指端掐按三阴交穴2~3分钟。

2 用拇指指端掐按阴陵泉穴2~3分钟。

肝肾阴虚型 | 小便清长、无力，或时有小便失禁，腰膝酸软。

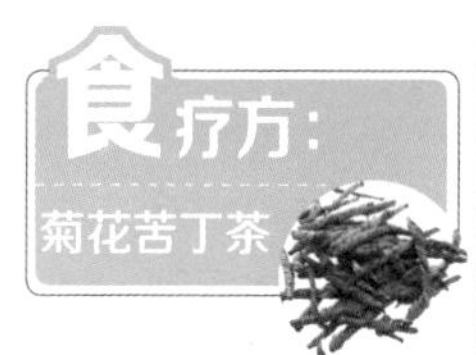

材料

干菊花、苦丁茶、莲心、枸杞子。

做法

将所有茶材一起放入杯中，冲入开水闷泡15分钟即可。

功效

滋补肝肾。

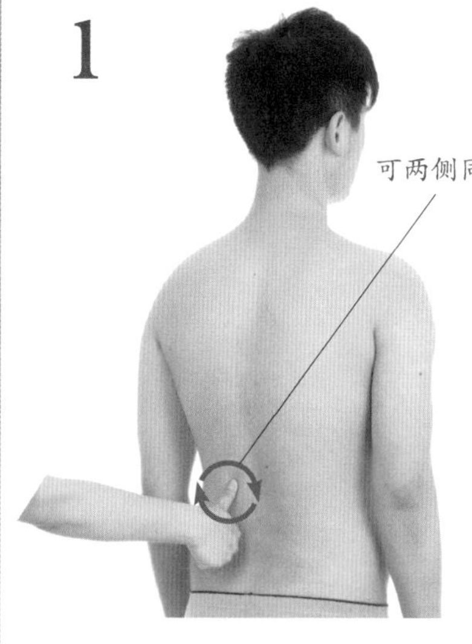

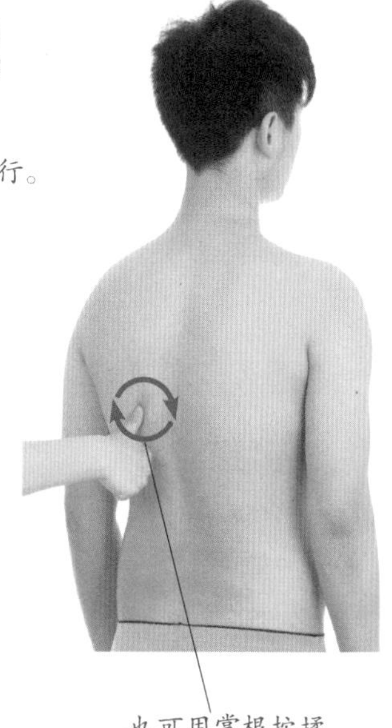

1 用拇指指腹按揉肾俞穴2~3分钟。

也可用掌根按揉。

2 用拇指指腹按揉肝俞穴2~3分钟。

肾阳不足型 | 怕冷、手脚凉、腰膝酸冷、精神不振。

食疗方：

附子粥

材料

附子、大米。

做法

附子水煎取汁，附子汁与大米煮粥即可。

功效

补火助阳。

1

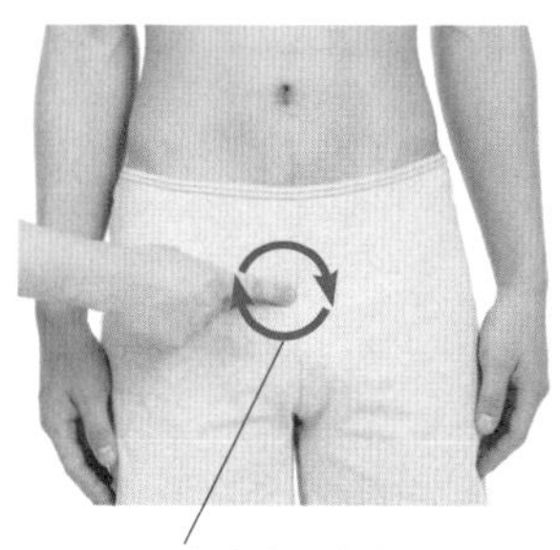

用力宜由轻到重。

2

可力度稍重，并按摩周围的肌肤。

1 用手指指腹按揉曲骨穴2~3分钟，再艾灸曲骨穴。

2 用拇指指腹按揉鱼际穴2~3分钟。

艾灸曲骨穴

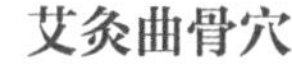

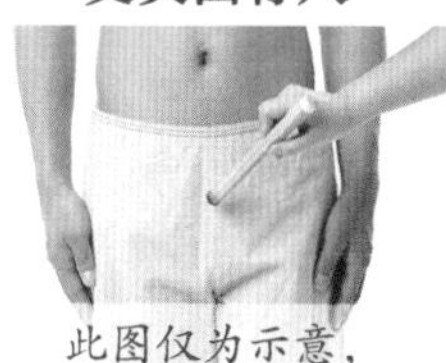

此图仅为示意，艾灸时不隔衣。

点燃艾条，距离皮肤5厘米，温和灸曲骨穴5~10分钟。

遗精

遗精是指男子不因性交而精液自行泄出的现象。频繁过多的遗精，会给身体带来一定的伤害，如引发头晕耳鸣、精神萎靡、失眠多梦等，严重的可能导致性功能障碍、不育。

遗精防治小课堂：

- 遗精通用按摩方
- 君相火旺型
- 湿热下注型
- 肾失封藏型
- 肝火偏盛型
- 劳伤心脾型

遗精取穴图

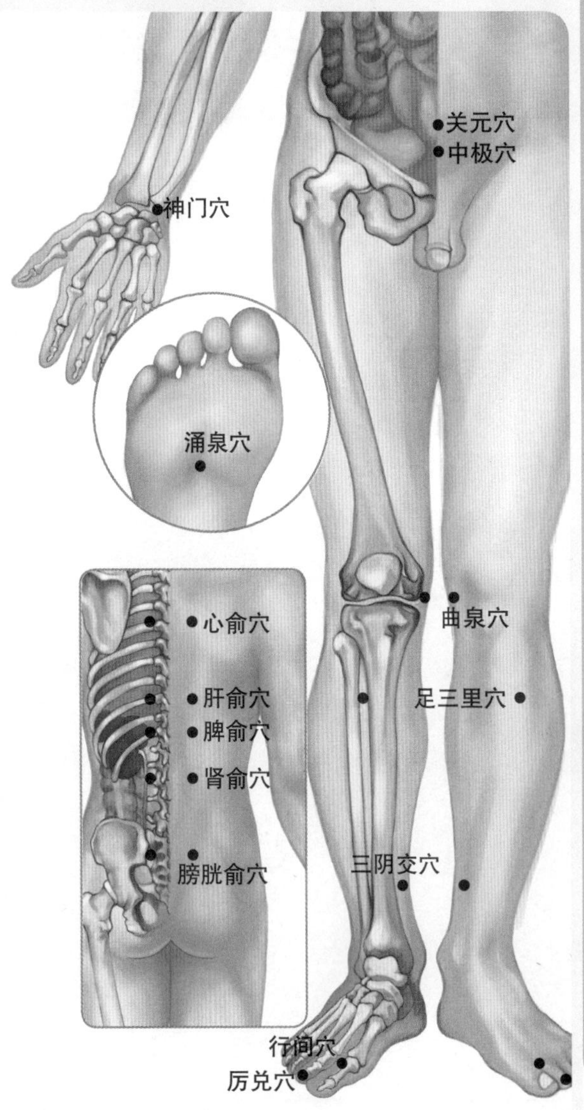

遗精通用按摩方

肾俞穴、涌泉穴可益肾助阳、培补元气。关元穴可清热利湿、导赤通淋。足三里穴、膀胱俞穴、中极穴可清热利湿、益肾兴阳。

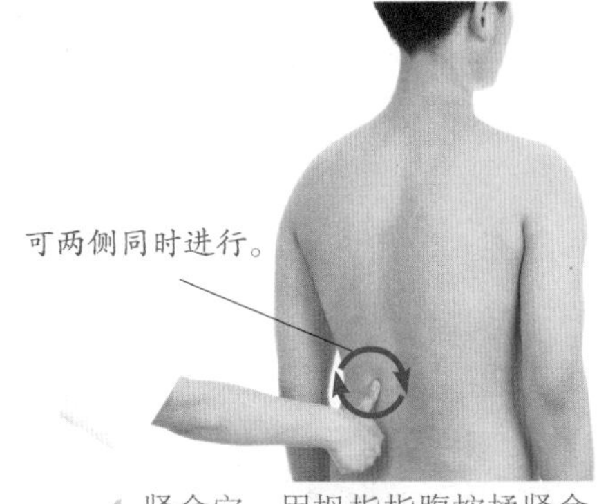

1 肾俞穴：用拇指指腹按揉肾俞穴 2~3 分钟。

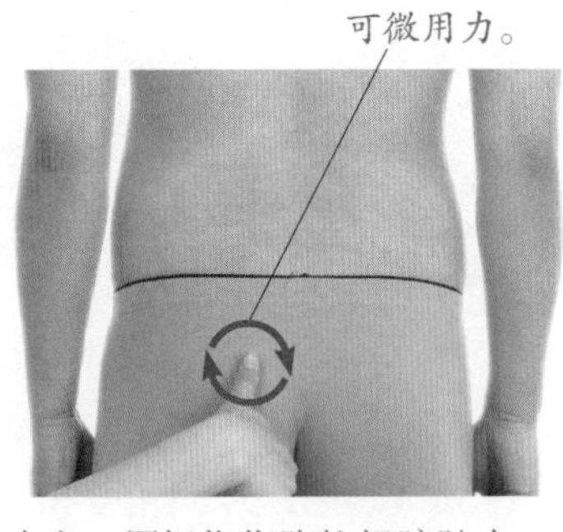

2 膀胱俞穴：用拇指指腹按揉膀胱俞穴 2~3 分钟，以患者耐受为度。

遗精防治小妙招

轻度遗精者，在思想上不要背包袱，平时多运动，坚持有规律的生活，很多人是可以自愈的。若病情严重，则应及时就医。

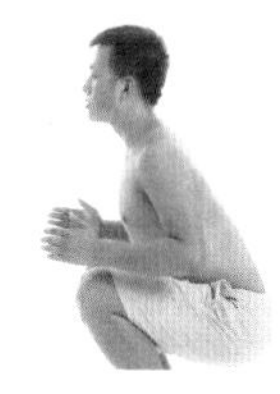

蹲起

两脚平放于地面，打开与肩同宽，然后下蹲，蹲到臀部低于膝盖，大腿约平行于地面，保持姿势15秒钟，站起时用脚跟发力。

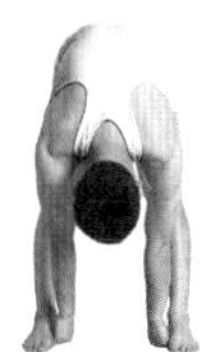

弯腰够脚尖

取站立位，弯腰，两臂向前向下伸，使手指尖伸向脚尖，弯腰时腿要伸直，保持姿势15秒钟。

3 关元穴：用手掌按揉关元穴2~3分钟。

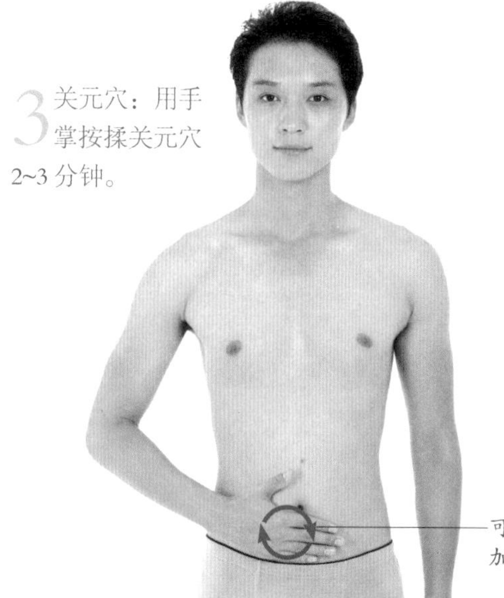

5 足三里穴：食指、中指、无名指、小指并拢，搓揉足三里穴2~3分钟。

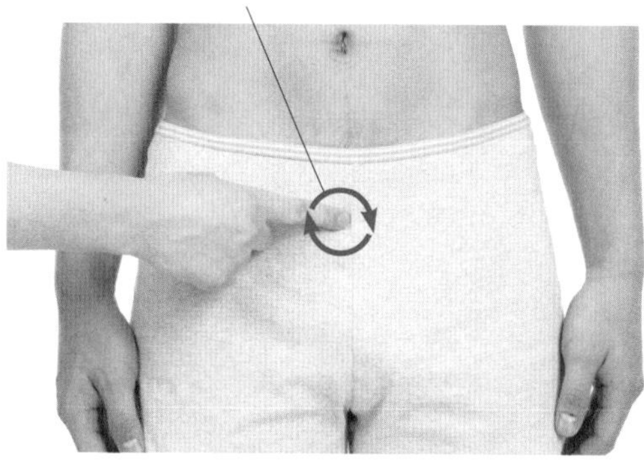

4 中极穴：用手指指腹按揉中极穴2~3分钟。

6 涌泉穴：用食指关节点揉涌泉穴2~3分钟。

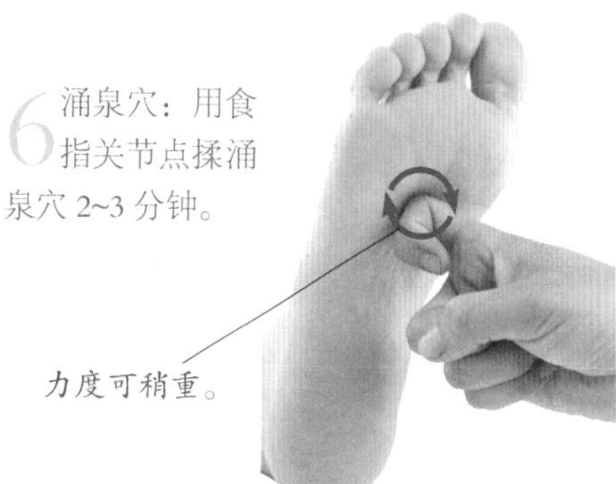

君相火旺型 | 神疲乏力、心悸易惊。

材料

藕节、莲须。

做法

藕节、莲须加水煎煮15分钟，取汁即可。

功效

清热泻火。

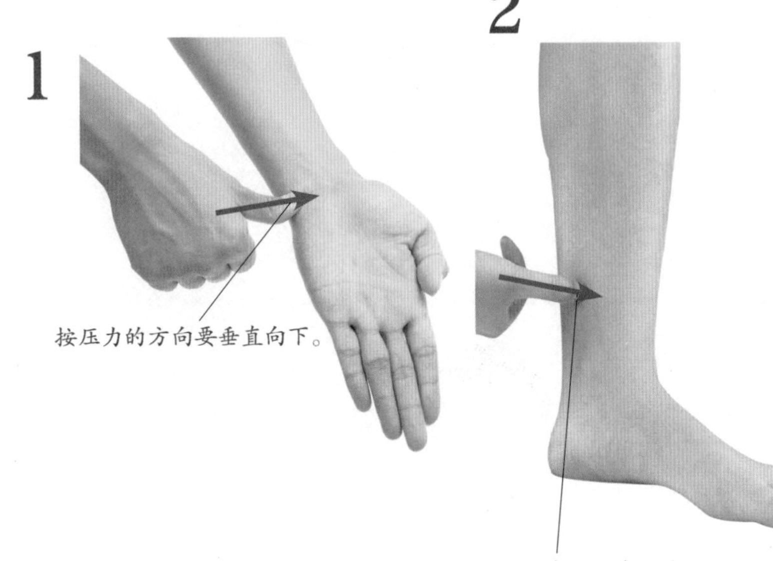

1 用拇指指腹按压神门穴2~3分钟。

2 用拇指指端掐按三阴交穴2~3分钟。

湿热下注型 | 尿色黄、口干苦、渴不多饮。

材料

马齿苋、大米。

做法

将马齿苋切成长段，与大米一起加水煮粥即可。

功效

清热利湿。

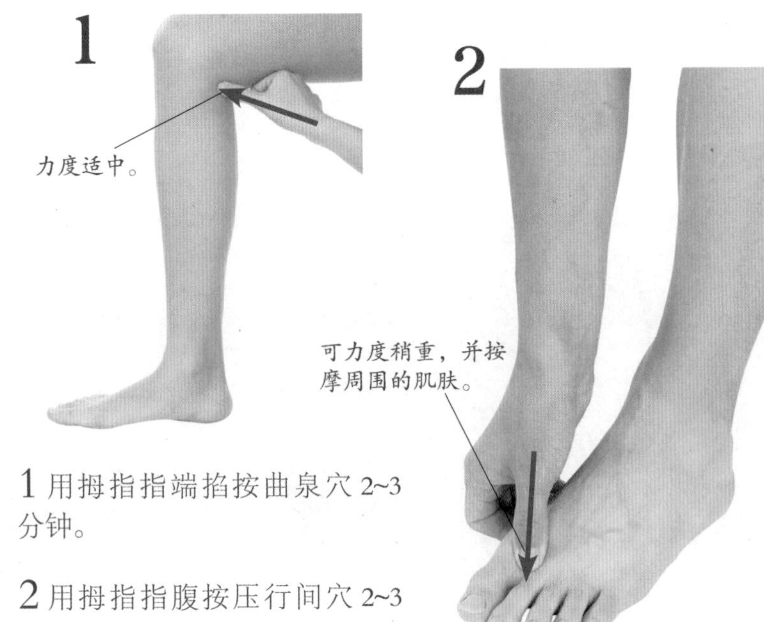

1 用拇指指端掐按曲泉穴2~3分钟。

2 用拇指指腹按压行间穴2~3分钟。

肾失封藏型 | 腰膝酸软、畏寒肢冷。

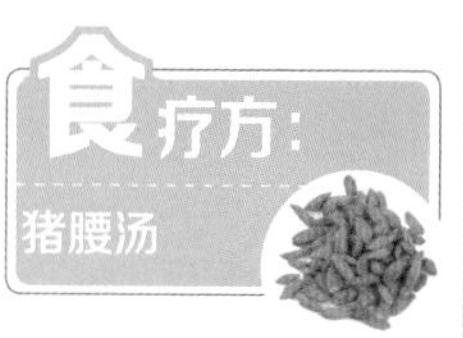

材料

猪腰、枸杞子。

做法

上述材料加水煮汤。

功效

补肾气。

1

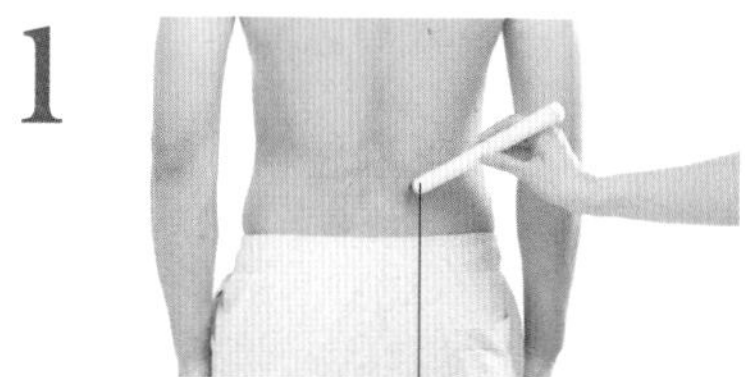

艾条距离皮肤5厘米。

2

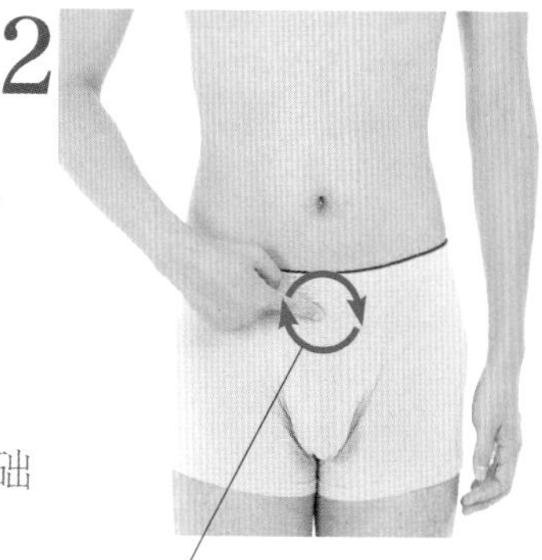

也可用掌揉法。

1 在通用疗法中按揉肾俞穴的基础上，再温和灸肾俞穴2~3分钟。

2 用手指指腹按揉中极穴2~3分钟。

肝火偏盛型 | 少寐多梦、梦则遗精、心烦口渴、神疲乏力。

材料

干菊花、银耳。

做法

上述材料加水煮汤。

功效

疏肝清热。

1

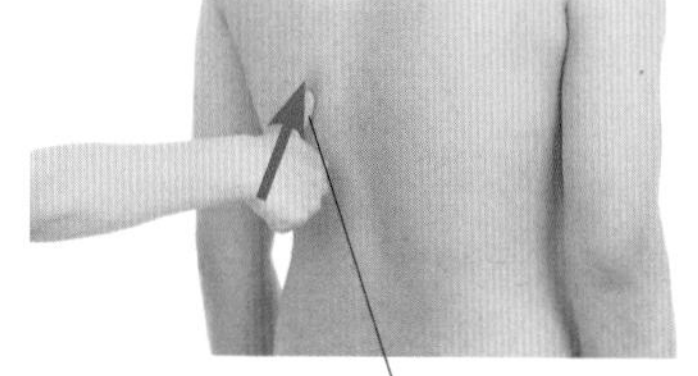

也可用按揉法。

2

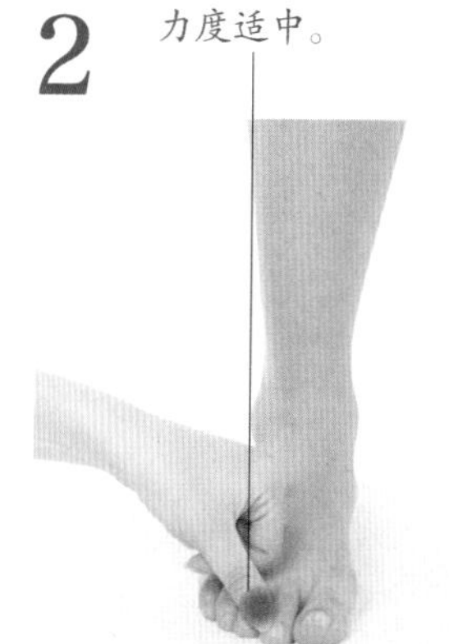

力度适中。

1 用拇指指腹按压肝俞穴2~3分钟，力度适中。

2 用拇指指端点按厉兑穴2~3分钟。

劳伤心脾型 | 心悸怔忡、失眠健忘、面色萎黄、四肢倦怠。

材料

薏米、山药。

做法

上述材料加水煮汤。

功效

养心健脾。

1

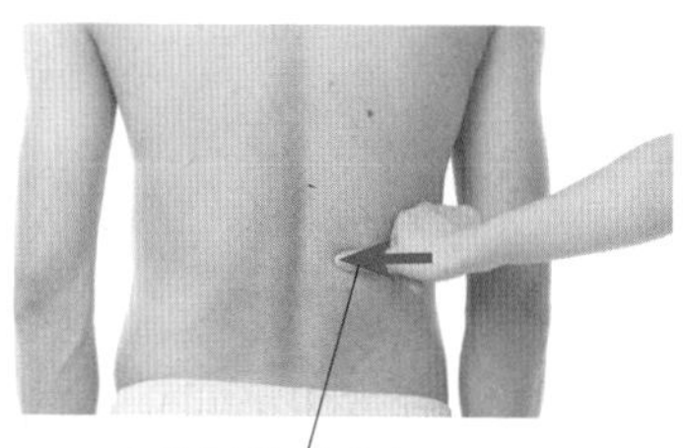

可两侧同时进行。

2

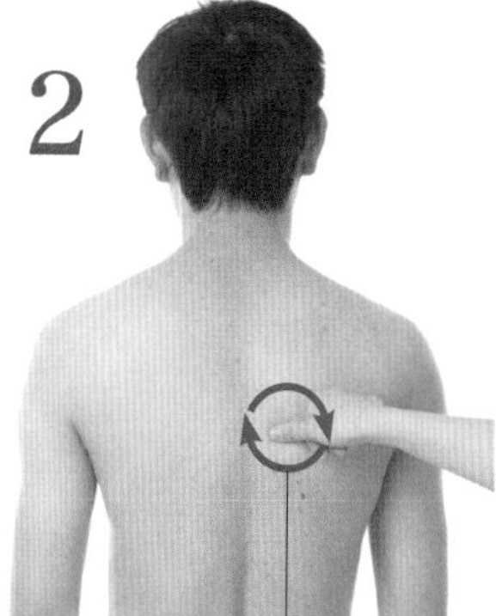

力度适中。

1 用拇指指腹按压脾俞穴2~3分钟，力度适中。

2 用拇指指腹按揉心俞穴2~3分钟。

阳痿

阳痿是指男性阴茎不能勃起进行性交，或阴茎虽能勃起，但不能维持足够的硬度完成性交，或性交过程中出现早射精的现象。

阳痿防治小课堂：

- 阳痿通用按摩方
- 肾阳虚衰型
- 心脾两虚型
- 阴虚火旺型
- 肝气郁结型
- 湿热下注型

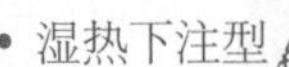

阳痿取穴图

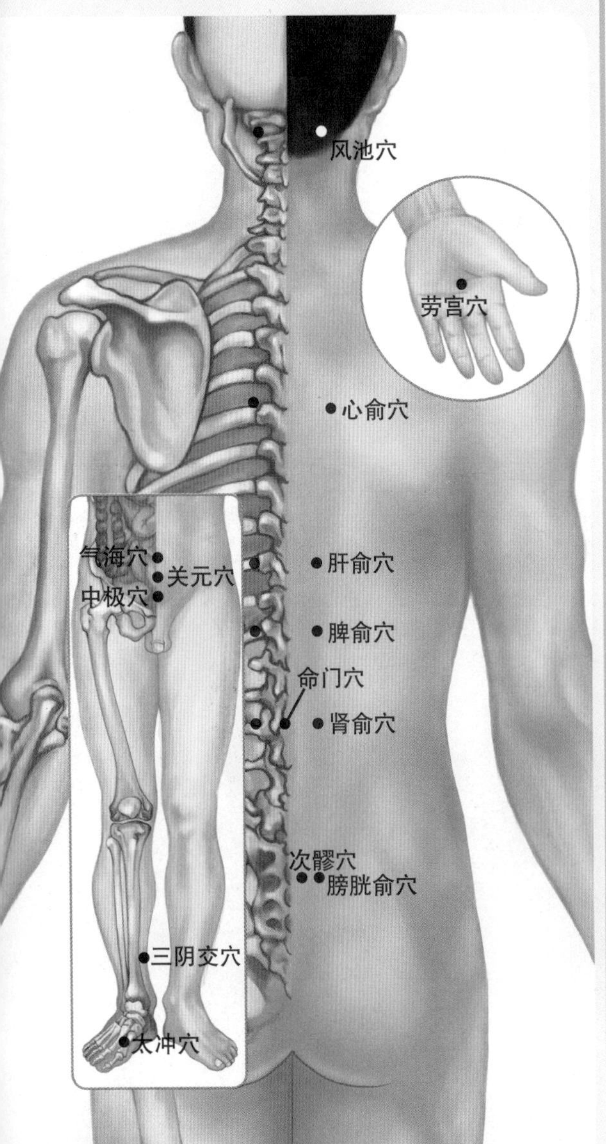

阳痿通用按摩方

命门穴可补益肾气、固涩精关。肾俞穴可益肾固精、清热利湿。关元穴可培补元气、导赤通淋。次髎穴、三阴交穴可补肾壮阳。

1 命门穴：用拇指指腹按压命门穴 1 分钟。

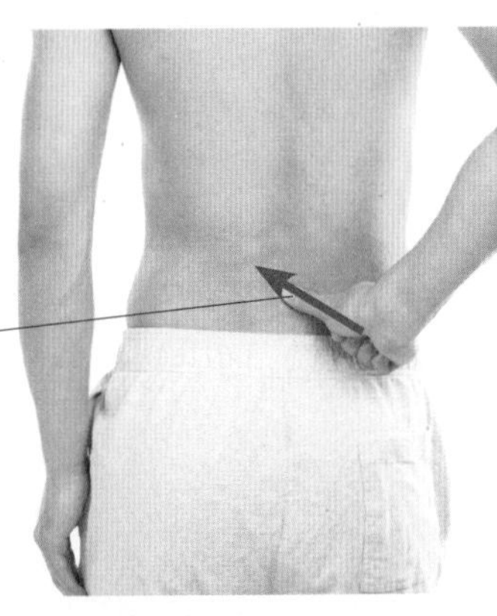

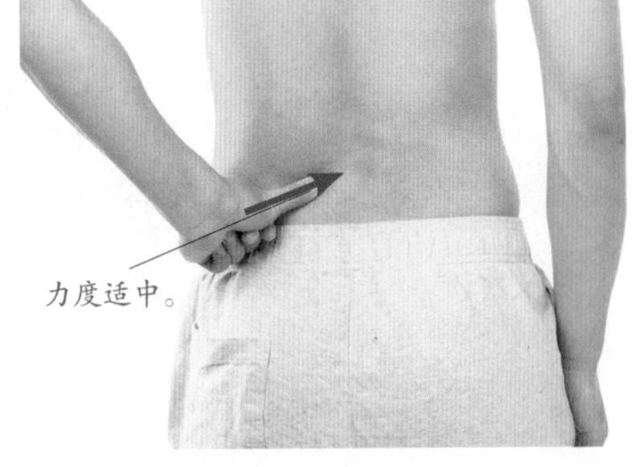

2 肾俞穴：用拇指指腹按压肾俞穴 2~3 分钟。

阳痿防治小妙招

大多数阳痿是由于精神和心理因素引起的，在日常生活中要多运动，放松身心。解除心理负担，有助改善阳痿症状。

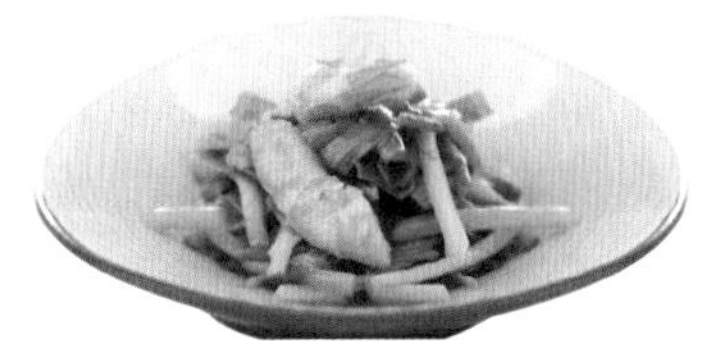

温肾固精

日常饮食需要均衡，可适量食用有助于温肾固精的食物，如韭菜、虾、菟丝子等。

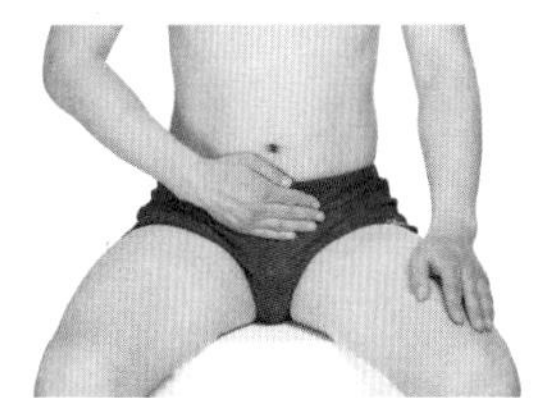

摩小腹

睡觉前可以搓热手掌摩揉小腹5分钟，长期坚持。

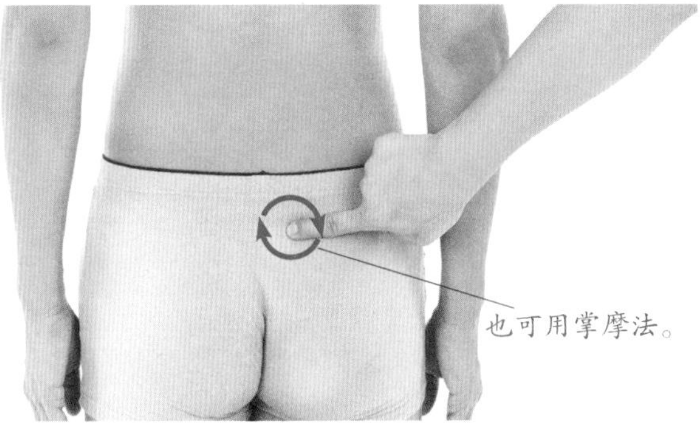

也可用掌摩法。

3 次髎穴：用手指指腹按揉次髎穴2~3分钟，可微用力，以患者舒适为度。

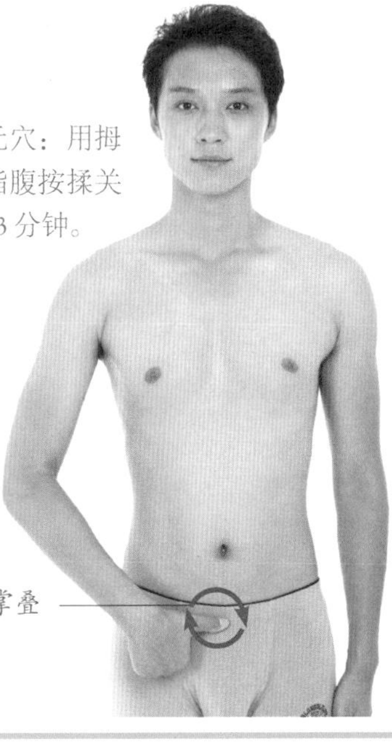

4 关元穴：用拇指指腹按揉关元穴2~3分钟。

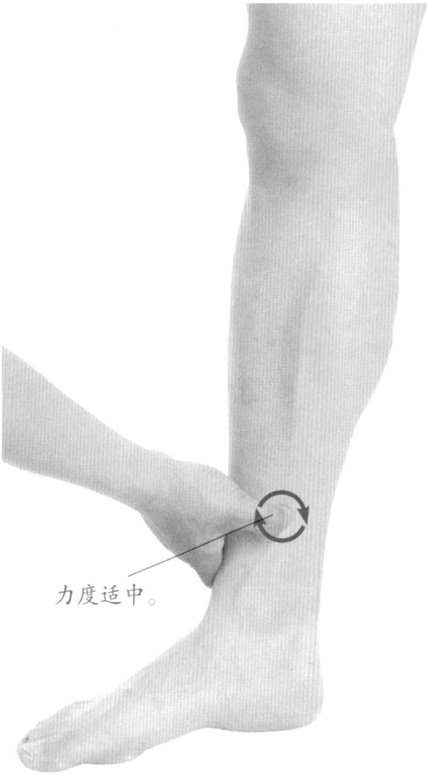

也可两掌叠加按揉。

力度适中。

5 三阴交穴：用拇指指腹按揉三阴交穴2~3分钟。

肾阳虚衰型 | 性欲减退、畏寒发冷。

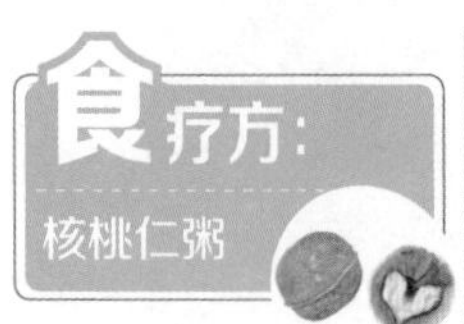

做法

核桃仁、大米。

吃法

先将大米加水煮成粥，再加入核桃仁略煮即可。

功效

补肾益精。

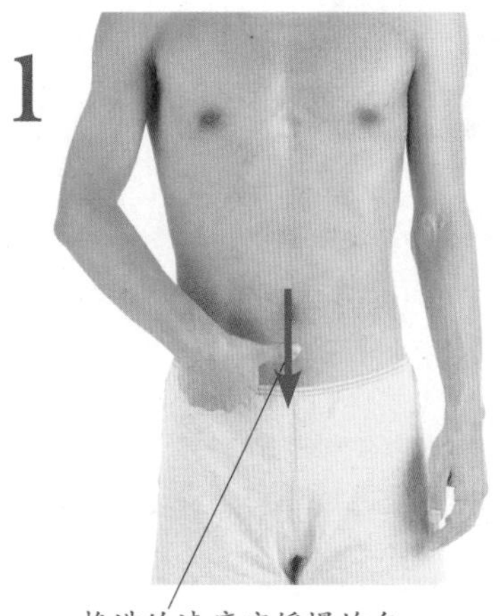

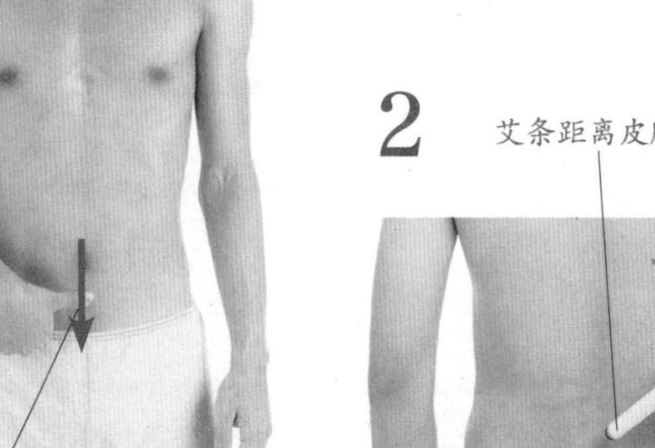

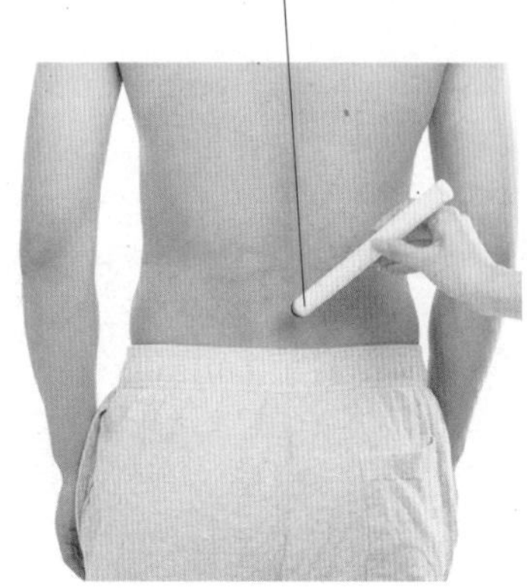

推进的速度宜缓慢均匀。

1 用拇指指腹推按气海穴 2~3 分钟。

2 在通用疗法中按压命门穴的基础上，再温和灸命门穴 5 分钟。

心脾两虚型 | 心悸、健忘、失眠多梦、食少倦怠、面色萎黄。

材料

桑葚、猕猴桃、牛奶。

用法

将桑葚和猕猴桃放入榨汁机，加入牛奶搅打即可。

功效

补益心脾。

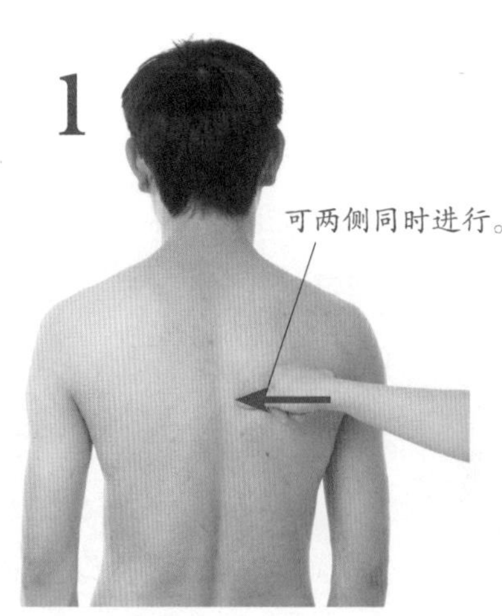

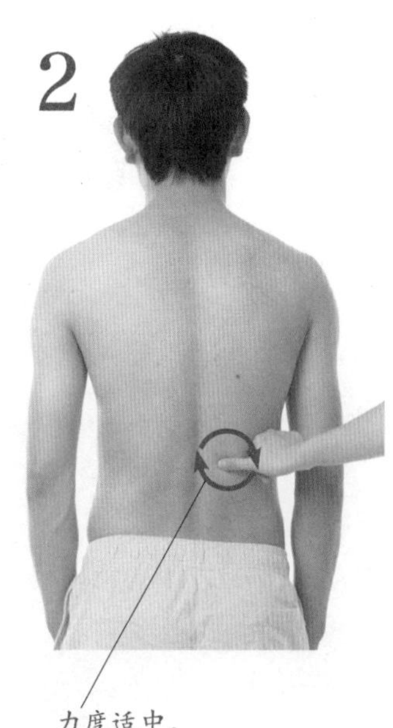

力度适中。

1 用拇指指腹按压心俞穴 2~3 分钟。

2 用拇指指腹按揉脾俞穴 2~3 分钟。

阴虚火旺型 | 心烦潮热、失眠盗汗、头晕健忘、腰膝酸软。

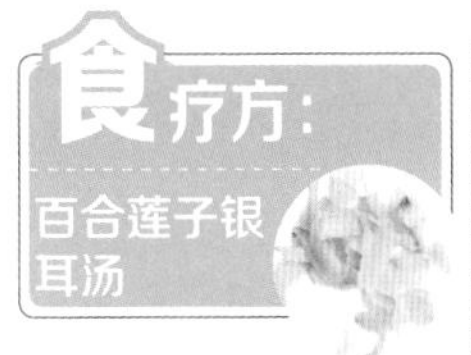

材料
百合、莲子、银耳。

做法
银耳泡发后与其余材料同煮汤即可。

功效
滋阴清热。

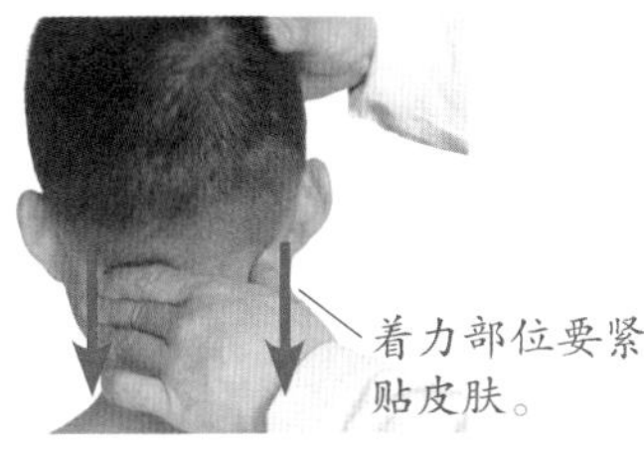

1 用拇指与食指指腹推擦双侧风池穴 2~3 分钟。

2 用拇指指端掐按劳宫穴 2~3 分钟。

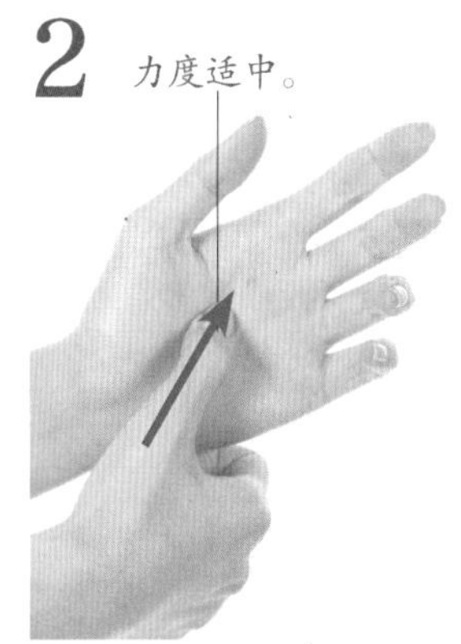

肝气郁结型 | 精神不舒，多疑善虑，胸闷多叹息，两胁胀痛。

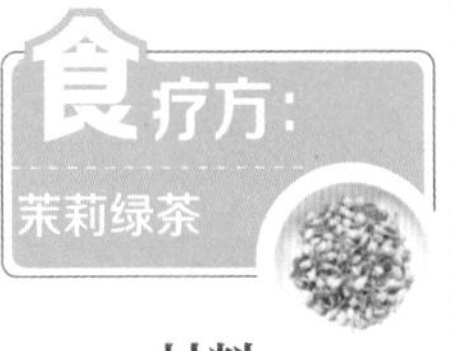

材料
茉莉花、绿茶。

做法
上述材料用开水冲泡即可。

功效
疏肝解郁。

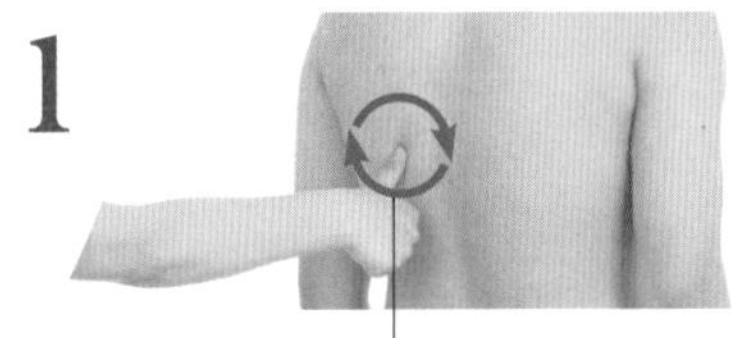

1 用拇指指腹按揉肝俞穴 2~3 分钟，以患者舒适为度。

2 用拇指指腹按压太冲穴 2~3 分钟。

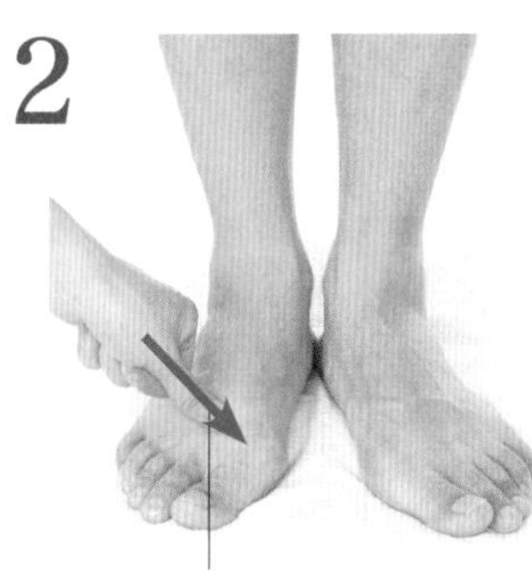

湿热下注型 | 阴囊湿润、臊臭，小便黄赤。

材料
茯苓、车前子、大米。

做法
上述材料煮粥即可。

功效
利水渗湿、清热。

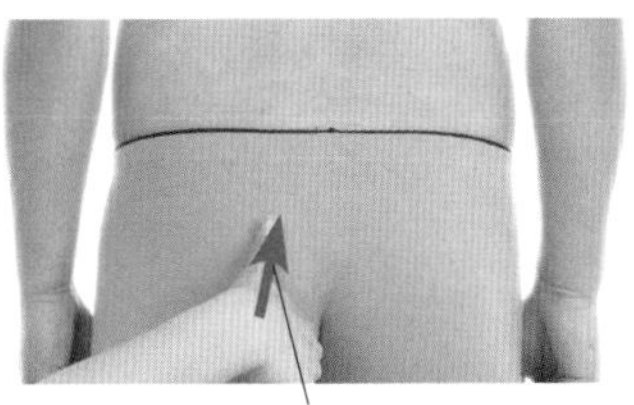

1 用拇指指腹按压膀胱俞穴 2~3 分钟，力量可稍重，以患者能耐受为度。

2 用手指指腹按揉中极穴 2~3 分钟。

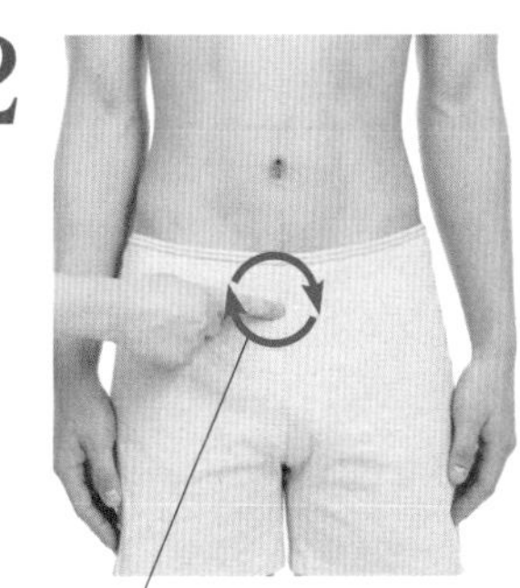

早泄

早泄是指男性行房事时过早射精而影响正常性生活的一种病症，是男子性功能障碍的常见病症，多与遗精、阳痿相伴出现。早泄多是由精神因素引起的，工作和生活压力过大、焦虑、失眠等，均可成为早泄的诱因。

早泄防治小课堂：

- 早泄通用按摩方
- 阴虚阳亢型
- 肾气不固型
- 瘀阻脉络型
- 肝经湿热型

早泄取穴图

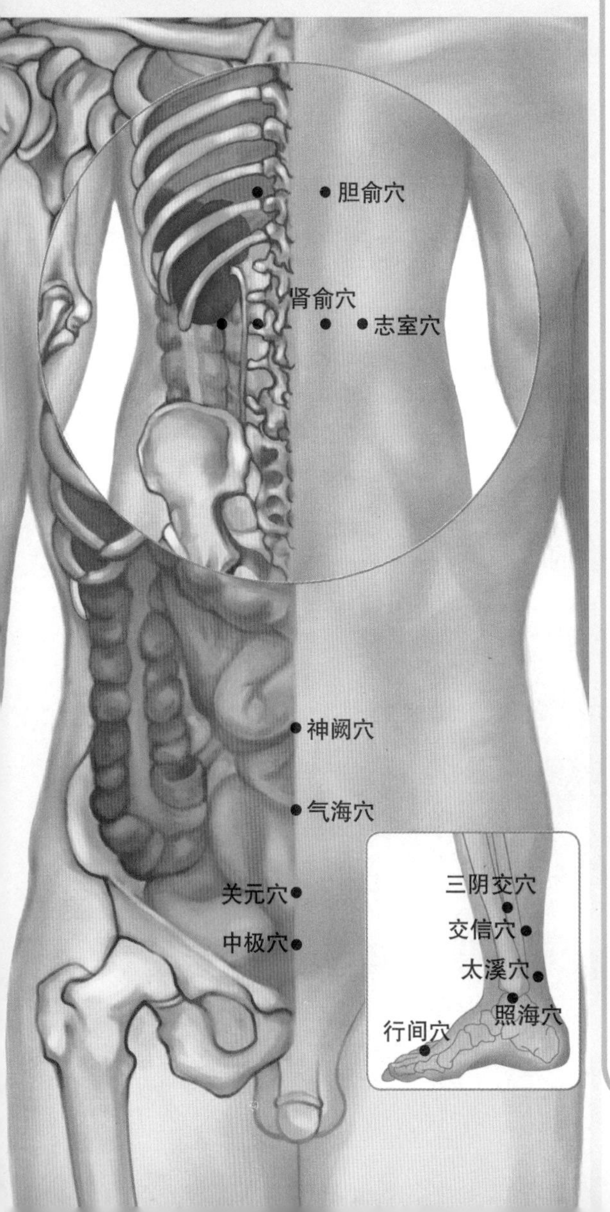

早泄通用按摩方

神阙穴、气海穴、中极穴、关元穴、志室穴都是防治早泄的要穴。神阙穴可以温阳补虚。气海穴、中极穴有温补肾阳的功效。志室穴、关元穴有滋补肾阴、平抑虚阳的作用。

1 神阙穴：用手掌按揉神阙穴 2~3 分钟，以脐下有温热感为度。

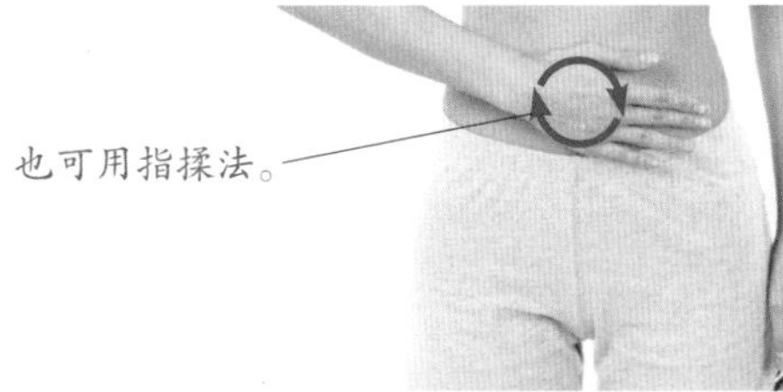

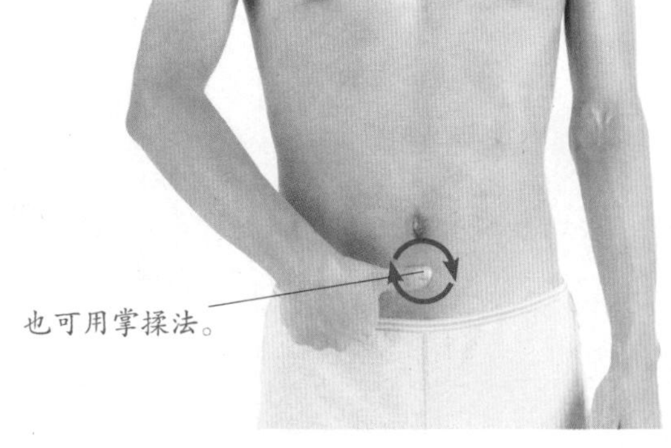

2 气海穴：用拇指指腹按揉气海穴 2~3 分钟。

早泄防治小妙招

早泄的病因不只是心理性和阴茎局部性因素，还应考虑泌尿系统、内分泌系统及神经系统等疾病因素。患者除了要积极治疗外，还需有规律地生活。

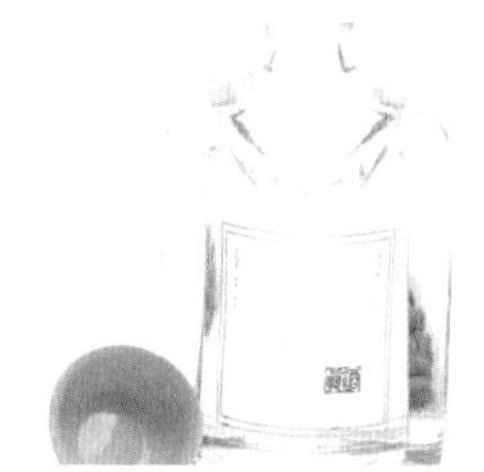

戒烟酒

抽烟、喝酒易加剧早泄症状，抽烟、喝酒者宜尽量戒烟酒。

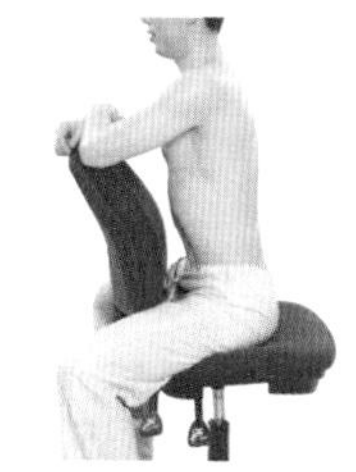

不要久坐

长期久坐的男性早泄发病率高，最好劳逸结合，坐一会儿起来活动一下。

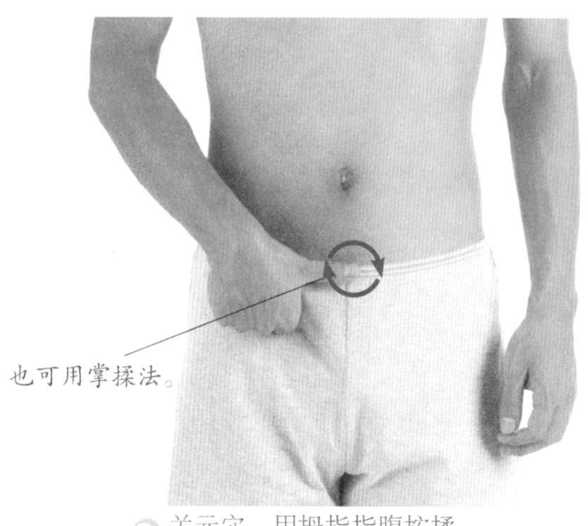

3 关元穴：用拇指指腹按揉关元穴 3~5 分钟。

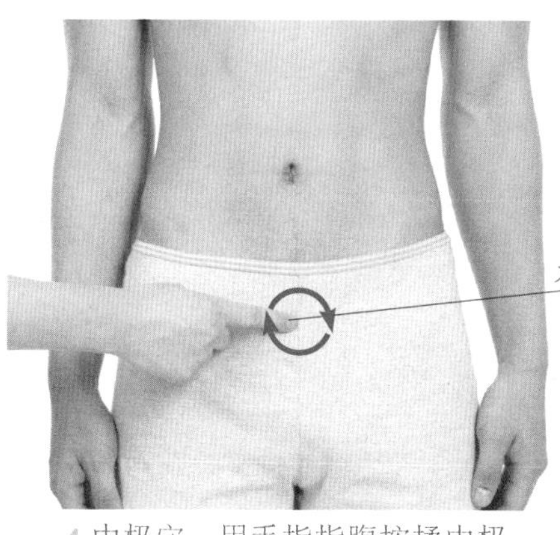

4 中极穴：用手指指腹按揉中极穴 2~3 分钟。

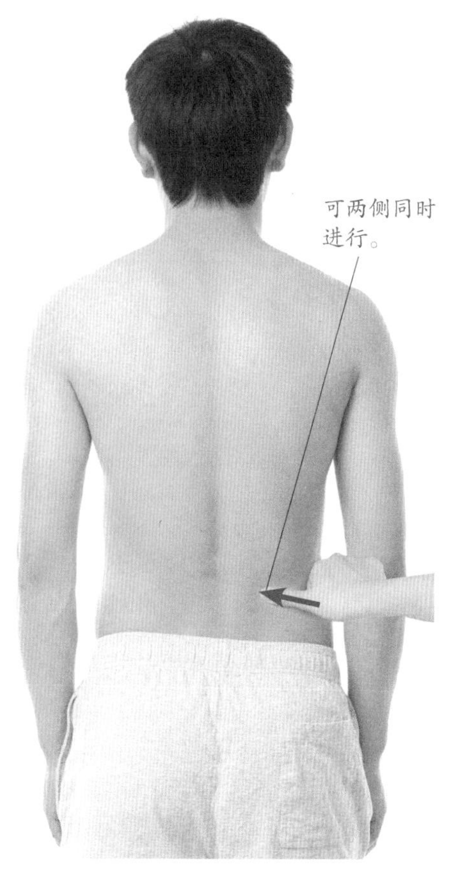

5 志室穴：用拇指指腹按压志室穴 2~3 分钟。

阴虚阳亢型｜虚烦不眠。

材料

芹菜、葡萄。

做法

将上述材料处理好后榨汁即可。

功效

滋阴养阳、清热平肝。

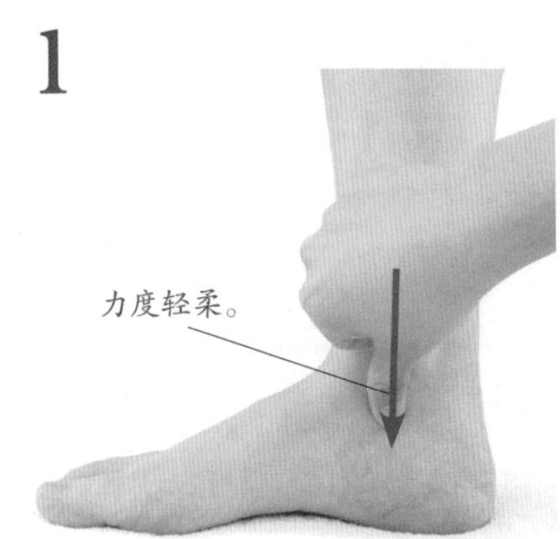

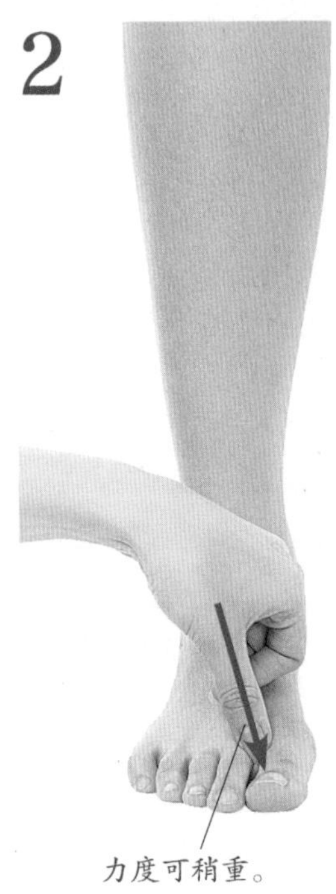

1 用拇指指腹按压照海穴2~3分钟。

2 用拇指指腹按压行间穴2~3分钟，可微用力。

肾气不固型｜性欲减退、早泄滑精。

材料

泡发海参、大米。

做法

先将大米加水煮粥，七成熟时放入海参煮至熟烂即可。

功效

补肾益精。

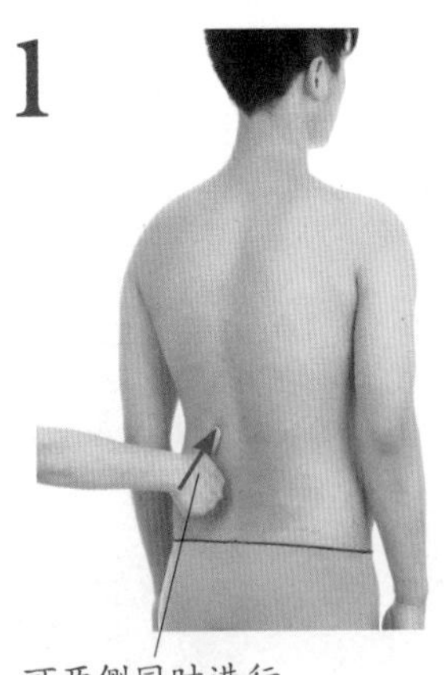

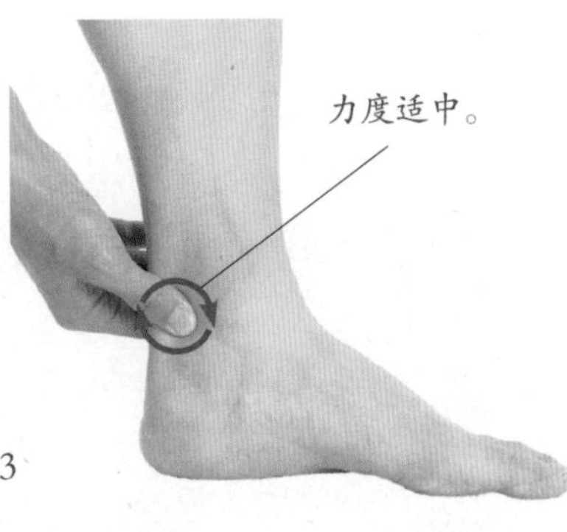

1 用拇指指腹按压肾俞穴2~3分钟。

2 用拇指指腹按揉太溪穴2~3分钟。

瘀阻脉络型 | 阳举微弱或无勃起,阳痿日久。

材料

大枣、生姜、枸杞子、红糖。

做法

除红糖外,所有原料加水煮,煮沸后加红糖搅匀即可。

功效

活血化瘀。

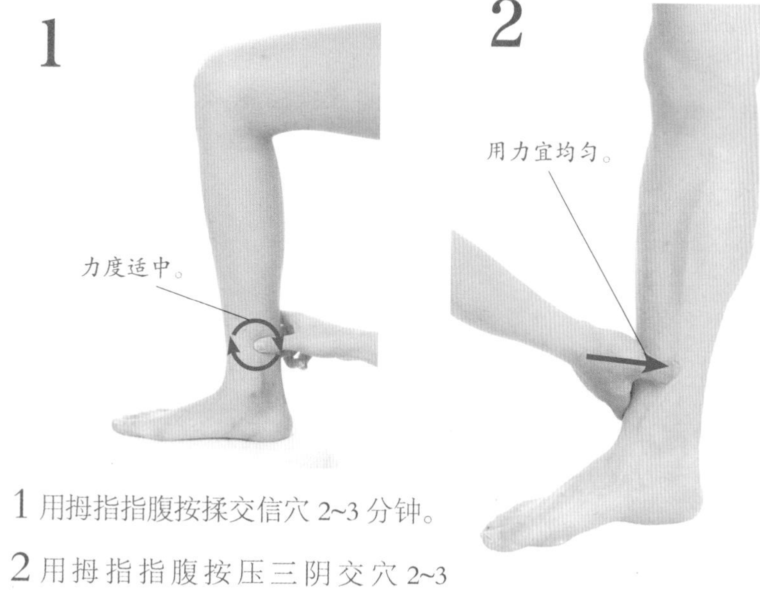

1 用拇指指腹按揉交信穴 2~3 分钟。

2 用拇指指腹按压三阴交穴 2~3 分钟。

肝经湿热型 | 阳痿不举或举而不坚,性欲淡漠。

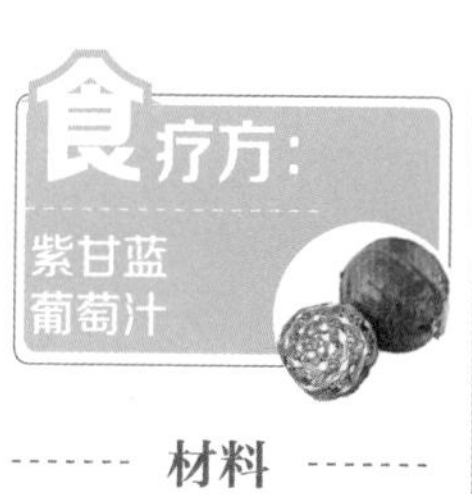

材料

紫甘蓝、葡萄。

做法

将处理好的紫甘蓝、葡萄加少量凉开水榨汁即可。

功效

清热疏肝。

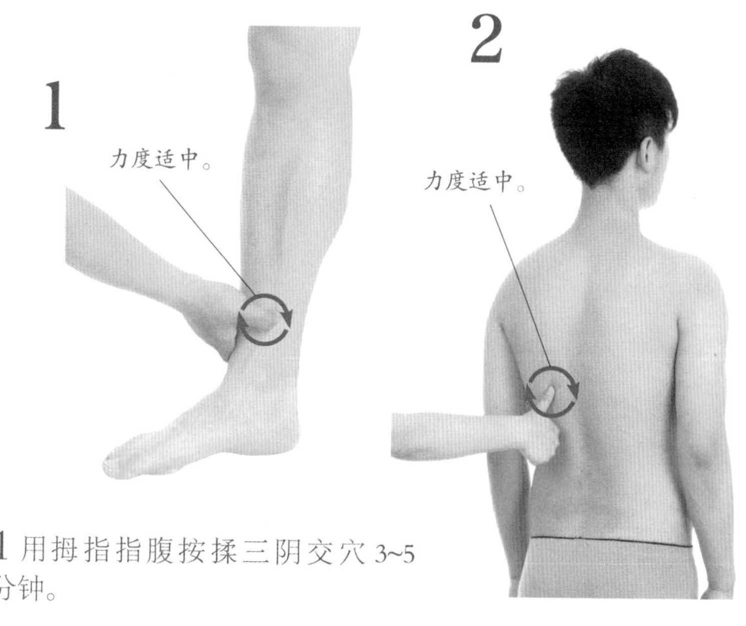

1 用拇指指腹按揉三阴交穴 3~5 分钟。

2 用拇指指腹按揉胆俞穴 2~3 分钟。

图书在版编目（CIP）数据

穴位保健＋对症按摩全书／任蒙强主编．-- 南京：江苏凤凰科学技术出版社，2020.11
（汉竹·健康爱家系列）
ISBN 978-7-5713-1250-3

Ⅰ．①穴… Ⅱ．①任… Ⅲ．①穴位按压疗法 Ⅳ．① R245.9

中国版本图书馆 CIP 数据核字 (2020) 第 131259 号

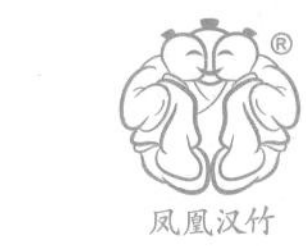

中国健康生活图书实力品牌

穴位保健＋对症按摩全书

主　　编	任蒙强
编　　著	汉　竹
责任编辑	刘玉锋　黄翠香
特邀编辑	张　瑜　仇　双　薛莎莎
责任校对	杜秋宁
责任监制	刘文洋
出版发行	江苏凤凰科学技术出版社
出版社地址	南京市湖南路1号A楼，邮编：210009
出版社网址	http://www.pspress.cn
印　　刷	合肥精艺印刷有限公司
开　　本	720 mm × 1 000 mm　1/16
印　　张	15
字　　数	300 000
版　　次	2020年11月第1版
印　　次	2020年11月第1次印刷
标准书号	ISBN 978-7-5713-1250-3
定　　价	42.00元（附赠：《小儿推拿》口袋书）

图书如有印装质量问题，可向我社出版科调换。

目录

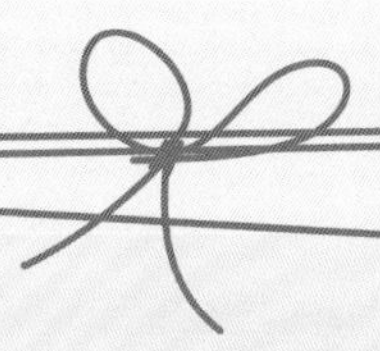

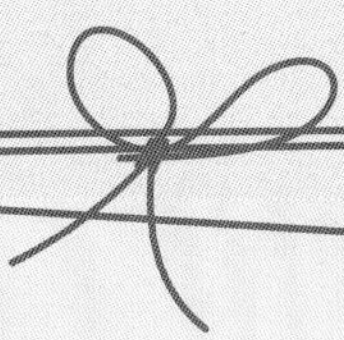

小儿推拿——呵护宝宝健康成长

小儿推拿又称小儿按摩，是指运用特定手法作用于小儿特定部位，以调整小儿脏腑、气血、经络功能，从而达到防病治病目的的一种中医外治法。小儿推拿是一种安全、疗效显著的治疗方法，既适用于儿童预防保健，也适用于辅助治疗儿童常见小病小痛，帮助宝宝更好地发育、成长。

帮小儿取穴的基本技巧

小儿推拿穴位的取穴方法与成人推拿中的取穴方法类似，分为体表标志法、骨度分寸法、指量法三种。在这些取穴方法中，尤以体表标志法最常用、简便。

体表标志法

利用五官、毛发、乳头、肚脐眼、骨节或肌肉的凹陷或凸起等作为取穴标志。例如两乳中间取膻中穴、脐下取关元穴、两眉中间取印堂穴等。

骨度分寸法

骨度分寸法是将人体不同的部位规定成一定的长度，折成若干等份，称为 1 寸。例如，不管大人还是小儿，手腕横纹到手肘横纹这段距离都规定为 12 寸，把这段距离划分成 12 等份，每份就是取穴中的 1 寸。这种方法用来对照穴位图时精确而方便。

指量法

这里的指量法是指用小儿之指，而非成人之指。

拇指同身寸：取拇指指关节横量作为 1 寸。

中指同身寸：以中指中节内侧两端横纹间作为 1 寸。

此外，取穴有一个重要原则为“穴者，陷也”。意思是大多数穴位不是鼓起来的，而是凹陷下去的，这是取穴的关键所在。

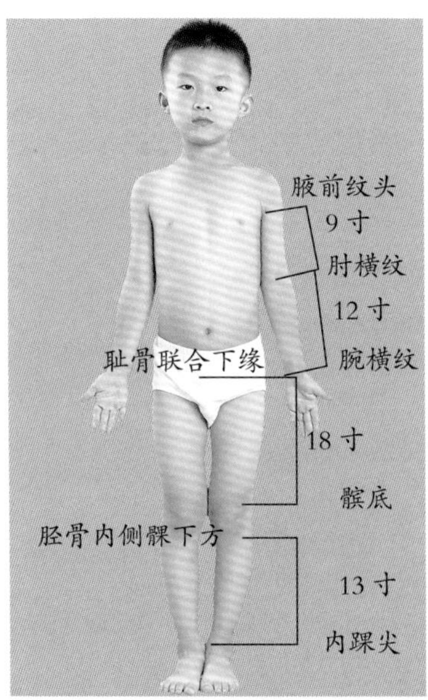
腋前纹头
9 寸
肘横纹
12 寸
耻骨联合下缘
腕横纹
18 寸
髌底
胫骨内侧髁下方
13 寸
内踝尖

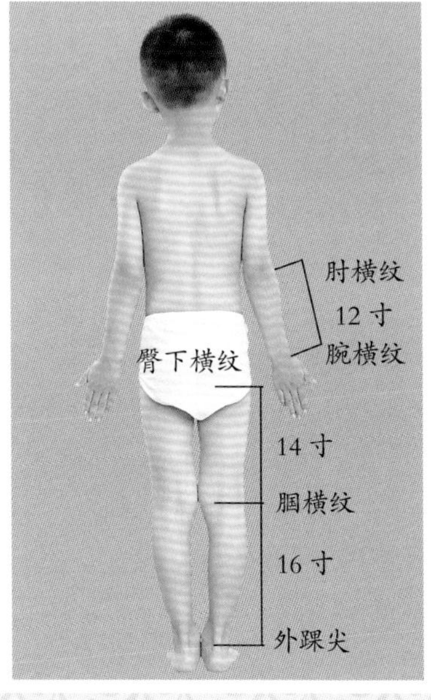
肘横纹
12 寸
腕横纹
臀下横纹
14 寸
腘横纹
16 寸
外踝尖

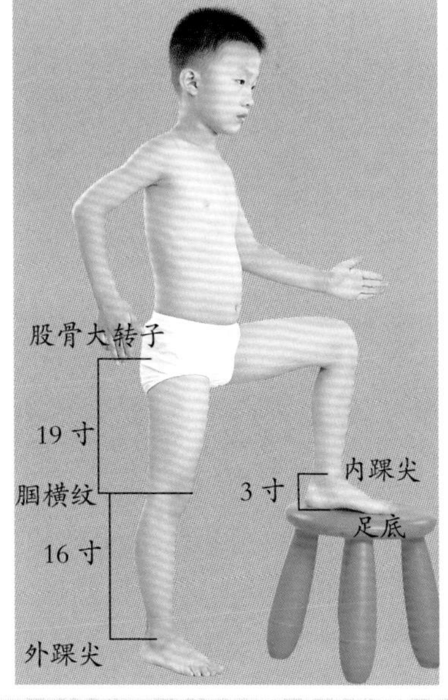
股骨大转子
19 寸
内踝尖
3 寸
腘横纹
足底
16 寸
外踝尖

小儿推拿前的准备事项

给小儿推拿前，需要提前做一些准备工作，使得小儿能够配合，不哭闹，以保证推拿的顺利进行。

室温要恰当

室温宜在 25~28° C 之间，室温过高，小儿的治疗部位和大人的手部容易出汗，会影响操作；室温过低，则易使小儿受到寒凉的刺激，还会引起小儿紧张。

推拿高度要适中

可以在较硬的床上推拿，注意床的高度要适中，以免父母推拿完了小儿，自已却落下腰痛的毛病。

铺毛巾

给小儿推拿前，先在床上铺上柔软的毛巾，再让小儿躺着推拿。特别提醒 2 岁以下小儿的父母，要在毛巾下再铺一层防水垫，以免推拿途中小儿突然排尿或排便。

挑选最佳推拿时间

父母在推拿前一定要注意观察小儿的表情和情绪，如果小儿眼睛看起来又亮又有神，一逗就笑，一般就是推拿的好时机。父母可以边推拿边和小儿玩，也可以放些轻柔的音乐稳定小儿的情绪。

光线不要直射

推拿时的光线不要太亮，不要直射小儿眼部，这样会让小儿有安全感，推拿时舒服又开心。

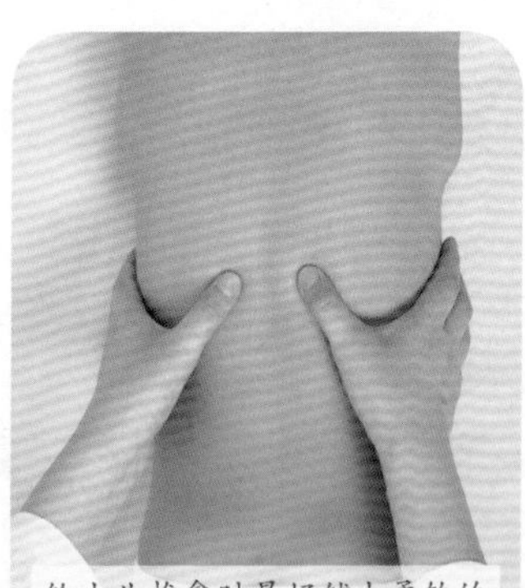

给小儿推拿时最好铺上柔软的毛巾。

小儿推拿的注意事项

正确给小儿推拿，能起到提高免疫力的作用；推拿不当不仅起不到任何作用，甚至会伤害到小儿。因此，家长在推拿时要了解一些注意事项，以帮助小儿恢复得更快更好。

适用人群

传统小儿推拿主要适用于学龄前儿童，即0~6岁。6岁以上孩子运用小儿推拿时，应适当减少手部穴位，增加时间和力度，并配合成人推拿手法。

推拿手温

天气寒冷时，一定要保持双手温暖，可搓热后再为小儿推拿，以免双手冰凉刺激小儿，使其产生恐惧，影响治疗。此外，还要修剪好指甲，避免戳破小儿的皮肤。

推拿介质

保护皮肤多用油脂类介质，如凡士林；也可用粉末类，如爽身粉、痱子粉；增强疗效多用汁类，如姜汁。

推拿顺序

一般遵循“先头面，次上肢，再胸腹腰背，后下肢”的操作顺序。也有从上肢开始，或根据具体病情先做重点部位。

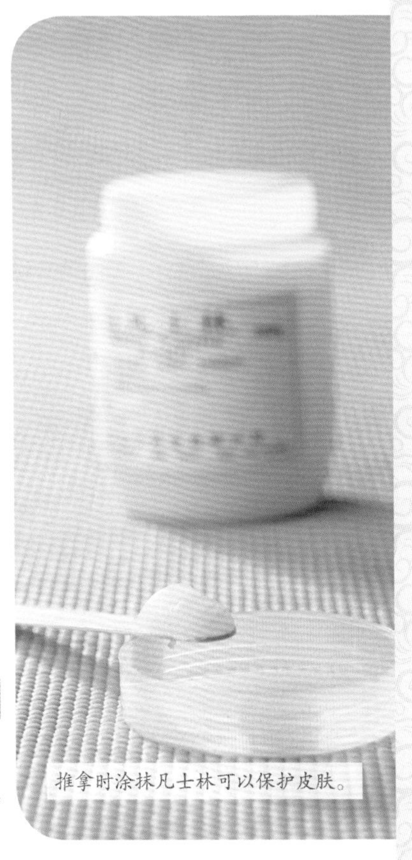

推拿时涂抹凡士林可以保护皮肤。

推拿次数

急性病每天可操作 1~2 次，6 天为一疗程；慢性病每天操作 1 次或每周 2~3 次，以每周或每月为一疗程，具体根据病情而定。

推拿适宜

小儿在睡着时安安静静，能更好地配合成人的操作。在穴位定位准确的同时，仍需要注意以下三点：①应在小儿饭后或哺乳后 30 分钟再推拿。②推拿完 30 分钟内不宜哺乳，以防小儿溢奶。③小儿睡着后推拿手法要轻柔，以不影响小儿正常睡眠为好。

推拿禁忌

由于小儿推拿是直接用手在小儿特定部位操作，所以有外伤局部出血（包括有出血倾向）、局部感染、皮肤破损、急性伤筋时，一般不宜在患处直接运用。许多危急重症，虽然并非小儿推拿禁忌证，但也不宜做单独选择。

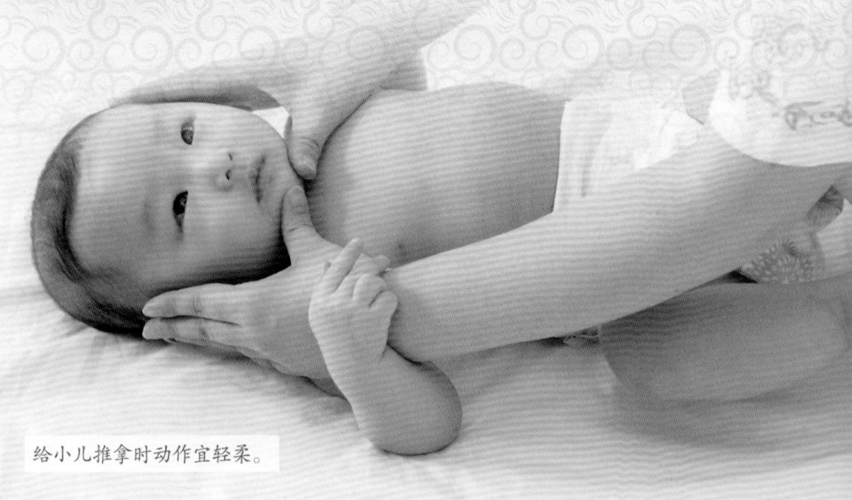

给小儿推拿时动作宜轻柔。

小儿推拿常用手法

小儿推拿手法较多，有不少推拿手法与成人手法相似，而有的手法虽然在名称上和成人推拿一样，但在具体操作中却完全不同。小儿脏腑娇嫩，肌肤柔弱，耐受力差，只需要很轻柔的推拿就能达到不错的效果。下面我们为您介绍小儿推拿的几种常用手法。

推法

推法通常分直推法、旋推法、分推法、合推法和来回推法。

直推法

【操作手法】用拇指桡侧缘或食指、中指指腹从穴位上做单方向的直线推动，即从一个点推向另一个点，称为直推法。

【动作要领】拇指或并拢的食指、中指紧贴皮肤，沉肩、垂肘，轻快推动，频率在 200 次 / 分钟，多用于小儿线状穴位。

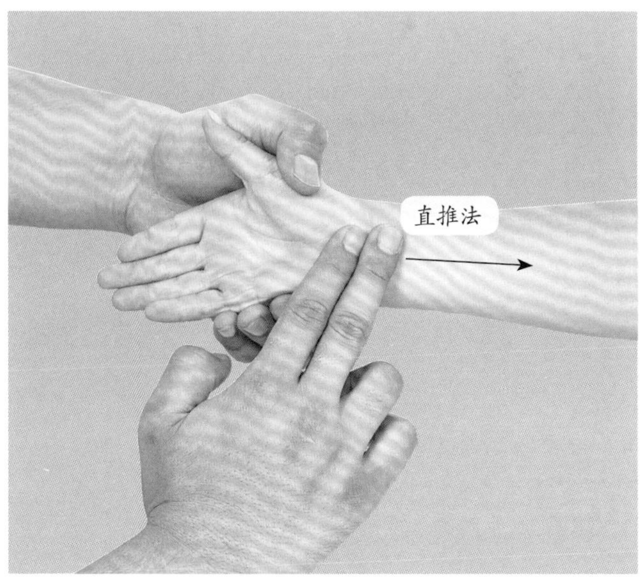

分推法

【操作手法】用双手拇指桡侧缘或指腹自穴位中间向两旁做分向推动。

【动作要领】两侧用力对称，部位对称，速度均一。轻快而不滞，频率在200次/分钟。

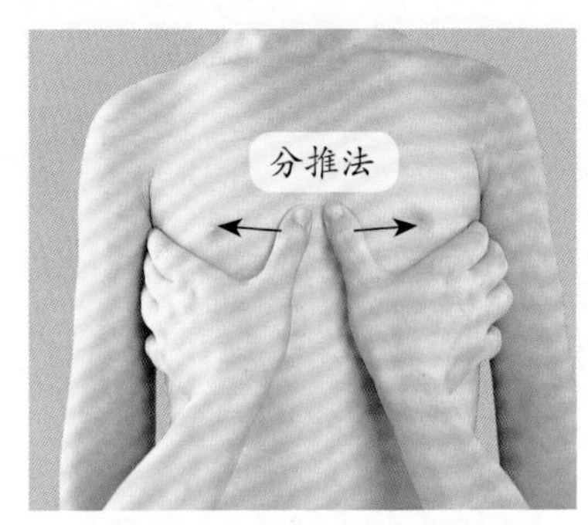

合推法

【操作手法】用两拇指指腹自线状穴的两端向穴中推动合拢。头面、手腕、背部多用拇指，腹部可用多指。

【动作要领】两侧用力对称，部位对称，速度均一。轻快而不滞，频率在200次/分钟。

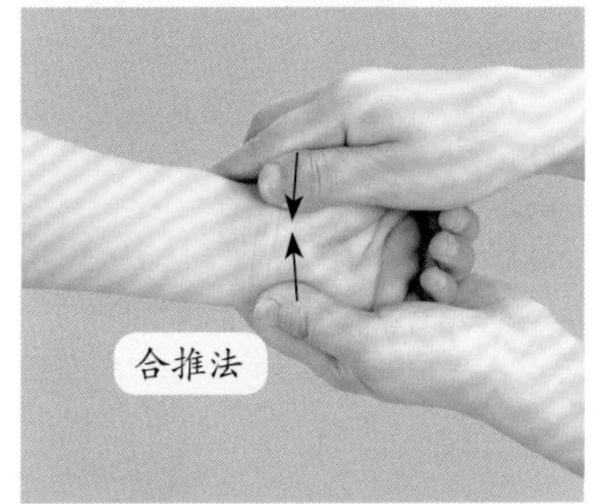

来回推法

【操作手法】从起点推到终点，又从终点推回到起点。上推为补，下推为泻，来回推即补和泻平衡。

【动作要领】拇指或并拢的食指、中指紧贴皮肤，轻快推动，频率多在200次/分钟。

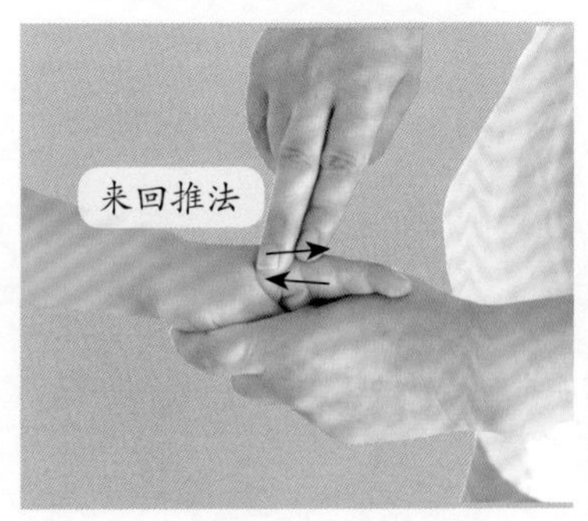

按法

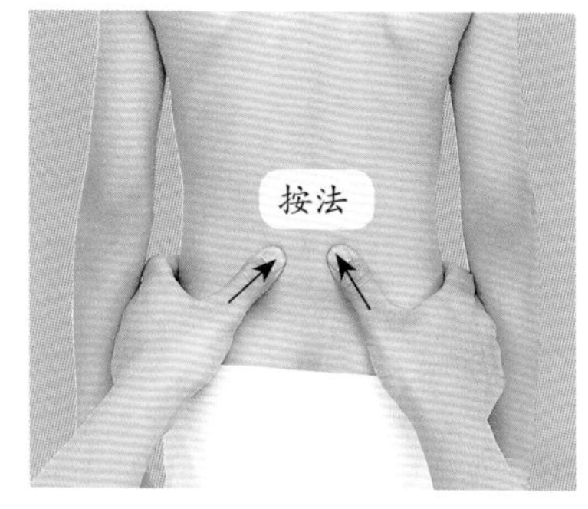

【**操作手法**】用拇指指端、指腹或掌根按压在穴位上，并施以适当的压力即可。垂直下压，不宜倾斜。

【**动作要领**】指或掌着力，先轻渐重，由浅入深，以感到酸胀为度。

运法

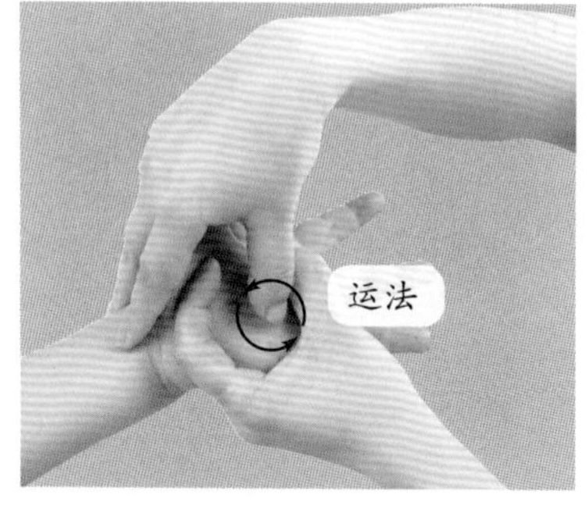

【**操作手法**】由此往彼做弧形或环形推动。用拇指或食指、中指和无名指三指指腹操作。

【**动作要领**】动作要流畅，不要转折、中断、停止。

揉法

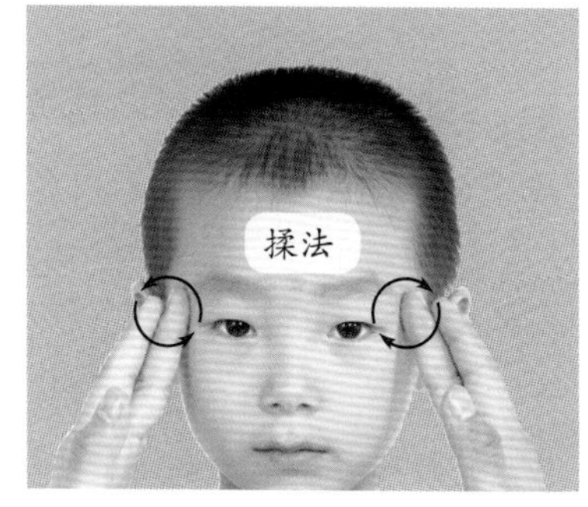

【**操作手法**】用手掌大鱼际、掌根部分或手指指腹，在某个部位或穴位上做轻柔回旋揉动。

【**动作要领**】皮动肉不动，沉肩、垂肘，腕部放松。

拿法

【操作手法】用拇指与食指、中指（三指拿）或与其余四指（五指拿）相对捏住一定部位，向上提起。

【动作要领】沉肩、垂手，朝后上方拿起，同时或交替拿起。

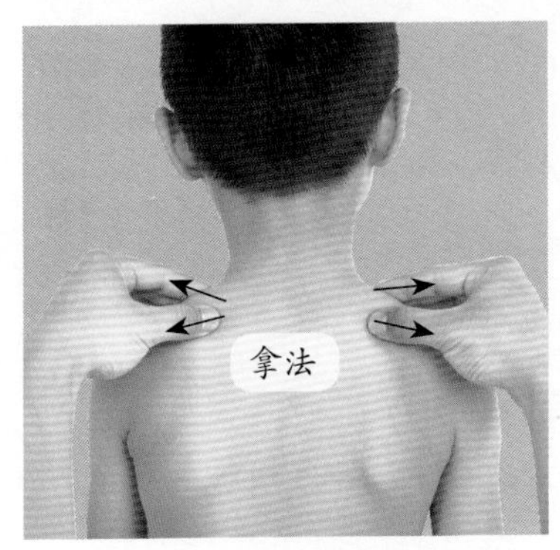

捏挤法

【操作手法】用两手拇、食指对称置于穴位四周，同时用力向穴位中央推挤。

【动作要领】一般穴位操作 10~20 次即可。

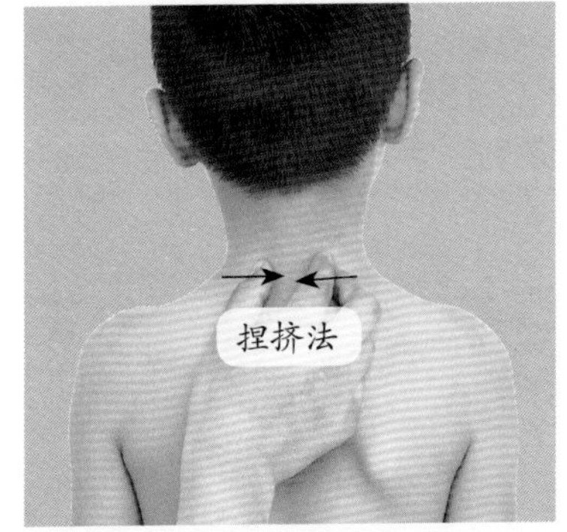

捣法

【操作手法】有节奏地敲击穴位的方法叫捣法。可用屈曲的中指指端，或以食指、中指屈曲的指间关节击打。

【动作要领】瞬间作用，快起快落，节奏感强。小儿穴区太小，应注意部位的固定和击打的准确性。

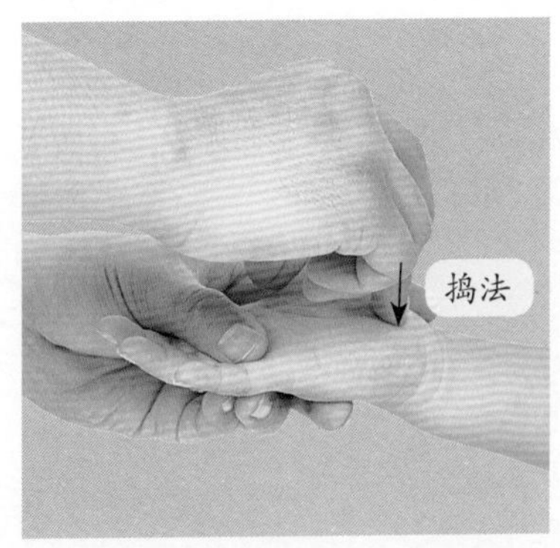

捻法

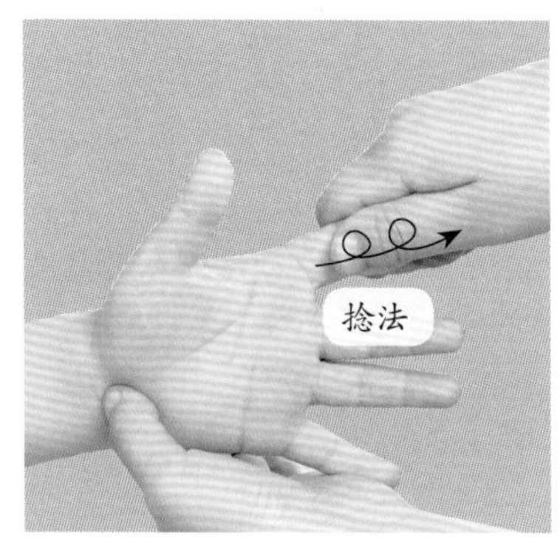

【操作手法】拇指和食指相对，先捏住，再均匀和缓地来回捻。捻动速度要快，移动要慢，连贯而不停顿，即紧捻慢移。

【动作要领】手法要灵活，夹持不能太紧，也不能太松，手法不可呆滞。捻动有舒筋活络、畅通气血之功。

震法

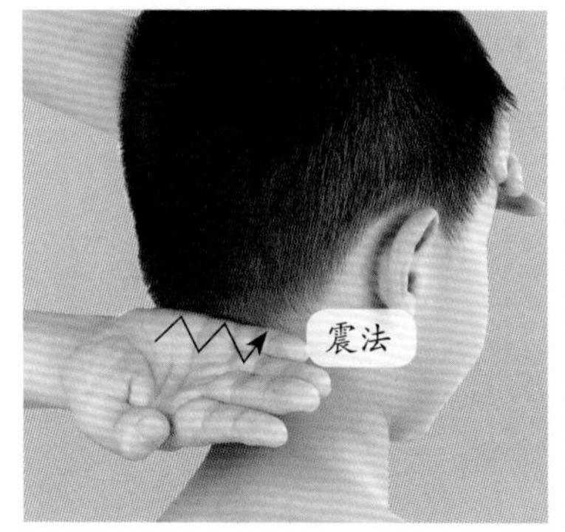

【操作手法】用指或掌吸定于某一部位或穴位，前臂强直性收缩，细微震颤。有掌震法和指震法。

【动作要领】蓄力于掌或指，形神合一。

搓法

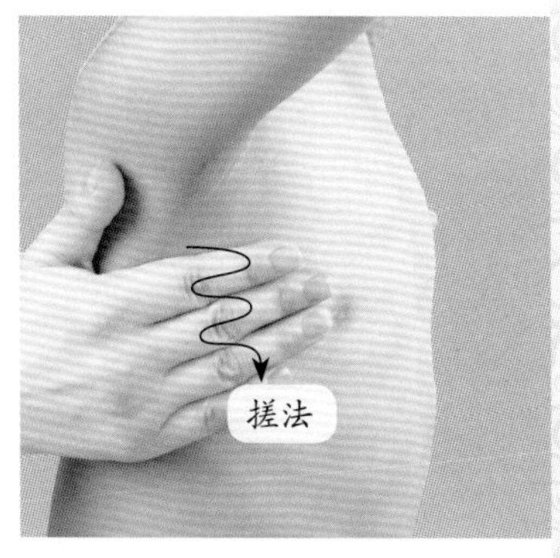

【操作手法】用两手掌夹持小儿一定部位，相对用力，快速搓，并做上下往返移动。

【动作要领】双手用力要均衡，夹持力度适中，搓动要快，移动要慢。

摩法

【操作手法】用较轻的力度做环形运动。可用指摩，也可以用掌摩。运用食指、中指、无名指摩时，手指应并拢。

【动作要领】操作时要求紧贴皮肤，力度要轻，在皮肤表面画圆圈，速度要均匀。

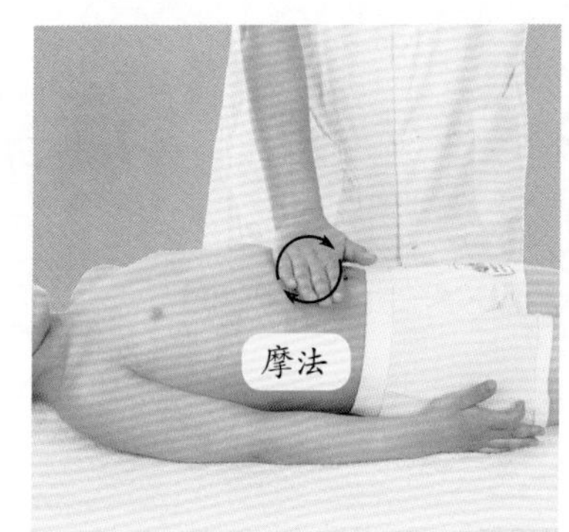

掐法

【操作手法】掐以甲入。甲是指甲，入为刺入，即以指甲刺入皮肤，又称“切法”“爪法”“指针法”。

【动作要领】快进快出，垂直施力，注意不要掐破皮肤。

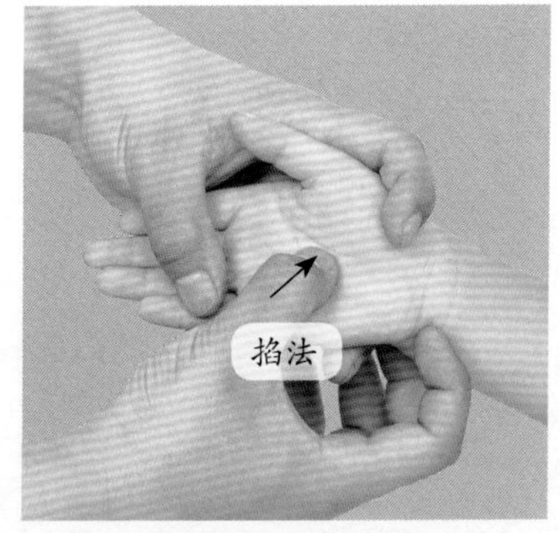

小儿日常保健推拿方

眼部保健

眼睛是人体的重要器官，能辨别不同的颜色、不同的光线，再将这些视觉、形象转变成神经信号，传送给大脑。视力对生活起居、工作学习都有很大的影响，所以要让孩子养成保护眼睛的好习惯。

推拿目的：刺激眼部神经，促进眼周围血液循环，缓解眼疲劳。

注意事项：督促小儿每天做眼保健操，保护好视力，养成良好的用眼习惯，按摩前洗手或擦手，保证小手干净。

眼部保健推拿方法

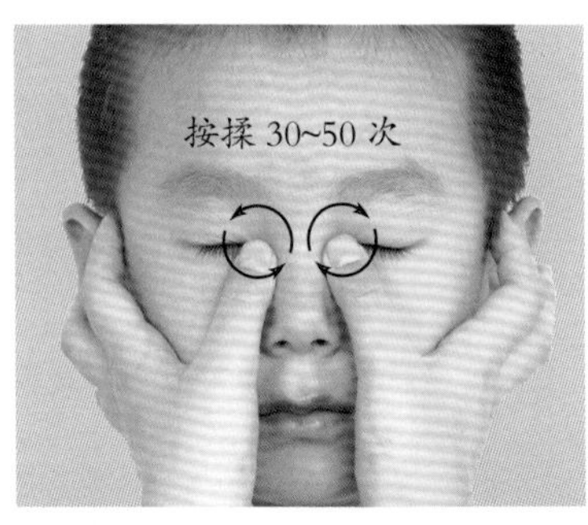

1 揉睛明：用拇指指腹按揉睛明 30~50 次。

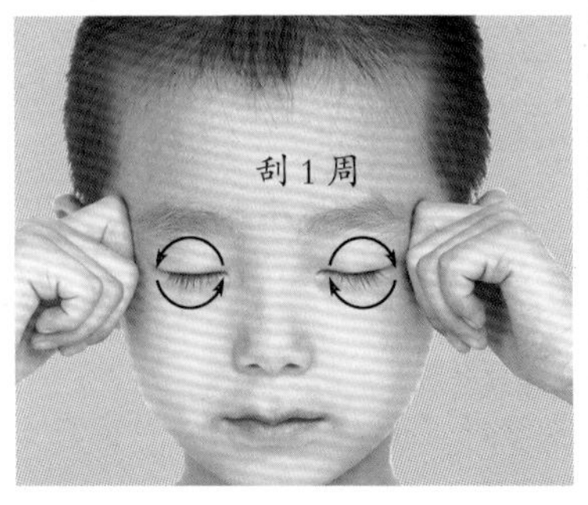

2 刮眼眶：用两手食指指节刮绕眼睛 20 圈。

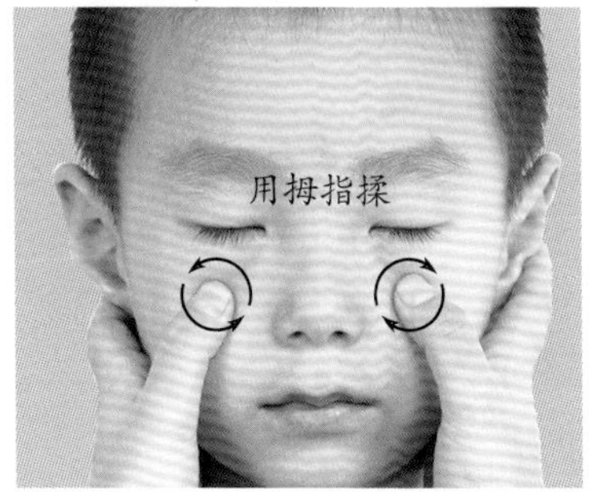

3 揉四白：用拇指指腹按揉四白 10~20 次。

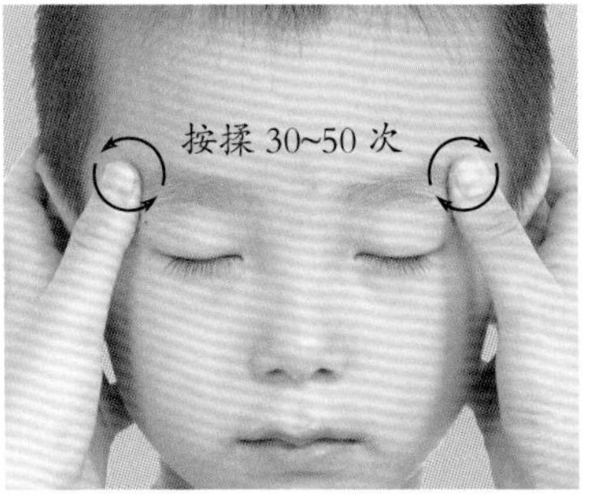

4 揉丝竹空：用拇指或中指指腹按揉丝竹空 30~50 次。

耳部保健

耳朵具有辨别振动的功能，能将振动发出的声音转换成神经信号传给大脑，是我们聆听声音的重要器官。耳朵上的穴位跟五脏六腑穴位有着密切的联系，所以多给小儿做耳部保健对全身健康都很重要。

推拿目的：保护和提高听力，延缓耳部衰老；强身健体。

注意事项：耳朵内部比较脆弱，所以做耳部保健力度要轻，以免损害小儿皮肤。

耳部保健推拿方法

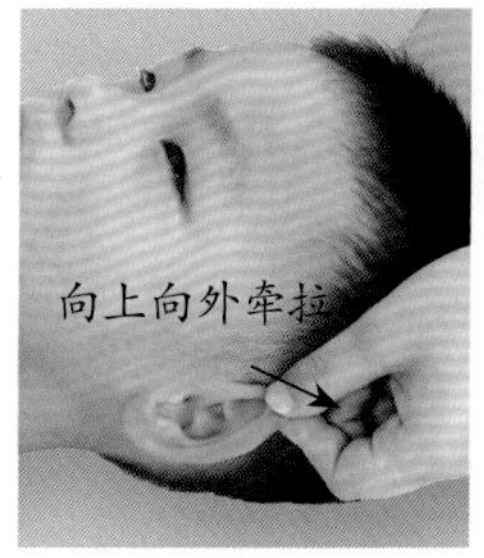

1-1 猿猴摘果：双手拇指、食指向外向上轻柔牵引提拉耳尖，再放开。一捏一放为 1 次，操作 2 次。

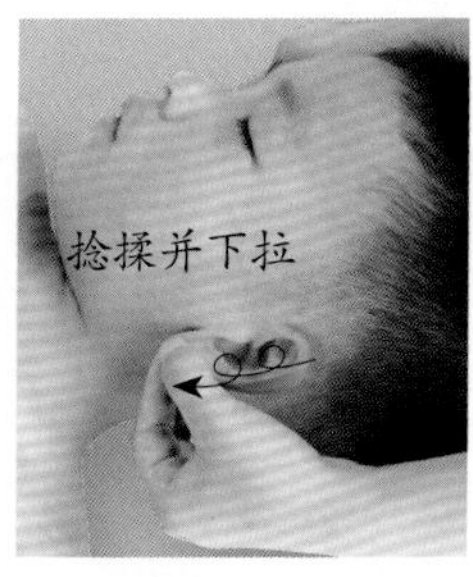

1-2 猿猴摘果：向下捻揉耳郭并下拉。

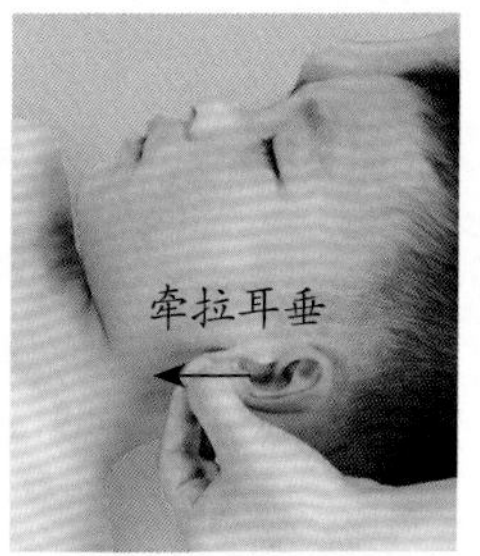

1-3 猿猴摘果：每提拉 3~5 次耳尖，向下牵拉耳垂 1 次，操作 1 分钟。

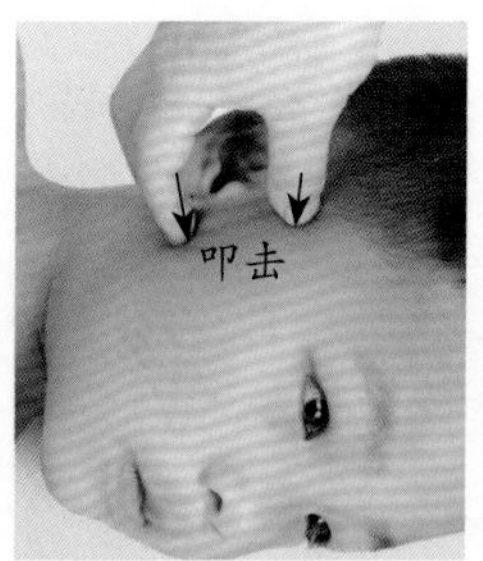

2 叩耳周：五指分开，罩住耳朵，五指端节律性地叩击耳周半分钟。

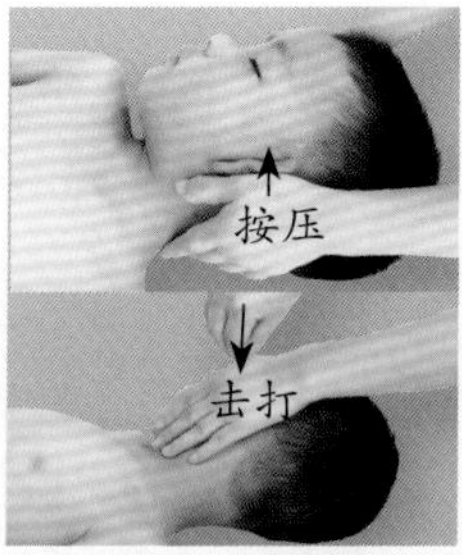

3 鸣天鼓：一手按压耳郭；另一手拇指、食指有节律地按压、击打手背。

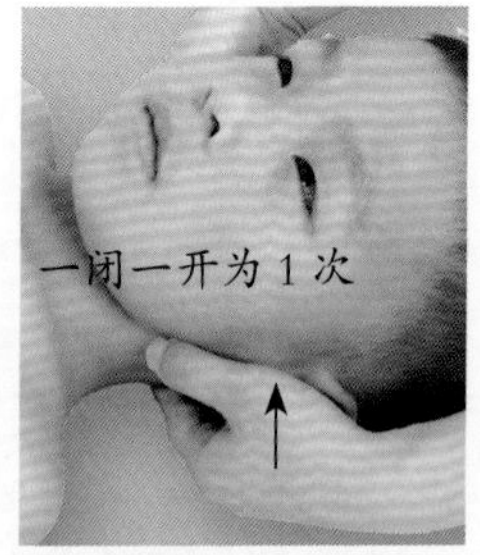

4 双风灌耳：以两手掌心快速挤压并密闭耳窍，然后突然放开，操作 20 次。

鼻部保健

鼻子不仅是重要的嗅觉器官，也是呼吸道的门户，在病毒性流感、上呼吸道感染、肺炎等呼吸系统感染疾病中，大多是由鼻腔缺乏应有保健引起的。因此，经常进行鼻部保健可增强人体对呼吸系统疾病的抵抗能力，在一定程度上起到预防作用。

推拿目的：养护鼻窍，使嗅觉灵敏，预防呼吸系统疾病。

注意事项：宜在早上或上午推拿。

鼻部保健推拿方法

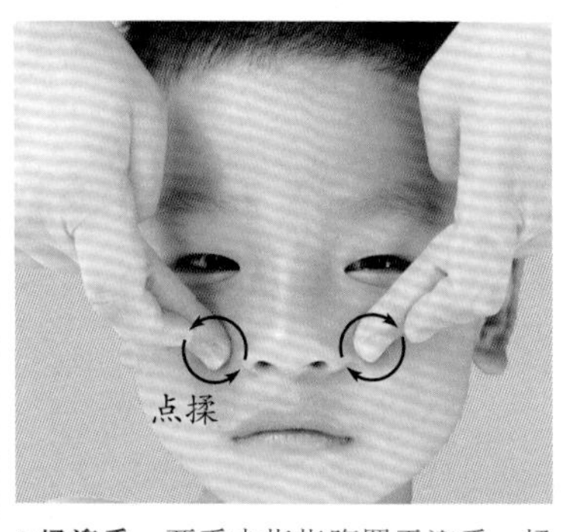

1 揉迎香：两手中指指腹置于迎香，揉3点1，操作3分钟。

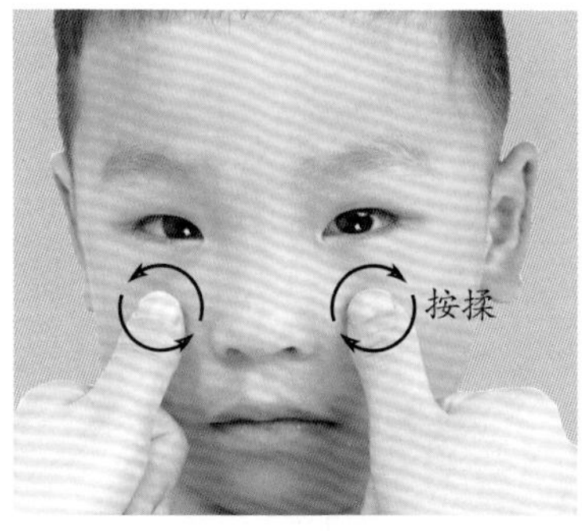

2 揉四白：用拇指或中指指腹置于四白，揉2分钟。

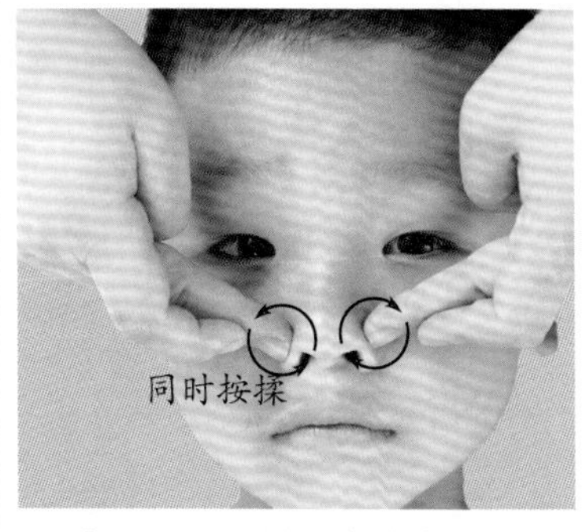

3 揉鼻通：用两手中指指腹分别置于两侧鼻通，揉3按1，共1分钟。

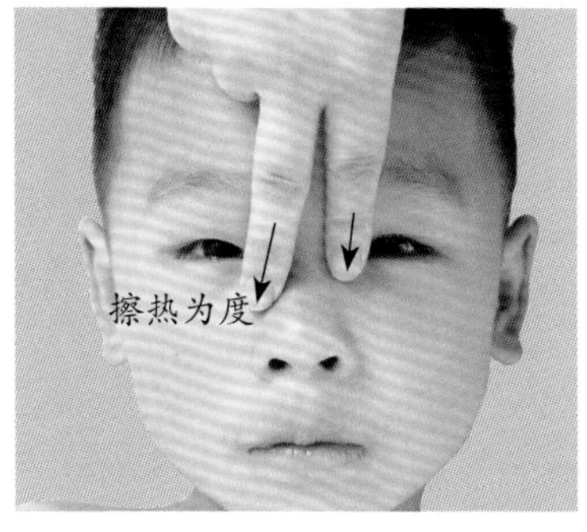

4 擦鼻旁：将食指、中指指腹分别置于鼻旁，来回运动，反复擦动3分钟。

脐部保健

脐带是胎儿与母体联系的通道，有“生命根蒂、元气门户”之称。在胎儿时期，输送气血；出生后，断脐使小儿独立为个体。肚脐亦为神阙穴，属任脉，下焦之使，能通调任脉，调节脏腑功能。

推拿目的： 保养脐部，增强体质。

注意事项： 手法宜轻柔，忌小儿哭闹时推拿，饭后 1 小时内禁止推拿。

脐部保健推拿方法

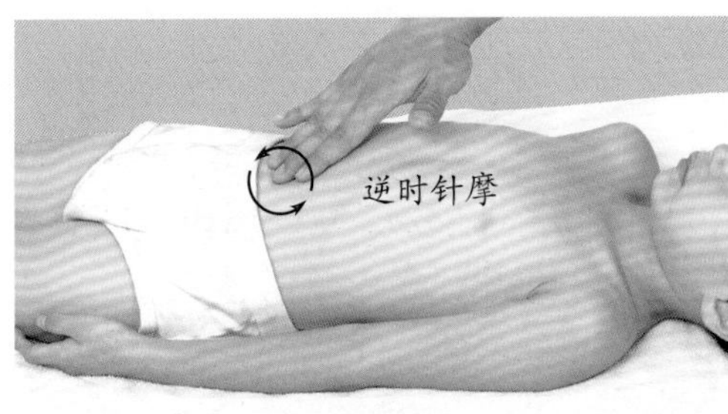

1 摩脐： 用食指、中指、无名指逆时针摩肚脐 5 分钟。

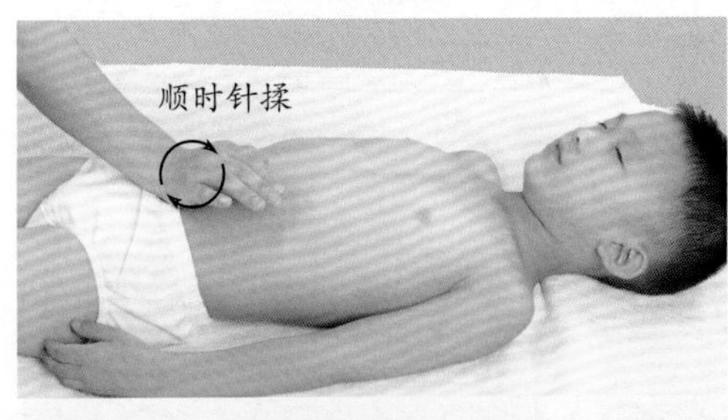

2 揉脐： 用手掌大鱼际置于肚脐，轻轻揉动 2 分钟。

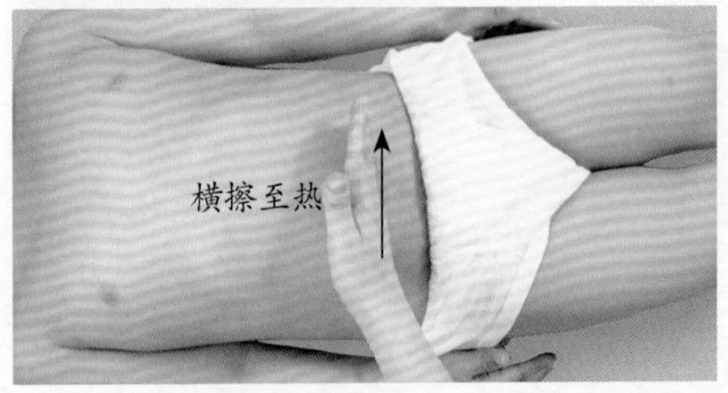

3 擦脐： 用手掌小鱼际横擦肚脐，以发热为度。

益智健脑

大脑是调节机体功能的器官，也是意识、精神、语言、学习、记忆和智能等高级神经活动的物质基础。益智保健法有助于滋养小儿大脑，促进小儿智力开发，让小儿更聪明。

推拿目的：促进大脑发育，健脑益智，令小儿聪慧。

注意事项：适宜 3 岁以下幼儿，可每天操作 1 次，按摩力度应轻柔。

益智健脑推拿方法

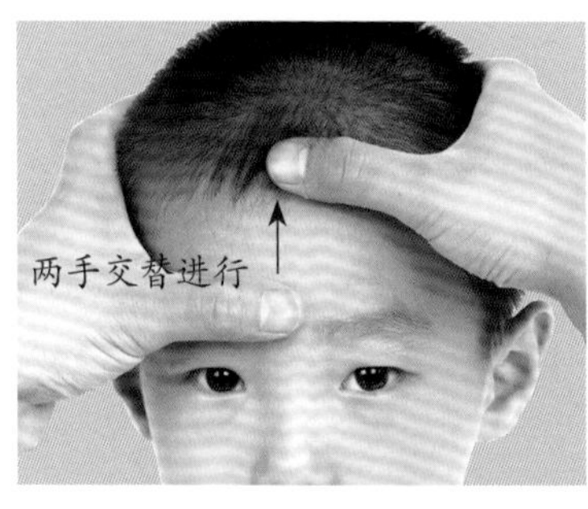

1 开天门：两手拇指指腹在天门自下而上交替直推 30 次。

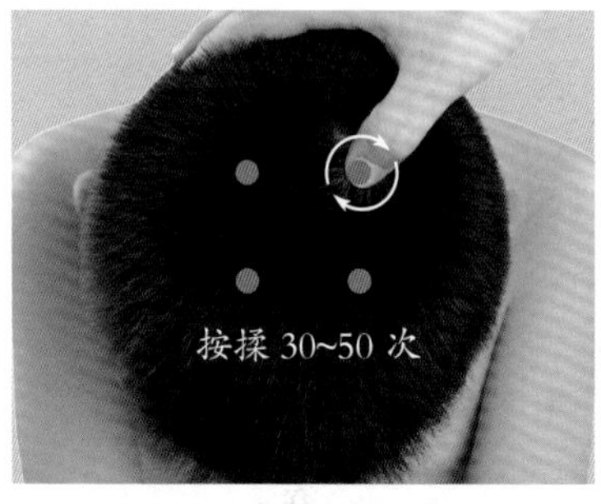

2 按揉四神聪：用两手拇指依次按揉前、后、左、右神聪，揉 3 次按 1 次。共操作 2 分钟。

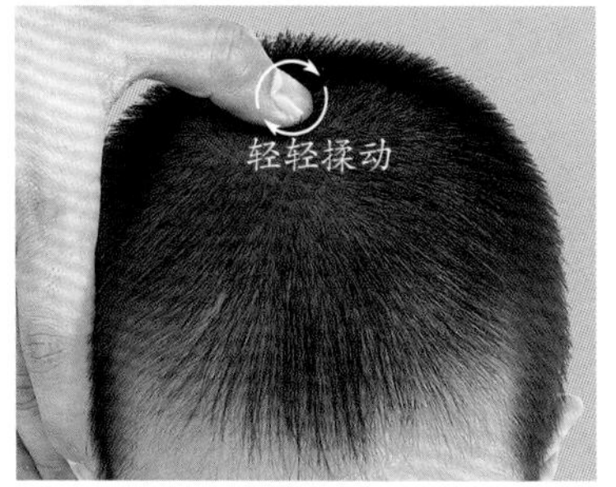

3 揉百会：拇指指腹或食指、中指、无名指三指并拢置于百会轻轻揉动 3 分钟。

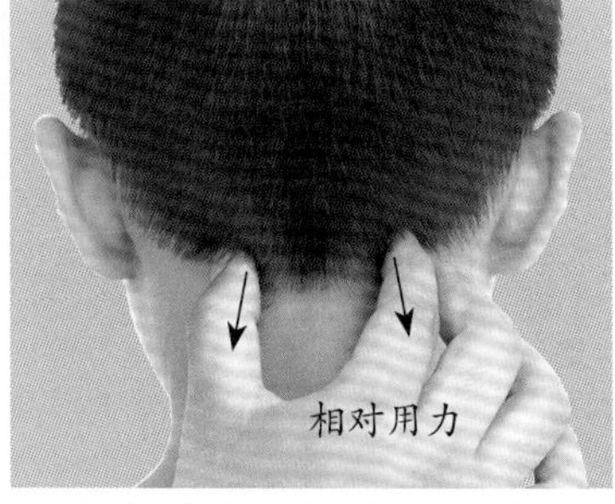

4 拿风池：拇指和食指相对，用力拿风池 5~10 次。

养心安神

小儿神气怯弱，神经系统发育不完全，易烦躁、易哭、易盗汗、易受惊吓。安神推拿能帮助小儿养心安神、滋阴养血。

推拿目的：安神定志，有助于睡眠，促进心脑发育。

注意事项：睡前或下午推拿为宜，利于改善睡眠，睡眠时间为主要观察指标。

养心安神推拿方法

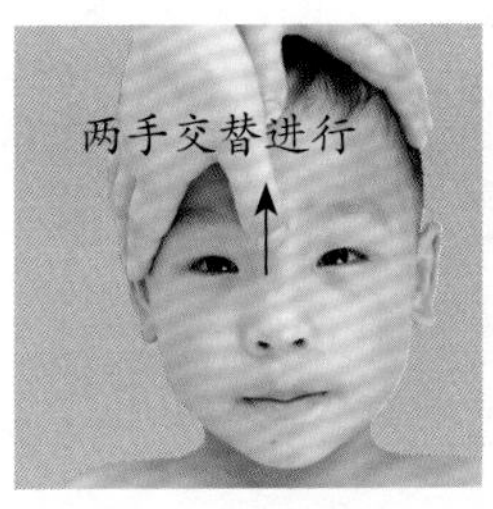

1 开天门：用两手拇指交替从两眉正中推向前发际。

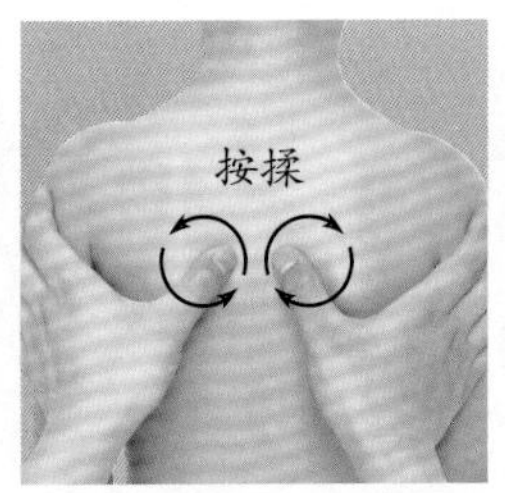

2 按揉心俞：用两手拇指指腹依次按揉左右心俞各 2 分钟。

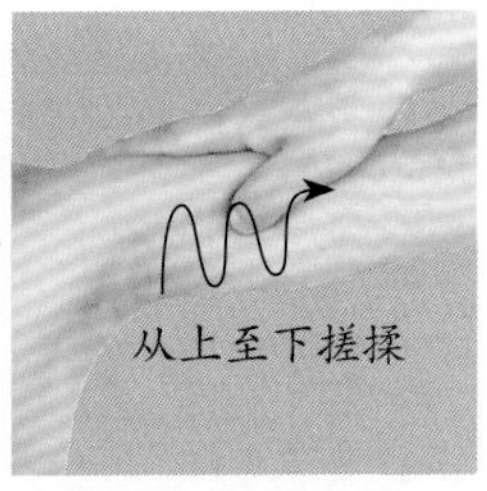

3 搓揉心包经：用拇指从上至下沿心包经搓揉 3 分钟。

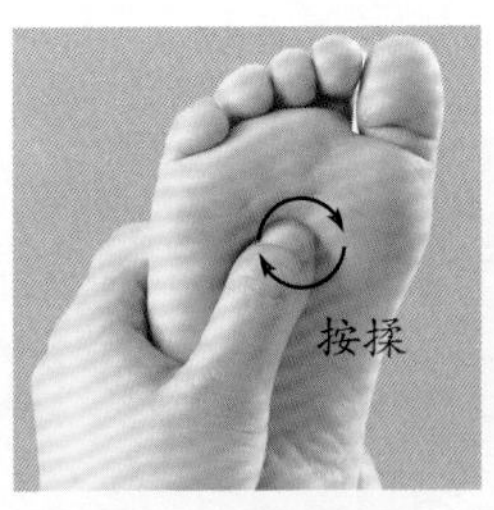

4 揉涌泉：用拇指指腹按揉涌泉 30~50 次。

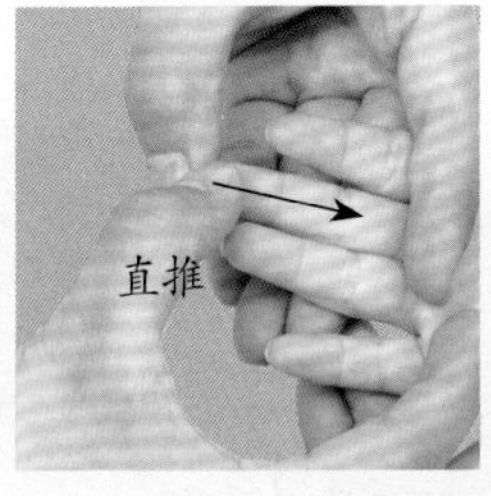

5 补心经：用拇指指腹沿中指指尖向指根方向直推心经 100~300 次。

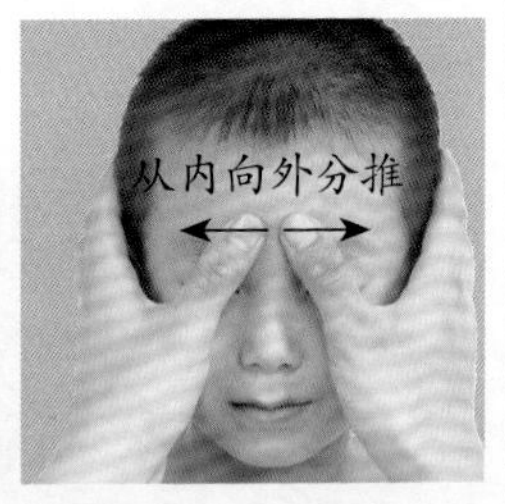

6 推坎宫：用两手拇指指腹自眉心向两侧眉梢推动 2~3 分钟。

强肺卫

肺为娇脏，是清虚之体，且小儿不耐寒热，易于受邪。故小儿肺常不足，更为娇嫩，如果护理不好，肺部就会产生多种疾病。

推拿目的：增强肺功能，提高小儿抵抗外邪的能力。

注意事项：多在清晨操作，操作时注意防寒保暖。

强肺卫推拿方法

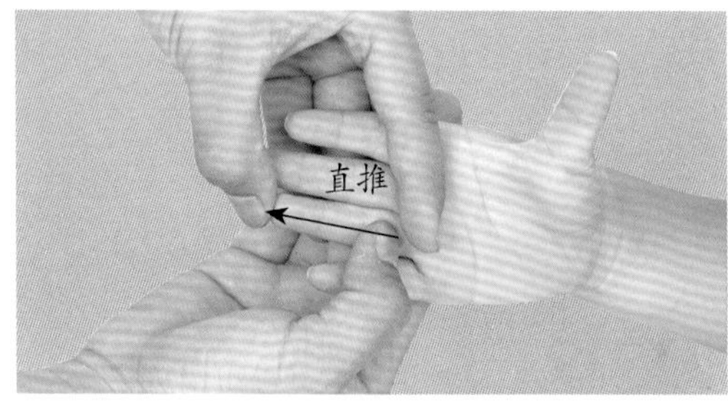

1 清肺经：用拇指指腹沿无名指指根向指尖方向直推肺经5分钟。

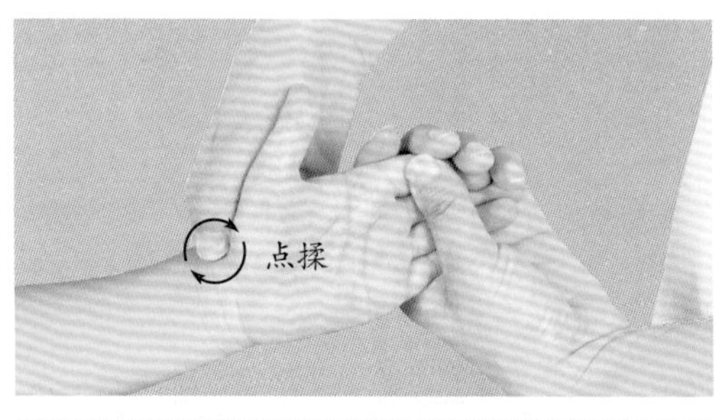

2 揉太渊：将拇指指腹按于太渊，点而揉之，操作3分钟。

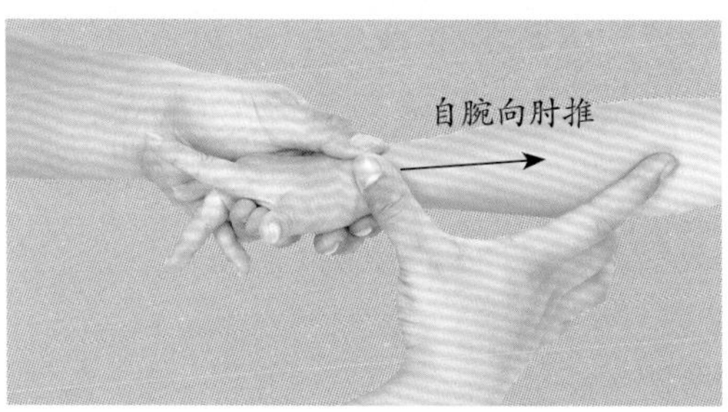

3 推三关：用拇指桡侧面沿前臂大指侧缘自腕向肘推三关100次。

健脾胃

脾胃为后天之本，气血生化之源，百病皆由脾胃衰而生也。而小儿的生理特点之一就是脾常不足，所以小儿脾胃疾患的发生率很高。

推拿目的：强健脾胃，促消化，促进小儿生长发育。

注意事项：一般在空腹时进行推拿，饭后 1 小时内禁止推拿。

健脾胃推拿方法

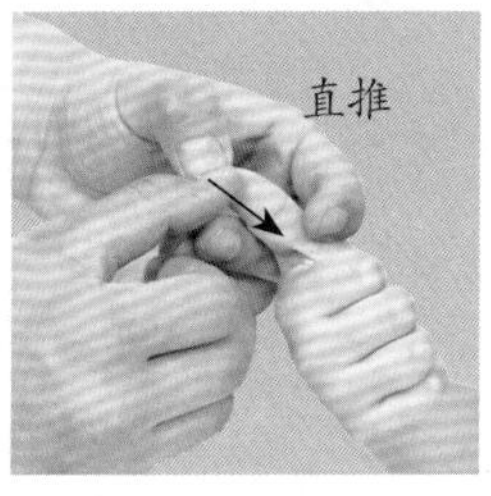

1 补脾经：用拇指指腹沿拇指指尖向指根直推脾经 1~3 分钟。

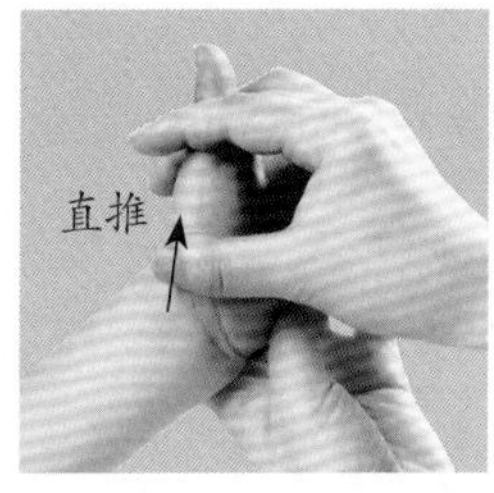

2 清胃经：用拇指指腹快速自腕向指尖直推胃经 1~3 分钟。

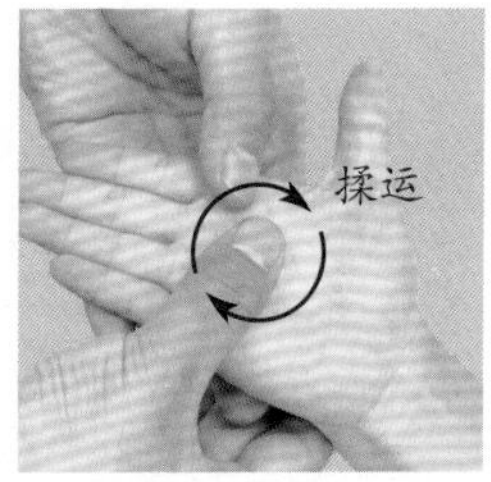

3 运内八卦：用拇指指腹顺时针方向揉运内八卦 30 次。

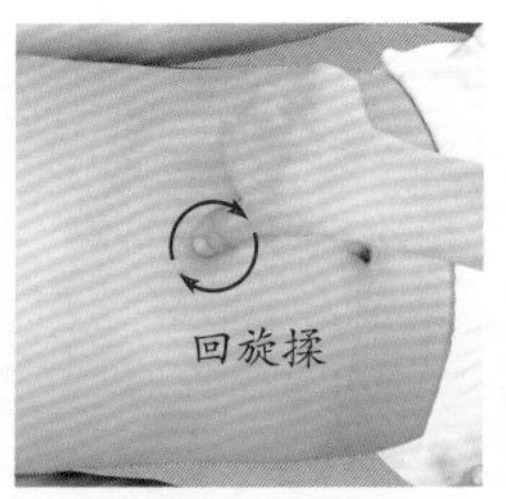

4 揉中脘：拇指或中指指腹回旋揉中脘 3 分钟。

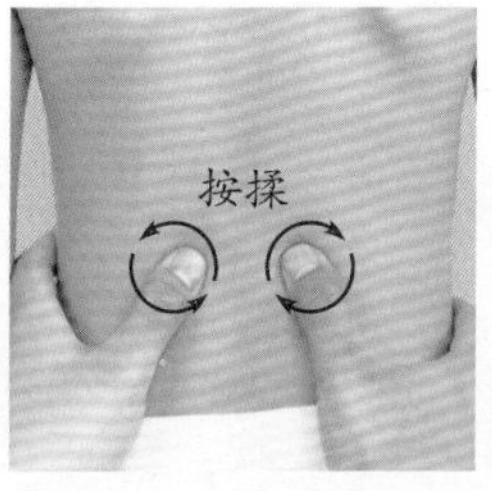

5 按揉胃俞：用拇指指腹按揉胃俞 30~50 次。

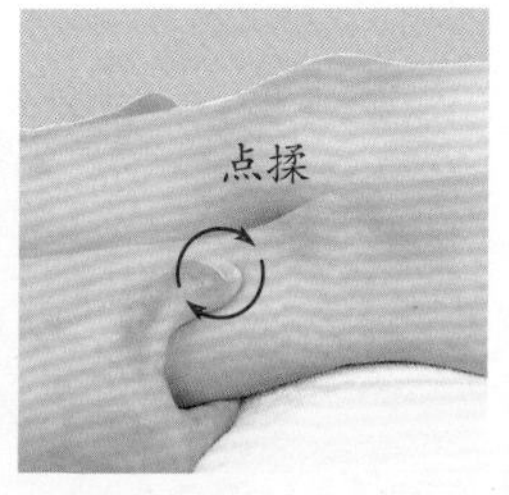

6 点揉足三里：用拇指指腹点揉足三里 1~3 分钟。

小儿常见病推拿方

发热

发热是由于各种病因引起产热过多或散热障碍所致。小儿体质较弱，抗邪能力不足，最易受风寒侵袭，从而诱发感冒而致发热。

外感型：身热、怕冷、头痛、流鼻涕、舌苔薄白。

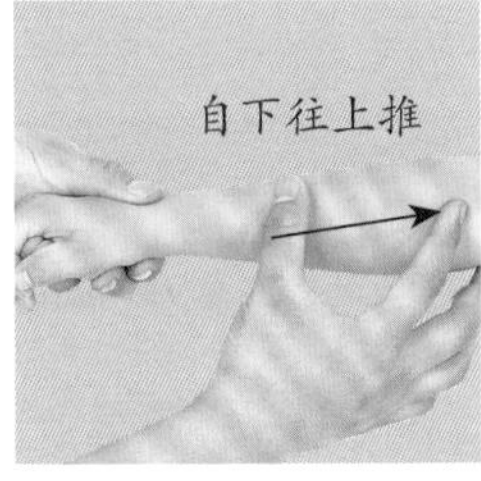

1 推三关：用拇指桡侧面或食指、中指沿前臂大指侧缘自腕向肘推三关100次。

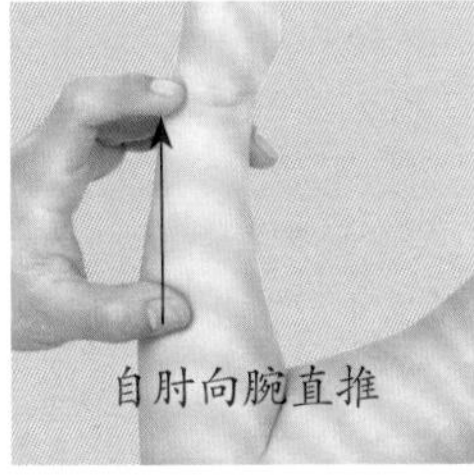

2 退六腑：用拇指桡侧面沿前臂大指侧缘自肘向腕直推六腑100次。

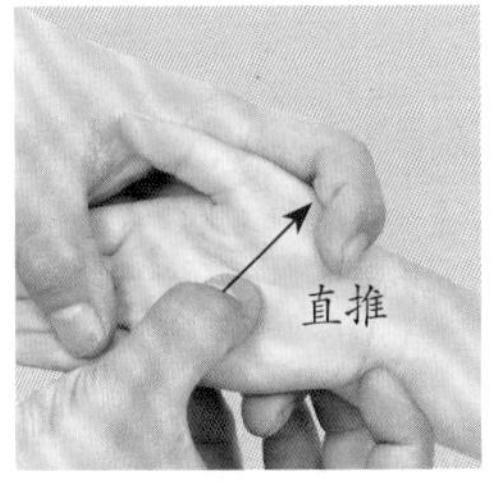

3 水底捞明月：用拇指指腹自小指根起，沿小鱼际推至小天心，转入内劳宫处，操作10~20次。

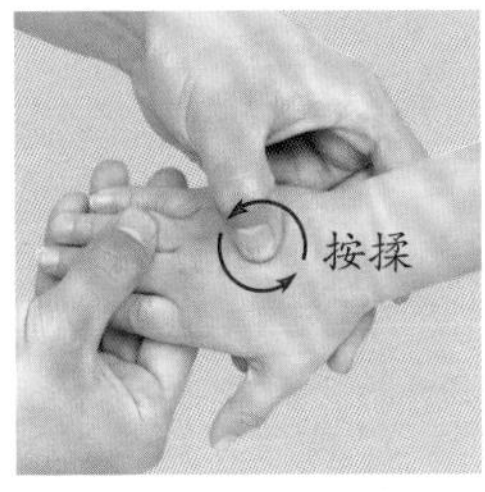

4 按揉外劳宫：用拇指指腹按揉外劳宫30次。

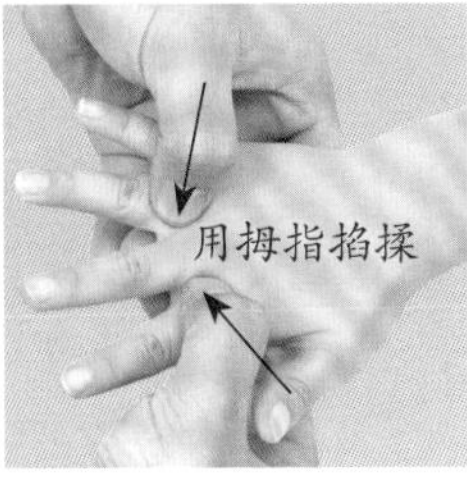

5 掐揉二扇门：用拇指指尖掐揉二扇门5次。

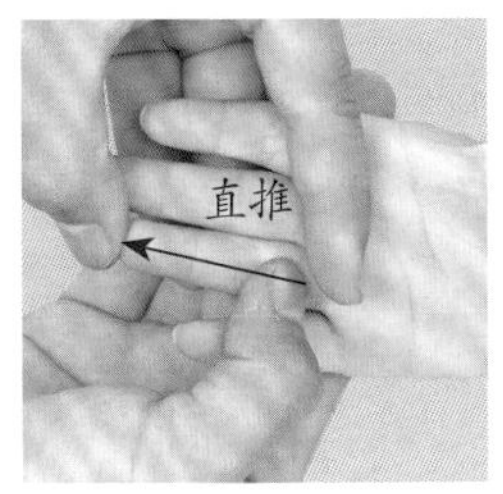

6 清肺经：用拇指指腹沿无名指指根向指尖方向直推肺经30次。

阴虚内热型：手足较热。

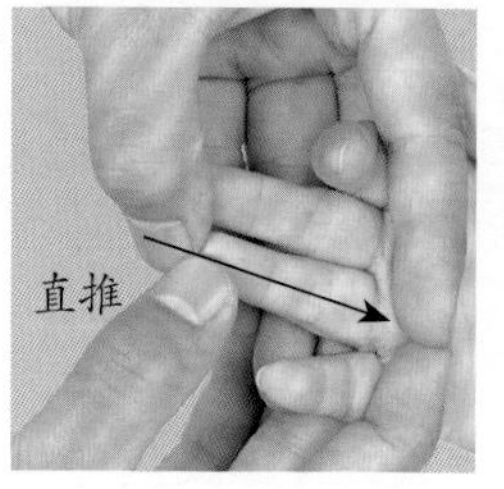

1 补肺经：用拇指指腹直推肺经 100 次。

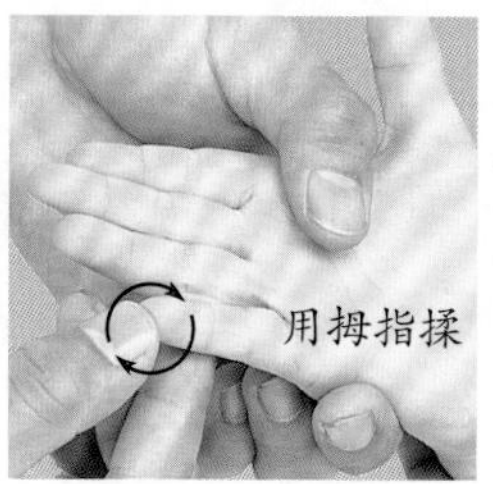

2 揉肾顶：用拇指腹揉肾顶 30 次。

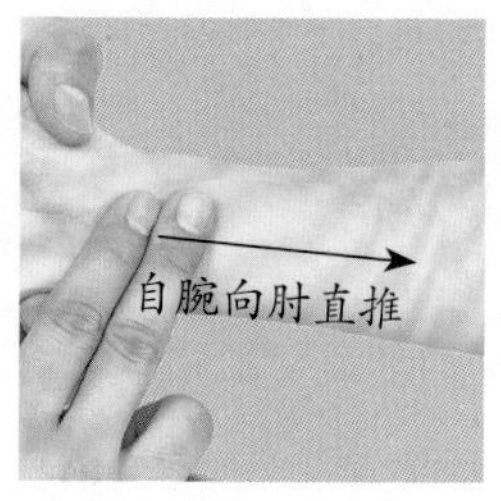

3 清天河水：用食指、中指二指指腹自腕向肘直推天河水 30~50 次。

食积型：高热、便秘、厌食、舌红苔燥。

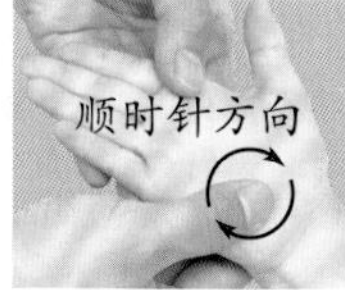

1 运内八卦：用拇指指腹顺时针方向运内八卦 30 次。

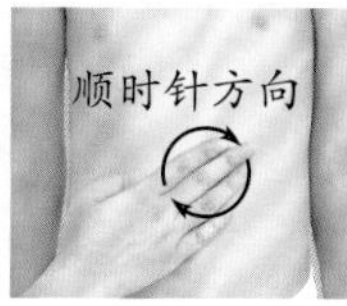

2 摩腹：食指、中指、无名指、小指并拢，顺时针摩腹 3~5 分钟。

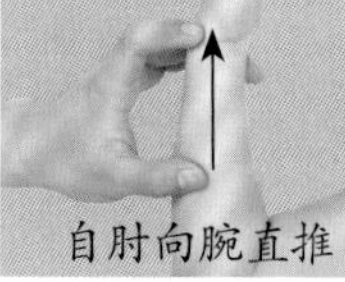

3 退六腑：用拇指桡侧面自肘向腕直推六腑 100 次。

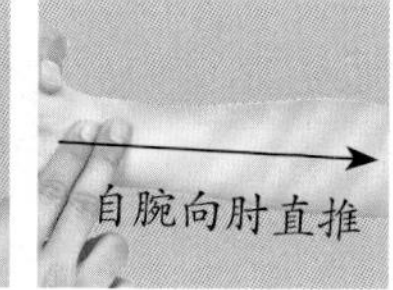

4 清天河水：用食指、中指二指指腹自腕向肘直推天河水 30~50 次。

惊恐型：发热、易惊。

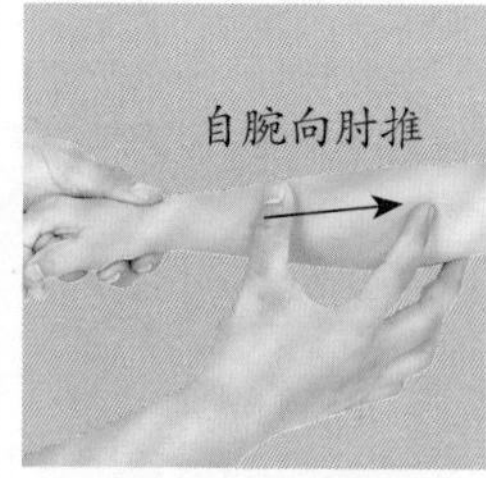

1 推三关：用拇指桡侧面或食指、中指指腹推三关 100 次。

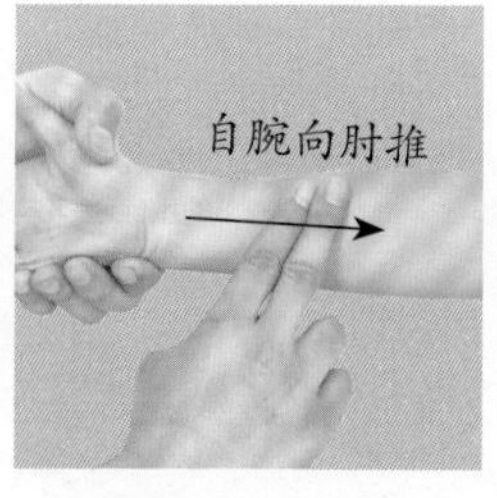

2 清天河水：用食指、中指二指指腹自腕向肘直推天河水 30~50 次。

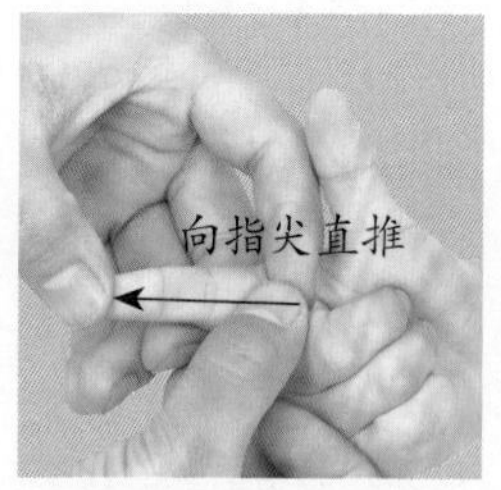

3 清肝经：用拇指指腹沿食指指根向指尖方向直推肝经 100 次。

感冒

小儿感冒的局部症状有鼻塞、流涕、喷嚏、干咳、咽部不适和咽痛等；全身症状有发热、烦躁不安、头痛、全身不适、乏力等；部分患儿有食欲不振、呕吐、腹泻、腹痛等消化道症状。

风寒型：怕冷、发热、流鼻涕。

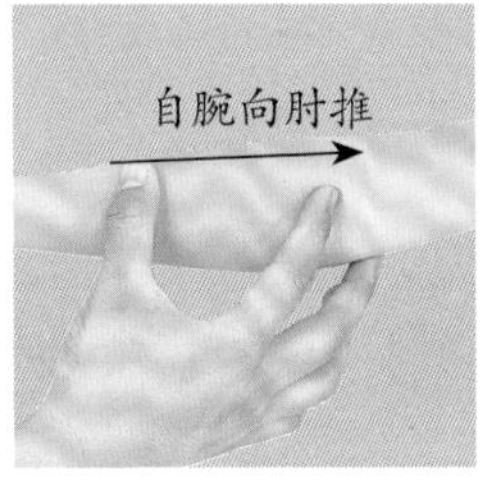

1 推三关：用拇指桡侧面或食指、中指指腹推三关 100 次。

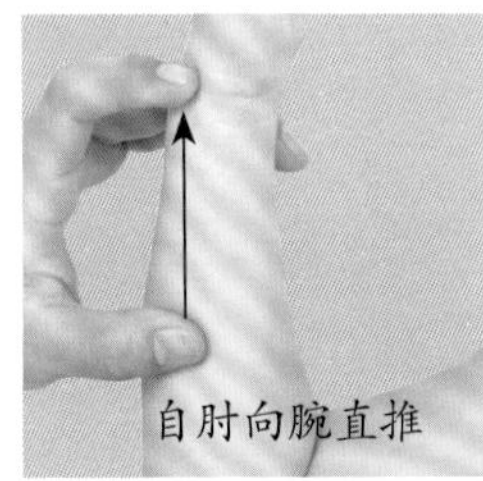

2 退六腑：用拇指桡侧面沿前臂大指侧缘自肘向腕直推六腑 100 次。

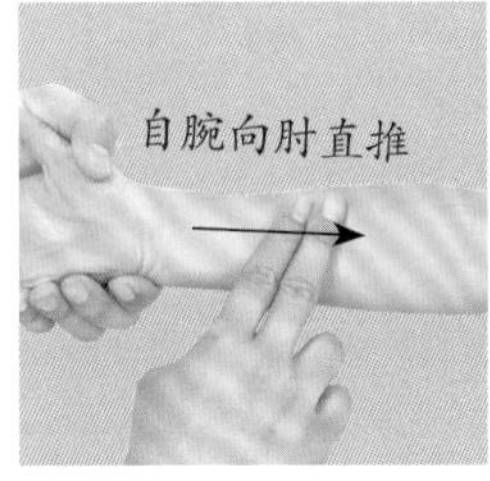

3 清天河水：小儿手掌朝上，施术者用食指、中指二指沿小臂正中直推天河水 30~50 次。

风热感冒型：嗓子疼、口干、有汗、流黄涕。

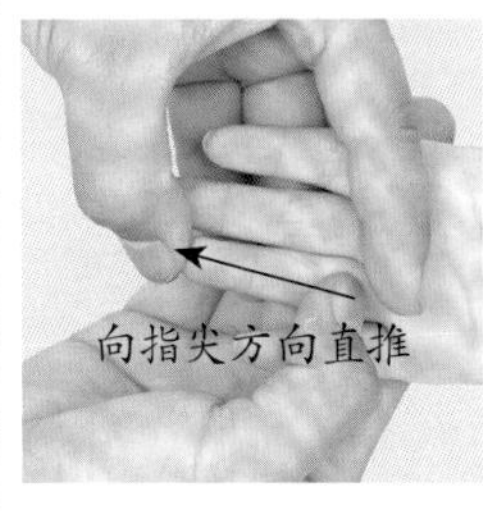

1 清肺经：用拇指指腹沿无名指指根向指尖方向直推肺经 200 次。

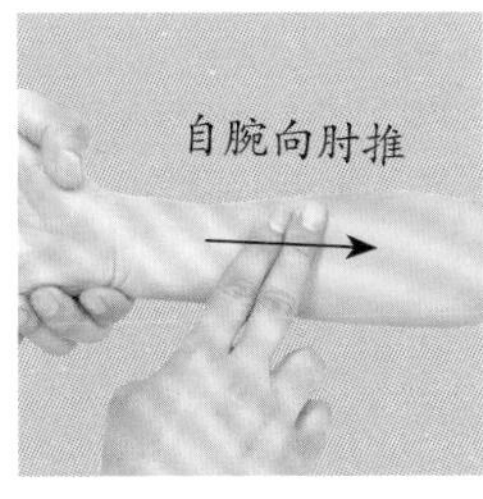

2 清天河水：小儿手掌朝上，施术者用食指、中指二指沿小臂正中直推天河水 30~50 次。

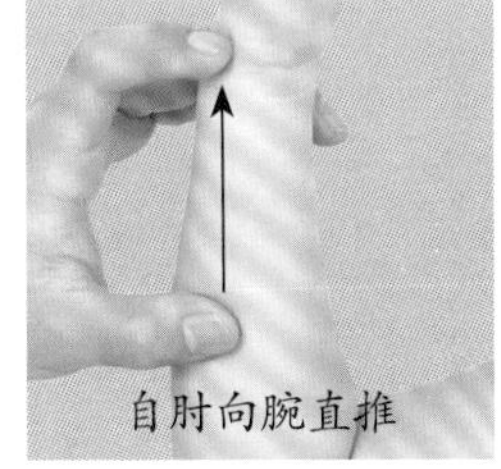

3 退六腑：用拇指桡侧面沿前臂大指侧缘自肘向腕直推六腑 100 次。

咳嗽

小儿咳嗽的原因包括上呼吸道感染、支气管炎、咽喉炎、过敏性病史以及吸入异物等。任何病因引起呼吸道急慢性炎症均可引起咳嗽。小儿呼吸道血管丰富，气管、支气管黏膜较嫩，较易发生咳嗽。一年四季都可发生，但以冬春两季最为多见。

伤食型：没有食欲、口中发苦、不爱喝水。

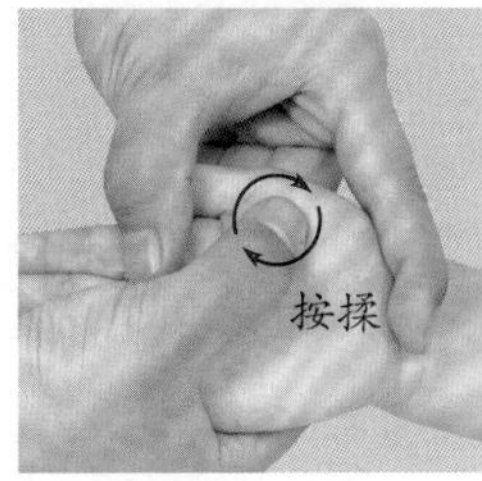

1 按揉板门： 用拇指指腹按揉板门 100 次。

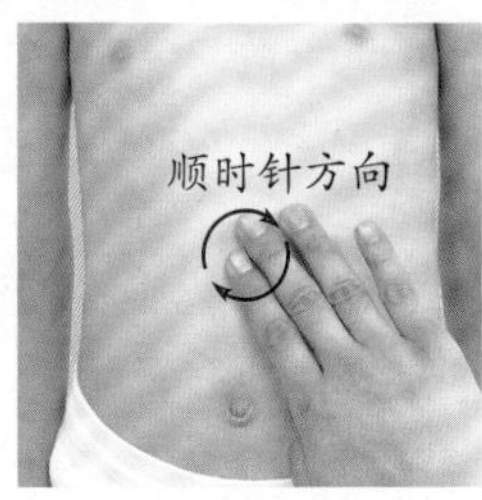

2 摩中脘： 食指、中指、无名指和小指四指并拢，摩中脘 3 分钟。

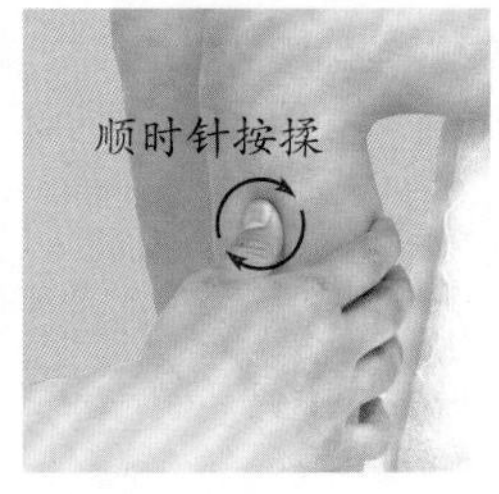

3 按揉足三里： 用拇指指腹按揉足三里 1 分钟。

痰湿型：痰白色清稀、没精神、胃口差。

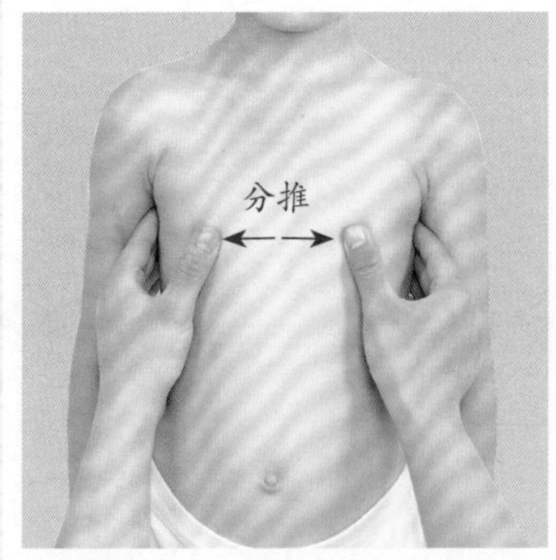

1 分推膻中： 用两手拇指指腹分推膻中 100~300 次。

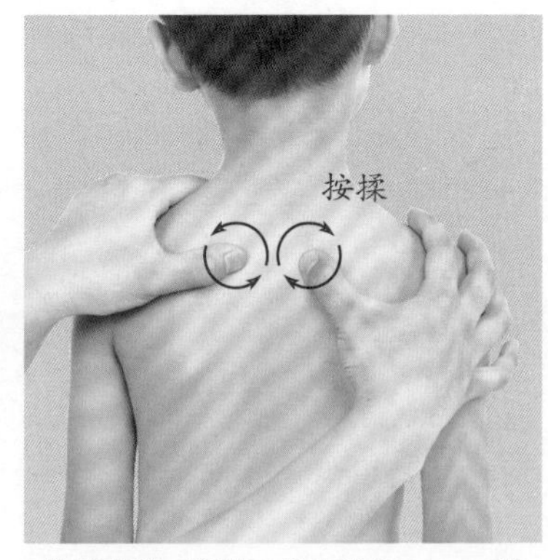

2 按揉定喘： 按揉双侧定喘各 50~100 次。

肺热型：痰稠色黄、咳痰不畅。

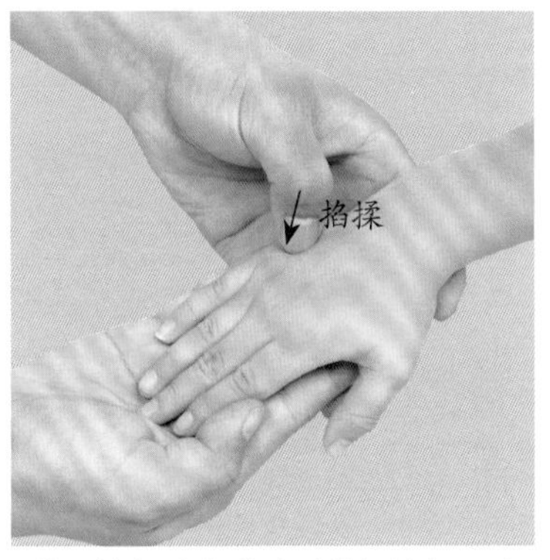

1 **掐揉精宁**：用拇指尖端掐揉精宁 20 次。

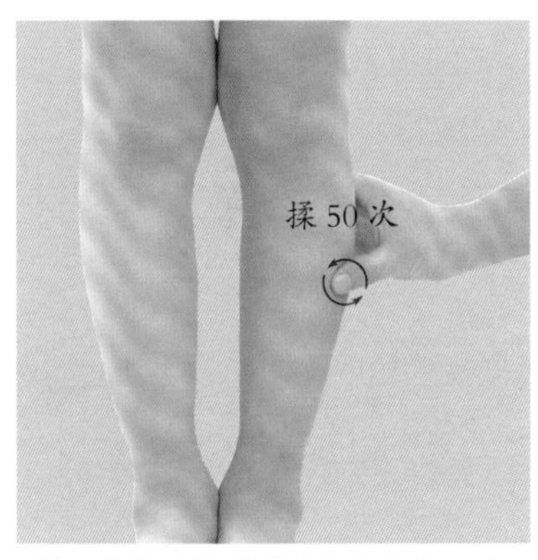

2 **按揉丰隆**：用拇指指腹按揉丰隆 50 次。

肺脾气虚型：咳痰清稀、鼻塞涕清、头身疼痛、无汗、舌苔薄白。

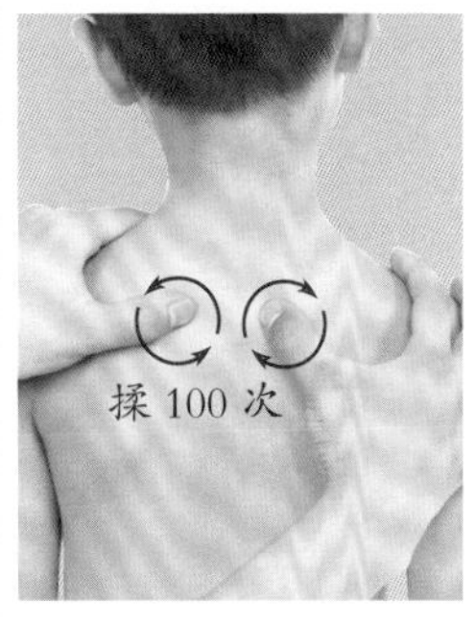

1 **按揉肺俞**：用拇指指腹按揉双侧肺俞 100 次。

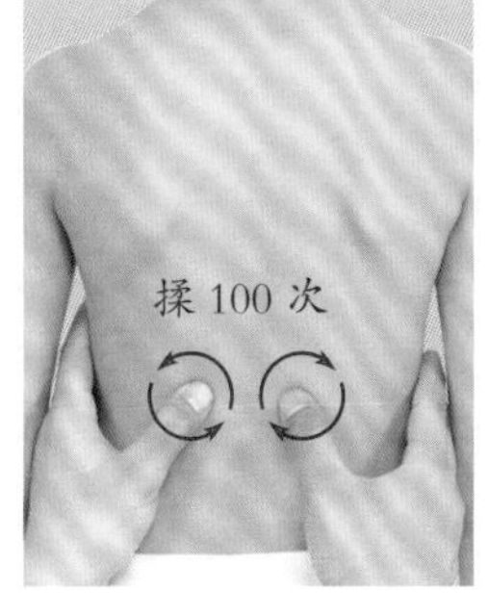

2 **按揉脾俞**：用拇指指腹按揉双侧脾俞 100 次。

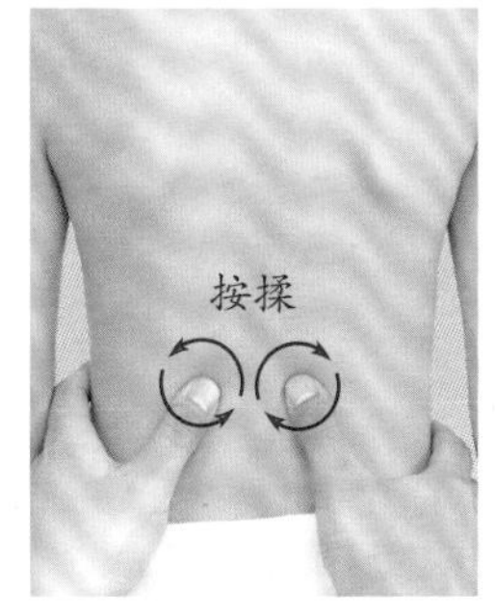

3 **按揉胃俞**：用拇指指腹按揉胃俞 100 次。

扁桃体炎

扁桃体位于扁桃体隐窝内，是人体呼吸道的第一道免疫器官，是咽部的“大门”，能吞噬及消灭病原微生物，对进入呼吸道的空气有过滤作用，对于人体十分重要。但当吸入的病原微生物数量比较多或者是毒力比较强时，就会引起相应的临床症状，发生扁桃体炎。

风热外侵型：发热恶寒、咽痛难咽、鼻塞、咳嗽有痰。

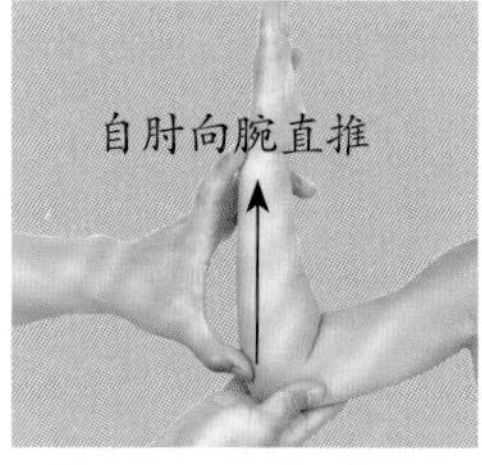

1 退六腑：用拇指桡侧面沿前臂大指侧缘自肘向腕直推六腑 100 次。

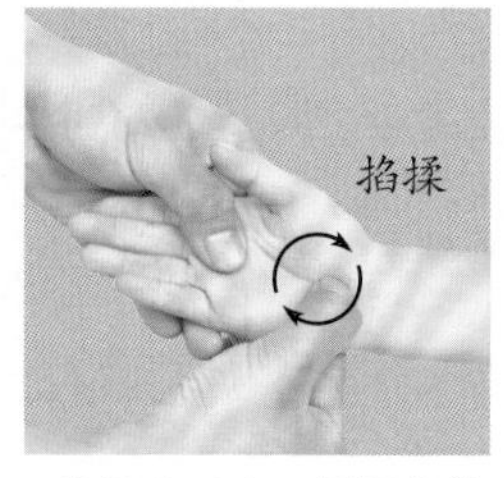

2 掐揉小天心：用拇指指尖掐揉小天心 100 次。

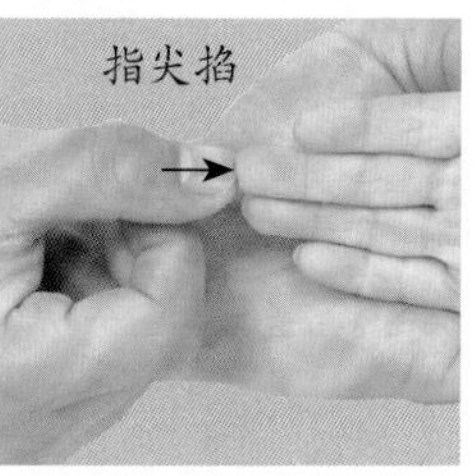

3 掐十宣：用拇指尖端掐十宣 5~10 次。

阴虚火旺型：经常低热、干咳无痰。

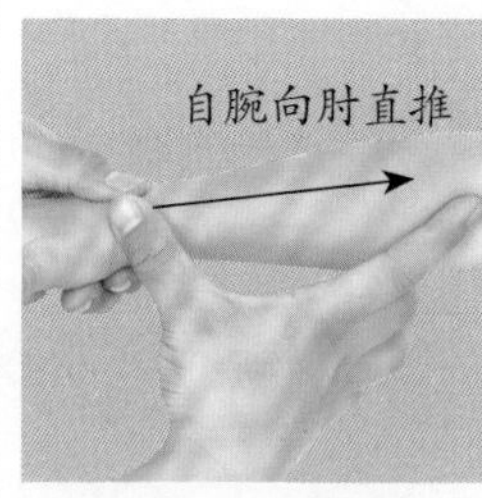

1 推三关：用拇指桡侧面沿前臂大指侧缘自腕向肘推三关 100 次。

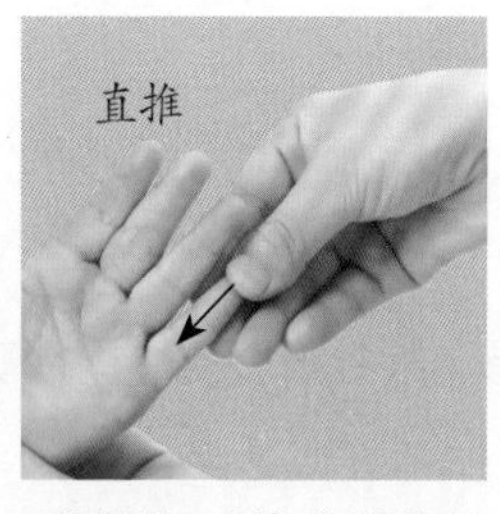

2 补肾经：用拇指指腹沿小指指尖向指根直推肾经 400 次。

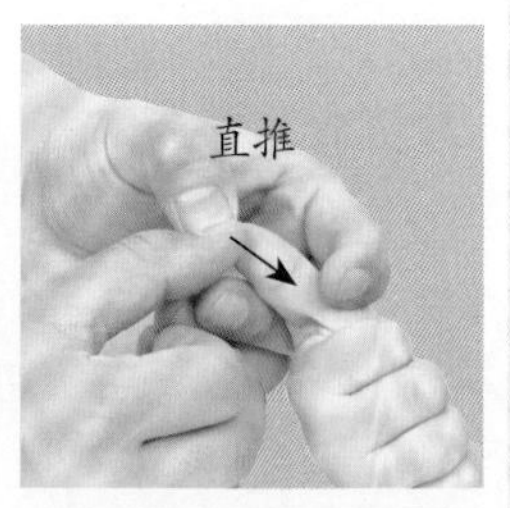

3 补脾经：用拇指指腹沿拇指指尖向指根直推脾经 300 次。

小儿支气管炎

小儿支气管炎是指支气管发生炎症，是小儿常见的一种急性上呼吸道感染疾病，常常有不同程度的发热、咳嗽、食欲减退或伴呕吐、腹泻等，较小儿童还可能有喘憋、喘息等毛细支气管炎表现。患病率高，一年四季均可发生，冬春季节达高峰。

风热犯肺型：发热恶寒、汗少、头痛。

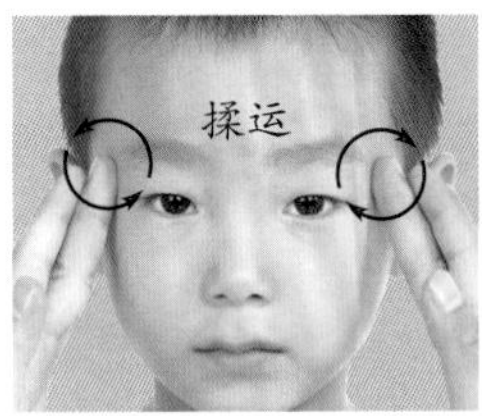

1 运太阳：用中指指腹向耳的方向揉运太阳 50~100 次。

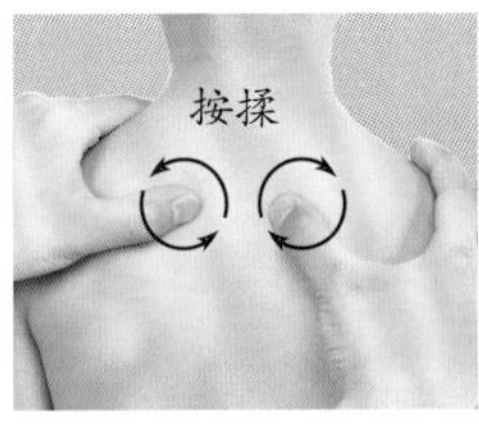

2 按揉肺俞：用拇指指腹按揉肺俞 50 次。

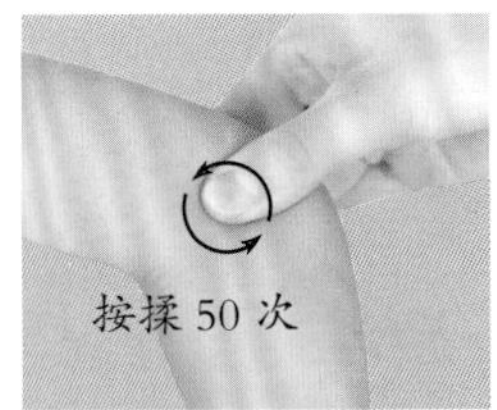

3 按揉曲池：用拇指指腹按揉曲池 50 次。

痰热壅肺型：高热面红、口渴、咳嗽、痰黄且黏。

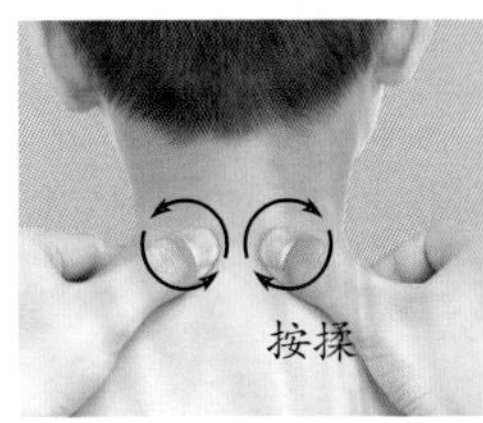

1 揉定喘：用拇指指腹按揉定喘 20~30 次。

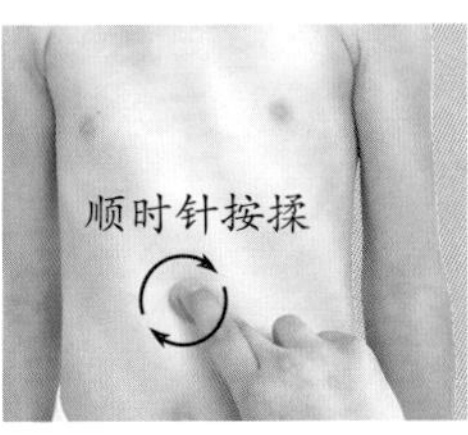

2 揉中脘：用中指指腹按揉中脘 30~50 次。

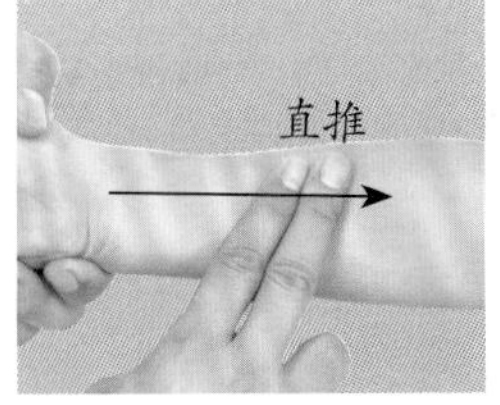

3 清天河水：用食指、中指二指指腹自腕向肘推天河水 100~300 次。

热入心营型：发热不退、痰中带血、手足抽动、口唇干燥。

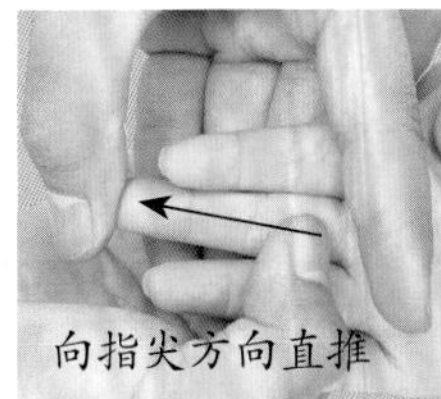

1 清心经：沿中指指根向指尖方向直推心经 100~300 次。

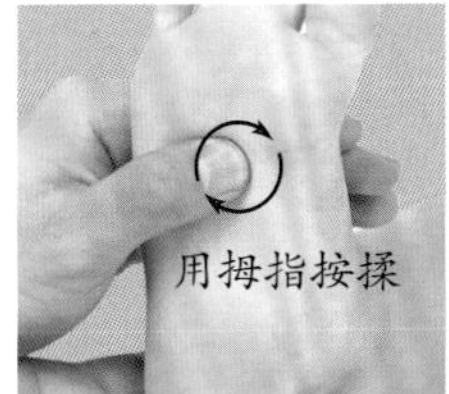

2 按揉涌泉：用拇指指腹按揉涌泉 30~50 次。

小儿过敏性鼻炎

小儿过敏性鼻炎即小儿变应性鼻炎，是变态反应性鼻炎的简称，是小儿较为常见的一种慢性鼻黏膜充血疾病，主要表现为鼻痒、打喷嚏、流清鼻涕、鼻塞、鼻涕倒流、夜间咳嗽。和感冒不同的是，变应性鼻炎一般是在气候变化、早上起床，或吸入外界过敏性抗原时发作。

小儿过敏性鼻炎推拿方法

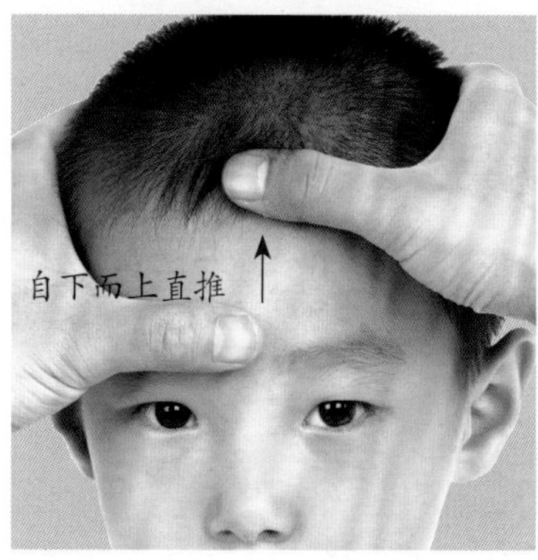

1 开天门：以两手拇指指腹自下而上交替直推天门 2~3 分钟。

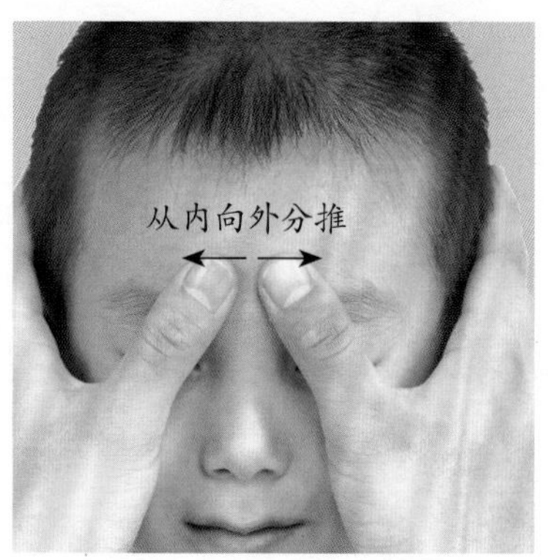

2 推坎宫：两手拇指指腹自眉心向两侧眉梢推动 2~3 分钟。

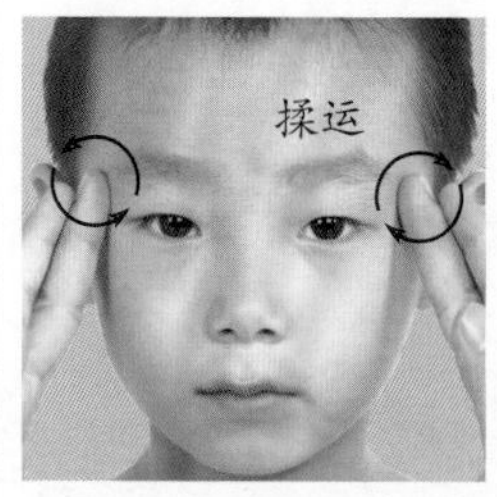

3 揉太阳：以两手中指指腹揉动 3~4 分钟。

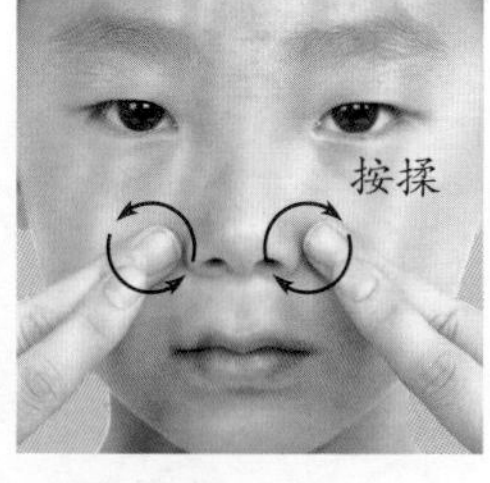

4 按揉迎香：用中指指腹按揉两侧迎香 3 分钟。

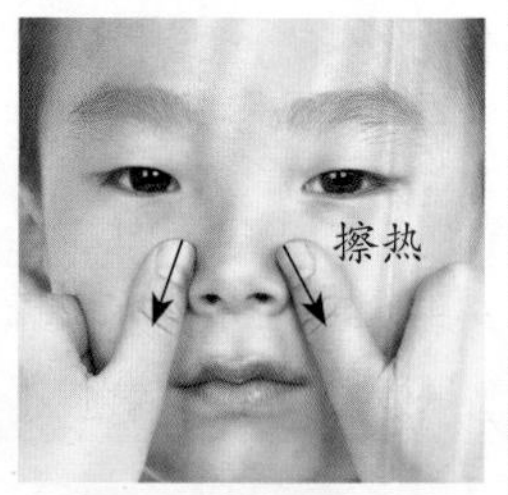

5 擦鼻翼：用两手拇指桡侧缘擦鼻翼两侧，至发热为度。

鼻出血

严格来讲，小儿鼻出血是常见的一种症状，并不是疾病的名称。鼻出血是鼻科急症之一，一定要积极采取不同的处理措施，避免后续并发症的出现。平时不要挖鼻孔，避免鼻黏膜损伤。出血量多且压迫止血法无效时，应及时到医院就诊。

快速止血推拿方法

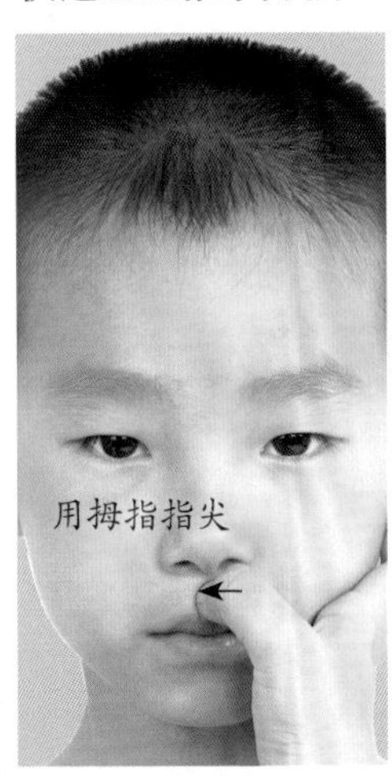

1 掐人中：用拇指指尖掐人中 5 次。

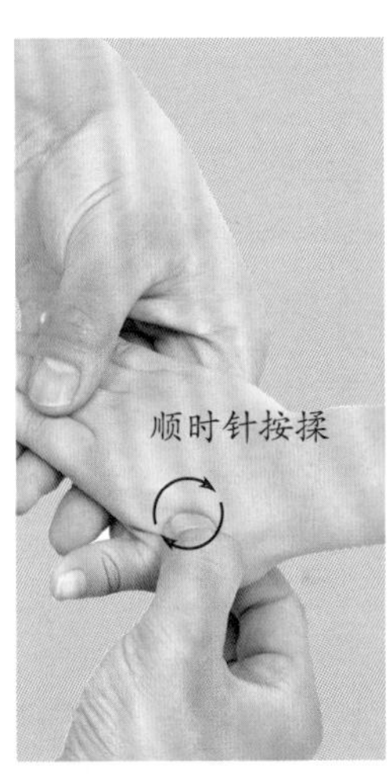

2 按揉合谷：用拇指指腹按揉合谷 30 次。

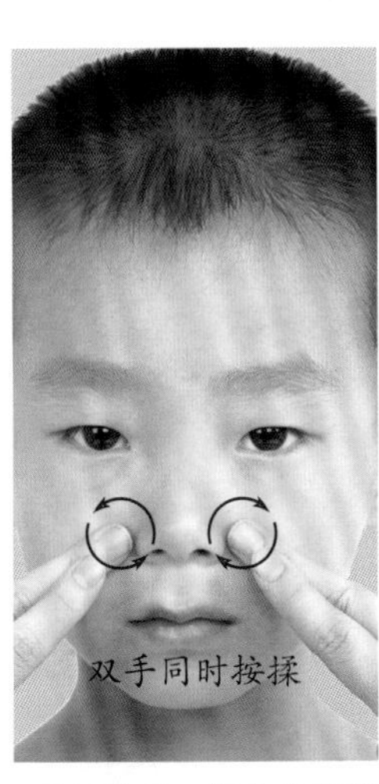

3 按揉迎香：用中指指腹按揉迎香 50 次。

风热犯肺型：涕中带血、咽痛。

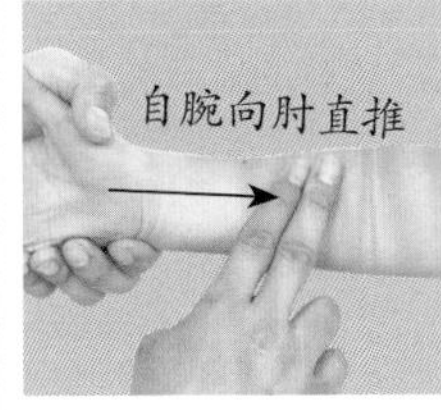

1 清天河水：用食指、中指二指指腹自腕向肘直推天河水 300 次。

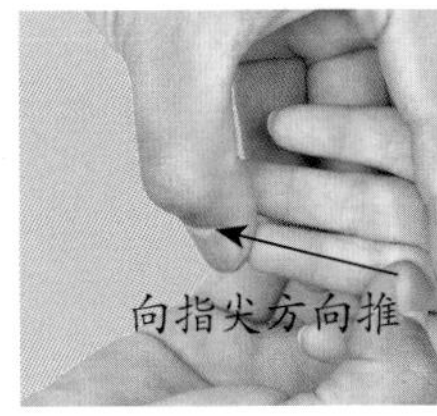

2 清肺经：用拇指指腹沿无名指指根向指尖方向直推肺经 300 次。

火热炽盛型：鼻出血、牙龈出血。

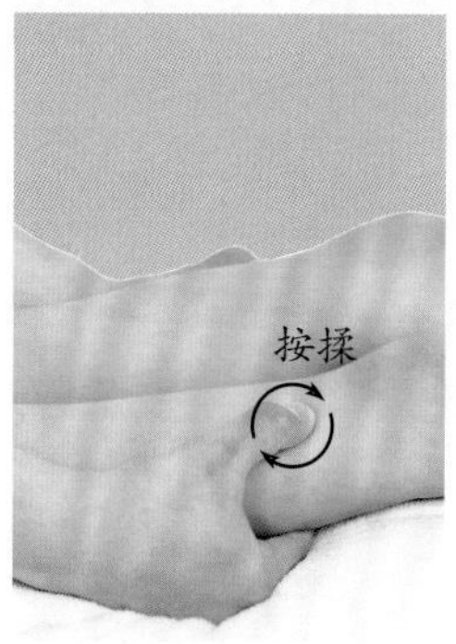

1 按揉足三里：用拇指指腹按揉足三里 30~50 次。

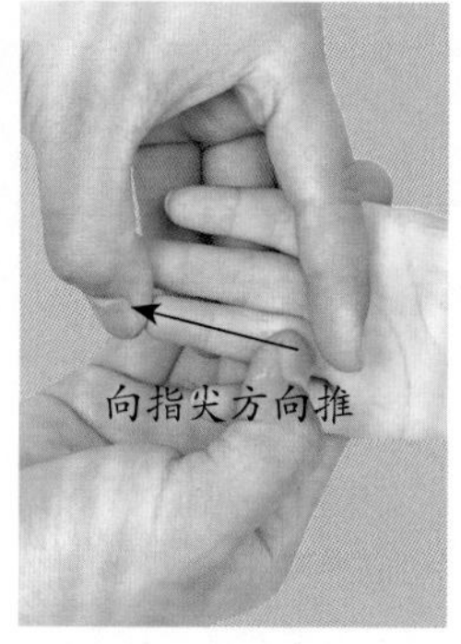

2 清肺经：用拇指指腹沿无名指指根向指尖直推肺经 300 次。

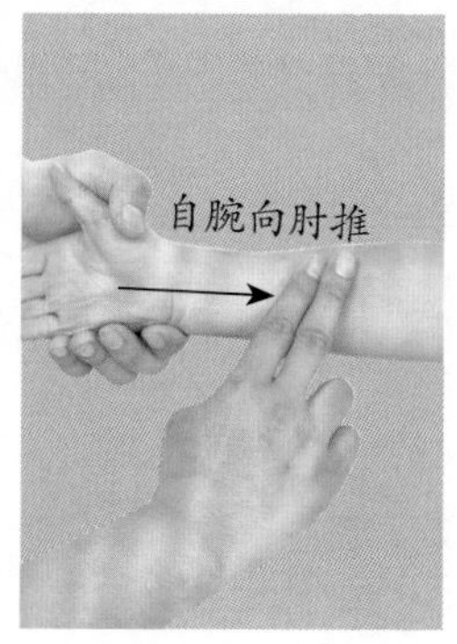

3 清天河水：小儿手掌朝上，施术者用食指、中指二指沿小臂正中直推天河水 30~50 次。

气血不足型：血色淡红、食欲不振。

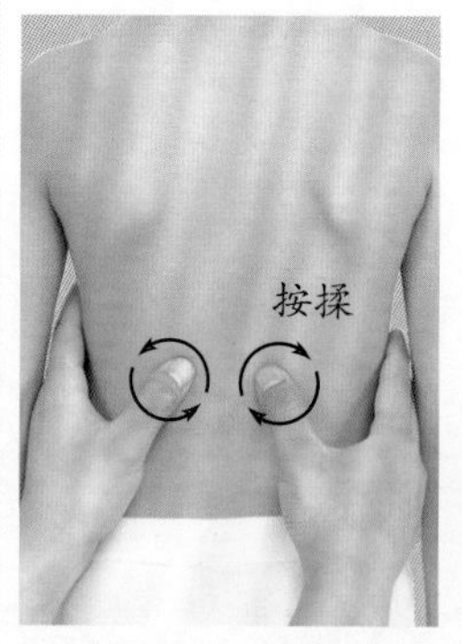

1 按揉脾俞、胃俞：用拇指指腹按揉脾俞、胃俞各 300 次。

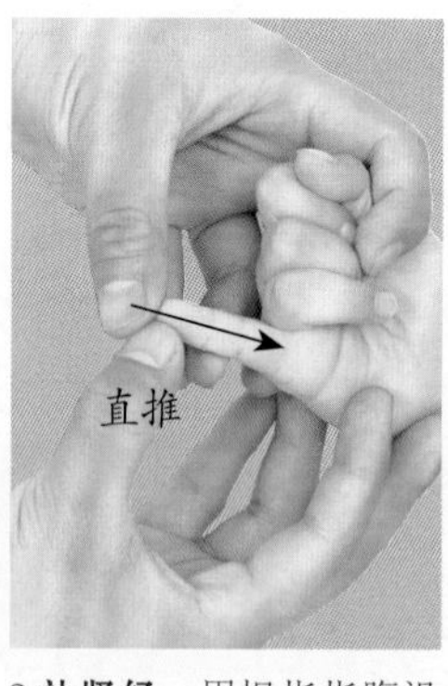

2 补肾经：用拇指指腹沿小指指尖向指根直推肾经 400 次。

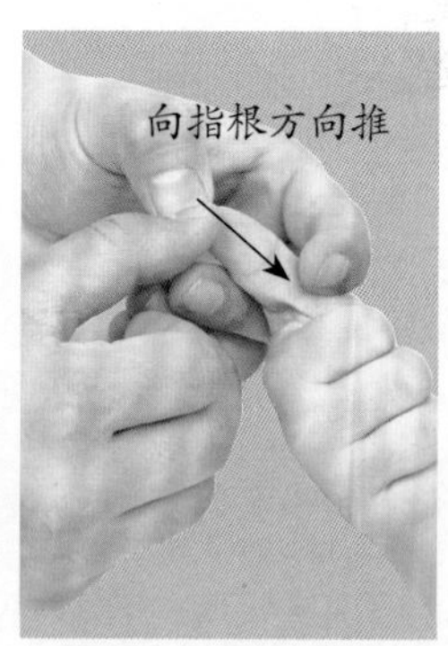

3 补脾经：用拇指指腹沿拇指指尖向指根直推脾经 400 次。

手足口病

手足口病是由肠道病毒引起的传染病，多发生于 5 岁以下小儿，表现为口痛、厌食、低热，手、足、口腔等部位出现小疱疹或小溃疡。多数患儿一周左右自愈，少数患儿可引起心肌炎、肺水肿、无菌性脑膜炎等并发症。

手足口病推拿方法

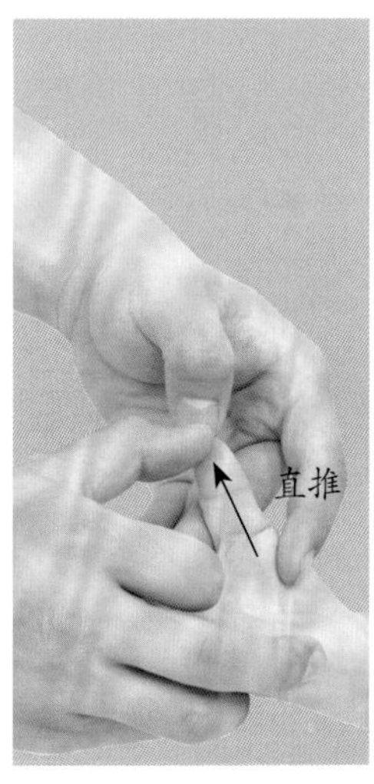

1 清脾经：用拇指指腹沿拇指指根向指尖方向直推 300 次。

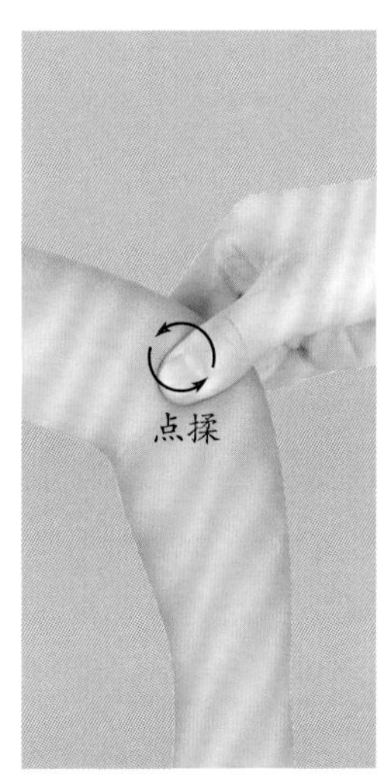

2 点揉曲池：用拇指指腹按于曲池，点而揉之，1~3 分钟。

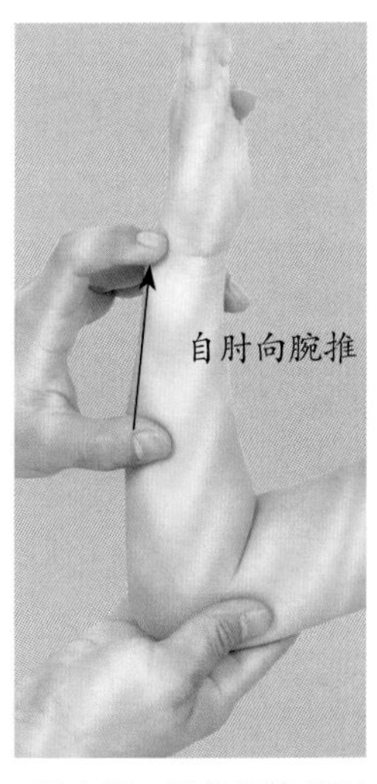

3 退六腑：用拇指桡侧面沿前臂大指侧缘自肘向腕直推六腑 100 次。

腹泻

腹泻是一种小儿常见病，主要表现为大便次数增多和性状改变，可伴有发热、呕吐、腹痛等症状及不同程度水、电解质、酸碱平衡紊乱。3 岁以下的小儿发病较多，尤其是 1 岁以下的小儿，夏秋季节多见。

寒湿型：腹鸣、腹痛、小便清长、大便稀薄、大便呈绿色。

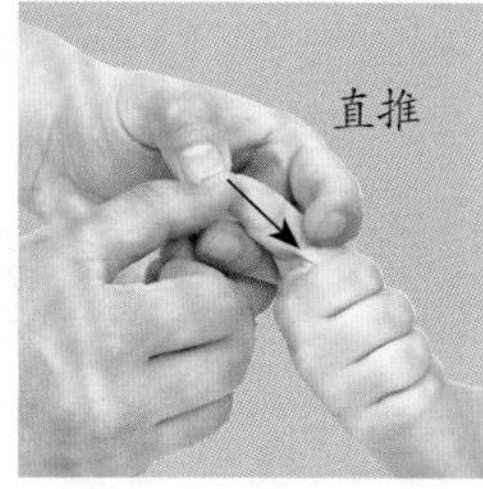

1 补脾经：用拇指指腹沿拇指指尖向指根推脾经 400 次。

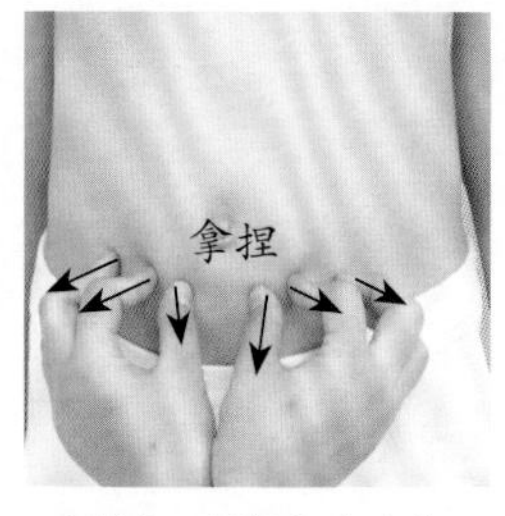

2 拿肚角：用拇指和食指、中指二指相对用力拿捏肚角，左右各 10 次。

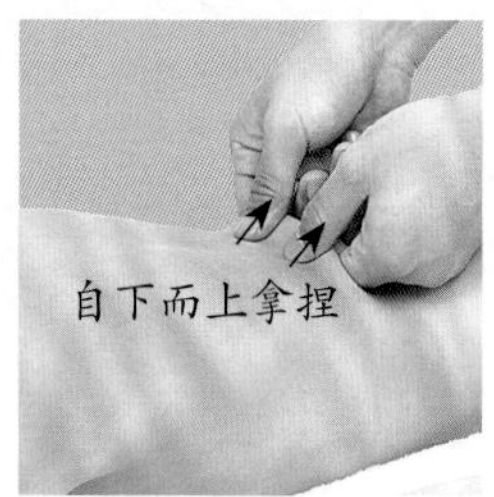

3 捏脊：拇指、食指用力提拿肌肤，自下而上，捏 3 拿 1。操作 3~5 遍。

湿热型：泻下急迫、肛门灼热、烦热口渴、小便短赤。

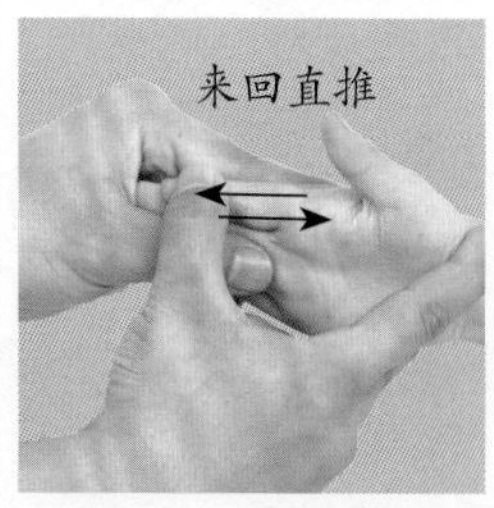

1 推大肠：用拇指指腹来回直推大肠经各 200 次。

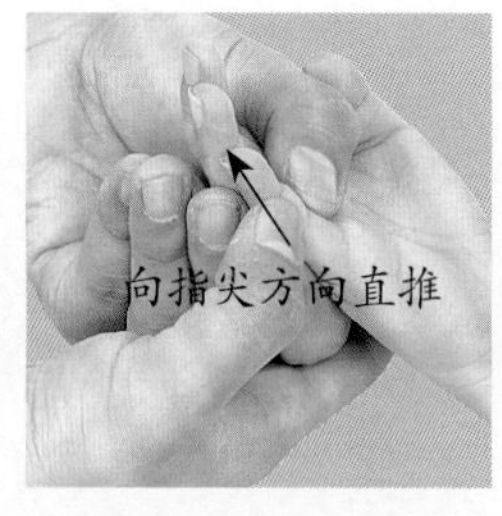

2 清小肠：用拇指指腹沿小指侧面向指尖方向直推小肠经 400 次。

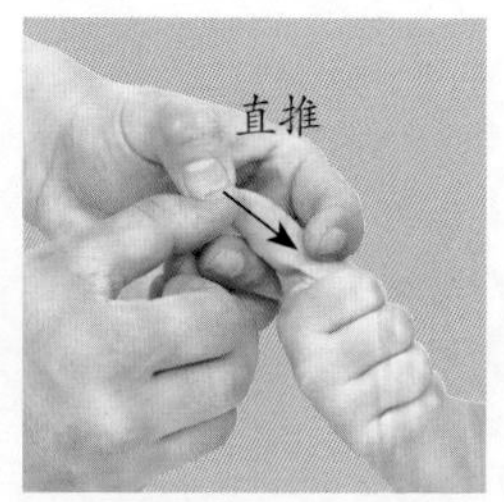

3 补脾经：用拇指指腹直推脾经 400 次。

伤食型：腹胀、呕吐、大便稀臭、小便少。

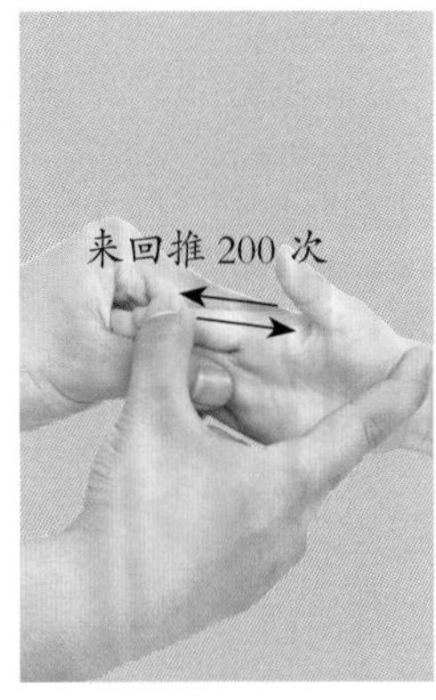

1 推大肠：用拇指指腹来回直推大肠经各 200 次。

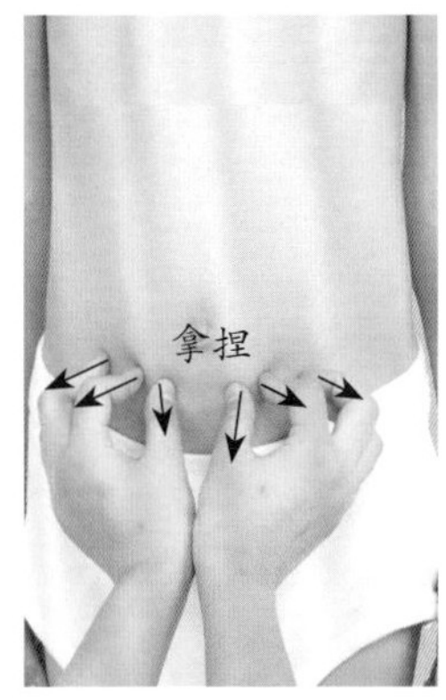

2 拿肚角：用拇指和食指、中指相对用力拿捏肚角，左右各 10 次。

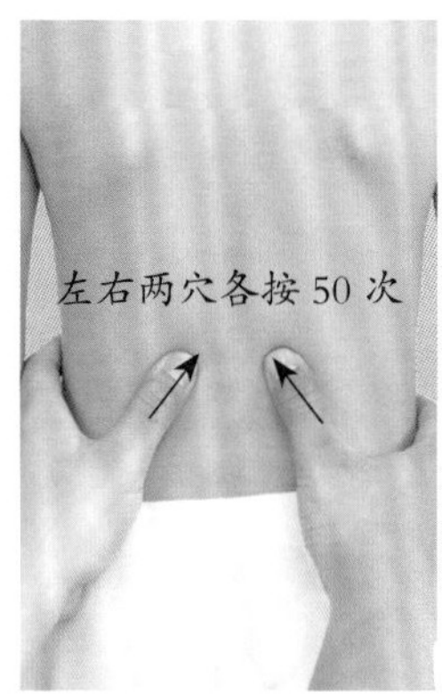

3 按胃俞：用拇指指腹重按胃俞 50 次。

脾虚型：吃得少、腹泻久、身体消瘦、精神倦怠。

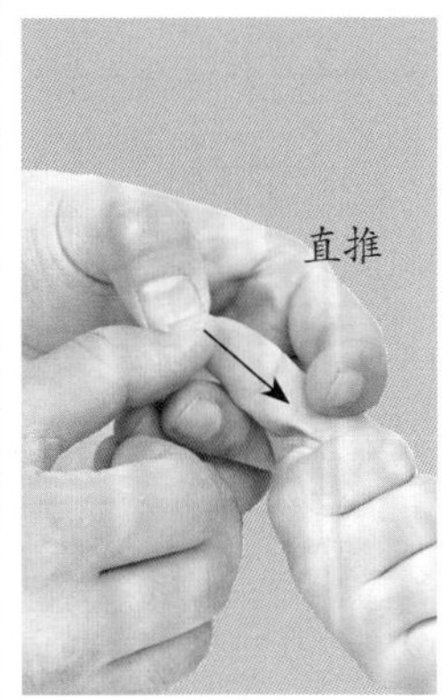

1 补脾经：用拇指指腹沿拇指指尖向指根直推脾经 100 次。

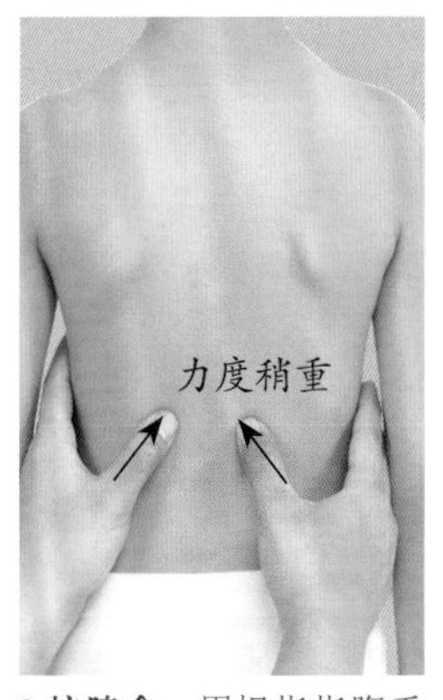

2 按脾俞：用拇指指腹重按脾俞 50 次。

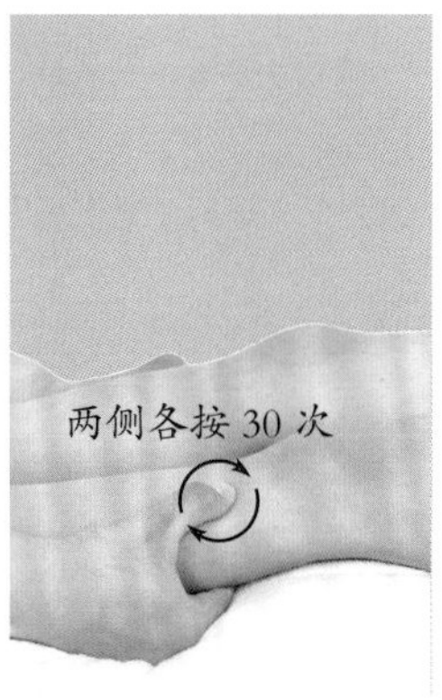

3 按揉足三里：用拇指指腹按揉足三里 30 次。

腹胀

腹胀即小儿腹部胀满，可由于肠腔、腹腔内积气、积液，腹内巨大肿物或肝脾肿大引起，小儿腹胀以气胀最为多见。要积极治疗引起腹胀的疾病，预防因喂养不当或消化不良引起的腹胀。推拿时若发现小儿腹中有硬物，或小儿感觉压痛感比较严重，要及时去医院治疗。

腹胀推拿方法

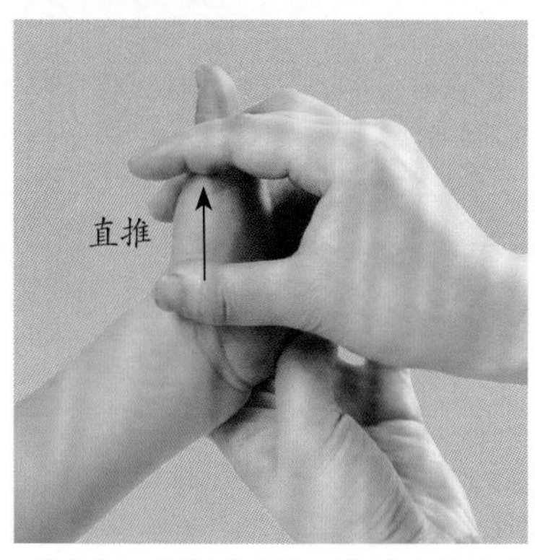

1 清胃经：用拇指螺旋面自腕向指尖直推胃经 3 分钟。

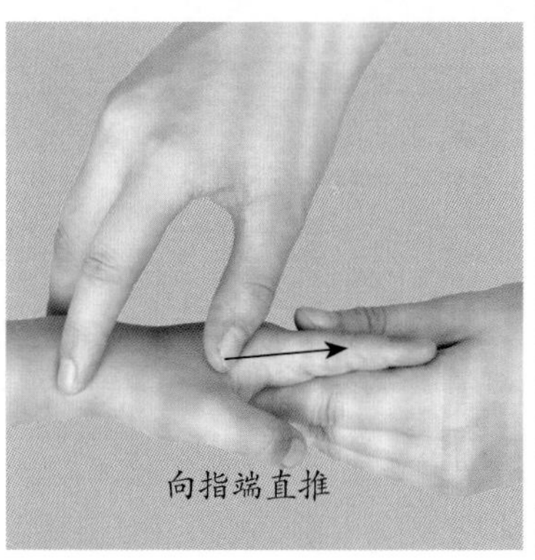

2 清大肠：用拇指指腹从虎口向食指尖直推大肠经 3 分钟。

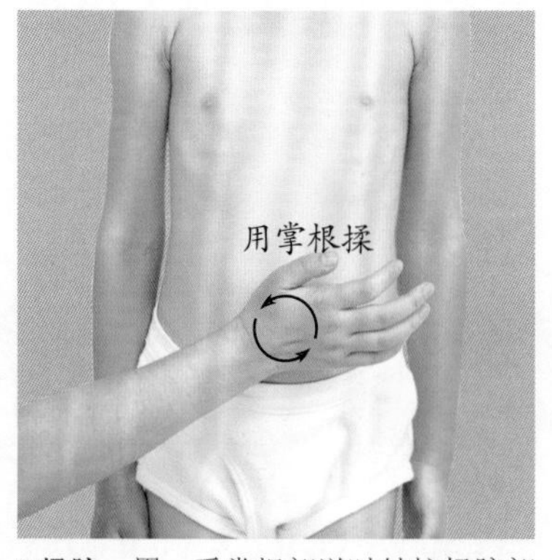

3 揉脐：用一手掌根部逆时针按揉脐部 3 分钟。

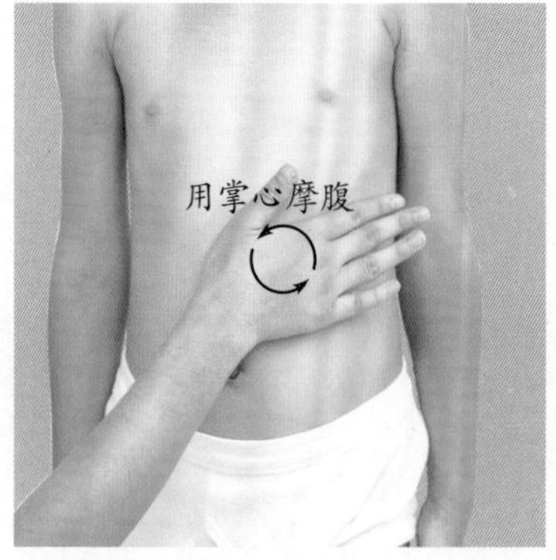

4 摩腹：用手掌逆时针摩腹 5 分钟。

厌食

小儿厌食症是指长期的食欲减退或消失，以食量减少为主要症状的疾病。是一种慢性消化功能紊乱综合征，是儿科常见病。小儿厌食跟脾胃薄弱有很大的关系，吃进的食物运化不了，积滞体内，久而久之，肠胃也跟着出问题，反过来又影响了食欲。

脾失健运型：面色少华、食欲减退、腹胀痛、恶心呕吐。

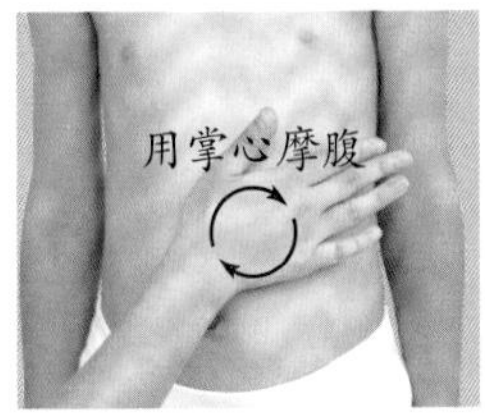

1 摩腹： 用一手掌心顺时针摩腹 3 分钟。

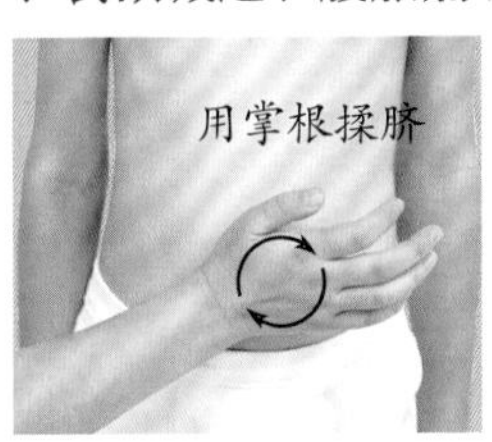

2 揉脐： 用一手掌根部顺时针揉脐 300 次。

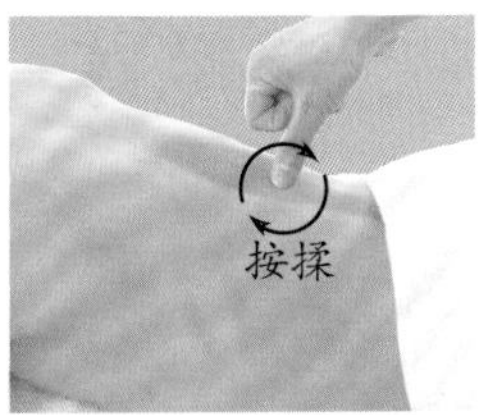

3 按揉脾俞： 用拇指指腹按揉脾俞 100 次左右。

胃阴不足型：口干多饮、不喜进食、皮肤干燥、大便干结。

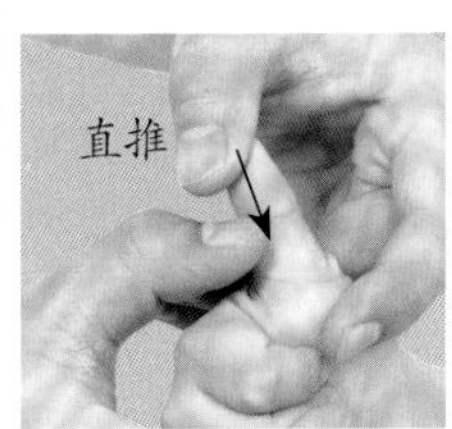

1 补胃经： 用拇指指腹直推胃经 300~500 次。

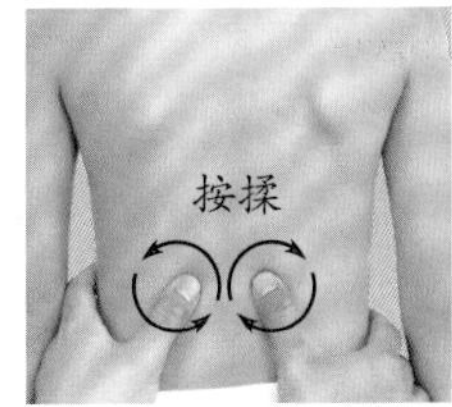

2 按揉胃俞： 用拇指指腹按揉胃俞 100 次左右。

痰湿内生型：形体消瘦或虚胖、不思饮食、呕吐痰涎、大便稀。

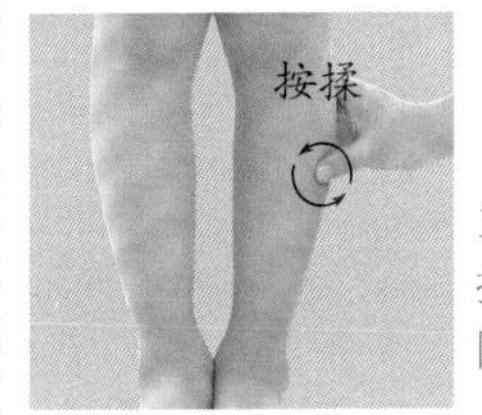

1 按揉丰隆： 用拇指指腹按揉丰隆 50~100 次。

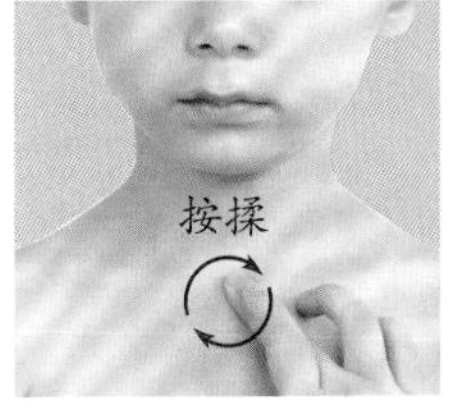

2 按揉天突： 用中指指腹按揉天突 100 次。

呕吐

中医认为，呕吐多是由胃失和降、气逆于上所致。凡外感邪气、内伤乳食、大惊卒恐等影响胃的正常功能，导致胃失和降、胃气上逆，都会引起呕吐。

寒吐型：喜热恶寒、神疲肢冷、面色苍白。

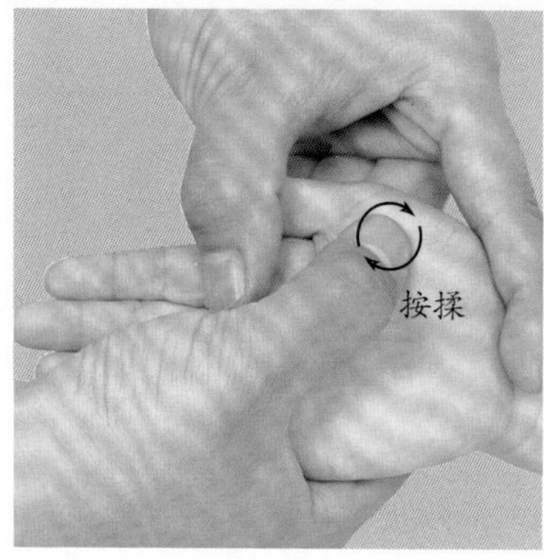

1 **揉板门**：用拇指指腹按揉板门 100 次。

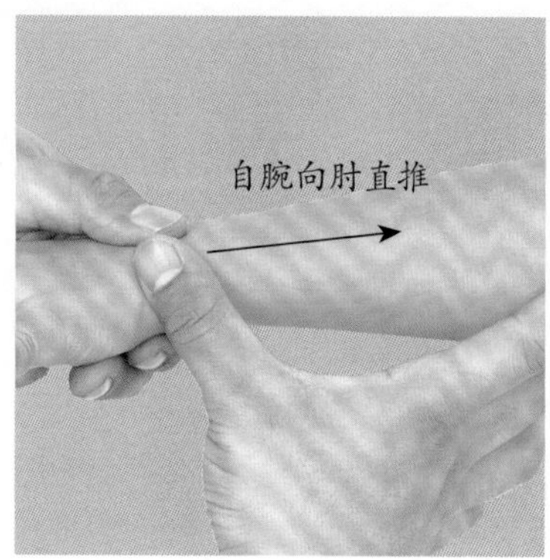

2 **推三关**：用拇指桡侧面沿前臂大指侧缘自腕向肘推三关 100 次。

热吐型：面赤唇红、发热烦躁、口渴饮冷。

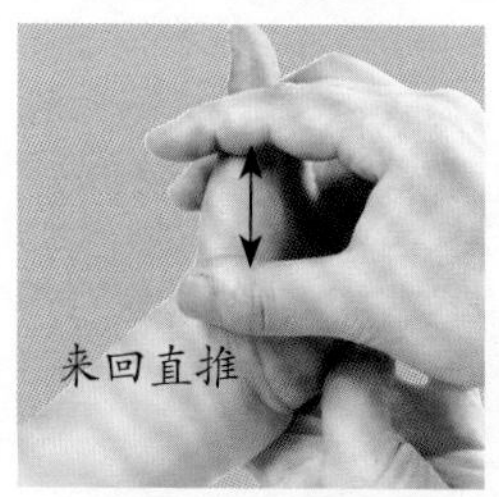

1. **推胃经**：用拇指指腹来回直推胃经 400 次。

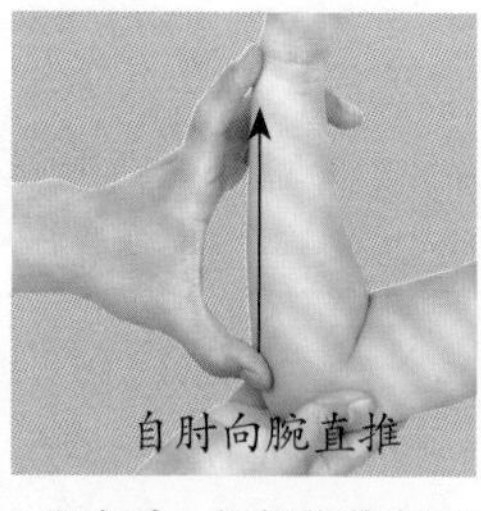

2 **退六腑**：用拇指桡侧面沿前臂大指侧缘自肘向腕直推六腑 100 次。

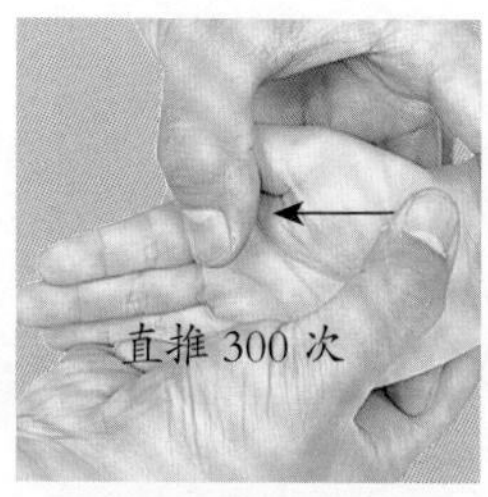

3. **大横纹推向板门**：用拇指指腹从大横纹向板门直推 300 次。

伤食型：嗳气吞酸、厌食、脘腹胀满。

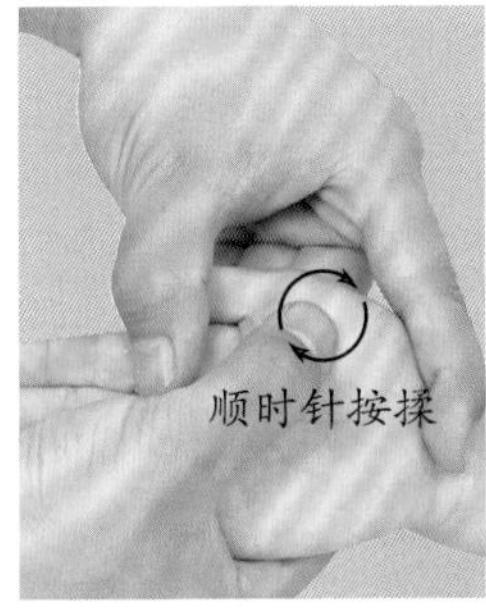

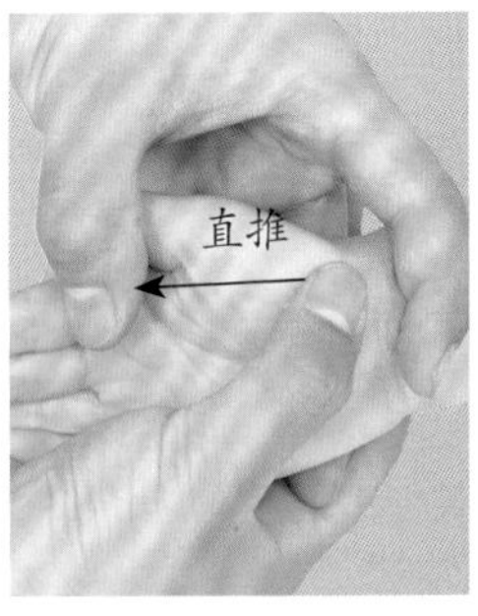

1 揉板门：用拇指指腹按揉板门 100 次。

2 板门推向大横纹：用拇指指腹从板门向大横纹直推 300 次。吐完积食后再从大横纹推向板门 100~300 次。

虚火型：两颧发红、手足心热、大便干结。

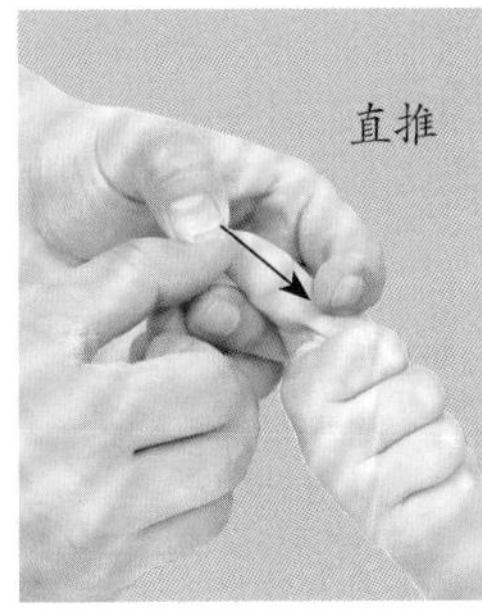

1 补脾经：用拇指指腹沿拇指指尖向指根直推脾经 200 次。

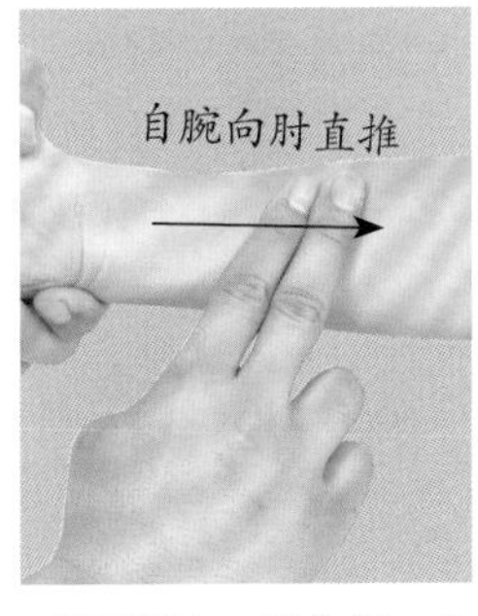

2 清天河水：用食指、中指二指面自腕向肘直推天河水 300~500 次。

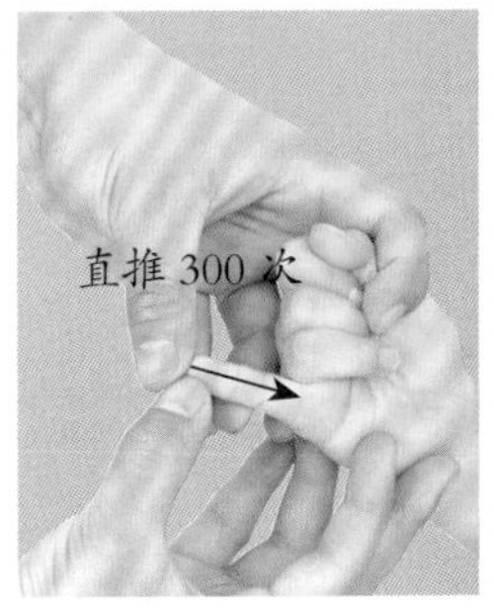

3 补肾经：用拇指指腹沿小指指尖向指根直推肾经 300 次。

消化不良

消化不良是由胃动力障碍所引起的疾病，其病在胃，涉及肝、脾等脏器。小儿推拿适宜治疗由情绪不好、过于紧张、天寒受凉或多食不易消化食物所引起的轻型消化不良。

消化不良推拿方法

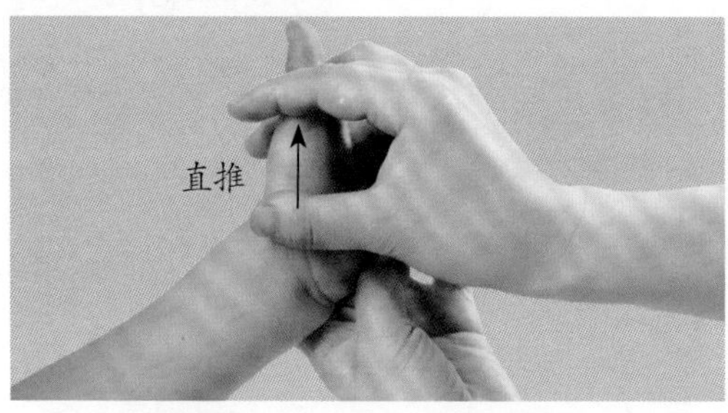

1 清胃经：用拇指指腹快速直推胃经3分钟。

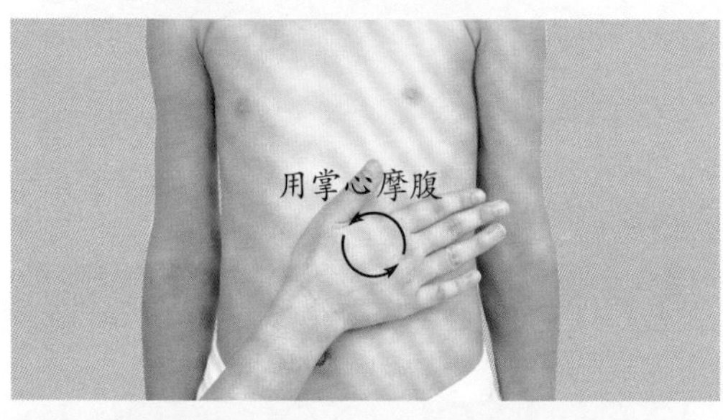

2 摩腹：用手掌逆时针摩腹5分钟。

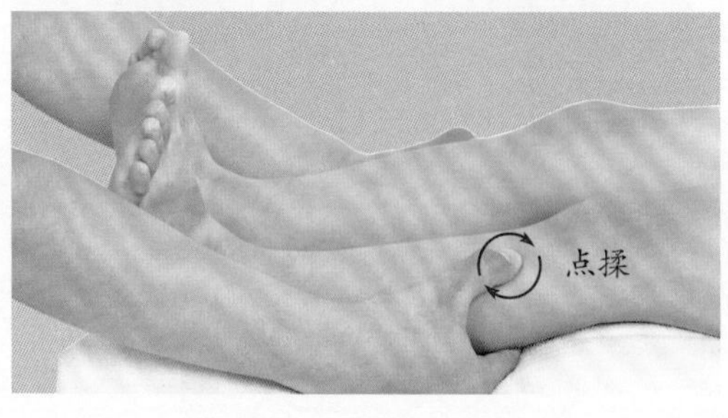

3 点揉足三里：用拇指指腹点揉足三里1~3分钟。

便秘

小儿便秘是由于改变排便规律所致，指排便次数明显减少，大便干燥、坚硬，秘结不通，排便时间间隔较久（大于 2 天），无规律，或虽有便意而排不出大便。小儿便秘多为功能性便秘。

便秘推拿方法

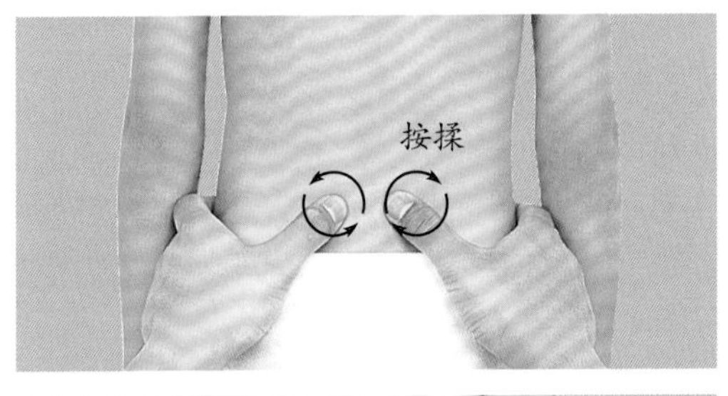

1 按揉大肠俞：用拇指指腹按揉大肠俞3分钟。

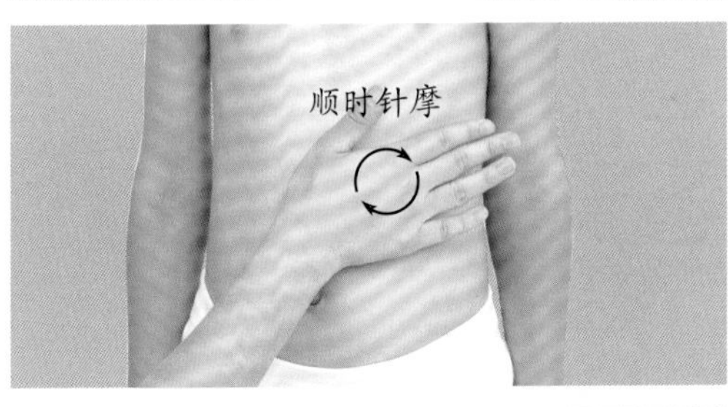

2 摩腹：用手掌顺时针摩腹5分钟。

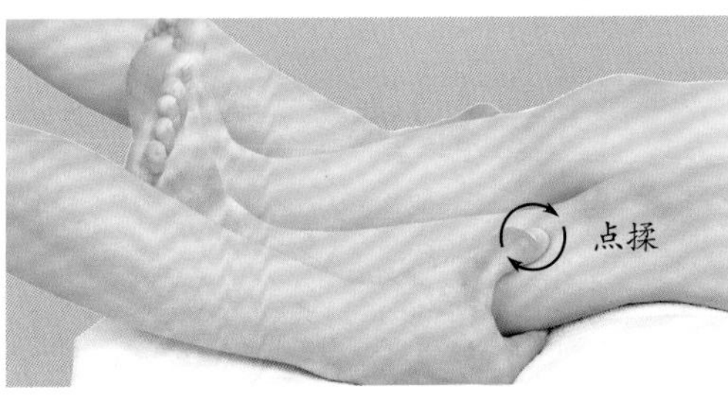

3 点揉足三里：用拇指指腹点揉足三里 1~3 分钟。

遗尿

遗尿俗称尿床，通常指小儿在熟睡时不自主地排尿。中医认为，小儿遗尿多为先天肾气不足、下元虚冷所致。有少数患儿遗尿症状持续到成年期。

肾气不足型：面色浮白、肢体怕寒、腰腿无力。

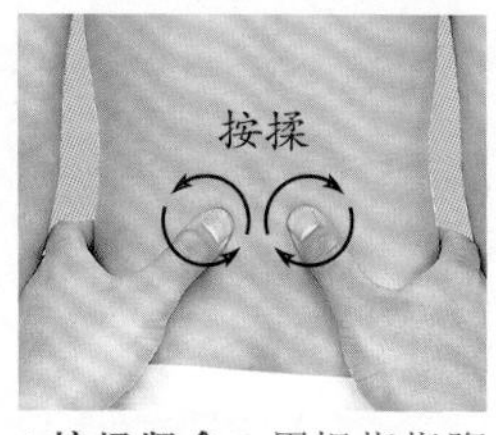

1 按揉肾俞：用拇指指腹按揉肾俞 100 次左右。

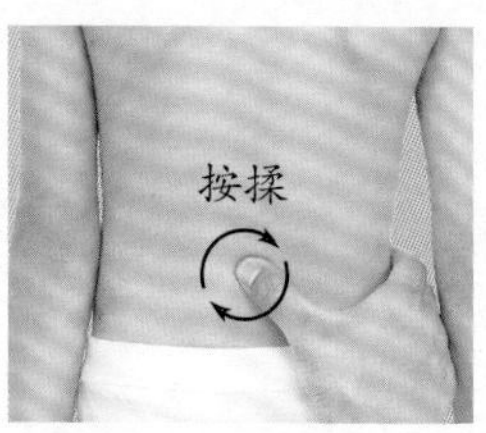

2 揉命门：用拇指指腹按揉命门 100 次左右。

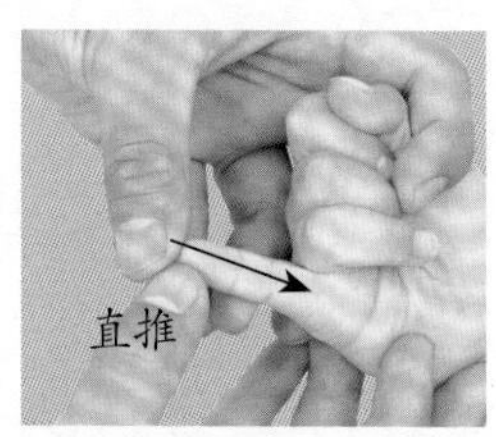

3 补肾经：用拇指指腹沿小指指尖向指根直推肾经 400 次。

脾肺气虚型：形体消瘦、大便清稀、食欲不振。

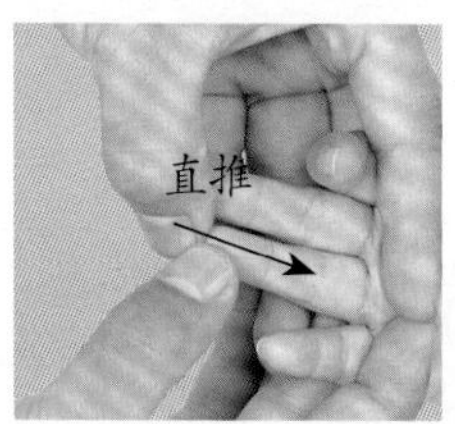

1 补肺经：用拇指指腹直推肺经 200 次。

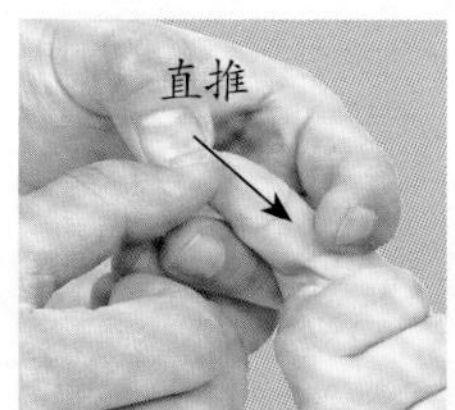

2 补脾经：用拇指指腹直推脾经 400 次。

肝经湿热型：尿色黄、尿频而短涩、面色红赤、性情急躁。

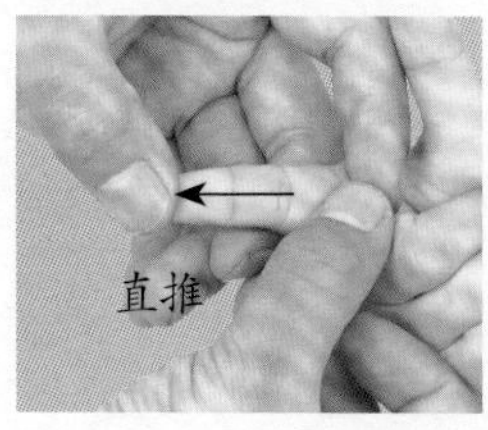

1 清肝经：用拇指指腹沿食指指根向指尖直推肝经 100 次。

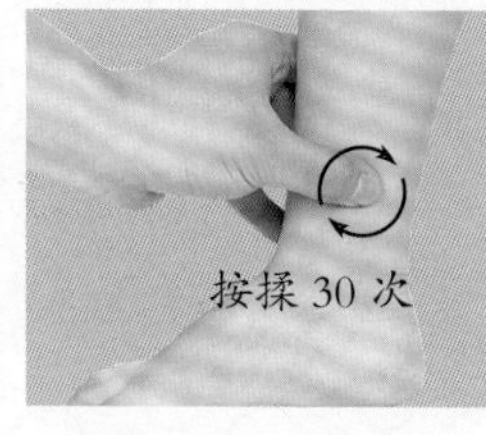

2 按揉三阴交：用拇指指腹按揉三阴交 30 次。

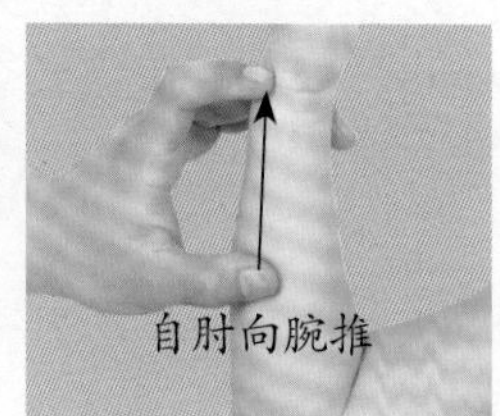

3 退六腑：用拇指桡侧面沿前臂大指侧缘自肘向腕直推六腑 100 次。

夜啼

夜啼指婴儿白天能安静入睡，入夜则啼哭不安，时哭时止，或每夜定时啼哭，甚则通宵达旦。寒则痛而啼，热则烦而啼，惊则神不安而啼，多见于新生儿及6个月内的小婴儿，不属病态。

脾胃虚寒型：哭声低微、面色青白。

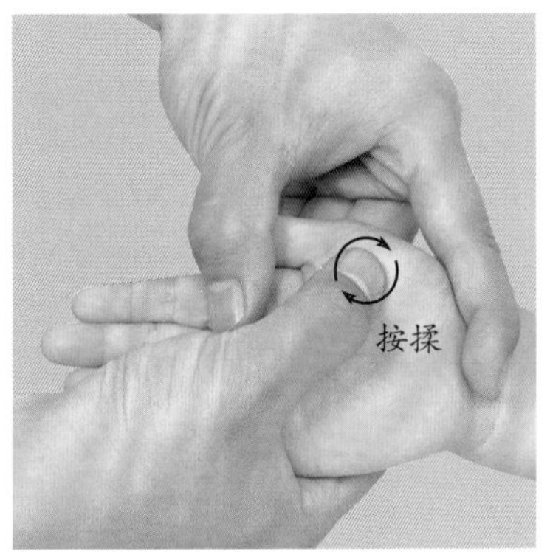

1. 按揉板门： 用拇指指腹按揉板门300次。

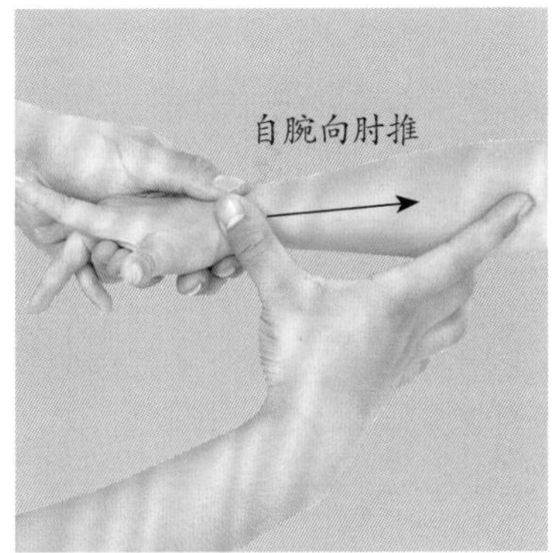

2 推三关： 用拇指桡侧面沿前臂大指侧缘自腕向肘推三关100次。

惊骇恐惧型：睡中惊啼、哭声尖锐、面色发青、心神不安、时睡时醒。

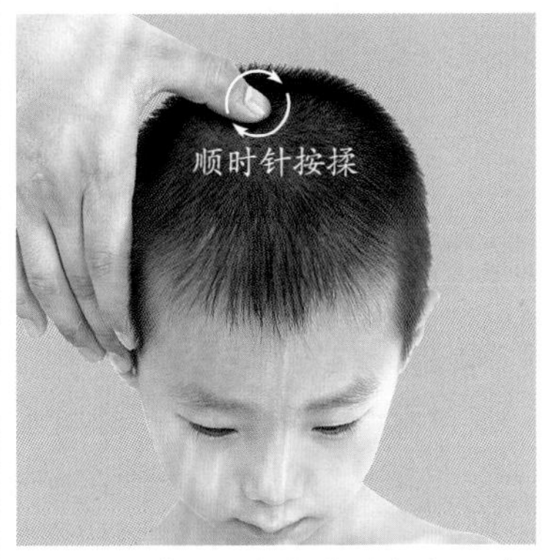

1. 按揉百会： 用拇指指腹按揉百会100次。

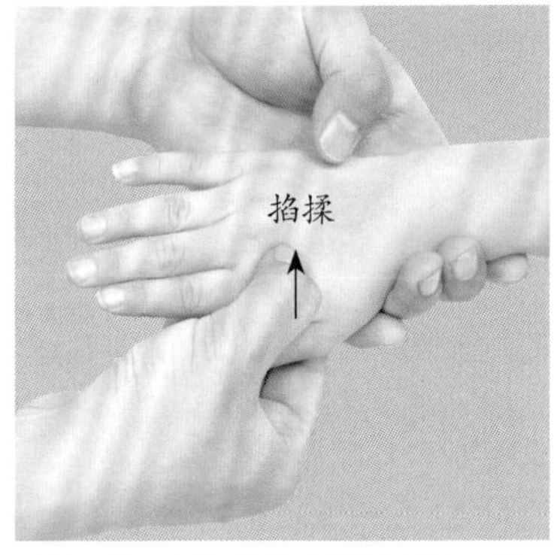

2 掐揉威灵： 用拇指指尖掐揉威灵100次。

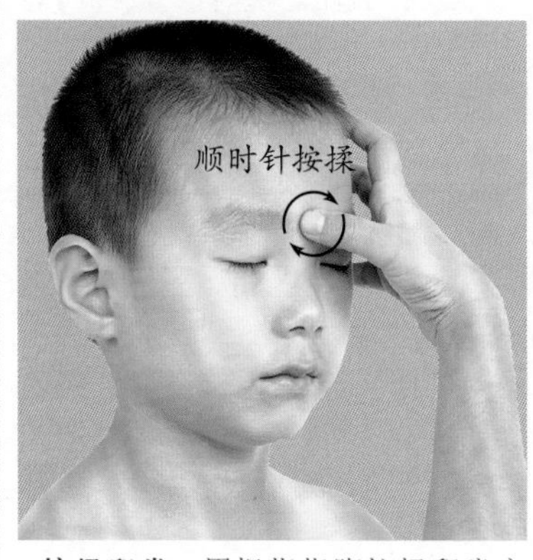

3 **按揉印堂：** 用拇指指腹按揉印堂穴50次。

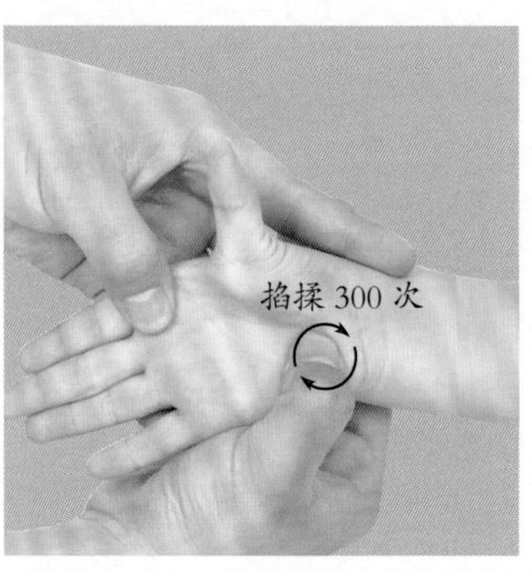

4 **掐揉小天心：** 用拇指指尖掐揉小天心300次。

乳食积滞：厌食吐奶、腹胀。

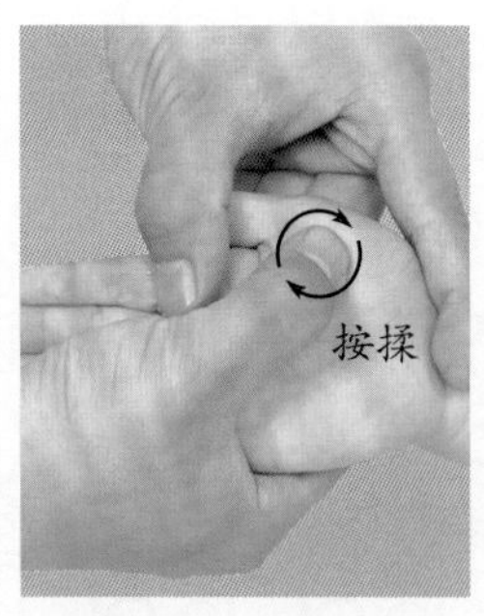

1 **按揉板门：** 用拇指指腹按揉板门 300 次。

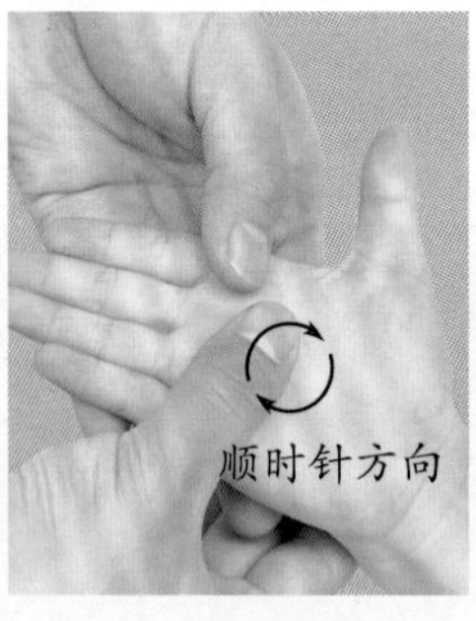

2 **运内八卦：** 用拇指指腹顺时针方向运内八卦100次。

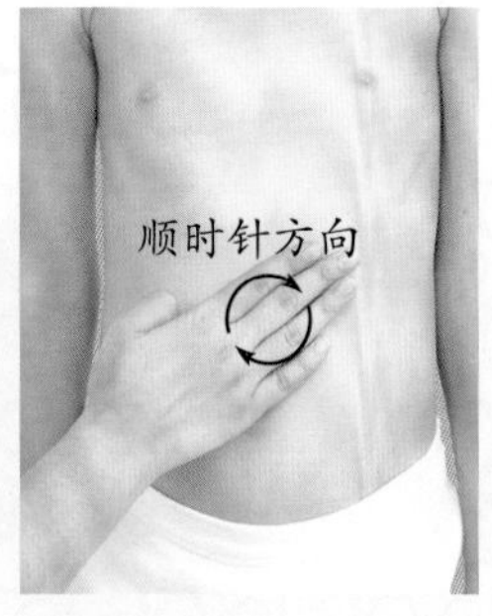

3 **摩腹：** 用掌心顺时针摩腹 5~10 钟。

盗汗

盗汗是指小儿睡时汗出，醒后即收，收后无恶寒，反而觉得热的现象。小儿盗汗以后，要及时用干毛巾擦干皮肤，及时换衣服，避免小儿受凉感冒。

脾胃积热型：饮食旺盛或减退、大便秘结、口气重、精神好。

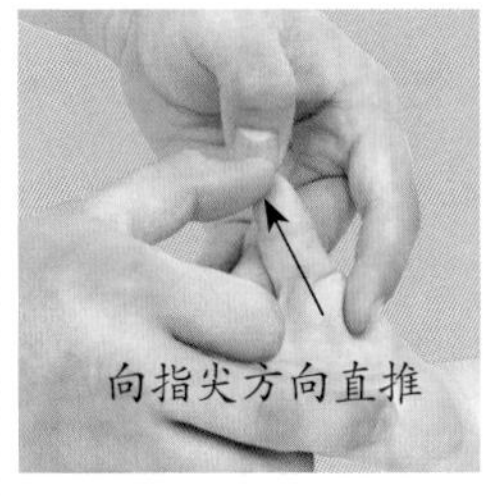

1 清脾经：用拇指指腹沿拇指指根向指尖方向直推脾经 100~500 次。

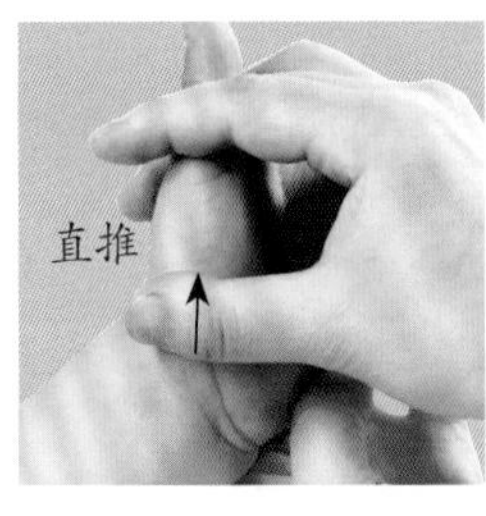

2 清胃经：用拇指指腹自上而下直推胃经 100 次。

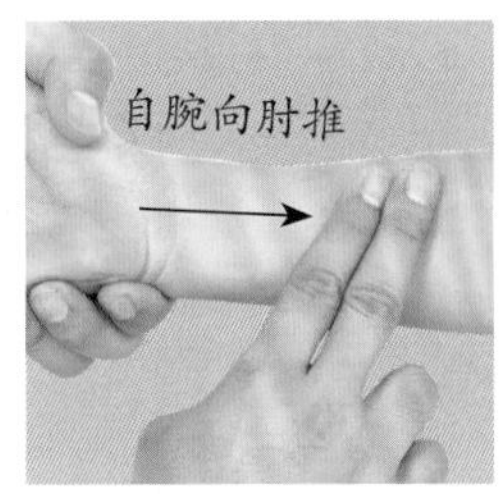

3 清天河水：用食、中二指指腹自腕向肘直推天河水 100 次。

阴虚内热型：唇舌红干。

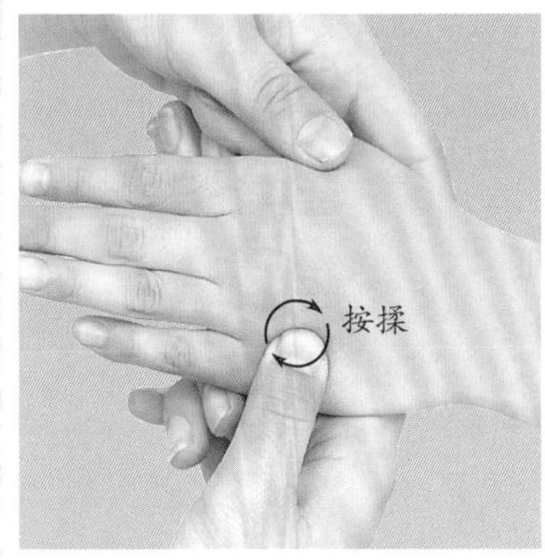

1 按揉上马：用拇指指腹按揉上马 100 次。

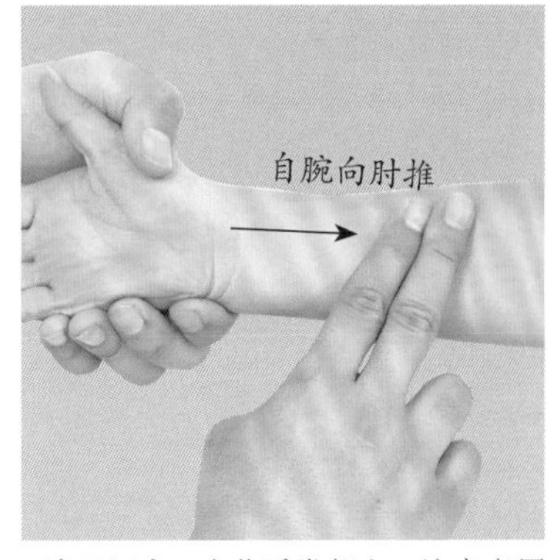

2 清天河水：小儿手掌朝上，施术者用食指、中指二指沿小臂正中直推天河水 30~50 次。

贫血

中医认为，小儿贫血多是因小儿脾胃虚弱，气血生化无源造成的。一般表现为皮肤、黏膜逐渐苍白或苍黄，以口唇、口腔黏膜及甲床最为明显。易感疲乏无力，易烦躁哭闹或精神不振，不爱活动，食欲减退。

贫血推拿方法

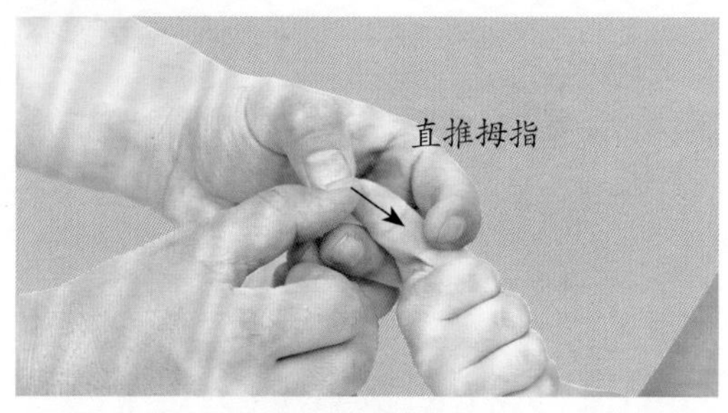

1 补脾经：用拇指指腹沿拇指指尖向指根直推脾经 400~600 次。

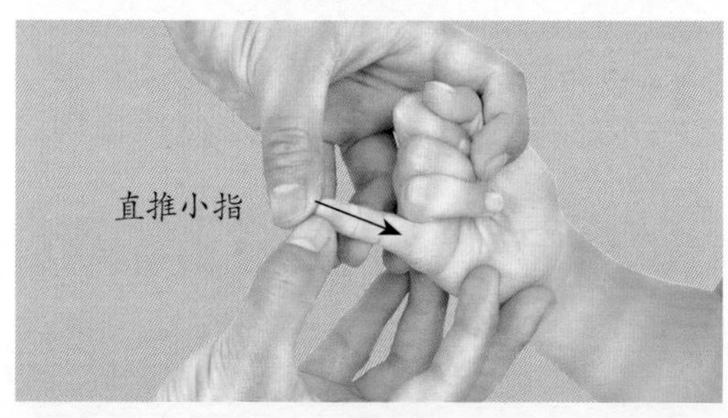

2 补肾经：用拇指指腹沿小指指尖向指根直推肾经 400~600 次。

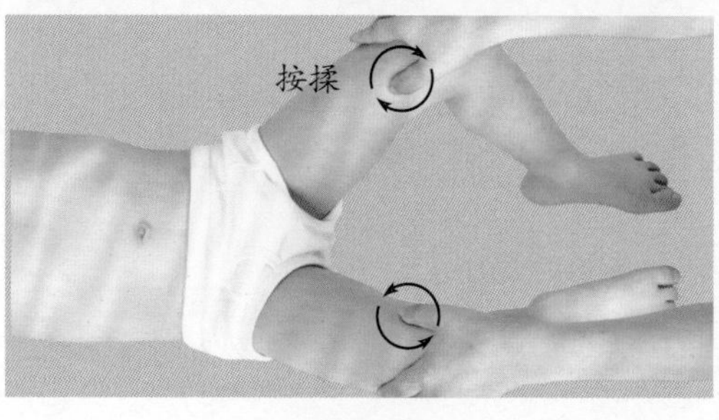

3 按揉血海：拇指与其余四指相对，拿住血海和其对侧，按揉 30~50 次。

斜视

斜视是指两眼不能同时注视目标，属眼外肌疾病。大部分斜视患者易出现立体视觉减弱或丧失、单眼抑制者可发生弱视，部分患者出现复视及混淆视等。治疗斜视的年龄越小，治疗效果越好。

斜视推拿方法

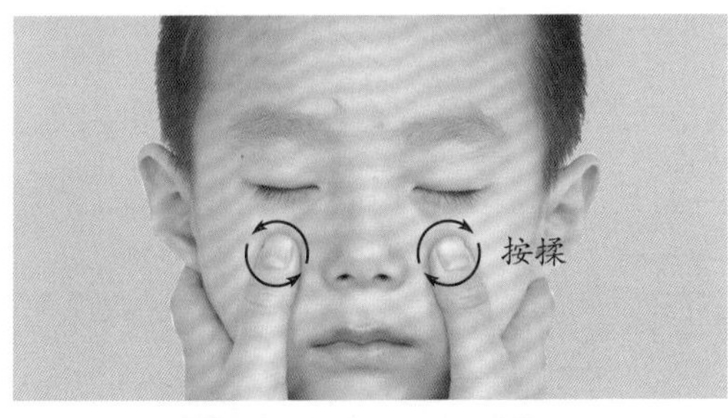

1 **按揉四白**：用拇指指腹按揉四白 50 次。

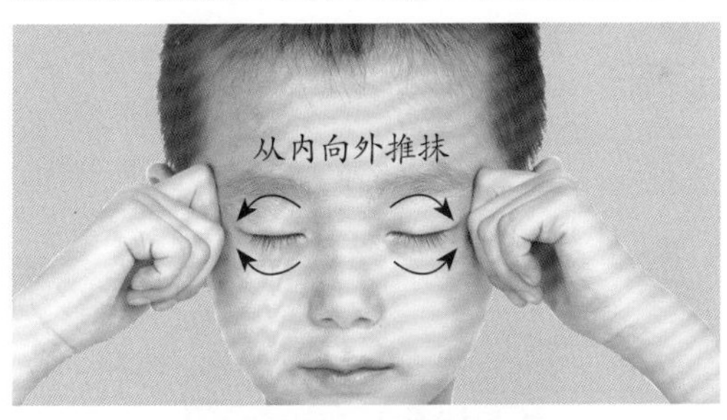

2 **推抹眼眶**：双手握拳，用食指桡侧缘从内向外推抹上下眼眶各 50 遍。

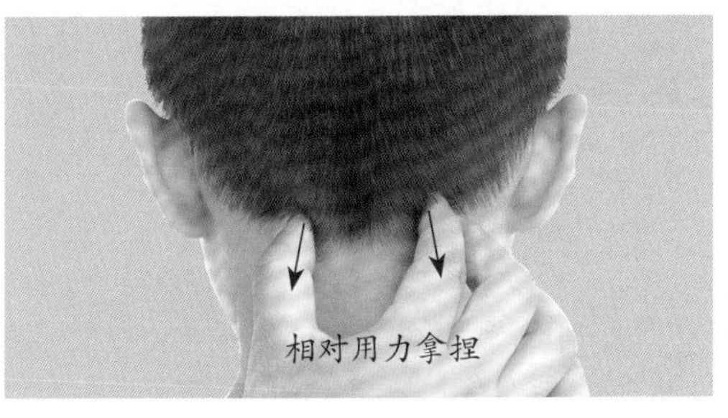

3 **拿风池**：用拇指和食指指端相对，用力拿捏两侧风池 10 次。

假性近视

近视一般分为假性近视与真性近视以及混合性近视。假性近视是由于用眼过度致使睫状肌持续收缩痉挛，晶状体厚度增加，视物模糊不清，通过放松肌肉，缓解疲劳，可使视力恢复到正常状态。假性近视若不及时缓解，终究会导致眼轴变大而成为真性近视。

假性近视推拿方法

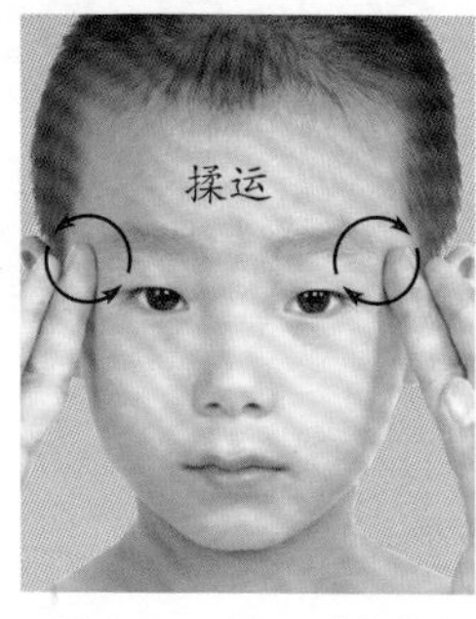

1 运太阳：用双手中指指腹向耳的方向揉运太阳 2 分钟。

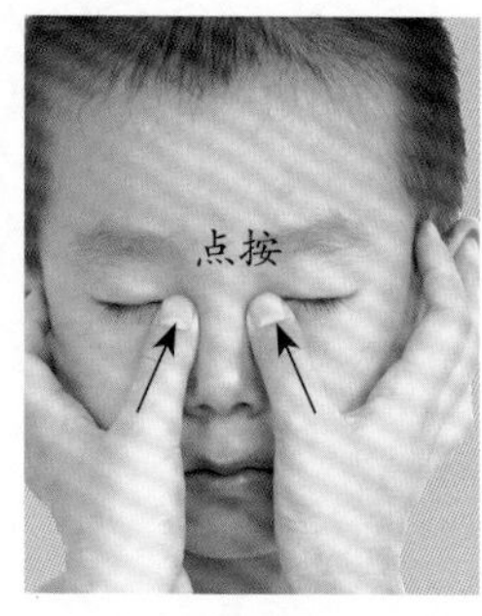

2 点按睛明、四白：用拇指指腹点按睛明、四白各 3 分钟。

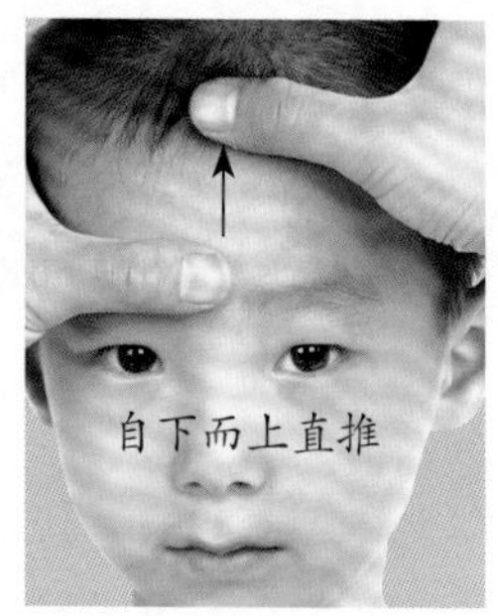

3 开天门：以两手拇指自下而上交替直推天门 2 次。

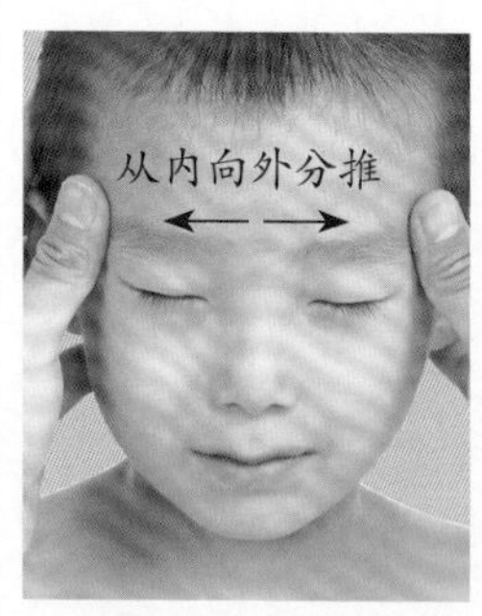

4 推坎宫：两手拇指指腹自眉心向两侧眉梢推动 2~3 分钟。

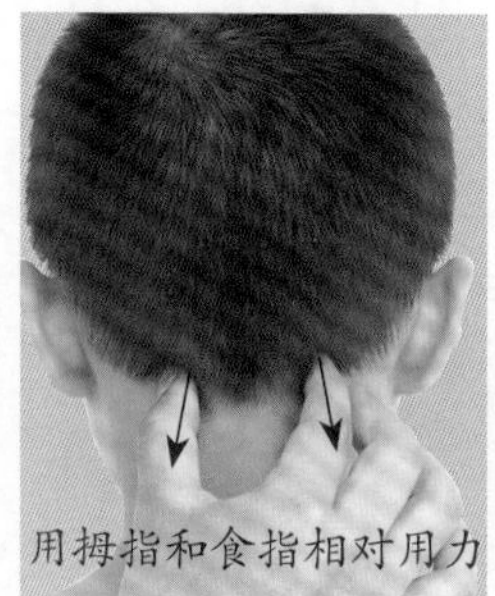

5 拿风池：拇指与食指用力拿捏风池 10~20 下，以局部产生较强的酸胀感为佳。

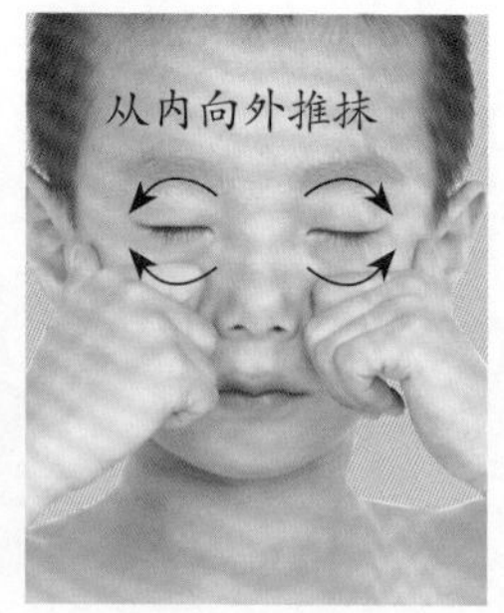

6 推抹眼眶：用食指桡侧缘从内向外推抹上下眼眶，上下各 50 遍。